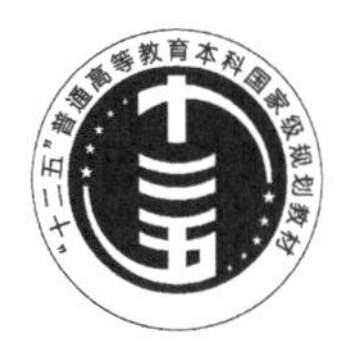

“十二五”普通高等教育本科国家级规划教材
国家精品课程教材

供临床、预防、基础、口腔、麻醉、影像、药学、检验、护理、法医等专业使用

病原生物学
（上册）

第3版

主　　编　郭晓奎　潘　卫
分册主编　何　平

科 学 出 版 社
北　京

内 容 简 介

本书分为医学细菌学、医学病毒学和医学真菌学三篇，每篇先进行总的共性概述，包括生物学特性、致病和免疫机制、微生物学检查、防治措施等，再对一些重要病原体进行详细介绍，有利于学生对教学内容的理解和学习。书中还适当补充了近年来该领域所取得的新成就和发展较成熟的新策略，尤其是充实了与感染性疾病、免疫性疾病等的发病机制、免疫机制、诊断和防治指导等有关的“三基”内容。同时，书中的医学微生物学病例内容可加深学生对医学微生物学与临床医学知识的结合。

本书可供医学院校本科生、长学制和研究生使用。

图书在版编目 (CIP) 数据

病原生物学 . 上册 / 郭晓奎，潘卫主编 . —3 版 . —北京：科学出版社，2021.1

“十二五”普通高等教育本科国家级规划教材・国家精品课程教材

ISBN 978-7-03-067941-3

Ⅰ . ①病… Ⅱ . ①郭… ②潘… Ⅲ . ①病原微生物 - 医学院校 - 教材 Ⅳ . ① R37

中国版本图书馆 CIP 数据核字（2021）第 007266 号

责任编辑：李　植　胡治国 / 责任校对：郑金红

责任印制：李　彤 / 封面设计：陈　敬

科 学 出 版 社 出版

北京东黄城根北街 16 号

邮政编码：100717

http://www.sciencep.com

涿州市般润文化传播有限公司 印刷

科学出版社发行　各地新华书店经销

*

2007 年 7 月第　一　版　开本：787×1092　1/16

2021 年 1 月第　三　版　印张：22

2024 年 1 月第十九次印刷　字数：646 000

定价：88. 00 元

（如有印装质量问题，我社负责调换）

病原生物学（第3版）编委会

主　　编　郭晓奎　潘　卫

编委会成员　（按姓氏笔画排序）

王　玲　北京大学医学部
王兆军　上海交通大学医学院
毛佐华　复旦大学上海医学院
朱淮民　海军军医大学
任　浩　海军军医大学
刘　畅　上海交通大学医学院
刘登宇　广西医科大学
孙　军　同济大学医学院
杨　静　首都医科大学
吴健桦　上海交通大学医学院
何　平　上海交通大学医学院
沈　利　同济大学医学院
张力平　首都医科大学
张芳琳　空军军医大学
柳　燕　安徽医科大学
饶贤才　陆军军医大学
夏超明　苏州大学医学院
凌　虹　哈尔滨医科大学
郭晓奎　上海交通大学医学院
黄孝天　南昌大学
葛　艳　同济大学医学院
潘　卫　海军军医大学
瞿　涤　复旦大学上海医学院

《病原生物学》（上册）（第3版）
编写人员

分 册 主 编 何　平

分册副主编 王　玲　刘　畅　凌　虹

分 册 编 委 （按姓氏笔画排序）

王　玲　北京大学医学部

朱泳璋　上海交通大学医学院

任　浩　海军军医大学

刘　畅　上海交通大学医学院

刘伯玉　安徽医科大学

李　敏　上海交通大学医学院附属仁济医院

李擎天　上海交通大学医学院

吴文娟　同济大学附属东方医院

何　平　上海交通大学医学院

邹清华　北京大学医学部

沈　利　同济大学医学院

张力平　首都医科大学

张芳琳　空军军医大学

陈香梅　北京大学医学部

赵　蔚　上海交通大学医学院

赵俊伟　郑州大学第一附属医院

柳　燕　安徽医科大学

饶贤才　陆军军医大学

姚玉峰　上海交通大学医学院

秦金红　上海交通大学医学院

凌　虹　哈尔滨医科大学

黄孝天　南昌大学

葛　艳　同济大学医学院

曾焱华　南华大学

潘　卫　海军军医大学

瞿　涤　复旦大学上海医学院

分册编写秘书　董　珂　上海交通大学医学院

目　录

第二篇 医学病毒学

第三篇　医学真菌学

第 1 章　绪　论

第一节　微生物与微生物学

自然界的生物中，除动物和植物以外，一般体形微小、结构简单、大部分肉眼不能直接看见，必须借助光学显微镜或电子显微镜放大数百倍、数千倍，甚至数万倍才能观察到的生物，统称为微生物（microorganism）。

一、微生物的种类与分布

微生物的种类繁多，在数十万种以上。以生物系统进化为主要依据的分类法将微生物分为原核细胞型微生物、真核细胞型微生物和非细胞型微生物（表 1-1）。在生物分界系统中，细菌和真菌分别归为原核生物界和真菌界；原虫和蠕虫分别归为原生生物界和动物界。根据 16S 和 18S rRNA 的序列同源性，可将微生物分为真细菌域、古菌域和真核生物域。

表 1-1　微生物世界

域	类型	微生物	致病性
	非细胞型	朊粒#	+
		亚病毒	
		病毒#	+
真细菌域	原核细胞型	细菌（包括放线菌、支原体、螺旋体、立克次体、衣原体）#	+
古菌域		古菌	
真核生物域	真核细胞型	真菌#	+
		黏菌	
		藻类	
		原虫*	+
		蠕虫*	+

#：病原微生物；*：人体寄生虫，见本书下册。

1. 原核细胞型微生物（prokaryotic microorganism）　真细菌（eubacterium）和古菌（archaea）属于这种类型，这类微生物的原始核呈裸 DNA 团块结构，无核膜、核仁；细胞器很不完善，只有核糖体。

2. 真核细胞型微生物（eukaryotic microorganism）　真菌、黏菌和藻类属于这种类型。这类微生物细胞核分化程度高，有核膜和核仁，细胞器完整。

微生物在自然界的分布极为广泛。江河、湖泊、海洋、土壤、矿层、空气等都有数量不等、种类不一的微生物存在。其中，以土壤中的微生物最多，一般 1g 肥沃土壤可有几亿到几十亿个细菌。在人类、动物和植物的体表，以及与外界相通的人类和动物的呼吸道、消化道等腔道中，亦有大量的微生物存在。

3. 非细胞型微生物（acellular microorganism）　病毒（virus）、亚病毒（subvirus）和朊粒（prion）属于这种类型，是最小的一类微生物。无典型的细胞结构，无产生能量的酶系统，只能在活的敏感细胞内增殖。

二、微生物的特点

绝大多数微生物个体极其微小，常以微米（μm，即 10^{-6}m）或纳米（nm，即 10^{-9} m）作为计量单位。

各类微生物间的大小差异也十分明显，大的杆菌如炭疽芽胞杆菌长 3 ～ 10μm，而小的如脊髓灰质炎病毒（poliovirus）直径仅约 20nm。微生物是由简单多细胞、单细胞甚至非细胞型的生命物质所构成。例如，多细胞真菌有菌丝和孢子；细菌有细胞壁、细胞膜和染色体；病毒仅含有一种核酸（DNA 或 RNA）及蛋白质；类病毒（viroid）仅含核酸；朊粒（prion）仅含蛋白质。在生物界中，微生物具有最快的繁殖速度。例如，以无性二分裂方式繁殖的某些细菌，在适宜条件下约每 20 分钟便可繁殖一代。微生物虽然体积微小，但表面积大，有利于物质交换而致代谢旺盛。微生物的营养谱广泛。真菌和大多数细菌能分解、利用各种有机物，光合细菌能进行光合作用，硫磺细菌和硝化细菌能氧化无机物作为生长的能量，需氧菌（aerobe）需要氧气，厌氧菌（anaerobe）不需要氧气，还有在高盐、高温、高寒等各种极端环境下生活的微生物，有些能利用动植物不能利用的甚至有毒的物质。微生物的基因变异频率较高，变异常使其形态结构、代谢途径、生理类型、药物抗性、抗原性或代谢产物等发生改变。

三、微生物与人类的关系

绝大多数微生物对人类和动、植物是有益的，有些甚至是必需的。自然界中 N、C、S 等元素的循环要靠有关微生物的代谢活动来进行。例如，土壤中的微生物能将死亡的动、植物的有机氮化物转化为无机氮化物，以供植物生长的需要，而植物又为人类和动物所食用。此外，空气中的大量游离氮，也只有依靠固氮菌等作用后才能被植物吸收。因此，没有微生物，植物就不能进行代谢，人类和动物也将难以生存。

在农业方面，可以应用微生物制造菌肥、植物生长激素等，也可以利用微生物感染昆虫这一自然现象来杀死害虫。例如，苏云金杆菌能在一些农作物害虫的肠腔中生长繁殖并分泌毒素，导致害虫死亡。这样，就开辟了以菌造肥、以菌催长、以菌防病、以菌治病等农业增产新途径，为人类创造物质财富。

在工业方面，微生物应用于食品、皮革、纺织、石油、化工、冶金等行业日趋广泛。例如，采用盐酸水解法生产 1 吨味精需要小麦 30 吨，现改用微生物发酵法后只需薯粉 3 吨，既降低了生产成本，又实现了节约粮食。

在医药工业方面，有许多抗生素是微生物的代谢产物，也可选用微生物来制造一些维生素、辅酶、腺苷三磷酸（ATP）等。

此外，在污水处理方面，利用微生物降解有机磷、氰化物等亦有良好效果。

近年来，随着分子生物学的发展，微生物的作用更显辉煌。它不仅提供了基因工程技术中必不可少的多种工具酶和载体系统，进而制造出多种疫苗和生物制剂；更可人为地定向创建有益的工程菌新品种，并在无污染自然环境中制造出多样、大量的人类必需品。

正常情况下，寄生在人类和动物口、鼻、咽部和消化道中的微生物在整体上是无害的，且可以拮抗病原微生物。而定植在肠道中的大肠埃希菌等还能向宿主提供必需的维生素 B_1、维生素 B_2、维生素 PP、维生素 B_{12}、维生素 K 和多种氨基酸等营养物质。牛、羊等反刍动物，因胃中有分解纤维素的微生物定植，才能利用草饲料作为营养物质。

有少数微生物有致病性，能引起人类和动物、植物患病，这些具有致病性的微生物称为病原微生物（pathogenic microorganism）。它们可分别引起人类的伤寒、痢疾、结核、破伤风、麻疹、脊髓灰质炎、肝炎、艾滋病（AIDS）等，动物的鸡霍乱、鸭瘟、牛炭疽、猪气喘等，以及植物的水稻白叶枯病、小麦赤霉病、大豆病毒病等。有些微生物，在正常情况下不致病，只是在特定情况下致病，这类微生物称为条件致病微生物。例如，一般大肠埃希菌在肠道内不致病，在泌尿道或腹腔中就能引起感染。此外，有些微生物的破坏性还表现在能使工业产品、农副产品和生活用品腐蚀和霉烂等。

四、微生物学

微生物学(microbiology)是生命科学的一个重要分支,是研究微生物的类型、分布、形态、结构、代谢、生长繁殖、遗传、进化,以及与人类、动物、植物等相互关系的一门科学。微生物学工作者的任务是将对人类有益的微生物用于生产实践,将对人类有害的微生物予以改造、控制和消灭;使微生物学朝人类需要的方向发展。随着研究范围的日益广泛和深入,微生物学又形成了许多分支。着重研究微生物学基础的有普通微生物学、微生物分类学、微生物生理学、微生物生态学、微生物遗传学、分子微生物学、细胞微生物学(cellular microbiology)等;按研究对象可分为细菌学、病毒学、真菌学等;在应用领域中,分为农业微生物学、工业微生物学、医学微生物学、诊断微生物学、兽医微生物学、食品微生物学、海洋微生物学、石油微生物学、土壤微生物学等。这些分支学科的相互配合和促进,使整个微生物学不断地全面地向纵深发展。

第二节 医学微生物学

医学微生物学(medical microbiology)是微生物学的一个分支,是一门基础医学课程。主要研究与医学有关的微生物的生物学特性、致病和免疫机制,以及特异性诊断、防治措施,以控制、消灭感染性疾病和与微生物相关的免疫损伤等疾病,达到保障和提高人类健康水平的目的。

根据医学微生物学的系统性和教学上的循序渐进原则,本课程分为医学细菌学、医学病毒学和医学真菌学三篇。每篇内容包括总论和各论两个部分,分别介绍与医学相关的原核细胞型微生物、真核细胞型微生物和非细胞型微生物的形态结构、生长繁殖、遗传变异等生物学特性,病原微生物和宿主机体的相互关系,以及微生物学检查方法和防治原则。

医学微生物学的发展过程大致可分为以下三个时期。

一、微生物学的经验时期

从远古开始,人类就开始认识和利用微生物。关于传染病的发生与流行,11世纪时,北宋末年刘真人就有肺结核由虫引起之说。意大利Fracastoro(1483～1553)认为传染病可通过直接、间接传播。奥地利Plenciz(1705～1786)主张传染病是由活的物体导致的,每种传染病都由独特的活物体所引起。18世纪清乾隆年间,师道南在《鼠死行》中写道:“东死鼠,西死鼠,人见死鼠如见虎。鼠死不几日,人死如圻堵。昼死人,莫问数,日色惨淡愁云雾。三人行未十步,忽见两人横截路……”,生动地描述了当时鼠疫猖獗流行的可怕凄惨情况,同时也正确地指出了鼠疫的流行环节。

在预防医学方面,我国自古以来就有将水煮沸后饮用的习惯。明李时珍《本草纲目》中指出,将患者的衣服蒸过再穿就不会感染疾病,表明已有消毒的记载。

古代人早已认识到天花是一种烈性传染病,一旦与患者接触,几乎都将受染,且死亡率极高,但已康复者去护理天花患者,则不会再得天花。这种免得瘟疫的现象,是“免疫”一词的最早概念。我国古代祖先在这个现象的启发下,开创了预防天花的人痘接种法。大量古书表明,在明隆庆年间(1567～1572),人痘已经广泛使用,并先后传至俄国、朝鲜、日本、土耳其、英国等国家。人痘接种预防天花是我国在预防医学上的一大贡献。

二、实验微生物学时期

首先观察到微生物的是荷兰人列文虎克(Antonie van Leeuwenhoek,1632～1723)。他于1676年用自磨镜片,创制了一架能放大266倍的原始显微镜,用于检查污水、齿垢、粪便等,发现了许多肉眼看不见的微小生物,并正确地描述了微生物的形态有球形、杆状和螺旋样等,为微生物的存在提供了科学依据，从而使微生物学进入实验微生物学时期。随后，法国科学家巴斯德（Louis Pasteur，1822 ～ 1895）率先用实验证明有机物质的发酵与腐败是由微生物所引起，而酒类变质是因为受到杂菌污染，从而推翻了当时盛行的“自然发生说”。巴斯德的研究，开启了微生物的生理学时代。人们认识到不同微生物间不仅有形态学上的差异，在生理学特性方面亦有所不同，进一步肯定了微生物在自然界中所起的重要作用。自此，微生物学成为一门独立学科。巴斯德创用的加温处理以防酒类变质的消毒法，就是至今仍沿用于酒类和乳类的巴氏消毒法。在巴斯德的影响下，英国外科医生李斯特（Joseph Lister，1827 ～ 1912）创用苯酚喷洒手术室和煮沸手术用具以防止术后感染，为防腐、消毒，以及无菌操作奠定了基础。

微生物学的另一奠基人是德国学者郭霍（Robert Koch，1843 ～ 1910）。他发明了固体培养基，可将细菌从环境或患者排泄物等标本中分离成为纯培养，利于对各种细菌的特性分别进行研究。他还发明了染色方法、建立了实验动物感染等实验，为发现多种传染病的病原菌提供了实验手段。在 19 世纪的最后 20 年中，许多传染病的病原菌如炭疽芽胞杆菌、伤寒沙门菌、结核分枝杆菌、霍乱弧菌、白喉棒状杆菌、葡萄球菌、破伤风梭菌、脑膜炎奈瑟菌、鼠疫耶尔森菌、肉毒梭菌、痢疾志贺菌等，由郭霍和在他带动下的一大批学者相继发现并分离培养成功。郭霍根据对炭疽芽胞杆菌的研究，提出了著名的郭霍法则（Koch’s postulates，1884）。郭霍认为：①特殊的病原菌应在同一种疾病中查见，在健康人中不存在；②该特殊病原菌能被分离培养得到纯种；③该纯培养物接种至易感动物，能产生同样病症；④自人工感染的实验动物体内能重新分离得该病原菌的纯培养。郭霍法则在鉴定一种新病原体时确有重要的指导意义，但应注意到一些特殊情况。例如，表面看似很健康，实则是带菌者；有的病原体如麻风分枝杆菌迄今尚未能在体外人工培养；亦有的病原体尚未发现有易感动物等。另外，随着科学技术的不断发展，新病原体的确定尚可通过免疫学方法检测患者血清中的特异性抗体，以及分子生物学技术鉴定靶组织中的特异基因等。

1892 年，俄国伊凡诺夫斯基（Dmitri Ivanovsky）发现了第一个病毒即烟草花叶病病毒。1897 年勒夫勒（Loeffler）和弗施（Frosch）发现动物口蹄疫病毒。对人致病的病毒首先被证实的是黄热病病毒。细菌病毒（噬菌体）则分别由特沃特（Twort）（1915）和埃雷尔（d’ Herelle）（1917）发现。随后相继分离出许多人类和动物、植物致病性病毒。

免疫预防方面，英国琴纳（Edward Jenner，1749 ～ 1823）于 18 世纪末应用牛痘苗预防天花的成功案例，为预防医学奠定了基础。随后，巴斯德研制鸡霍乱、炭疽和狂犬病疫苗并获得成功，开创了现代疫苗学。

微生物感染的化学治疗始于 1910 年，Paul Ehrlich 成功合成治疗梅毒的砷凡纳明（编号 606），后又合成新砷凡纳明（编号 914），开创了微生物性疾病的化学治疗时代。1935 年 Domagk 发现百浪多息（protosil）可以治疗致病性球菌感染后，一系列磺胺类药物相继被合成，广泛应用于感染性疾病的治疗。同时期，1929 年 Fleming 发现青霉菌产生的青霉素能抑制金黄色葡萄球菌的生长。但直到 1940 年，Florey 等将青霉菌的培养液予以提纯，才获得可供临床使用的青霉素纯品。青霉素的发现，鼓舞了微生物学家们寻找、发掘抗生素的热潮，于是链霉素、氯霉素、金霉素、土霉素、红霉素等相继被发现。这些抗生素的发现使许多由细菌引起的疾病得到控制，为人类健康做出了巨大贡献。

我国在 20 世纪前半叶仅有少数学者从事微生物学的研究，并取得一定成就。例如，研究发现旱獭也可成为鼠疫耶尔森菌的储存宿主，首先应用鸡胚培养立克次体等。中华人民共和国成立后，我国较快地消灭了天花；鼠疫、白喉、脊髓灰质炎、新生儿破伤风等得到了控制；我国学者汤飞凡等首先成功地分离出沙眼衣原体。此外，1959 年国内分离出麻疹病毒，并成功地制成减毒活疫苗，很快地控制了麻疹的流行；1972 ～ 1973 年分离出急性出血性结膜炎的病原体，并证明是肠道病毒 70 型。

三、现代微生物学时期

最近几十年来，分子生物学、基因组学（genomics）、系统生物学（systems biology）及众多交叉学科的建立，使得微生物学也得到了极为迅速的发展。微生物是分子生物学建立和发展过程中不可或缺的模式生物，同时，分子生物学也促进了微生物学的快速发展，特别是病毒学的发展及新的病原体种类的发现和新病原体的鉴定，如朊粒等；将微生物致病机制、感染诊断和免疫等研究方面提升到分子水平。进入 20 世纪 90 年代，以生物组学（omics）为主的高通量快速技术平台的建立和迅速应用，为研究更复杂的生物学问题奠定了基础。与之相呼应，在医学微生物学领域，细胞微生物学和病原基因组学相继形成并迅速发展。细胞微生物学主要研究内容包括微生物与宿主细胞表面、细胞骨架、细胞膜运行、胞内信号传递，以及与宿主免疫系统等相互作用等。病原基因组学是以病原体基因组、转录组、蛋白质组和系统生物学等为技术平台及基础对其致病机制、流行病学、疫苗和药靶等进行系统研究，自 1995 年报道第一株细菌基因组序列以来，主要病原微生物各个种代表株的基因组已基本完成测序，必将极大地促进人类认识和控制微生物感染。

21 世纪以来，随着Ⅱ代、Ⅲ代测序技术的应用及感染性疾病病因、病理、诊断、治疗新理念的提出，医学微生物学的临床应用表现出一些新的特点。从理念角度上，一方面更加注重“微生物群”或“菌群”的概念，将菌群的组成比例、相互作用作为一个整体来看待；另一方面注重微生物在非感染性疾病及慢性疾病发病和病程转归中的作用。从技术角度上，除了既有的免疫学方法和基于基因扩增的分子生物学方法以外，基于质谱技术和菌群测序技术的非培养微生物鉴定技术正逐渐得到应用。

在医学微生物学领域，国内外虽都取得不小成绩，但感染性疾病迄今仍是引起人类死亡和残疾的主要原因之一，每年全球可产生 1700 万以上的新病例。另外，许多新发（emerging）和再现（reemerging）传染病的影响已经远远超出了原来领域。如表 1-2 所示，21 世纪以来 SARS 冠状病毒、新甲型 H1N1 流感病毒、寨卡病毒等相继被分离发现。世界卫生组织（WHO）也多次报告在全球不同地区暴发的感染性疾病如霍乱、克里米亚刚果出血热、埃博拉病毒感染、流感、脑膜炎、中东呼吸综合征冠状病毒感染、黄热病等。

表 1-2　21 世纪以来新发和再现的重要病原微生物及其疾病

时间（年）	新发病原微生物	所致疾病
2002	猫立克次体（*Rickettsia felis*）	立克次体病
2003	SARS 冠状病毒（SARS coronavirus）	严重急性呼吸综合征（SARS）
2006	变异的猪链球菌（Ⅱ型）	猪链球菌病
2009	新甲型 H1N1 流感病毒	甲型 H1N1 流感
2010	发热伴血小板减少综合征布尼亚病毒	发热伴血小板减少综合征
2013	中东呼吸综合征（MERS）冠状病毒	中东呼吸综合征（MERS）
2013	H7N9 禽流感病毒	H7N9 禽流感
2015	寨卡病毒	寨卡病毒病

今后，医学微生物学必须充分利用基因组学、系统生物学和合成生物学等前沿学科的发展带来的机遇，继续加强对新发、再现感染微生物的致病和免疫机制研究；创建特异、灵敏、快速、规范的微生物学诊断方法与技术标准；研究微生物的耐药机制和耐药性蔓延的防控措施；积极开发抗细菌、真菌和病毒的药物和治疗手段；加强对新型疫苗的基础理论与应用研究。只有对医学微生物学和有关学科进行多方面的综合研究，才能达到控制和消灭危害人类健康的感染性疾病这一宏伟目标。

（郭晓奎）

第一篇　医学细菌学

第2章　细菌的形态与结构

本书所叙述的细菌（bacterium）即真细菌。在对细菌的认知过程中，给一些“不典型”的细菌赋予了特定的名称，其中包括放线菌、支原体、衣原体、立克次体、螺旋体等。细菌形体微小，结构简单，具有细胞壁和原始核质，无核仁和核膜，除核糖体外无其他细胞器。由于目前对古菌在医学中的意义所知甚少，本书不予描述。

了解细菌的形态和结构对研究细菌的生理活动、致病性和免疫性，以及鉴别细菌、诊断疾病和防治细菌性感染等均有重要的理论和实际意义。

第一节　细菌的大小与形态

大多数细菌很微小，以微米（μm）为单位。光学显微镜是观察细菌最常用的仪器，可以用显微镜的测微尺来测量细菌的大小。不同种类的细菌大小不一，同一种细菌也可因菌龄和环境因素的影响而有差异。

细菌按其外形，主要分为球菌、杆菌和螺形菌三大类（图2-1）。

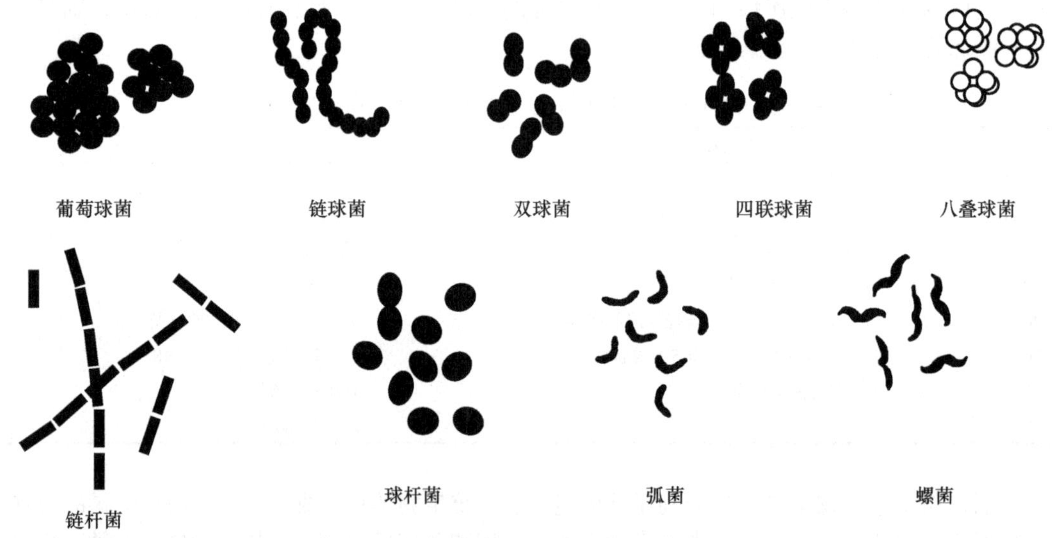

图2-1　球菌、杆菌和螺形菌形态

1. 球菌（coccus）　该类细菌因其外观呈圆球形或近似球形而得名，多数球菌直径在1μm左右。由于繁殖时期细菌分裂平面不同和分裂后菌体之间相互黏附程度不一，可形成不同的排列方式，这对一些球菌的鉴别颇有意义。

（1）双球菌（diplococcus）：在一个平面上分裂，分裂后两个菌体成对排列，如脑膜炎奈瑟菌、肺炎链球菌。

（2）链球菌（streptococcus）：在一个平面上分裂，分裂后多个菌体黏连成链状，如乙型溶血性链球菌。

（3）葡萄球菌（staphylococcus）：在多个不规则的平面上分裂，分裂后菌体无一定规则地粘连在一起似葡萄状，如金黄色葡萄球菌。

（4）四联球菌（tetrads）：在两个互相垂直的平面上分裂，分裂后四个菌体黏附在一起呈正方形，如四联加夫基菌。

（5）八叠球菌（sarcina）：在三个互相垂直的平面上分裂，分裂后八个菌体黏附成包裹状立方体，如藤黄八叠球菌。

各类球菌在标本或培养物中除上述的典型排列方式外，还可有分散的单个菌体存在。

2. 杆菌（bacillus）　该类细菌的形态呈杆状或棒状，不同杆菌的大小、长短、粗细很不一致。大的如炭疽芽胞杆菌长 3 ～ 10μm，中等的如大肠埃希菌长 2 ～ 3μm，小的如布鲁氏菌长仅 0.6 ～ 1.5μm。

杆菌形态多数呈直杆状，也有的菌体稍弯；多数呈分散存在，也有的呈链状排列，称为链杆菌（streptobacillus）；菌体两端大多呈钝圆形，少数两端平齐（如炭疽芽胞杆菌）或两端尖细（如梭杆菌）。有的杆菌末端膨大成棒状，称为棒状杆菌（corynebacterium）；有的菌体短小，近于椭圆形，称为球杆菌（coccobacillus）；有的常呈分枝生长趋势，称为分枝杆菌（mycobacterium）；有的末端常呈分叉状，称为双歧杆菌（bifidobacterium）。

3. 螺形菌（spirillum）　螺形菌菌体呈弧形或螺旋状。菌体螺旋不足 1 环，体短呈弧形或逗点状的称为弧菌（vibrio），如霍乱弧菌；2 ～ 6 环的小型、坚硬的螺旋状细菌称为螺菌（spirillum），如鼠咬热螺菌；螺旋数超过 6 环、体长而柔软的细菌则被专称为螺旋体（spirochaeta），如钩端螺旋体；也有的菌体细长弯曲呈弧形或螺旋形，称为螺杆菌（helicobacterium），如幽门螺杆菌。

细菌的形态受温度、pH、培养基成分和培养时间等因素影响很大。一般是细菌在适宜的生长条件下培养 8 ～ 18 小时时形态比较典型，在不利环境或菌龄老时常出现梨形、气球状和丝状等不规则的多形性（polymorphism），称为衰退型（involution form）。因此，观察细菌的大小和形态，应选择适宜生长条件下的对数期为宜。

第二节　染　色　法

细菌体小半透明，经染色后才能观察较清楚。染色法是染色剂与细菌细胞质的结合。最常用的染色剂是盐类。其中，碱性染色剂（basic stain）由有色的阳离子和无色的阴离子组成，酸性染色剂（acidic stain）则相反。细菌细胞富含核酸，可以与带正电荷的碱性染色剂结合；酸性染色剂不能使细菌着色，而能使背景着色形成反差，故称为负染（negative stain）。根据染色剂不同，亦可将细菌染色法分为单染色法、复染色法和特殊染色法；常用的染色方法有革兰氏染色法、抗酸染色法，以及荚膜、芽胞、鞭毛、细胞壁、核质等特殊染色法。

革兰氏染色法（Gram stain）是最常用、最重要的分类鉴别染色法。该法由丹麦细菌学家革兰（Hans Christian Gram）于 1884 年创建，至今仍在广泛应用。标本固定后，先用碱性染料结晶紫初染，再加碘液媒染，使之生成结晶紫 - 碘复合物，此时细菌均被染成深紫色，然后用 95% 乙醇处理，有些细菌被脱色，有些不能，最后用稀释复红或沙黄复染。此法可将细菌分为两大类：不被乙醇脱色仍保留紫色者为革兰氏阳性菌，被乙醇脱色后复染成红色者为革兰氏阴性菌。革兰氏染色法在鉴别细菌、选择抗菌药物、研究细菌致病性等方面都具有极其重要的意义。

革兰氏染色法的原理虽然有多种解释，但最主要的是与革兰氏阳性菌和革兰氏阴性菌细胞壁尤其是肽聚糖的物理性状不同有关，如果去除革兰氏阳性菌的细胞壁，细菌就被染成红色。肽聚糖本身不被染色，但却是防止结晶紫丢失的渗透屏障。在染色过程中，细菌首先被结晶紫染色，碘液媒染，使之生成结晶紫 - 碘复合物，促进染料的保留，在用乙醇脱色时，乙醇使很厚的高度交联的革兰氏阳性菌的肽聚糖形成的孔皱缩，使结晶紫 - 碘复合物在短暂的脱色过程中得以保留，而使细菌保留紫色。相反，革兰氏阴性菌的肽聚糖很薄，没有高度交联，形成的孔也较大，乙醇处理还将细胞壁中的脂类抽提出，进一步增大孔隙，使结晶紫-碘复合物比较容易被脱去而被复染成红色。

第三节　细菌的结构

细菌虽然种类众多，分布极广，代谢各异，但仍具有共同的细胞结构（图2-2）和功能。细胞壁、细胞膜、细胞质和核质是各种细菌所共有的基本结构；荚膜、鞭毛、菌毛仅某些细菌具有，甚至只在某些特定生长时期所具有，被称为细菌的特殊结构；芽胞虽然通常被称为特殊结构，但实际上是一些细菌生活周期中特殊的休眠形式。

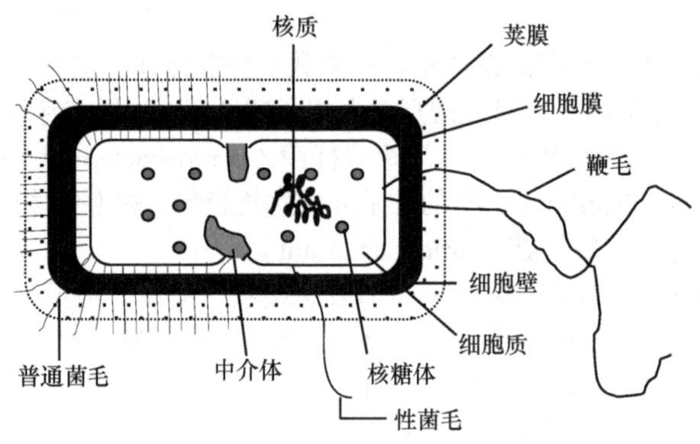

图2-2　细菌细胞结构模式图

一、细菌的基本结构

（一）细胞壁（cell wall）

绝大部分细菌在细胞膜的外层存在细胞壁结构。虽然细菌种类众多，细胞壁的结构也千差万别，但大多数人类病原菌的细胞壁主要有两大基本类型，即革兰氏阳性菌细胞壁和革兰氏阴性菌细胞壁，可用经典的细菌革兰氏染色法将之区分开来；少数病原菌如结核分枝杆菌具有独特的细胞壁结构；个别病原菌如支原体则缺乏细胞壁。一些细菌在特定的条件下，也可以缺失细胞壁，形成细菌L型（L-form of bacteria）。各类细胞壁的结构和组成差别很大，但均含有肽聚糖。

1. 细胞壁的框架结构——肽聚糖（peptidoglycan）　肽聚糖是一类复杂的多聚体，作为框架结构存在于各类细菌细胞壁中，为原核细胞所特有。肽聚糖又称为黏肽（mucopeptide）、糖肽（glycopeptide）或胞壁质（murein）。

革兰氏阳性菌与革兰氏阴性菌的肽聚糖结构相似但各自又具有明显的特点。革兰氏阳性菌的肽聚糖由聚糖骨架、四肽侧链和五肽交联桥三部分组成（图2-3），革兰氏阴性菌的肽聚糖仅由聚糖骨架和四肽侧链两部分组成（图2-4）。两种细菌细胞壁的聚糖骨架均相同，聚糖骨架由*N*-乙酰葡糖胺（*N*-acetyl glucosamine）和*N*-乙酰胞壁酸（*N*-acetylmuramic acid）交替间隔排列，经*β*-1,4糖苷键联结而成，该糖苷键可被溶菌酶（lysozyme）所水解，从而导致肽聚糖结构的解体，引起细菌死亡。

四肽侧链的组成随细菌不同而异，革兰氏阳性菌（如葡萄球菌）细胞壁的四肽侧链的氨基酸依次为L-丙氨酸、D-谷氨酸、L-赖氨酸和D-丙氨酸；第三位的L-赖氨酸通过由五个甘氨酸组成的交联桥连接到相邻聚糖骨架四肽侧链末端的D-丙氨酸，从而构成机械强度十分坚韧的三维立体结构。革兰氏阴性菌如大肠埃希菌四肽侧链中的第三位氨基酸是二氨基庚二酸（diaminopimelic acid，DAP），并由DAP与另一相邻四肽侧链末端的D-丙氨酸直接连接，由于没有五肽交联桥，因而只形成单层平面网络的二维结构。细菌的四肽侧链中第三位氨基酸变化最大，大多数革兰氏阴性菌为 DAP，而革兰氏阳性菌可以是 DAP、L- 赖氨酸或其他 L 型氨基酸；此外，革兰氏阳性菌相邻的四肽侧链间的交联度远高于革兰氏阴性菌。细胞壁合成需要细胞膜上的合成酶来完成，青霉素可以结合一些合成酶使其失活，抑制肽桥的形成而产生抗菌效果。

分枝杆菌细胞壁中的肽聚糖与革兰氏阳性菌相似，所不同的是聚糖骨架中 *N*- 羟乙酰胞壁酸替代了 *N*- 乙酰胞壁酸。

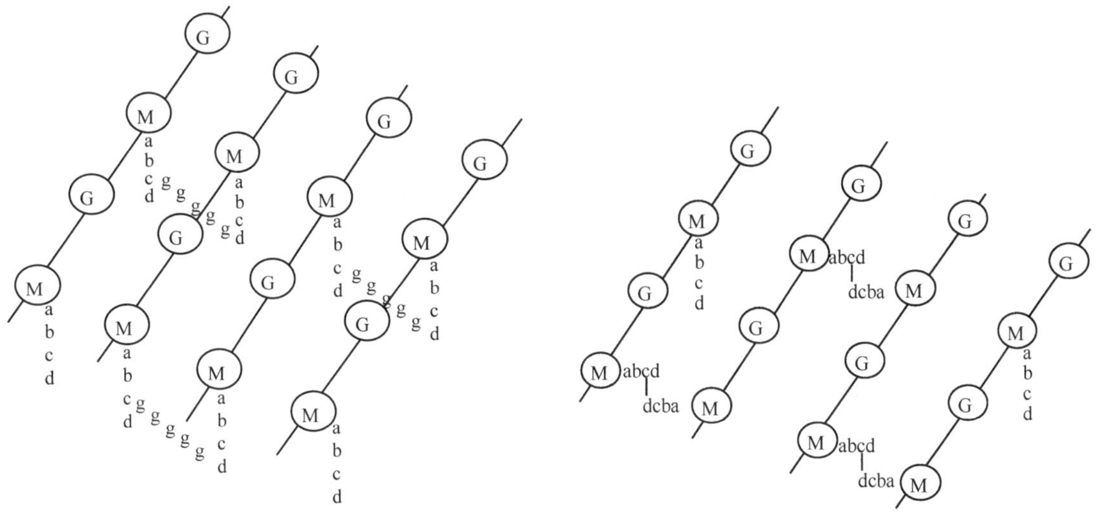

图 2-3　金黄色葡萄球菌（革兰氏阳性菌）细胞壁的肽聚糖结构

G：*N*- 乙酰葡糖胺；M：*N*- 乙酰胞壁酸；g：甘氨酸；a、b、c、d：氨基酸

图 2-4　大肠埃希菌（革兰氏阴性菌）细胞壁的肽聚糖结构

G：*N*- 乙酰葡糖胺；M：*N*- 乙酰胞壁酸；a、b、c、d：氨基酸

2. 革兰氏阳性菌细胞壁结构　革兰氏阳性菌的细胞壁较厚（20 ～ 80 nm），具有三维立体结构的 15 ～ 50 层的肽聚糖分子形成其基本的结构框架，是细胞壁最主要的组分，占细胞壁的 90%。细胞壁的另一主要成分为磷壁酸（teichoic acid），少数是磷壁醛酸（teichuroic acid），约占细胞壁的 10%（图 2-5）。

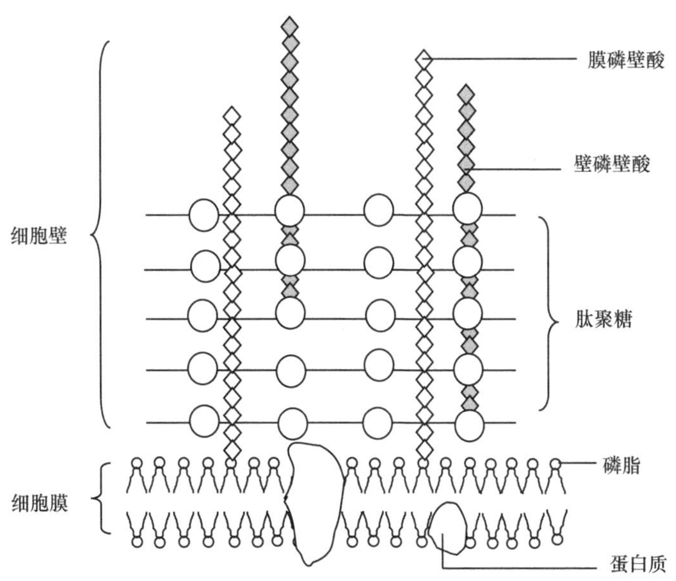

图 2-5　革兰氏阳性菌细胞壁结构模式图

磷壁酸是由核糖醇（ribitol）或甘油残基经磷酸二酯键互相连接而成的多聚物，其结构中少数基团被氨基酸或糖所取代，多个磷壁酸分子组成长链穿插于肽聚糖层中。一些磷壁酸分子的一端通过磷脂与肽聚糖上的胞壁酸共价结合固定在细胞壁上被称为壁磷壁酸（wall teichoic acid）端；另一些则将其一端与细胞膜外层上的糖脂共价结合固定于细胞膜上被称为膜磷壁酸（membrane teichoic acid）或脂磷壁酸（lipoteichoic acid，LTA）端。磷壁醛酸与磷壁酸相似，区别是其结构中以糖醛酸代替磷酸。

大多数革兰氏阳性菌细胞壁表面有一层蛋白质，一些以非共价键形式结合在表面，如 S 层蛋白（S-layer protein），一些则以共价键形式结合在表面。这些蛋白质中一些参与细菌与环境或宿主组织间的相互作用，如金黄色葡萄球菌的 A 蛋白、A 群链球菌的 M 蛋白等，另一些则为一些酶。

3. 革兰氏阴性菌细胞壁结构 革兰氏阴性菌细胞壁除肽聚糖结构外还有特殊组分的外膜。革兰氏阴性菌的细胞壁较薄（10 ～ 15nm），含有 1 ～ 2 层的肽聚糖，构成革兰氏阴性菌细胞壁最主要的结构是外膜（outer membrane），约占细胞壁干重的 80%（图 2-6）。

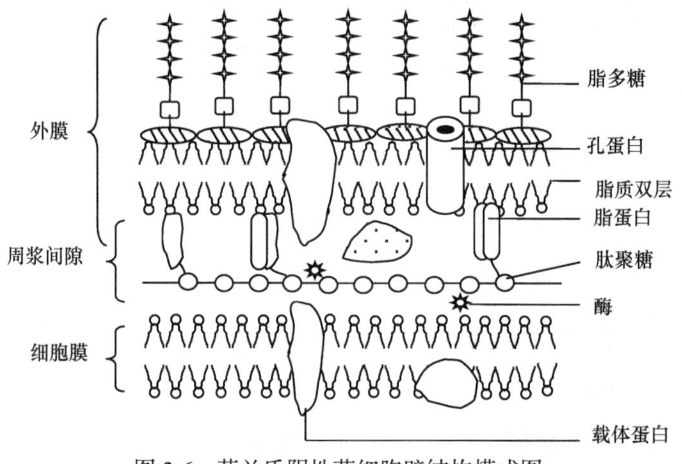

图 2-6 革兰氏阴性菌细胞壁结构模式图

外膜由脂蛋白、脂质双层和脂多糖三部分组成。外膜的中心是脂质双层，其内侧含有较丰富的脂蛋白（lipoprotein），其蛋白质部分与肽聚糖侧链的 DAP 相连，其脂质成分与脂质双层非共价结合，使外膜和肽聚糖层构成一个整体。双层内镶嵌着的多种蛋白质称为外膜蛋白（outer membrane protein，OMP），其中有的为孔蛋白（porin），如大肠埃希菌的 OmpF、OmpC，允许水溶性分子（分子量≤ 600）通过；有的为诱导性或去阻遏蛋白质，参与特殊物质的扩散过程；有的为噬菌体、性菌毛或细菌素的受体。由脂质双层向细胞外伸出的是脂多糖（lipopolysaccharide，LPS）。LPS 由脂质 A、核心多糖和特异多糖三部分组成，在革兰氏阴性菌致病中起重要作用，又称内毒素（endotoxin）。

（1）脂质 A（lipid A）：为一种糖磷脂，是由 β-1,6 糖苷键相联的 D- 氨基葡萄糖双糖组成的基本骨架，双糖骨架的游离羟基和氨基可携带多种长链脂肪酸和磷酸基团。不同种属细菌的脂质 A 骨架基本一致，其主要差别是脂肪酸的种类和磷酸基团的取代不尽相同，其中 β- 羟基豆蔻酸是肠道菌所共有的。脂质 A 是内毒素的毒性和生物学活性的主要组分，无种属特异性，故不同细菌产生的内毒素的毒性作用均相似。

（2）核心多糖（core polysaccharide）：位于脂质 A 的外层，由己糖（葡萄糖、半乳糖等）、庚糖、2- 酮基 -3- 脱氧辛酸（2-keto-3-deoxyoctanoic acid，KDO）、磷酸乙醇胺等组成。经 KDO 与脂质 A 共价联结。核心多糖有属特异性，同一属细菌的核心多糖相同。

（3）特异多糖（specific polysaccharide）：是脂多糖的最外层，是由数个至数十个低聚糖（3 ～ 5 个单糖）重复单位所构成的多糖链。特异多糖即革兰氏阴性菌的菌体抗原（O 抗原），具有种特异性，因其多糖中单糖的种类、位置、排列和空间构型各不相同所致。特异多糖缺失，细菌从光滑（smooth，S）型变为粗糙（rough，R）型。

并非所有革兰氏阴性菌外膜的糖脂成分都呈 LPS 结构，一些革兰氏阴性菌（脑膜炎奈瑟菌、淋病奈瑟菌、流感嗜血杆菌）外膜糖脂的糖为短链分枝状聚糖，与哺乳动物细胞膜的鞘糖脂成分非常相似，称为脂寡糖（lipooligosaccharide，LOS），LOS 如 LPS 一样也是重要的毒力因子。

在革兰氏阴性菌的细胞膜和外膜脂质双层间有一间隙，称膜壁间隙或称为周浆间隙（periplasmic space），占细胞体积的 20% ～ 40%。该间隙含有多种酶类（如蛋白酶、核酸酶等）及一些特殊蛋白质，与细菌获取营养、去除有害物质毒性的作用有关。

革兰氏阳性菌和革兰氏阴性菌细胞壁结构显著不同，代表两种不同的细胞壁类型，有利于细菌对不同环境的适应和生存（表 2-1），也使这两类细菌在染色性、抗原性、致病性及对药物的敏感性等方面表现出很大差异。

表 2-1　革兰氏阳性菌与革兰氏阴性菌细胞壁结构

项目	革兰氏阳性菌	革兰氏阴性菌
主要结构	肽聚糖，磷壁酸	外膜，肽聚糖
强度	较坚韧	较疏松
厚度	20 ～ 80nm	10 ～ 15nm
肽聚糖结构	含五肽交联桥，三维立体	直接交联，二维网状
肽聚糖层数	可多达 50 层	1 ～ 2 层
肽聚糖含量	占细胞壁干重 50% ～ 80%	占细胞壁干重 5% ～ 20%
糖类含量	约 45%	15% ～ 20%
脂类含量	1% ～ 4%	11% ～ 22%
LPS	－	+
孔蛋白	－	+
磷壁酸	+	－
外膜	－	+
周浆间隙	－	+

4. 细胞壁的功能　细菌的肽聚糖结构赋予了细菌细胞壁坚韧而富弹性的特征，其主要功能是维持菌体固有的形态，并保护细菌抵抗低渗环境，这一点对于革兰氏阳性菌尤为突出。细菌细胞质内有高浓度的无机盐和大分子营养物质，其渗透压高达 5 ～ 25 个标准大气压。细胞壁的保护作用，使细菌能承受内部巨大的渗透压而不会破裂，并能在相对低渗的环境中生存。细胞壁上有许多小孔，参与菌体内外的物质交换。菌体表面带有多种抗原表位，可以诱发机体的免疫应答。

革兰氏阳性菌的磷壁酸是重要表面抗原，与血清型分类有关。它带有较多的负电荷，能与 Mg^{2+} 等双价离子结合，有助于维持菌体内离子的平衡。磷壁酸还可起到稳定和加强细胞壁的作用。A 群链球菌表面的 M 蛋白与 LTA 结合在细菌表面形成微纤维（microfibril），后者介导菌体与宿主细胞的黏附，是其致病因素之一。

革兰氏阴性菌的外膜作为其主要的特征结构是一种有效的屏障结构，使细菌不易受到机体体液中的杀菌物质、肠道的胆盐及消化酶等的作用；还可阻止某些抗生素的进入，成为细菌耐药的机制之一。LPS 是革兰氏阴性菌重要的致病物质，使机体发热，白细胞增多，直至休克死亡。另外，LPS 也可增强机体非特异性抵抗力，并有抗肿瘤等有益作用。

5. 缺壁细菌（cell wall deficient bacteria）　在自然界长期进化中，有些细菌形成了无细胞壁的原核生物，如支原体。另外，在实验室中，可通过人工的方法制备缺壁的细菌，也可在实验条件下从宿主体内分离到缺壁的细菌，被称为细菌 L 型、原生质体（protoplast）和原生质球（spheroplast）。

细菌 L 型是因为 1935 年被英国 Lister 研究院的 Klieneberger 首先发现而得名。当时 Klieneberger 发现一株念珠状链杆菌（*Streptobacillus moniliformis*）发生自发突变，细胞膨大、对渗透敏感并在固体培养基上形成“荷包蛋”状的小菌落，经研究证实其是一种细胞壁缺损细菌。细菌 L 型指具有复制能力的缺壁细菌。原生质体（protoplasts）指细胞壁缺损的革兰氏阳性菌（不含外膜）；原生质球（spheroplasts）则指细胞壁缺损的革兰氏阴性菌（含有外膜）。

细菌L型在体内或体外、人工诱导或自然情况下均可形成，诱发因素很多，如溶菌酶（lysozyme）和溶葡萄球菌素（lysostaphin）、青霉素、胆汁、抗体、补体等。

细菌L型的形态因缺失细胞壁而呈高度多形性，大小不一，有球形、杆状和丝状等（图2-7）。着色不匀，无论其原为革兰氏阳性菌或革兰氏阴性菌，形成L型大多染成革兰氏阴性。细菌L型难以培养，其营养要求基本与原菌相似，但需在高渗低琼脂含血清的培养基中生长，即必须补充3% ～ 5% NaCl、10% ～ 20% 蔗糖或7%聚乙烯吡咯烷酮（PVP）等稳定剂，以提高培养基的渗透压。同时还需加10% ～ 20% 人或马血清。制备固体培养基时，可在液体培养基中加入0.8% ～ 1.0% 的琼脂，使L型在生长时可以琼脂为支架。细菌L型生长繁殖较原菌缓慢，一般培养2 ～ 7天后在软琼脂平板上形成中间较厚、四周较薄的荷包蛋状细小菌落，也有的长成颗粒状或丝状菌落（图2-8）。细菌L型在液体培养基中生长后呈较疏松的絮状颗粒，沉于管底，培养液则澄清。

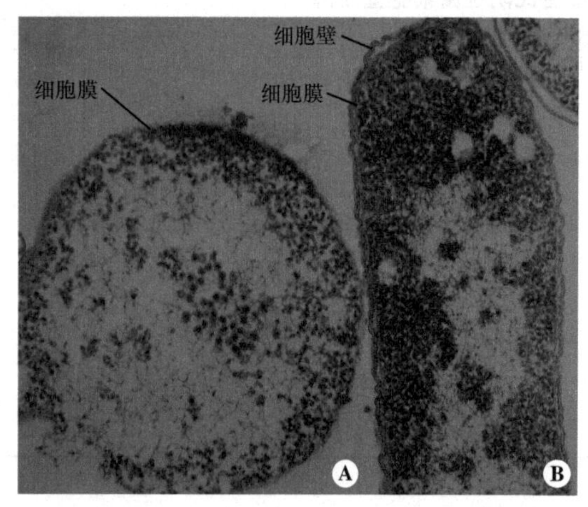

图2-7　细菌L型的形态（×61 000）

A. L型大肠埃希菌（无细胞壁）；B. 正常形态的大肠埃希菌

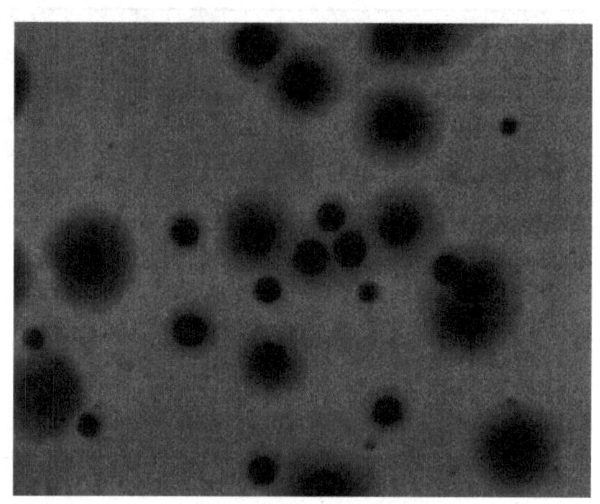

图2-8　细菌L型菌落

（肖家祁等提供）

临床上的抗生素治疗可引起细菌L型产生，此情况可对细菌感染的诊断及治疗产生不利影响。溶菌酶和青霉素是细菌L型最常用的人工诱导剂。溶菌酶和溶葡萄球菌素作用相同，能裂解肽聚糖中*N*-乙酰葡糖胺和*N*-乙酰胞壁酸之间的*β*-1,4糖苷键，破坏肽聚糖骨架，引起细菌裂解。青霉素能与细菌竞争合成肽聚糖过程中所需的转肽酶，抑制四肽侧链上D-丙氨酸与五肽桥之间的联结，使细菌不能合成完整的肽聚糖，引起细菌L型的产生。这种状态的细菌，在一般渗透压环境中很容易胀裂死亡，使细菌的分离培养结果为阴性。在体内高渗环境下，这些细菌L型仍可存活，形成感染，从而导致对细菌感染诊断的误判。此外，细菌L型常使作用于细胞壁的抗菌药物（β-内酰胺类抗生素等）治疗失效，而某些L型仍保留有一定的致病力，引起慢性感染，如尿路感染、骨髓炎、心内膜炎等。临床上遇有症状明显而标本常规细菌培养阴性者，应考虑细菌L型感染的可能性，宜做L型的专门分离培养，并更换抗菌药物。

支原体（mycoplasma）是长期进化过程中形成的无细胞壁的原核生物，其细胞膜中富含一般原核生物中所没有的甾醇，使细胞膜的机械强度得以提高，弥补了细胞壁缺损的部分功能。

（二）细胞膜

细胞膜（cell membrane）或称胞质膜（cytoplasmic membrane），位于细胞壁内侧，紧包着细胞质。厚约7.5nm，柔韧致密，富有弹性，占细胞干重的10% ～ 30%。细菌细胞膜的结构与真核细胞者基本相同，由磷脂（20% ～ 30%）和多种蛋白质（50% ～ 70%）组成，但不含胆固醇（支原体例外）。

细菌细胞膜是细菌赖以生存的重要结构之一，其功能也与真核细胞者类似，主要有物质转运、生物合成、分泌和呼吸、信号转导等作用。

1. 青霉素结合蛋白（penicillin-binding protein，PBP）　聚糖骨架的合成及其与肽链连接的反应由细菌一些特殊的酶所催化。这些酶包括转肽酶、转糖基酶和羧肽酶等，属于丝氨酸蛋白酶家族，为 β- 内酰胺类抗生素作用的靶位，故又称为 PBP。当 PBP 与 β- 内酰胺类抗生素，如青霉素结合后可使其酶功能受抑制，抑制细胞壁中肽聚糖的合成，最终激活自溶素而引起细菌裂解。青霉素主要用于革兰氏阳性菌，革兰氏阴性菌在细胞壁外覆盖一层外膜，可以阻挡青霉素进入。但有些革兰氏阴性菌（如淋病奈瑟菌等）的外膜上有孔蛋白形成的通道可以使青霉素穿入，从而起到杀菌作用。

2. 蛋白分泌系统　细菌的分泌系统种类繁多，主要有以下几种类型：Ⅰ型分泌系统，以大肠埃希菌的溶血素分泌系统为例，所分泌的蛋白质直接从胞质到达细胞表面，仅有三种蛋白质参与。Ⅱ型分泌系统，所分泌的蛋白质先通过通用分泌通路到达周浆间隙，然后其 N 端信号肽序列被切割，再经通道蛋白穿越外膜，如肠致病型大肠埃希菌束状菌毛的分泌。Ⅲ型分泌系统，需较多的蛋白质参与组装，是一步性分泌，效应分子直接从胞质输送到细胞表面，或者直接被注射到真核宿主胞内，与细菌的致病性密切相关。Ⅳ型分泌系统，该系统既可转运蛋白质，也可以转运 DNA。Ⅴ型分泌系统，是由两个亚单位组成的单一蛋白质，也称自主转运蛋白系统，负责转运的亚单位跨内膜后停留于周浆间隙，再将另一亚单位转运到胞外，或者锚定在外膜上，如淋病奈瑟菌的 IgA 蛋白酶。Ⅵ型分泌系统，由多种蛋白质组成，主要介导细菌之间的生存竞争，也与细菌的致病性有关。Ⅶ型分泌系统，主要分布在革兰氏阳性菌中，在结核分枝杆菌中也称 ESX-1 分泌系统，主要负责于分泌早期分泌抗原 ESAT-6 等。

3. 双组分信号转导系统（two-component signal transduction system，TCSTS）　TCSTS 广泛存在于各种原核生物中，基本结构为一个跨膜感受器作用的组氨酸蛋白激酶和一个具有转录调控功能的反应调节蛋白。跨膜感受器负责感应外界环境各种不同信号，通过磷酸化反应调节蛋白来调控菌体内相关基因表达，以适应外界环境的变化。

（三）细胞质

细胞膜包裹的溶胶状物质为细胞质（cytoplasm）或称原生质（protoplasm）。细胞质由水、蛋白质、脂类、核酸及少量糖和无机盐组成，其中含有核糖体、质粒、胞质颗粒等重要结构。

1. 核糖体（ribosome）　核糖体是细菌合成蛋白质的场所，游离于细胞质中，每个细菌体内可达数万个。细菌核糖体沉降系数为 70S，由 50S 和 30S 两个亚基组成，以大肠埃希菌为例，其化学组成 66% 是 RNA（包括 23S、16S 和 5S　rRNA），34% 为蛋白质。核糖体常与正在转录的 mRNA 相连呈“串珠”状，称多聚核糖体（polysome），使转录和翻译偶联在一起。在生长活跃的细菌体内，几乎所有的核糖体都以多聚核糖体的形式存在。

真核生物的核糖体与细菌核糖体不同，因此，细菌核糖体是一些抗生素作用的重要靶点。有些抗生素如链霉素或红霉素能分别与细菌核糖体的 30S 亚基或 50S 亚基结合，干扰其蛋白质合成，从而杀死细菌；但这些药物对人类的核糖体无作用。

2. 质粒（plasmid）　质粒是染色体外的遗传物质，存在于细胞质中。为闭合环状的双链 DNA，带有遗传信息，控制细菌某些特定的遗传性状。质粒能独立自行复制，随细菌分裂转移到子代细胞中。质粒不是细菌生长所必不可少的，失去质粒的细菌仍能正常存活。质粒编码细菌的许多性状，如菌毛、细菌素、毒素和耐药性的产生等，并且可通过接合或转导等方式在细菌间进行水平传递。

3. 胞质颗粒（cytoplasma granula）　细菌细胞质中含有多种颗粒，大多为贮藏的营养物质，包括糖原、淀粉等多糖、脂类、磷酸盐等。胞质颗粒又称为内含物（inclusion body），不是细菌的恒定结构，不同菌有不同的胞质颗粒，同一菌在不同环境或生长期亦可不同。当营养充足时，胞质颗粒较多；养料和能源短缺时，动用贮备，胞质颗粒则减少甚至消失。胞质颗粒中有一种主要成分是含 RNA 和多偏磷酸盐（polymetaphosphate）的颗粒，其嗜碱性强，用亚甲蓝染色时着色较深呈紫色，称为异染颗粒（metachromatic granule）或迂回体（volutin）。异染颗粒常见于白喉棒状杆菌，位于菌体两端，故又称极体（polar body），有助于该菌的鉴定。

（四）核质（nuclear material）

核质为细菌的遗传物质，又称为拟核（nucleoid），是细菌的遗传物质，决定细菌的遗传特征。它与真核细胞的细胞核不同点在于四周无核膜，无组蛋白包绕，不成形。由于其功能与真核细胞的染色体相似，故通常也称其为细菌染色体（chromosome）。一个菌体内一般含有1～2个核质。研究证明，细菌的核质由双股DNA组成，由单一的一根环状DNA分子反复旋曲、盘绕而成，细菌的核质除DNA外还有少量的RNA和组蛋白样蛋白（histone-like protein）。核质控制细菌的各种遗传性状。细菌胞质中含有大量RNA，用碱性染料染色后着色很深，将核质掩盖，不易显露。若用酸或RNA酶处理，使RNA水解，再用富尔根（Feulgen）法染色，便可染出核质，在普通光学显微镜下可以看到呈球状、棒状或哑铃状的核质形态。

二、细菌的特殊结构

（一）荚膜

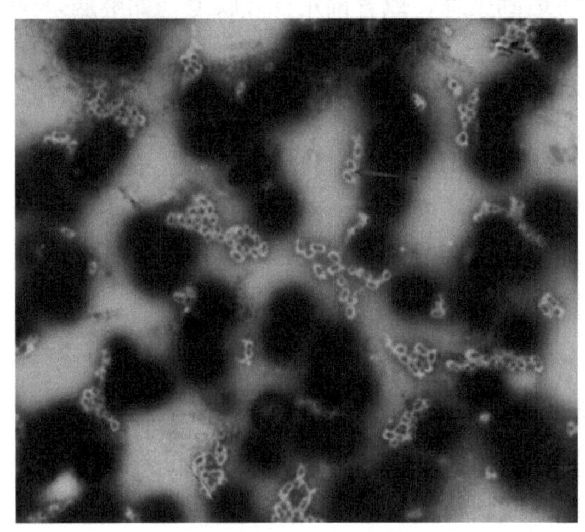

图2-9 细菌的荚膜（×1000）
使用荚膜负染法，荚膜在图中显示为箭头所示的菌体周围空白处
（赵蔚等提供）

某些细菌在其细胞壁外包绕一层黏液性物质称为糖萼（glycocalyx），为多糖或糖蛋白的多聚体，用理化方法去除后并不影响菌细胞的生命活动。边界明显的胶冻样的糖萼，厚度≥0.2μm称为荚膜（capsule）或大荚膜（macrocapsule）（图2-9），如肺炎链球菌荚膜；厚度＜0.2μm者称为微荚膜（microcapsule），如伤寒沙门菌的Vi抗原及大肠埃希菌的K抗原等。若黏液性物质疏松地附着于菌细胞表面，边界不明显且易被洗脱者称为黏液层（slime layer）。

1. 荚膜的化学组成 大多数细菌的荚膜是多糖，炭疽芽胞杆菌、鼠疫耶尔森菌等少数菌的荚膜为多肽。荚膜多糖为高度水合分子，含水量在95%以上，与菌细胞表面的磷脂或脂质A共价结合。多糖分子组成和构型的多样化使其结构极为复杂，成为血清学分型的基础。例如，肺炎链球菌的荚膜多糖物质的抗原至少可分成90个血清型。荚膜与同型抗血清结合发生反应后即逐渐增大，出现荚膜肿胀反应，可借此将细菌定型。

细菌荚膜的形成与环境和营养有关，一般在机体内和营养丰富的培养基中才能形成荚膜。产生荚膜的细菌在固体培养基上形成光滑型（S型）或黏液型（M型）菌落；失去荚膜后菌落变为粗糙型（R型）。细菌生存过程中可丢失荚膜，失去荚膜的细菌仍可存活。

荚膜对一般碱性染料亲和力低，不易着色，普通染色只能见到菌体周围有未着色的透明圈。如用墨汁做负染色，则荚膜显现更为清楚。用特殊染色法可将荚膜染成与菌体不同的颜色。

2. 荚膜的功能 荚膜和微荚膜具有相同的功能。

（1）抗吞噬作用：荚膜具有抵抗宿主吞噬细胞的作用，因而荚膜是病原菌的重要毒力因子。例如，肺炎链球菌，有荚膜株数个菌就可使实验小鼠死亡，无荚膜株则须高达上亿个菌才能使小鼠死亡。

吞噬现象有两种类型，一种为表面吞噬（surface phagocytosis），另一种为调理素介导的吞噬（opsonin-mediated phagocytosis）。表面吞噬是吞噬细胞直接摄取细菌等颗粒性异物，这种吞噬作用的强弱与被吞颗粒表面的理化性质关系极大，颗粒表面越疏水，越容易被吞噬，细菌荚膜多糖亲水且带负电荷，故能阻滞表面吞噬作用。由调理素介导的吞噬，其吞噬效率大大超过表面吞噬，荚膜在菌细胞表面的空间占位和屏障作用，阻止补体组分C3b的沉积，并遮蔽了细菌激活补体旁路途径的表面结构，从而抵抗宿主的调理吞噬作用。

此外，大肠埃希菌 K1 和 B 群脑膜炎奈瑟菌的荚膜多糖含有 *N-* 乙酰神经氨酸组分，大肠埃希菌 K5 抗原含有脱硫肝素（desulfoheparin）组分，而宿主的组织多糖也有与上述结构相似的组分，故这类荚膜的免疫原性弱，感染后机体产生抗体量亦少，可能是这些细菌具有致病性的重要原因。

（2）黏附作用：荚膜多糖可使细菌黏附于组织细胞或无生命物体表面，同时也能使众多的细菌彼此之间粘连，参与形成细菌生物膜（biofilm），亦称生物被膜，抵抗宿主的免疫清除和增强细菌的耐药性，是加重和延长细菌感染的重要因素。变异链球菌（*S. mutans*）依靠荚膜将其固定在牙齿表面，利用口腔中的糖类产生大量的乳酸，积聚在附着部位，导致牙齿珐琅质的破坏，形成龋齿。荚膜菌株在住院患者的各种导管内黏附定居，是院内感染发生的重要因素。

（3）抗有害物质的损伤作用：荚膜处于菌细胞的最外层，可保护菌体，避免和减少溶菌酶、补体、抗菌抗体、抗菌药物等有害物质引起的损伤作用。

（二）鞭毛

鞭毛（flagellum）为细菌的运动器官。许多细菌，包括所有的弧菌和螺菌，约半数的杆菌和个别球菌，在菌体上附有的细长并呈波状弯曲的丝状物称为鞭毛。鞭毛长 5 ～ 20 μm，直径 12 ～ 30 nm，少者仅 1 ～ 2 根，多者达数百根，需用电子显微镜观察（图 2-10），或经特殊染色法使鞭毛增粗后才能在普通光学显微镜下看到（图 2-11）。

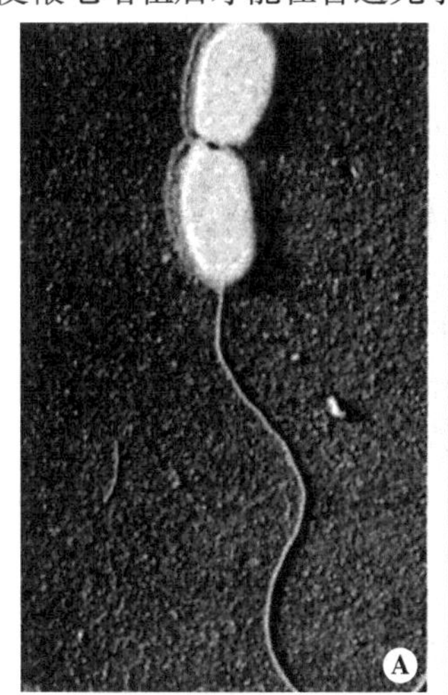

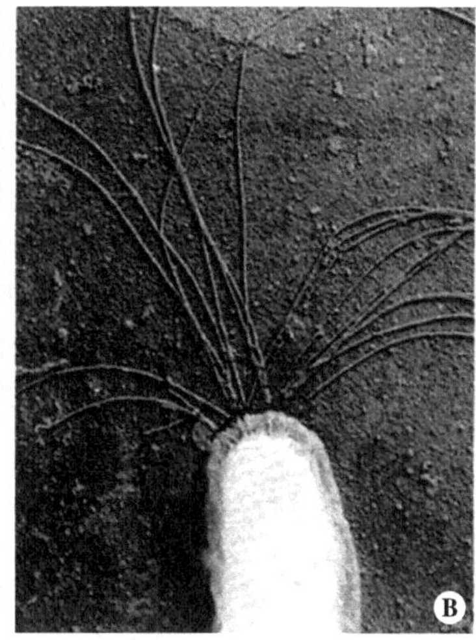

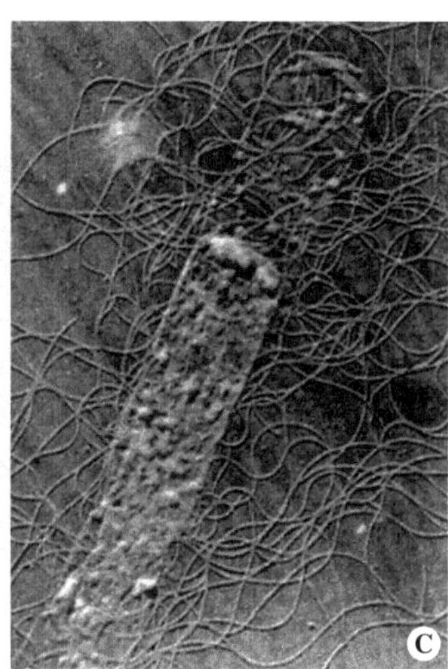

图 2-10　菌体鞭毛电子显微镜观察

A. 单鞭毛（弧菌，×7 500）；B. 丛鞭毛（蛇形螺菌，×9 000）；C. 周鞭毛（变形杆菌，×9 000）

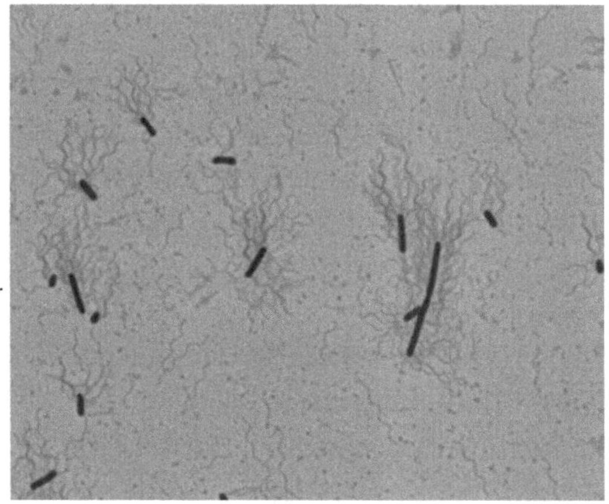

图 2-11　菌体鞭毛光学显微镜观察（×1000）

（变形杆菌，鞭毛染色）（肖家祁等提供）

不同鞭毛菌其鞭毛的数量和部位有很大的差别，总体可分成4类（图2-12）。① 单毛菌（monotrichate）：只有一根鞭毛，位于菌体一端，如霍乱弧菌；② 双毛菌（amphitrichate）：菌体两端各有一根鞭毛，如空肠弯曲菌；③ 丛毛菌（lophotrichate）：菌体一端或两端有一丛鞭毛，如铜绿假单胞菌；④ 周毛菌（peritrichate）：菌体周身遍布许多鞭毛，如伤寒沙门菌。

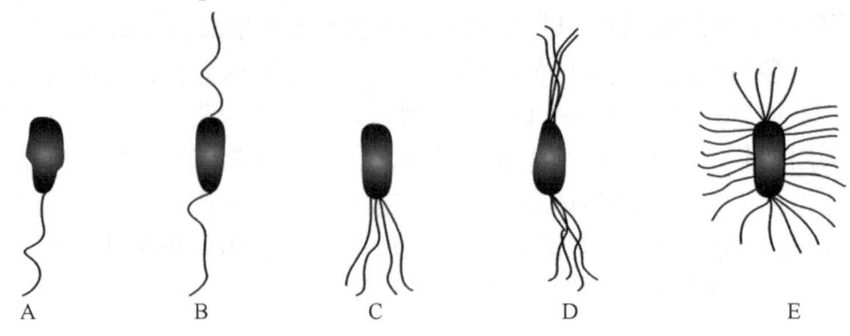

图2-12　细菌的鞭毛（示意图）

A. 单毛菌；B. 双毛菌；C. 丛毛菌；D. 丛毛菌；E. 周毛菌

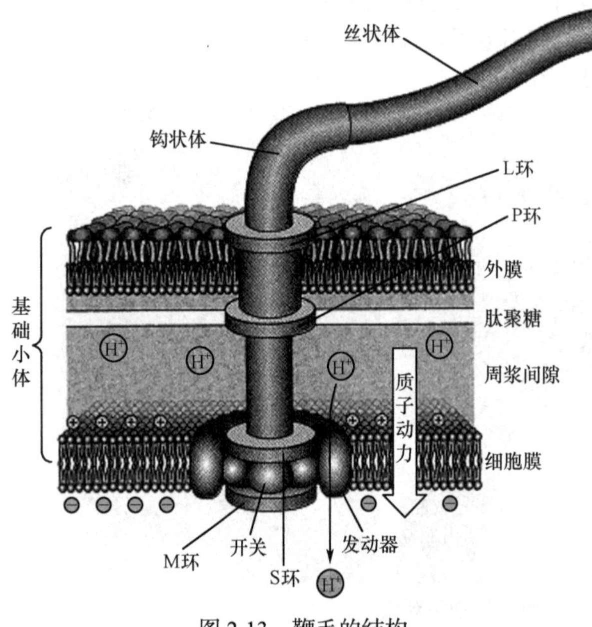

图2-13　鞭毛的结构

1. 鞭毛的结构　鞭毛自细胞膜长出，游离于菌细胞外，由基础小体、钩状体和丝状体三个部分组成（图2-13）。

（1）基础小体（basal body）：位于鞭毛根部，嵌在细胞壁和细胞膜中。革兰氏阴性菌鞭毛的基础小体由一根圆柱、两对同心环和输出装置组成。其中，一对是M（membrane）环和S（supramembrane）环，附着在细胞膜上；另一对是P（peptidoglycan）环和L（lipopolysaccharide）环，附着在细胞壁的肽聚糖和外膜的脂多糖上。基础小体的基底部是鞭毛的输出装置（export apparatus），位于细胞膜内面的细胞质内。基底部圆柱体周围的发动器（motor）为鞭毛运动提供能量，近旁的开关（switch）决定鞭毛转动的方向。革兰氏阳性菌的细胞壁无外膜，其鞭毛只有M、S一对同心环。

（2）钩状体（hook）：指鞭毛伸出菌体的部分，呈90°的钩状弯曲，鞭毛由此转变向外伸出，成为丝状体。钩状体的功能是使鞭毛在运动时起旋轴的作用。

（3）丝状体（filament）：呈纤丝状，伸出于菌体外，是由鞭毛蛋白（flagellin）紧密排列并缠绕而成的中空管状结构。丝状体的作用犹如船舶或飞机的螺旋桨推进器。鞭毛蛋白是一种弹力纤维蛋白，其氨基酸组成与骨骼肌中的肌动蛋白相似，可能与鞭毛的运动性有关。

鞭毛是从尖端生长，在菌体内形成的鞭毛蛋白分子不断地添加到鞭毛的末端。若用机械方法去除鞭毛，新的鞭毛很快合成，3～6分钟内恢复动力。各菌种的鞭毛蛋白结构不同，具有高度的抗原性，称为鞭毛（H）抗原。

2. 鞭毛的功能　具有鞭毛的细菌在液体环境中能自由游动，速度迅速，如单鞭毛的霍乱弧菌每秒移动可达55 μm，周毛菌移动较慢，每秒25～30μm。

细菌鞭毛的运动具有化学趋向性（chemotaxis），常朝有高浓度营养物质的方向移动，而避开对其有害的环境。环境中的化学信号分子与细胞膜上的受体（methylated chemotaxis proteins，MCPs）结合触发信号传递，最后作用于鞭毛发动器，产生趋化运动。运动时，鞭毛发动器将跨膜质子梯度中储存的化学能转变为鞭毛转动所需的能量，周浆间隙中的质子（H^+）通过鞭毛发动器流入细胞质内。有少数细菌能利用钠离子梯度供给鞭毛转动的能量。在这个过程中，由跨膜质子梯度或钠离子梯度构成质子动力势（proton motive force）。鞭毛发动器能够顺时针或逆时针方向转动，从而决定细菌游动的方向。当发动器逆时针方向转动时，鞭毛的丝状体结合成一束拖在菌体后，推动细菌向前行进；若发动器呈顺时针方向转动，束状丝状体松开，细菌停顿或向相反方向游动。平时，细菌以这两种方式交替游动，称为随意移动。

鞭毛抗原有很强的抗原性，通常称为 H 抗原，不同细菌鞭毛的抗原性不同，可据此利用免疫学方法对某些细菌进行鉴定、分型及分类。

少数细菌的鞭毛与致病性有关，如霍乱弧菌和空肠弯曲菌能通过鞭毛运动穿透覆盖在小肠黏膜表面的黏液层，利于细菌黏附于肠黏膜上皮细胞，产生毒性物质导致疾病的发生。

（三）菌毛

菌毛（pilus）是许多革兰氏阴性菌和少数革兰氏阳性菌菌体表面遍布的比鞭毛更为细、短、直、硬的丝状蛋白附属物。菌毛由结构蛋白亚单位菌毛蛋白（pilin）组成，呈螺旋状排列成圆柱体，新形成的菌毛蛋白分子插入菌毛的基底部。菌毛蛋白具有抗原性，其编码基因位于细菌的染色体或质粒上。菌毛在普通光学显微镜下看不到，必须用电子显微镜观察（图 2-14）。根据功能不同，菌毛可分为普通菌毛和性菌毛两类。

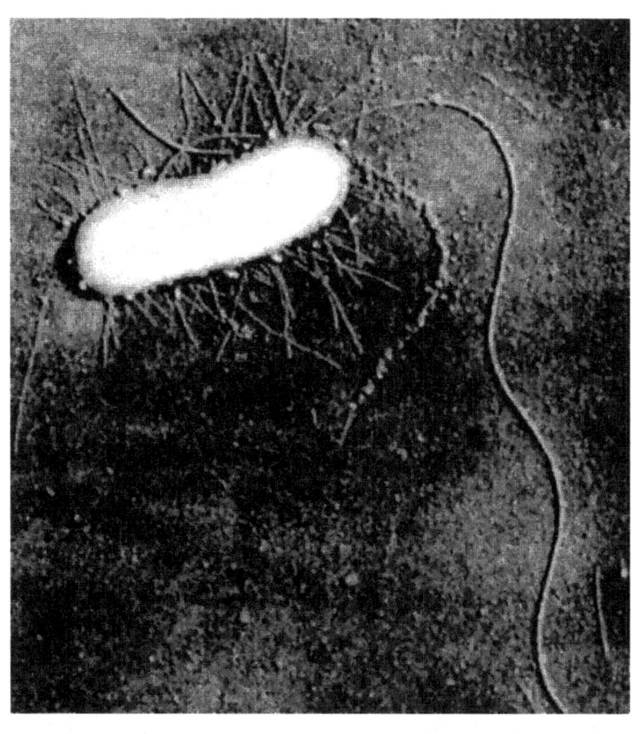

图 2-14 大肠埃希菌的普通菌毛和性菌毛

1. 普通菌毛（ordinary pilus） 长 0.2 ～ 2 μm，直径 3 ～ 8 nm，遍布菌细胞表面，每个细菌可达数百根。这类菌毛和细菌的致病性密切相关，往往构成细菌致病的毒力因子，能与宿主细胞表面的特异性受体结合，启动细菌感染的第一步定植。大肠埃希菌的 Ⅰ 型菌毛（type Ⅰ 或 common pili），黏附于肠道和下尿道黏膜上皮细胞表面；致肾盂肾炎大肠埃希菌（pyelonephritis *E. coli*）或尿路致病型大肠埃希菌（uropathogenic *E. coli*，UPEC）的 P 菌毛（pyelonephritis-associated pili，P pili）常黏附于肾脏的集合管和肾盏，是上行性尿路感染的重要致病菌；肠产毒型大肠埃希菌（enterotoxigenic *E.coli*，ETEC）的定植因子是一种特殊类型的菌毛（CFA/Ⅰ，CFA/Ⅱ），黏附于小肠黏膜细胞，编码定植因子和肠毒素的基因均位于可接合传递质粒上，是该菌重要的毒力因子；霍乱弧菌、肠致病型大肠埃希菌（EPEC）和淋病奈瑟菌的菌毛都属于Ⅳ型菌毛，在所致的肠道或泌尿生殖道感染中起关键作用。有菌毛菌株的黏附可抵抗肠蠕动或尿液的冲洗作用而有利于定植，一旦丧失菌毛，其致病力亦随之消失。

2. 性菌毛（sex pilus） 仅见于少数革兰氏阴性菌，数量少，一个菌只有 1 ～ 4 根，比普通菌毛长且粗，中空呈管状，是细菌传递遗传物质的一种结构。细菌的毒力、耐药性等性状可通过此方式传递。此外，性菌毛也是某些噬菌体吸附于菌细胞的受体。

（四）芽胞

某些细菌在一定的环境条件下，能在菌体内部形成一个圆形或卵圆形小体，称为内芽胞（endospore），简称芽胞（spore），以别于真菌在菌体外部形成的孢子。芽胞不是细菌的繁殖体，也并非真正意义上的细菌的特殊结构，而是适应恶劣环境、维持细菌生存而处于代谢相对静止的休眠体。产生芽胞的细菌都是革兰氏阳性菌，重要的有芽胞杆菌属（炭疽芽胞杆菌等）和梭菌属（破伤风梭菌等）。

1. 芽胞的形成与发芽 细菌形成芽胞的能力是由菌体内的芽胞基因决定的。芽胞一般在宿主体外才能形成，其形成条件因菌种而异。例如，炭疽芽胞杆菌在有氧条件下形成，而破伤风梭菌则相反。营养缺乏尤其是 C、N、P 元素不足时，细菌生长繁殖减速、启动芽胞形成基因。但亦有例外，苏云金杆菌形成芽胞则要求有适宜的生长条件。

芽胞带有完整的核质、酶系统和合成菌体组分的结构，能保存细菌的全部生命必需物质。芽胞形成后，菌体即成为空壳，有些芽胞可从菌体脱落游离。

芽胞折光性强，壁厚，不易着色。染色时需经媒染、加热等处理。芽胞的大小、形状、位置等随菌种而异，有重要的鉴别价值（图 2-15）。例如，炭疽芽胞杆菌的芽胞为卵圆形，比菌体小，位于菌体中央；破伤风梭菌芽胞呈正圆形，比菌体大，位于顶端，状如鼓槌（图 2-16）；肉毒梭菌芽胞亦比菌体大，位于次极端。

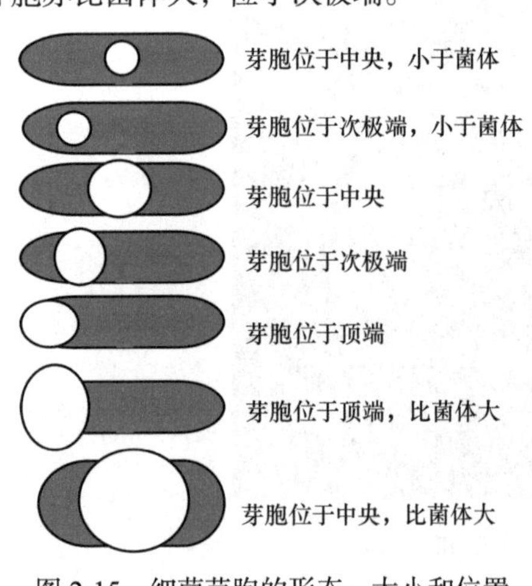

图 2-15 细菌芽胞的形态、大小和位置

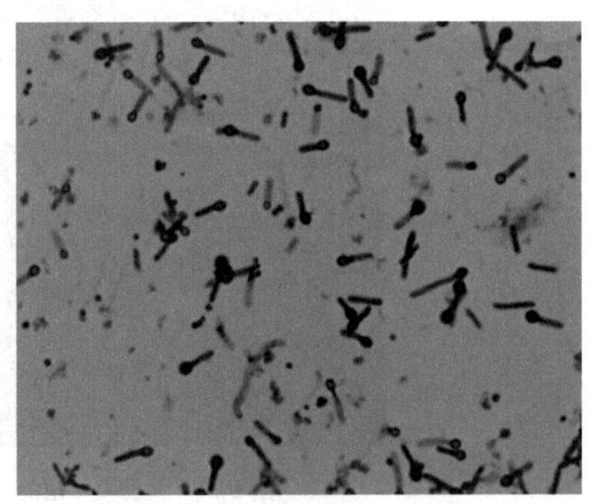

图 2-16 破伤风梭菌芽胞（×1000）
（张灼阳等提供）

芽胞形成在形态学上可分Ⅰ～Ⅶ 7 个期，全程 6 ～ 8 天。始于对数生长期末，菌细胞膜进行性地内陷性生长，逐渐形成双层膜结构，包被核质成为芽胞的核心。细胞膜又能合成特殊物质，在内膜和外膜间形成芽胞壁和皮质。在外膜外围再形成芽胞壳和芽胞外衣。

成熟的芽胞具有多层膜结构（图 2-17）。芽胞核心（core）是芽胞的原生质体，含有细菌原有的核质和核糖体、酶类等主要生命基质。核心的外层依次为内膜、芽胞壁、皮质、外膜、芽胞壳和芽胞外衣，将其层层包裹，成为坚实的球体。内膜和外膜由原来的细胞膜形成。芽胞壁（spore wall）含肽聚糖，发芽后成为细菌的细胞壁。皮质（cortex）是芽胞包膜中最厚的一层，由一种特殊的肽聚糖组成。芽胞壳（coat）是一种类似角蛋白的疏水性蛋白质，致密无通透性，能抗化学药物进入，并增强对紫外线照射的抵抗力。有些细菌芽胞还有一层疏松的芽胞外衣（exosporium），含有脂蛋白和糖类。

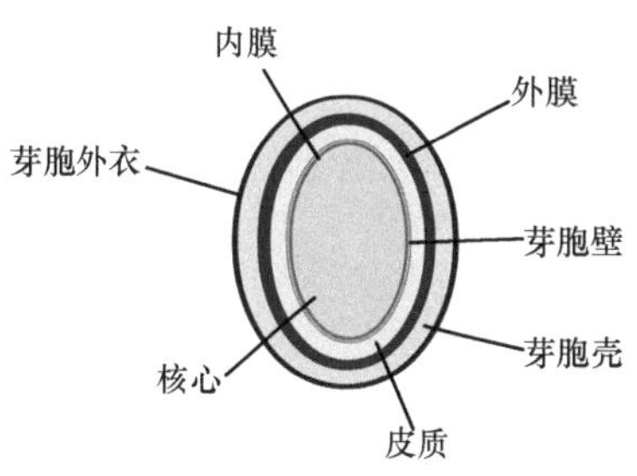

图 2-17　成熟芽胞的结构

芽胞形成后，在机械力、热、pH 改变等刺激作用下，芽胞壳被破坏，如供给水分和营养，芽胞可发芽，形成新的菌体。

一个细菌只形成一个芽胞，一个芽胞发芽也只生成一个菌体，细菌数量并未增加，因而芽胞不是细菌的繁殖方式。与芽胞相比，未形成芽胞而具有繁殖能力的菌体可称为繁殖体（vegetative form）。

细菌的芽胞发芽（germination）成繁殖体的过程，可分为活化（activation）、启动（initiation）和长出（outgrowth）三个连续阶段。整个过程大约需要 90 分钟。热刺激（如 60℃ 1 小时或 85℃ 5 分钟）和 pH 降低均可使芽胞发芽，L- 丙氨酸、葡萄糖、肌苷和腺苷均为启动剂。芽胞壳经活化后，其富含二硫键的蛋白质构型发生变化，引起渗透性改变，致使阳离子渗入，细胞膜脂质活性增强，并启动电子传递链。同时，随着水分渗入，芽胞特有成分吡啶二羧酸钙、皮质肽聚糖和芽胞壳物质等大量降解，使芽胞通透性加强，耐热、抗辐射等特性消失。胞内生物合成启动并加速，代谢活性和呼吸作用增强。继而芽胞核心体积增大、皮质膨松、芽胞壳破裂，芽管长出并逐渐长大、发育成新的繁殖体细胞。

2. 芽胞的功能　细菌的芽胞对热力、干燥、辐射、化学消毒剂等理化因素均有强大的抵抗力。一般细菌繁殖体在 80℃水中迅速死亡，而有的细菌芽胞可耐 100℃沸水数小时。被炭疽芽胞杆菌芽胞污染的草原，传染性可保持 20 ～ 30 年。

细菌芽胞并不直接引起疾病，但当发芽成为繁殖体后，就能迅速大量繁殖而致病。例如，土壤中常有破伤风梭菌的芽胞，一旦外伤深部创口被泥土污染，进入伤口的芽胞在适宜条件下即可发芽成繁殖体继而致病。

被芽胞污染的用具、敷料、手术器械等，用一般方法不易将芽胞杀死，杀灭芽胞最可靠的方法是高压蒸汽灭菌。当进行消毒灭菌时，应以芽胞是否被杀死作为判断灭菌效果的指标。

细菌芽胞抵抗力强可能与下列因素有关：①芽胞含水量少，仅为繁殖体的 40%，蛋白质受热后不易变性。②芽胞具有多层致密的厚膜，理化因素不易透入。③芽胞的核心和皮质中含有一种特有的化学组分吡啶二羧酸（dipicolinic acid，DPA），DPA 与钙结合生成的盐能提高芽胞中各种酶的热稳定性。芽胞形成过程中很快合成 DPA，同时也获得耐热性；芽胞发芽时，DPA 从芽胞内渗出，其耐热性亦随之丧失。

（潘　卫）

第 3 章　细菌的生理

细菌的生理活动包括摄取和合成营养物质，进行新陈代谢和生长繁殖。新陈代谢是整个生理活动的中心，细菌繁殖迅速，代谢活动十分活跃而且多样化。研究细菌的生理活动不仅是基础生物学科的范畴，而且与医学、环境卫生、工农业生产等密切相关。对于益生菌，研究如何促进其生长繁殖和产生对机体有益的代谢产物；对于致病菌，研究其代谢与致病的关系，从而寻找诊断和防治的方法；还可以研究如何利用细菌的代谢来净化环境，开发极端环境的微生物资源。这些工作都具有重要的理论和实际意义。

第一节　细菌的理化性状

一、细菌的化学组成

细菌含有多种化学成分，包括水、无机盐、蛋白质、糖类、脂质和核酸等。水是细菌细胞重要的组成部分，占细胞总质量的 75% ～ 90%。细菌细胞去除水分后，主要为有机物，由碳、氢、氧、氮、磷和硫等元素构成。还有少数的无机离子，如钾、钠、铁、镁、钙、氯离子等，用以构成细菌细胞的各种成分及维持酶的活性和跨膜化学梯度。细菌尚含有一些原核细胞型微生物所特有的化学组分，如肽聚糖、磷壁酸、D- 型氨基酸、二氨基庚二酸、吡啶二羧酸等。这些物质在真核细胞中还未被发现。

二、细菌的物理性状

（一）光学性质

细菌为半透明体。当光线照射至细菌悬液，一部分光被吸收，另一部分则被折射，故细菌悬液呈混浊状态，菌数越多浊度越大。利用上述原理可以通过比浊法或分光光度计粗略估计细菌的数量。由于细菌具有上述光学性质，还可利用相差显微镜观察其形态和结构。

（二）表面积

细菌体积微小，但其单位体积的细胞表面积总和却比其他生物体大。如葡萄球菌直径约 1 μm，1 cm^3 体积葡萄球菌的表面积可达 60 000 cm^2；而直径为 1 cm 的生物体，每 1 cm^3 体积的表面积仅 6 cm^2，两者相差 1 万倍。细菌表面积相对较大，有利于同外界进行物质交换，因此细菌的代谢旺盛，繁殖迅速。

（三）带电现象

细菌固体成分的 50% ～ 80% 是蛋白质，这些蛋白质由兼性离子氨基酸组成。革兰氏阳性菌等电点为 2 ～ 3，革兰氏阴性菌蛋白质的等电点为 4 ～ 5，故在近中性或弱碱性的生理条件中，细菌均带负电荷，尤以前者所带电荷更多。细菌的带电现象与细菌的染色反应、凝集反应、抑菌和杀菌作用等都有密切关系。

（四）半透性

细菌的细胞壁和细胞膜都有半透性，只允许水及部分小分子物质通过，有利于细菌吸收营养和排出代谢产物。

（五）渗透压

细菌体内含有高浓度的营养物质和无机盐，一般革兰氏阳性菌的渗透压高达 20 ～ 25 个标准大气压，革兰氏阴性菌为 5 ～ 6 个标准大气压。一般情况下，细菌所处环境相对低渗，由于有坚韧细胞壁的保护而不致崩裂。若细菌处于比菌内渗透压更高的环境中，菌体内水分逸出，细胞质浓缩，细菌就不能生长繁殖。

第二节　细菌的营养与生长繁殖

一、细菌的营养类型

各类细菌的酶系统不同，代谢活性各异，因而对营养物质的需要也不同。根据细菌所利用的能源和碳源的不同，将细菌分为自养菌和异养菌两大营养类型。

1. 自养菌（autotroph）　能够以简单的无机物为原料合成菌体成分，如利用 CO_2、CO_3^{2-} 等作为碳源，利用 N_2、NH_3、NO_2^-、NO_3^- 等作为氮源。其中，化能自养菌（chemotroph）所需能量来自无机物的氧化作用，光能自养菌（phototroph）则通过光合作用获得能量。

2. 异养菌（heterotroph）　不能利用简单的无机物为原料，只能以多种有机物为原料合成菌体成分并获得能量，如蛋白质、糖类等。异养菌可分为腐生菌（saprophyte）和寄生菌（parasite）。腐生菌以动植物尸体和腐败食物等作为营养物；寄生菌寄生于活体内，从宿主的有机物中获得营养。所有的病原菌都是异养菌，大部分属寄生菌。

二、细菌的营养物质

细菌的营养物质一般包括水、碳源、氮源、无机盐和生长因子等。对细菌进行人工培养时，必须供给其生长所必需的各种成分。

1. 水　细菌所需营养物质必须先溶于水，营养的吸收与代谢均需有水才能进行。水还能够以结合水的形式参与细胞组成。

2. 碳源　各种含碳的无机物或有机物都能被细菌吸收和利用，用于合成菌体组分和作为主要能量来源。少数细菌能利用无机碳源，大多数细菌则以有机碳源为主，病原菌主要从糖类获得碳。

3. 氮源　氮源的主要作用是作为合成菌体成分（如结构蛋白、功能蛋白、核酸等）的原料，细菌对氮源的需要量仅次于碳源。病原菌主要从氨基酸、蛋白胨等有机氮化物中获得氮。少数病原菌如克雷伯菌也可利用硝酸盐甚至氮气，但利用率较低。

4. 无机盐　细菌需要各种无机盐为生长繁殖提供所需的各种元素，包括常量元素和微量元素。需要浓度在 10^{-4} ～ 10^{-3} mol/L 的元素为常量元素，如磷、硫、钾、钠、镁、钙、铁等；需要浓度在 10^{-8} ～ 10^{-6} mol/L 的元素为微量元素，如钴、锌、锰、铜、钼等。细菌对微量元素的需求有所差异，不同菌只需其中的一种或数种。无机盐有以下的生物学功能：①构成有机化合物，成为菌体的成分；②作为酶的组成部分，维持酶的活性；③参与能量的储存和转运；④调节菌体内外的渗透压；⑤某些元素与细菌的生长繁殖和致病作用密切相关。例如，白喉棒状杆菌在含铁 0.14 mg/L 的培养基中毒素量最高，铁的浓度达到 0.6 mg/L 时则完全不产生毒素。在人体内，大部分铁均结合在铁蛋白、乳铁蛋白或转铁蛋白中，细菌必须与人体细胞竞争得到铁才能生长繁殖。具有载铁体（siderophore）的细菌就有此竞争力，它可与铁螯合并溶解铁，再把铁转运入菌体内以供代谢之需。例如，结核分枝杆菌的有毒株和无毒株的一个重要区别就是前者有一种称为分枝菌素（mycobactin）的载铁体，而后者则无。

5. 生长因子　许多细菌在生长过程中还需一些自身不能合成的生长因子（growth factor），包括维生素、某些氨基酸、嘌呤、嘧啶等。少数细菌还需特殊的生长因子，如流感嗜血杆菌的氧化还原酶系统不完善，需要X、V两种因子辅助生长，其中，X因子是高铁血红素，V因子是辅酶Ⅰ或辅酶Ⅱ。

三、细菌摄取营养物质的机制

水和小分子水溶性物质可以通过具有半透膜性质的细胞壁和细胞膜进入细胞内，而蛋白质和多糖等大分子营养物则需经细菌分泌的胞外酶作用分解成小分子物质后才能被吸收。

营养物质可通过被动扩散和主动转运两种方式进入菌体内。不同细菌转运营养物质的方式不同，即使对同一种物质，不同细菌的摄取方式也有所差别。

（一）被动扩散

被动扩散指营养物质顺着浓度梯度，从浓度高的一侧向浓度低的一侧扩散，不消耗能量。被动扩散可分为简单扩散和易化扩散。简单扩散是指不需要任何细菌组分的帮助，营养物就可以进入细胞质内；而易化扩散需要菌细胞的特异性蛋白来帮助或促进营养物的跨膜转运。甘油的转运属于易化扩散，进入细胞内的甘油要被甘油激酶催化形成磷酸甘油才能在菌体内积累。

（二）主动转运系统

主动转运系统的特点是营养物质从浓度低的一侧向浓度高的一侧转运，并需要消耗能量，是细菌吸收营养物质的主要方式。细菌有如下三种主动转运系统：

1. 依赖于周浆间隙结合蛋白的转运系统（periplasmic-binding protein-dependent transport system）营养物与周浆间隙内的受体蛋白结合后，引起后者构型的改变，继而将营养物转送给细胞膜上的ATP结合型载体（ATP-binding cassette-type carrier），导致ATP水解，从而使能量和营养物通过细胞膜进入细胞质内。革兰氏阳性菌以膜结合脂蛋白作为该系统的受体蛋白。

2. 化学渗透驱使转运系统（chemiosmotic-driven transport system） 该系统驱使营养物跨膜转移的能量是膜内外两侧质子或离子浓度差产生的质子动力势（proton motive force）或钠动力势（sodium motive force）。转运营养物的载体是电化学离子梯度透性酶，这种酶是一种能够进行可逆性氧化还原反应的疏水性膜蛋白，即在氧化状态与营养物结合，而在还原状态时其构象发生变化，使营养物释放进入细胞质内。

3. 基团转移（group translocation） 基团转移是指营养物在转运的过程中被磷酸化，并将营养物的转运与代谢相结合，基团转移可以更为有效地利用能量。例如，大肠埃希菌摄入葡萄糖需要的磷酸转移酶系统，细胞膜上的载体蛋白首先在胞质内从磷酸烯醇丙酮酸获得磷酸基团，然后在细胞膜的外表面与葡萄糖结合，将其送入胞质内并释放出葡糖-6-磷酸。经过磷酸化的葡萄糖在胞内累积，不能再逸出菌体。该系统的能量供体是磷酸烯醇丙酮酸。

四、影响细菌生长的环境因素

细菌生长繁殖的必备条件包括营养物质和适宜的环境等。

1. 营养物质 充足的营养物质（碳源、氮源、无机盐、水、生长因子）可以为细菌的新陈代谢及生长繁殖提供必要的原料和充足的能量。

2. 氢离子浓度（pH） pH能够影响细菌体内的各种酶促反应，每种细菌都有一个可生长的pH范围及最适生长pH。大多数嗜中性细菌（neutrophile）生长的pH范围是6.0～8.0，嗜酸性细菌（acidophile）最适生长pH低于5.5，嗜碱性细菌（alkaliphile）最适生长pH高于8.5。多数病原菌最适pH为7.2～7.6，在宿主体内极易生存。个别细菌如霍乱弧菌在pH 8.4～9.2生长最好，结核分枝杆菌生长的最适pH为6.5～6.8。细菌主要依靠细胞膜上的质子转运系统，包括ATP驱使的质子泵，Na^+/H^+和K^+/H^+交换系统等，调节菌体内的pH，使其稳定在最适范围。

3. 温度 根据细菌对温度需求的不同可将细菌分为嗜冷菌（psychrophile）、嗜温菌（mesophile）

和嗜热菌（thermophile）。嗜冷菌能够在 -5 ～ 30℃环境中生长，最适生长温度为 15 ～ 20℃；嗜温菌生长的温度范围为 10 ～ 45℃，最适生长温度为 30 ～ 37℃；嗜热菌能够在 25 ～ 95℃环境中生长，最适生长温度为 50 ～ 60℃。病原菌在长期进化过程中为适应人体环境，绝大多数为嗜温菌，最适生长温度为人的体温，即 37℃。个别细菌如鼠疫耶尔森菌则在 28 ～ 30℃条件下生长最好。当细菌突然暴露于高出适宜生长温度的环境时，可暂时合成热休克蛋白（heat-shock proteins）。这种蛋白质对热有抵抗性，并可稳定菌体内热敏感的蛋白质。相反，当细菌突然处于低温环境时则会出现冷休克（cold shock）。因此，常用甘油或二甲基亚砜保护细菌不受冻结和冷休克影响。

4. 渗透压　大多数细菌只能在等渗或低渗环境中生长。少数细菌则喜好高渗环境，称嗜高渗菌（osmophilic bacterium）。例如，嗜盐菌（halophilic bacterium）在高浓度（3%）的 NaCl 环境中生长良好。

5. 气体　根据细菌代谢时对分子氧的需要与否，可以将细菌分为四类（表 3-1）。

表 3-1　根据细菌对氧的需要的细菌分类

细菌类型	定义	举例
专性需氧菌（obligate aerobe）	具有完善的呼吸酶系统，需要分子氧作为受氢体以完成需氧呼吸，仅能在有氧环境下生长	结核分枝杆菌、假单胞菌属细菌
微需氧菌（microaerophilic bacterium）	在低氧压（5% ～ 6%）条件下生长最好，氧浓度＞ 10% 对其有抑制作用	弯曲菌属、螺杆菌属
兼性厌氧菌（facultative anaerobe）	兼有需氧呼吸和无氧发酵两种功能，在有氧或无氧环境中都能生长，但以有氧时生长较好	大多数病原菌
专性厌氧菌（obligate anaerobe）	缺乏完善的呼吸酶系统，利用氧以外的其他物质作为受氢体，只能在无氧环境中进行发酵。有游离氧存在时，不但不能利用分子氧，而且还将受其毒害，甚至死亡	厌氧芽胞梭菌属、类杆菌属

专性厌氧菌（obligate aerobe）在有氧环境中不能生长，可能是由于下述原因：

（1）缺乏氧化还原电势（Eh）高的呼吸酶：各种物质均有其固有的 Eh。在氧化还原过程中，Eh 高的物质可氧化 Eh 低的物质，反之则不能。人体组织的 Eh 约为 150 mV，而普通培养基在有氧环境中 Eh 可达 300 mV 左右，因此细菌必须具有 Eh 比它们更高的呼吸酶，如细胞色素和细胞色素氧化酶等，才能氧化环境中的营养物质。专性厌氧菌缺乏这类高 Eh 呼吸酶，只能在 Eh 为 120 mV 以下的条件中生长，有氧时 Eh 高于此值，故不能生长。

（2）缺乏分解有毒氧基团的酶：细菌在有氧环境中代谢时，常产生具有强烈杀菌作用的超氧阴离子（O_2^-）和过氧化氢（H_2O_2）。在有铁存在条件下，这两种物质还可产生对生物大分子有损害作用的羟自由基（·OH）。

$$O_2^- + H_2O_2 \xrightarrow{Fe^{3+}/Fe^{2+}} O_2 + OH^- + \cdot OH$$

需氧菌有超氧化物歧化酶（superoxide dismutase，SOD）和过氧化氢酶（catalase），前者将超氧离子还原成过氧化氢，后者将过氧化氢分解为水和分子氧。

$$2O_2^- + 2H^+ \xrightarrow{SOD} H_2O_2 + O_2$$

$$2H_2O_2 \xrightarrow{\text{过氧化氢酶}} 2H_2O + O_2$$

有的细菌不产生过氧化氢酶，而是产生过氧化物酶(peroxidase)，将 H_2O_2 还原成无毒的水分子。

$$H_2O_2 + AH_2 \xrightarrow{\text{过氧化物酶}} 2H_2O + A(\text{某种有机物})$$

专性厌氧菌缺乏上述酶类，在有氧条件下无法解除有毒氧基团对细菌的影响，故不能生长繁殖。

五、细菌的生长繁殖

细菌从环境中摄取营养物质，经代谢作用合成各细胞组分，细胞各组分有序增长，致使菌体重量增加，整个过程称为细菌生长。细菌个体生长到一定阶段，以二分裂方式产生新的生命个体，该过程称为细菌繁殖。

（一）细菌个体的生长繁殖

细菌一般以简单的二分裂方式（binary fission）进行无性繁殖。在适宜条件下，多数细菌繁殖速度很快。细菌数量倍增所需要的时间称为代时（generation time），在最佳生长条件下，多数细菌的代时仅为 20 ～ 30 分钟。个别细菌繁殖速度较慢，如结核分枝杆菌的代时达 18 ～ 20 小时。体内的情况则不同，大多数病原体在体内的代时为 5 ～ 10 小时。

细菌分裂时菌细胞首先增大，染色体复制。革兰氏阳性菌的染色体与中介体相连，当染色体复制时，中介体一分为二，各向两端移动，分别将复制好的一条染色体拉向细胞的一侧。接着染色体中部的细胞膜向内陷入，形成横隔。同时细胞壁亦向内生长，最后肽聚糖水解酶使细胞壁肽聚糖的共价键断裂，分裂成为两个菌细胞。革兰氏阴性菌无中介体，染色体直接连接在细胞膜上，以双向复制方式进行。复制产生的新染色体则附着在邻近的一点上，在两点间形成的新细胞膜将各自的染色体分隔在两侧。最后细胞壁沿横隔内陷，整个细胞分裂成两个子代细胞。

（二）细菌群体的生长繁殖

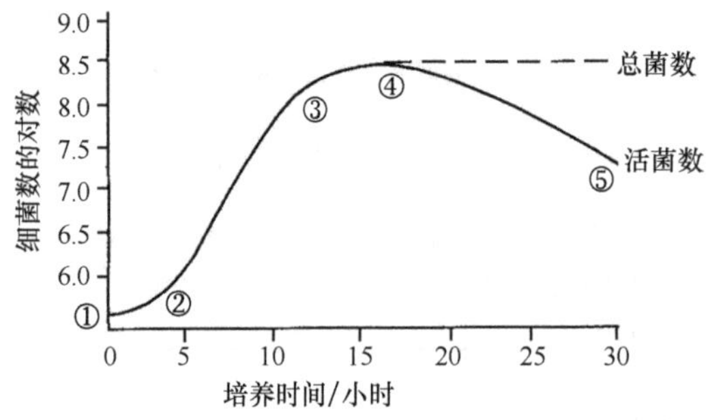

图 3-1 大肠埃希菌的生长曲线

①～② 迟缓期；②～③ 对数期；③～④ 稳定期；④～⑤ 衰亡期

细菌生长速度很快，在最适条件下，一般细菌约 20 分钟分裂一次，一个细菌 7 小时后可繁殖到约 200 万个，10 小时后可达 10 亿个以上，细菌群体将庞大到难以想象的程度。但在实际过程中，由于环境中的营养物质逐渐耗竭，有害代谢产物逐渐积累，细菌不可能始终保持高速度的无限繁殖。经过一段时间后，细菌繁殖速度渐减，死亡菌数增多，活菌增长率随之下降并趋于零。

如果将取自饱和菌液的细菌接种至适宜的液体培养基，连续定时取样，计数每毫升液体中的活细胞并作图，可发现其生长过程的规律性。以培养时间为横坐标，活菌数的对数值为纵坐标，可以绘制出一条生长曲线（growth curve）（图 3-1）。

生长曲线可以反映出细菌群体在体外生长繁殖的规律，可分为四期：

1. 迟缓期（lag phase） 迟缓期是细菌进入新环境后的适应阶段。该期菌体增大，代谢活跃，为细菌的分裂繁殖合成并积累充足的酶、辅酶和中间代谢产物；但分裂迟缓，繁殖极少。迟缓期长短不一，一般为 1 ～ 4 小时。影响因素主要有菌种、接种菌的菌龄和菌量及接种前后培养基中营养物的差异等。

2. 对数期（logarithmic phase） 对数期又称指数期（exponential phase），一般细菌的对数期在培养后的 5 ～ 18 小时。细菌在该期生长迅速，活菌数以恒定的几何级数增长，生长曲线图上细菌数的对数呈直线上升，迅速达到顶峰状态。此期细菌的形态、染色性、生理活性等都较典型，对外界环境因素的作用敏感。因此，此期细菌是菌种鉴定和研究细菌的生物学性状（形态染色、生化反应、药物敏感试验等）的理想材料。

3. 稳定期（stationary phase） 细菌在此期活菌数最高并能稳定维持一段时间。由于培养基中营养物质消耗，有害代谢产物积聚，该期细菌繁殖速度渐减，死亡菌数逐渐增加，二者在此期恰好达到平衡，这样，总的细菌数缓慢增加，而活菌数保持恒定。细菌在此期形态、染色性和生理性状常有改变。一些细菌的芽胞、外毒素和抗生素等代谢产物大多在稳定期产生。稳定期通常持续约 10 小时，通过不断调整培养液的 pH，向培养体系中补充新鲜营养物质，对需氧菌进行通气、搅拌等可延长稳定期。

4. 衰亡期（death or decline phase） 稳定期后，由于培养体系中的营养物质逐渐耗竭、有毒代谢产物积累，细菌繁殖越来越慢，死亡数越来越多，并超过增殖的活菌数。该期细菌形态显著改变，出现衰退型或菌体自溶，难以辨认；生理代谢活动也趋于停滞。因此，一般不用此期的细菌进行鉴定或科研。

细菌生长曲线只有在体外人工培养的条件下才能观察到。在自然界或人类、动物体内繁殖时，受环境和机体免疫等多方面因素的影响，不可能观察到典型的生长曲线。

细菌的生长曲线在研究工作和生产实践中都有指导意义。掌握细菌生长规律，可以人为地改变培养条件，调整细菌的生长繁殖阶段，更为有效地利用对人类有益的细菌。例如，在培养过程中，不断地更新培养液和对需氧菌进行通气，使细菌长时间地处于生长旺盛的对数期，这种培养称为连续培养。

第三节　细菌的新陈代谢和能量转换

新陈代谢是细菌的基本特征之一。细菌的代谢过程如下：胞外酶水解外环境中的大分子营养物质，产生亚单位分子（单糖、短肽、脂肪酸）。这些亚单位分子经主动或被动转运机制进入细胞内，然后在一系列酶的催化作用下，经过一种或多种途径转变为共同通用的中间产物丙酮酸。丙酮酸进一步分解产生能量或合成新的糖类、氨基酸、脂类和核酸。在上述过程中，底物分解和转化为能量的过程称为分解代谢，所产生的能量用于细胞组分的合成称为合成代谢，将两者紧密结合在一起称为中间代谢。在代谢过程中，细菌可产生许多在医学上有重要意义的代谢产物。

一、细菌的能量代谢

细菌能量代谢活动中主要涉及 ATP 形式的化学能。细菌的有机物分解或无机物氧化过程中释放的能量通过底物磷酸化或氧化磷酸化合成 ATP。

生物体能量代谢的基本生化反应是生物氧化。生物氧化的方式包括加氧、脱氢和脱电子反应，细菌则以脱氢或氢的传递更为常见。在有氧或无氧环境中，各种细菌的生物氧化过程、代谢产物和产生能量的多少均有所不同。以有机物为受氢体的反应称为发酵；以无机物为受氢体的反应称为呼吸，其中以分子氧为受氢体的是有氧呼吸，以其他无机物（硝酸盐、硫酸盐等）为受氢体的是厌氧呼吸。有氧呼吸在有氧条件下进行，厌氧呼吸和发酵必须在无氧条件下进行。

病原菌合成细胞组分和获得能量的基质（生物氧化的底物）主要为糖类，通过糖的氧化或酵解释放能量，并以高能磷酸键的形式（ADP、ATP）储存能量。现以葡萄糖为例，简述细菌的能量代谢。

（一）发酵

1. EMP（Embden-Meyerhof-Parnas）途径　又称糖酵解。这是大多数细菌共有的基本代谢途径，是专性厌氧菌产能的唯一途径。反应最终的受氢体为未彻底氧化的中间代谢产物，产生能量远比有氧呼吸少。1 分子葡萄糖可生成 2 分子丙酮酸，产生 2 分子 ATP 和 2 分子 NADH + H^+。丙酮酸以后的代谢随细菌的种类不同而异。

2. 磷酸戊糖途径　又称磷酸己糖旁路，是 EMP 途径的分支，由己糖生成戊糖的循环途径。其主要功能是为生物合成提供前体和还原能，反应获得的 12 分子 NADPH+H^+ 可供进一步利用，产能效果仅为 EMP 途径的一半，所以不是产能的主要途径。

（二）有氧呼吸

1 分子葡萄糖在有氧条件下彻底氧化，生成 CO_2 和 H_2O，并产生 38 分子 ATP。有氧呼吸中，葡萄糖经过 EMP 途径生成丙酮酸，后者脱羧产生乙酰辅酶 A 后进入三羧酸循环彻底氧化。然后使脱出的氢进入电子传递链进行氧化磷酸化，最终以分子氧作为受氢体。进行有氧呼吸的细菌为需氧菌和兼性厌氧菌。

（三）厌氧呼吸

专性厌氧菌没有需氧电子传递链和完整的三羧酸循环，1 分子葡萄糖经厌氧糖酵解只能产生 2 分子 ATP，最终以外源的无机氧化物（CO_2、SO_4^{2-}、NO_3^-）作为受氢体。厌氧呼吸是一类产能效率低的特殊呼吸。

二、细菌的代谢产物

（一）分解代谢产物和细菌的生化反应

各种细菌所具有的酶不完全相同，对营养物质的分解能力亦不一致，因而产生的代谢产物也不完全相同。如果在培养基中加入某种指示剂，指示剂可以和被测终产物反应，产生肉眼可见的变化，如颜色的改变等，这种利用生物化学方法来鉴别细菌称为细菌的生化反应试验。常见的生化反应试验有：

1. 糖发酵试验 不同细菌分解糖类的能力和产生的代谢产物不同，可以此为根据对细菌进行区分鉴定。例如，大肠埃希菌能发酵葡萄糖和乳糖；而伤寒沙门菌只能发酵葡萄糖，不发酵乳糖。即使两种细菌均可发酵同一糖类，其结果也不尽相同，如大肠埃希菌有甲酸脱氢酶，能将葡萄糖发酵生成的甲酸进一步分解为 CO_2 和 H_2，故产酸并产气；而伤寒沙门菌缺乏该酶，发酵葡萄糖仅产酸不产气。

2.VP（Voges-Proskauer）试验 由 Voges 和 Proskauer 两位学者创建，故名。大肠埃希菌和产气肠杆菌均能发酵葡萄糖，产酸产气，两者不能区别。但产气肠杆菌能使丙酮酸脱羧生成中性的乙酰甲基甲醇，后者在碱性溶液中被氧化生成二乙酰，二乙酰与含胍基化合物反应生成红色化合物，为 VP 试验阳性。大肠埃希菌不能生成乙酰甲基甲醇，故 VP 试验呈阴性。

3. 甲基红（methyl red）试验 细菌分解培养基中的葡萄糖产酸，使培养基的 pH 下降，加入甲基红来验证产酸情况称为甲基红试验。产气肠杆菌分解葡萄糖产生丙酮酸，后者经脱羧后生成中性的乙酰甲基甲醇，故培养液 $pH > 5.4$，甲基红指示剂呈橘黄色，为甲基红试验阴性。大肠埃希菌分解葡萄糖产生丙酮酸，培养液 $pH \leqslant 4.5$，甲基红指示剂呈红色，则为甲基红试验阳性。

4. 柠檬酸盐利用（citrate utilization）试验 又称枸橼酸盐利用试验，某些细菌（如产气肠杆菌）可利用柠檬酸盐作为唯一碳源，并利用铵盐作为唯一氮源，即可在柠檬酸盐培养基上生长，分解柠檬酸盐生成碳酸盐，并分解铵盐生成氨，使培养基变为碱性，为该试验阳性。大肠埃希菌不能利用柠檬酸盐为唯一碳源，故在该培养基上不能生长，为柠檬酸盐试验阴性。

5. 吲哚（indol）试验 有些细菌如大肠埃希菌、变形杆菌、霍乱弧菌等能分解培养基中的色氨酸生成吲哚（靛基质），经与试剂中的吲哚指示剂（对二甲基氨基苯甲醛）作用，生成玫瑰吲哚而呈红色，为吲哚试验阳性。

6. 硫化氢试验 有些细菌如沙门菌、变形杆菌等能分解培养基中的含硫氨基酸（如胱氨酸、甲硫氨酸）生成硫化氢，硫化氢和培养基中的铅离子或亚铁离子生成黑色的硫化物，为硫化氢试验阳性。

7. 尿素酶试验 有些细菌如变形杆菌有尿素酶，能分解培养基中的尿素产生氨，使培养基变碱性，以酚红为指示剂检测为红色，为尿素酶试验阳性。

细菌的生化反应用于鉴别细菌，尤其对形态、革兰氏染色反应和培养特性相同或相似的细菌更为重要。吲哚（I）、甲基红（M）、VP（V）、柠檬酸盐利用（C）四种试验用于鉴定肠道杆菌时，合称为 IMViC 试验。

现代临床细菌学已普遍采用微量、快速的生化鉴定方法。根据鉴定的细菌不同，选择系列生化指标，依反应的阳性或阴性选取数值，组成鉴定码，形成以细菌生化反应为基础的各种数值编码鉴定系统。同时，也可用细菌鉴定软件分析细菌的生化反应谱。更为先进的如VITEK全自动细菌鉴定及高级专家系统药敏报告仪实现了细菌生化鉴定的自动化。此外，应用质谱及气相、液相色谱法鉴定细菌分解代谢产物中挥发性或非挥发性有机酸和醇类，能够快速确定细菌的种类。

（二）合成代谢产物及其在医学上的意义

细菌利用分解代谢产物和产生的能量不断合成菌体自身成分，如细胞壁、多糖、蛋白质、脂肪酸、核酸等，同时还合成一些在医学上具有重要意义的代谢产物。其中一些产物可能与细菌致病有关，还有些可用于细菌鉴定和疾病防治。

1. 热原质（pyrogen）　或称致热原，注入人体或动物体内能引起发热反应。细菌热原质的主要成分是细菌细胞壁的脂多糖，因此产生热原质的细菌大多是革兰氏阴性菌。

热原质耐高温，高压蒸汽灭菌（121℃ 20分钟）亦不被破坏，250℃高温干烤才能破坏热原质。用吸附剂和特殊石棉滤板可除去液体中大部分热原质，蒸馏法效果最好。因此，在制备和使用注射药品过程中应严格遵守无菌操作，防止细菌污染。

2. 毒素与侵袭性酶　细菌产生的外毒素和内毒素两类毒素，在细菌致病作用中均十分重要。外毒素（exotoxin）是多数革兰氏阳性菌和少数革兰氏阴性菌在生长繁殖过程中释放到菌体外的蛋白质；内毒素（endotoxin）是革兰氏阴性菌细胞壁的脂多糖，当菌体死亡崩解后游离出来。

一些细菌可产生具有侵袭性的酶，能损伤机体组织，促进细菌的侵袭和扩散，是细菌重要的致病物质。例如，产气荚膜梭菌的卵磷脂酶，链球菌的透明质酸酶、链激酶等。

3. 色素（pigment）　某些细菌在一定条件下能产生不同颜色的色素，有助于鉴别细菌。细菌的色素有两类，一类为水溶性，能弥散到培养基或周围组织，如铜绿假单胞菌产生的色素使培养基或感染的脓汁呈绿色。另一类为脂溶性，不溶于水，只存在于菌体，使菌落显色而培养基颜色不变，如金黄色葡萄球菌的色素。细菌色素产生需要一定的条件，如营养丰富、氧气充足、温度适宜。细菌色素不能进行光合作用，其功能尚不清楚。

4. 抗生素（antibiotic）　某些微生物在代谢过程中能产生一类抑制或杀死某些其他微生物或肿瘤细胞的物质，称为抗生素。抗生素大多由放线菌和真菌产生。

5. 细菌素（bacteriocin）　某些菌株能够产生一类具有抗菌作用的蛋白质称为细菌素。细菌素相对抗生素而言作用范围狭窄，仅对与产生菌有亲缘关系的细菌具有杀伤作用。细菌素一般不用于抗菌治疗，但由于其具有种和型的特异性，可用于细菌分型和流行病学调查。细菌素的合成受菌体内质粒的控制，如大肠埃希菌产生的细菌素称大肠埃希菌素（colicin），其编码基因位于Col质粒上。

6. 维生素（vitamin）　大部分细菌能合成某些维生素，除供自身需要外，还能分泌至周围环境中。例如，人体肠道内的大肠埃希菌，能合成并释放维生素B族和维生素K，可被人体吸收利用。

第四节　细菌的人工培养

了解细菌的生理需要，掌握细菌生长繁殖的规律，可用人工方法提供细菌所需要的条件来培养细菌。在目前已知的病原菌中，绝大多数细菌都能实现体外人工培养。细菌的人工培养在科学研究、工农医药等领域具有重要意义。在医学领域的应用主要有：①感染性疾病的病原学诊断。明确感染性疾病的病原菌必须取患者有关标本进行细菌分离培养、鉴定和药物敏感试验，并根据结果指导临床用药。②细菌学的研究。有关细菌生理、遗传变异、致病性和耐药性等研究都离不开细菌的培养和菌种的保存等。③生物制品的制备。供防治用的疫苗、类毒素、抗毒素、免疫血清及供诊断用的菌液、抗血清等的制备均与人工培养的细菌或其代谢产物密切相关。

一、细菌的培养方法

人工培养细菌，除需提供充足的营养物质使细菌获得生长繁殖所需要的原料和能量外，还需要提供适宜的环境条件，如酸碱度、渗透压、温度和必要的气体等。

根据培养的标本及目的不同，可选用不同的接种和培养方法。常用的方法有细菌的分离培养和纯培养两种。将已接种标本或细菌的培养基置于合适的气体环境，需氧菌和兼性厌氧菌置于空气中即可，专性厌氧菌须在无游离氧的环境中培养。多数细菌在代谢过程中需要 CO_2，一般情况下，其分解糖类产生的 CO_2 能够满足生长所需，空气中还有额外的微量 CO_2，因此不必补充。只有少数菌如布鲁氏菌、脑膜炎奈瑟菌、淋病奈瑟菌等，初次分离培养时必须在 5% ～ 10% 的 CO_2 环境中才能生长。

病原菌的人工培养一般采用 35 ～ 37℃，培养时间多数为 18 ～ 24 小时，但有时必须根据菌种及培养目的做最佳选择，如细菌的药物敏感试验则应选用对数期的培养物。

二、培　养　基

培养基（culture medium）是由人工方法配制而成的，专供微生物生长繁殖使用的混合营养物制品。人工培养不同细菌需要选择合适的培养基配方，且必须注意各种营养成分的浓度和比例。培养基的 pH 一般为 7.2 ～ 7.6，少数细菌的培养基按生长要求 pH 偏酸或偏碱。许多细菌在代谢过程中分解糖类产酸，故常在培养基中加入缓冲剂，以保持稳定的 pH。培养基制成后必须经灭菌处理。

培养基按其营养组成和用途不同，分为以下几类。

1. 基础培养基（basic medium）　尽管不同微生物的营养需求各不相同，但大多数微生物所需的基本营养物质是相同的。基础培养基是含有一般微生物生长繁殖所需的基本营养物质的培养基，是最常用的培养基。例如，牛肉膏蛋白胨培养基、营养肉汤、营养琼脂、蛋白胨水等。基础培养基是配制特殊培养基的基础，也可作为一般培养基用。

2. 增菌培养基（enrichment medium）　包括通用增菌培养基和专用增菌培养基。通用增菌培养基为基础培养基中添加血液、血清、酵母浸膏、动植物组织提取液及合适的生长因子或微量元素等，用以培养要求比较苛刻的某些微生物。例如，链球菌、肺炎链球菌需在含血液或血清的培养基中生长。专用增菌培养基又称为选择性增菌培养基，即除固有的营养成分外，再添加特殊抑制剂，有利于目的菌的生长繁殖，如碱性蛋白胨水用于霍乱弧菌的增菌培养。

3. 选择培养基（selective medium）　在培养基中加入某种化学物质，使之抑制某些细菌生长，而有利于另一些细菌生长，从而将后者从混杂的标本中分离出来，这种培养基称为选择培养基。例如，培养肠道致病菌的 SS 琼脂，其中的胆盐能抑制革兰氏阳性菌，柠檬酸钠和煌绿能抑制大肠埃希菌，因而容易分离到致病的沙门菌和志贺菌。若在培养基中加入抗生素，也可起到选择作用。

4. 鉴别培养基（differential medium）　在培养基中加入某种特殊化学物质，某种细菌在培养基中生长后能产生某种代谢产物，而这种代谢产物可以与培养基中的特殊化学物质发生特定的化学反应，产生明显的特征性变化，根据这种特征性变化鉴别细菌，此种培养基称为鉴别培养基。鉴别培养基主要用于微生物的快速分类鉴定，如糖发酵管、三糖铁培养基、伊红 - 亚甲蓝琼脂等。

5. 厌氧培养基（anaerobic medium）　专供厌氧菌的分离、培养和鉴别使用。厌氧培养基营养成分丰富，含有特殊生长因子，氧化还原电势低，并加入亚甲蓝作为氧化还原指示剂。心、脑浸液和肝块、肉渣含有不饱和脂肪酸，能吸收培养基中的氧；硫乙醇酸盐和半胱氨酸是较强的还原剂；维生素 K_1、氯化血红素可以促进某些类杆菌的生长。常用的有庖肉培养基（cooked meat medium）、硫乙醇酸盐肉汤等，并在液体培养基表面加入凡士林或液体石蜡以隔绝空气。

此外，还可根据对培养基成分的了解程度将其分为两大类：①化学成分确定的培养基（defined

medium），又称为合成培养基（synthetic medium）；②化学成分不确定的培养基（undefined medium），又称天然培养基（complex medium）。

根据培养基物理状态的不同可分为液体、固体和半固体培养基三大类。液体培养基中不添加任何赋形剂，这种培养基成分均匀，微生物能充分接触和利用培养基中的养料，可用于大量繁殖细菌。在液体培养基中加入 1.5% 的琼脂，可制备相应的固体培养基，常用于细菌的分离和纯化。琼脂在培养基中作为赋形剂，不具营养作用。琼脂含量在 0.3% ～ 0.5% 时，则为半固体培养基，用于观察细菌的动力、鉴定菌种和短期保存细菌。

三、细菌在培养基中的生长情况

（一）在液体培养基中的生长情况

大多数细菌在液体培养基中生长一定时间后呈现均匀混浊状态；少数链状的细菌则呈沉淀生长；枯草芽胞杆菌和结核分枝杆菌等专性需氧菌呈表面生长，常于培养基表面形成菌膜。

（二）在固体培养基中的生长情况

将标本或培养物划线接种在固体培养基的表面，因划线的分散作用，使许多原混杂的细菌在固体培养基表面上散开，称为分离培养。一般经过 18 ～ 24 小时培养后，单个细菌分裂繁殖成一堆肉眼可见的细菌集团，称为菌落（colony）。挑取一个菌落，移种到另一培养基中，生长出来的细菌均为纯种，称为纯培养（pure culture）。这是从临床标本中检查鉴定细菌很重要的第一步。各种细菌在固体培养基上形成的菌落，在大小、形状、颜色、气味、透明度、表面光滑或粗糙、湿润或干燥、边缘整齐与否，以及在血平板上的溶血情况等均有不同表现，这些有助于识别和鉴定细菌。此外，取一定量的液体标本或培养液均匀接种于琼脂平板上，可计数菌落，推算标本中的活菌数。这种菌落计数法常用于检测自来水、饮料、污水和临床标本的活菌含量。

细菌的菌落一般分为三型：

1. 光滑型菌落（smooth colony，S 型菌落）　菌落表面光滑、湿润、边缘整齐。新分离的细菌大多呈 S 型菌落。

2. 粗糙型菌落（rough colony，R 型菌落）　菌落表面粗糙、干燥、呈皱纹或颗粒状，边缘大多不整齐。S 型细菌变异后失去菌体表面多糖或蛋白质，从而形成 R 型细菌。R 型细菌抗原不完整，毒力和抗吞噬能力都比 S 型细菌弱。但也有少数细菌新分离的毒力株就是 R 型，如炭疽芽胞杆菌、结核分枝杆菌等。

3. 黏液型菌落（mucoid colony，M 型菌落）　菌落黏稠、有光泽，似水珠样。多见于有厚荚膜或丰富黏液层的细菌，如肺炎克雷伯菌等。

（三）在半固体培养基中的生长情况

半固体培养基黏度低，利用接种针将细菌穿刺接种于半固体中，有鞭毛的细菌仍可自由游动，沿穿刺线呈羽毛状或云雾状混浊生长。无鞭毛的细菌则只能沿穿刺线呈明显的线状生长。

第五节　细菌的分类

一、细菌的分类原则与层次

细菌的分类原则上分为传统分类和种系分类两种。选择细菌较为稳定的生物学性状，如菌体形态与结构、染色性、培养特性、生化反应、抗原性等作为分类的标记，称为表型分类（phenotypic classification）。表型分类奠定了传统分类的基础。20 世纪 60 年代，数值分类（numerical taxonomy）被引入细菌分类，借助计算机将拟分类的细菌按其性状的相似程度进行归类（一般种的水平相似度＞ 80%），以此划分种和属。

20 世纪 70 年代以来，化学分析和核酸分析方法引入细菌分类，使细菌种群的划分建立在更为客观的基础上。化学分析分类法（analytic classification）应用电泳、色谱、质谱等方法，对菌体组分、代谢产物组成与图谱等特征进行分析，为揭示细菌表型差异提供了有力的手段。核酸分析分类法（genotypic classification）包括 DNA 碱基组成 [（G + C）% 含量]、核酸分子杂交（DNA-DNA 同源性、DNA-rRNA 同源性）和 16S rRNA 同源性分析，比较细菌大分子（核酸、蛋白质）结构的同源程度并进行分类，揭示了细菌进化的信息。这种以细菌发育关系为基础的细菌分类称为系统分类或种系分类（phylogenetic classification），又称为自然分类（natural classification）。其中 16S rRNA 最为重要，因其在进化过程中保守、稳定，很少发生变异，可以作为生物进化的时间标尺，记录着生物进化的真实痕迹。在大量 16S rRNA 序列分析的基础上，Woese 在 1987 年描绘出生物系统发育树，由真细菌、古菌和真核生物共同构成并列的生物三域。真细菌即平常意义上的细菌。古菌和真细菌同为原核生物，核糖体均为 70S。古菌细胞壁无肽聚糖，蛋白质合成起始甲硫氨酸不需甲酰化，tRNA 基因中有内含子，含有多种 RNA 多聚酶，蛋白质合成对白喉毒素的抑制敏感，而对氯霉素的抑制不敏感，这些特性与真核生物相同，而与真细菌不同。目前，尚未在古菌中发现病原菌。

目前，国际上普遍采用伯杰（Bergey）分类系统。该系统自 1923 年至 1974 年先后出版了 8 个版本的《伯杰氏细菌鉴定手册》。此后，于 1984 年出版了《伯杰氏系统细菌学手册》，2001 年出版的《伯杰氏系统细菌学手册》第 2 版在各级分类单元中广泛采用细胞化学分析、数值分类方法和核酸技术，按照细菌的门、纲、目、科、属进行分类，反映了细菌分类从按表型分类体系向自然分类体系的转变。《伯杰氏系统细菌学手册》第 2 版中与医学有关的主要细菌见表 3-2。

《伯杰氏系统细菌学手册》更多采用核酸序列对细菌分类进行调整，这是细菌系统发育分类的重大进展。但与此同时，由于序列特征与某些重要的表型特征相矛盾，如葡萄球菌科隶属于乳杆菌目，这可能给按表型特征进行细菌鉴定带来混乱，在临床应用时需要注意这一问题。

表 3-2 《伯杰氏系统细菌学手册》第 2 版中与医学有关的主要细菌

科	属	主要致病菌
螺旋体科（Spirochaetaceae）	密螺旋体属（*Treponema*）	苍白密螺旋体（*T. pallidum*）
		品他密螺旋体（*T. carateum*）
	疏螺旋体属（*Borrelia*）	伯氏疏螺旋体（*B. burgdorferi*）
		回归热疏螺旋体（*B. recurrentis*）
钩端螺旋体科（Leptospiraceae）	钩端螺旋体属（*Leptospira*）	问号钩端螺旋体（*L. interrogans*）
		鲍氏钩端螺旋体（*L. borgpetersenii*）
布鲁氏菌科（Brucellaceae）	布鲁氏菌属（*Brucella*）	羊布鲁氏菌（*B. melitensis*）
		牛布鲁氏菌（*B. abortus*）
		猪布鲁氏菌（*B. suis*）
		犬布鲁氏菌（*B. canis*）
立克次体科（Rickettsiaceae）	立克次体属（*Rickettsia*）	普氏立克次体（*R. prowazekii*）
		斑疹伤寒立克次体（*R. typhi*）
	东方体属（*Orientia*）	恙虫病东方体（*O. tsutsugamushi*）
无形体科（Anaplasmataceae）	埃立克体属（*Ehrlichia*）	
巴通体科（Bartonellaceae）	巴通体属（*Bartonella*）	汉赛巴通体（*B. henselae*）
奈瑟菌科（Neisseriaceae）	奈瑟菌属（*Neisseria*）	脑膜炎奈瑟菌（*N. meningitidis*）
		淋病奈瑟菌（*N. gonorrhoeae*）
产碱菌科（Alcaligenaceae）	产碱菌属（*Alcaligenes*）	
	鲍特菌属（*Bordetella*）	百日咳鲍特菌（*B. pertussis*）
螺菌科（Spirillaceae）	螺菌属（*Spirillum*）	
柯克斯体科（Coxiellaceae）	柯克斯体属（*Coxiella*）	贝纳柯克斯体（*C. burnetii*）

续表

科	属	主要致病菌
军团菌科（Legionellaceae）	军团菌属（*Legionella*）	嗜肺军团菌（*L. pneumophila*）
假单胞菌科（Pseudomonadaceae）	假单胞菌属（*Pseudomonas*）	铜绿假单胞菌（*P. aeruginosa*）
莫拉菌科（Moraxellaceae）	莫拉菌属（*Moraxella*）	
弗朗西斯菌科（Francisellaceae）	弗朗西斯菌属（*Francisella*）	土拉弗氏菌（*F. tularensis*）
肠杆菌科（Enterobacteriaceae）	埃希菌属（*Escherichia*）	大肠埃希菌（*E. coli*）
	志贺菌属（*Shigella*）	痢疾志贺菌（*S. dysenteriae*）
		福氏志贺菌（*S. flexneri*）
		鲍氏志贺菌（*S. boydii*）
		宋内志贺菌（*S. sonnei*）
	沙门菌属（*Salmonella*）	伤寒沙门菌（*S. typhi*）
		副伤寒沙门菌（*S. paratyphi*）
		鼠伤寒沙门菌（*S. typhimurium*）
		猪霍乱沙门菌（*S. choleraesuis*）
		肠炎沙门菌（*S. enteritidis*）
	克雷伯菌属（*Klebsiella*）	肺炎克雷伯菌（*K. pneumoniae*）
	变形杆菌属（*Proteus*）	
	普罗威登斯菌属（*Providencia*）	
	耶尔森菌属（*Yersinia*）	鼠疫耶尔森菌（*Y. pestis*）
		小肠结肠炎耶尔森菌（*Y. enterocolitica*）
		假结核耶尔森菌（*Y. pseudotuberculosis*）
弧菌科（Vibrionaceae）	弧菌属（*Vibrio*）	霍乱弧菌（*V. cholerae*）
		副溶血性弧菌（*V. parahemolyticus*）
巴氏菌科（Pasteurellaceae）	巴氏菌属（*Pasteurella*）	多杀巴氏菌（*P. multocida*）
	嗜血杆菌属（*Haemophilus*）	流感嗜血杆菌（*H. influenzae*）
弯曲菌科（Campylobacteraceae）	弯曲菌属（*Campylobacter*）	空肠弯曲菌（*C. jejuni*）
螺杆菌科（Helicobacteraceae）	螺杆菌属（*Helicobacter*）	幽门螺杆菌（*H. pylori*）
拟杆菌科（Bacteroidaceae）	类杆菌属（*Bacteroides*）	脆弱类杆菌（*B. fragilis*）
梭杆菌科（Fusobacteriaceae）	梭杆菌属（*Fusobacterium*）	坏死梭杆菌（*F. necrophorum*）
衣原体科（Chlamydiaceae）	衣原体属（*Chlamydia*）	沙眼衣原体（*C. trachomatis*）
		鹦鹉热衣原体（*C. psittaci*）
		肺炎衣原体（*C. pneumoniae*）
氨基酸球菌科（Acidaminococcaceae）	韦荣球菌属（*Veillonella*）	
消化链球菌科（Peptostreptococcaceae）	消化链球菌属（*Peptostreptococcus*）	
梭菌科（Clostridiaceae）	梭菌属（*Clostridium*）	破伤风梭菌（*C. tetani*）
		产气荚膜梭菌（*C. perfrimgens*）
		肉毒梭菌（*C. botulinum*）
		艰难梭菌（*C. difficile*）
肠球菌科（Enterococcaceae）	肠球菌属（*Enterococcus*）	
链球菌科（Streptococcaceae）	链球菌属（*Streptococcus*）	化脓性链球菌（*S. pyogenes*）
		无乳链球菌（*S. agalactiae*）
		肺炎链球菌（*S. pneumoniae*）
葡萄球菌科（Staphylococcaceae）	葡萄球菌属（*Staphylococcus*）	金黄色葡萄球菌（*S. aureus*）
芽胞杆菌科（Bacillaceae）	芽胞杆菌属（*Bacillus*）	炭疽芽胞杆菌（*B. anthracis*）
		蜡样芽胞杆菌（*B. cereus*）
李斯特菌科（Listeriaceae）	李斯特菌属（*Listeria*）	产单核细胞李斯特菌（*L. monocytogenes*）
丹毒丝菌科（Erysipelothrichaceae）	丹毒丝菌属（*Erysipelothrix*）	

续表

科	属	主要致病菌
支原体科（Mycoplasmataceae）	支原体属（*Mycoplasma*）	肺炎支原体（*M. pneumoniae*）
		人型支原体（*M. hominis*）
		生殖器支原体（*M. genitalium*）
		穿透支原体（*M. penetraus*）
	脲原体属（*Ureaplasma*）	溶脲脲原体（*U. urealyticum*）
放线菌科（Actinomycetaceae）	放线菌属（*Actinomyces*）	衣氏放线菌（*A. israelii*）
		牛放线菌（*A. bovis*）
		内氏放线菌（*A. naeslundii*）
		黏液放线菌（*A. viscous*）
		龋齿放线菌（*A. odontolyticus*）
棒杆菌科（Corynebacteriaceae）	棒状杆菌属（*Corynebacterium*）	白喉棒状杆菌（*C. diphtheriae*）
分枝杆菌科（Mycobacteriaceae）	分枝杆菌属（*Mycobacterium*）	结核分枝杆菌（*M. tuberculosis*）
		麻风分枝杆菌（*M. leprae*）
		鸟 - 胞内分枝杆菌（*M. avium-intracellulare*）
诺卡菌科（Nocardiaceae）	诺卡菌属（*Nocardia*）	星形诺卡菌（*N. asteroids*）
		豚鼠诺卡菌（*N. caviae*）
		巴西诺卡菌（*N. brasiliensis*）

细菌的分类层次与其他生物相同，依次为界（kingdom）、门（phylum）、纲（class）、目（order）、科（family）、属（genus）、种（species）。

种（species）是细菌分类的基本单位。生物学性状基本相同的细菌群体构成一个菌种；性状相近关系密切的若干菌种组成一个菌属。同一菌种的各个细菌，虽性状基本相同，但在某些方面仍有一定差异，差异较明显的称亚种（subspecies，subsp.）或变种（variety，var.），差异小的则为型（type）。例如，细菌按其抗原结构不同可分为不同的血清型（serotype）；按其对噬菌体和细菌素的敏感性不同可分为不同的噬菌体型（phage-type）和细菌素型（bacteriocin-type）；按其生化反应和其他某些生物学性状不同可分为不同的生物型（biotype）。变种因易与亚种混淆，已不再单独使用，与其他词复合构成代替“型”的术语，如 biovar 就是生物型（biotype）。

对不同来源的同一菌种的细菌称为该菌的不同菌株（strain）。具有某种细菌典型特征的菌株称为该菌的标准菌株（standard strain）或模式菌株（type strain）。

二、细菌的命名法

细菌的命名采用拉丁双名法（binomial nomenclature），每个菌名由两个拉丁字组成。前一字为属名，用名词，大写；后一字为种名，用形容词，小写。一般属名表示细菌的形态或发现者或有贡献者，种名表明细菌的性状特征、寄居部位或所致疾病等。中文的命名次序与拉丁文相反，是种名在前，属名在后。例如，金黄色葡萄球菌（*Staphylococcus aureus*）、大肠埃希菌（*Escherichia coli*）、脑膜炎奈瑟菌（*Neisseria meningitidis*）等。属名亦可不将全文写出，只用第一个字母代表，如 *M. tuberculosis* 等。有些常见菌有其习惯通用的俗名，如结核杆菌（tubercle bacillus）、伤寒杆菌（typhoid bacillus）、脑膜炎球菌（meningococcus）等。有时泛指某一属细菌，不特指其中某个菌种，则可在属名后加 sp.（单数）或 spp.（复数），如 *Salmonella* sp. 表示为沙门菌属中的细菌。

（饶贤才）

第4章 细菌的遗传与变异

遗传与变异是包括细菌在内的所有生物的共同生命特征。细菌在一定的环境中生长繁殖，通过DNA的复制，将亲代的各种性状（包括形态结构、生理代谢、致病性、耐药性及抗原性等）稳定地传给子代，使种属保持原有的性状，这就是细菌的遗传（heredity）。而变异（variation）是指细菌在繁殖过程中，由于外界环境条件发生变化或细菌的遗传物质本身发生改变，导致细菌的生物学性状发生相应的变化。变异可使细菌产生新变种，变种的新特性靠遗传得以巩固，并使物种得以发展与进化。

细菌细胞在某一特定条件下表现出来的生物学性状称为表型（phenotype），这些性状不仅取决于细菌的基因型(genotype)，还与环境密切相关。针对环境的变化，细菌某些基因的表达在转录、翻译水平会发生明显的改变，从而使细菌的生物学性状发生变化，这称为表型变异（phenotypic variation）。例如，鼠疫耶尔森菌有毒株含有一个大质粒pYV，是该细菌产生毒力的重要因素，其表达在环境温度为25℃时被抑制，而37℃低钙条件则诱导其表达。又如，将有鞭毛的普通变形杆菌点种在普通营养琼脂平板上，细菌呈迁徙生长；若将此菌点种在含0.1%苯酚的培养基上，细菌产生鞭毛的能力被抑制，只能在点种处形成点状生长。表型变异与基因型变异（genotypic variation）不同：基因型变异产生的新表型可以稳定遗传，而表型变异是可逆的，并随着环境的改变而发生变化，表型变异不可遗传。

第一节 细菌遗传变异的物质基础

一、细菌基因组

细菌的遗传物质是DNA，包括细菌染色体和染色体以外的遗传物质。后者又分为质粒、转座子和前噬菌体等。

（一）细菌染色体

细菌的染色体大都为闭合环状双链DNA分子，缺乏组蛋白，外无核膜包围，长度为250～35 000 μm，包含580 kb至超过4 600 kb的DNA。以大肠埃希菌K12为例，染色体长1300～2000 μm，约为菌细胞长的1000倍，在菌体内高度盘旋缠绕成丝团状。染色体DNA的分子量约为3×10^9，大小约4700 kb，整个染色体含约4300个基因，现已知编码功能的基因超过2000个，主要编码酶类及其他结构蛋白。细菌DNA结构除了常见的环状结构以外，也有线状结构，如伯氏疏螺旋体具有多条线状或环状染色体。还有一些细菌的染色体有两条或者多条，如钩端螺旋体有两条环状的染色体。土壤农杆菌（*A. tumefaciens*）有一条线性染色体和一个环状染色体。

细菌染色体具有以下特征：①相对较小，只有一个复制起始位点；②功能相关的基因大多以操纵子的形式出现，数个操纵子还可由一个共同的调节子调控；③编码基因是连续的，无内含子，DNA转录成RNA后不需要进一步剪切加工，转录和翻译可以同时进行；④非编码序列较少，大多DNA用于编码蛋白质；⑤基因组中有可在不同菌株之间水平转移的外源性DNA序列，目前统称为“基因组岛”，根据其携带基因编码蛋白的功能，可分为致病岛、代谢岛、分泌岛和抗生素抗性岛等。

近年来随着对大量细菌基因组测序工作的完成，对细菌基因结构的认识也越来越深入。随着更多细菌测序工作的完成，对细菌基因组的认识势必会更全面、更深入。

（二）质粒

质粒（plasmid）是细菌染色体以外，不依赖于染色体，可自我复制的遗传物质。因此，一个质粒就是一个复制子（replicon）。大多数质粒是环状闭合的双链 DNA 分子，大小为 1500 ～ 400 000 bp。有的质粒可整合到细菌染色体中，称为附加体（episome），如大肠埃希菌 F 质粒。质粒携带多种遗传信息，尽管这些遗传信息对于细菌的生命活动并不重要（质粒的丢失或消除并不影响细菌的存活），却常常是有益的。例如，耐药性质粒编码的各种蛋白质能使细菌对抗菌药物或重金属盐类产生耐药性，细菌素质粒编码的细菌素通过抑制同系或近缘细菌对自身起保护作用，毒力质粒编码毒素或其他与致病相关的毒力因子而有利于细菌在宿主体内生存，代谢质粒编码某些独特的酶使细菌能够代谢某些底物，致育质粒或称 F 质粒（fertility plasmid）则编码细菌的性菌毛。细菌只要携带某种质粒，即可表现出相应的功能。有时一种质粒可携带多种遗传信息，表现出相应的多种功能，如有些 F 质粒不仅携带致育基因，还携带其他多种基因如耐药基因，某些耐药性质粒上还带有编码毒力因子的基因，细菌获得这种质粒后，不仅具备了耐药性，同时也获得了相应的毒力。

不同的质粒有不同的宿主。某些质粒的宿主范围狭窄，仅能在一些亲缘关系相近的细菌中复制；另一些质粒的宿主范围则很广，如一些耐药性质粒。然而，并非所有类型的质粒都能稳定共存于同一细胞。某些质粒会干扰其他质粒的复制，如果把这两种质粒转移到同一细胞中，在细胞分裂时其中一种很可能会丢失。这一现象称为质粒的不相容性（plasmid incompatibility），不能稳定共存的两个质粒属于同一个不相容组（incompatibility group），能够稳定共存的质粒属于不同的不相容组。

大肠埃希菌 K12 拥有一个 4.7Mb 的染色体和多种不同组合的质粒，这些质粒对于细菌的生命活动都是非必需的。而其他一些原核生物就比较复杂了。例如，引起霍乱的霍乱弧菌有两个环状 DNA，一个大小为 2.96Mb，占该菌全部基因的 71%，而另一个大小为 1.07Mb。这两个环状 DNA 组成了霍乱弧菌的基因组。进一步研究发现，与霍乱弧菌细胞活性相关的重要基因，如基因组表达、能量产生及致病相关基因，大多位于大环状 DNA 分子上。小环状 DNA 分子虽然也含有许多重要基因，但同时具有质粒的某些特性，因此它可能是弧菌在进化过程中的某个时期获取的“巨大质粒”。又如，耐辐射球菌的许多重要基因分布于两个环状染色体 DNA 和两个质粒 DNA 上。伯氏疏螺旋体 B31 的基因组更复杂，除了 911 kb 的线性染色体携带 853 个基因外，还有 17 或 18 个线性或环状质粒，总长度为 533 kb，携带至少 430 个基因。虽然这些质粒编码的大多数基因功能未知，但是已经被鉴定的一些基因对细菌来说并非可有可无，如编码膜蛋白和嘌呤合成的基因就位于这些质粒上，说明疏螺旋体的某些质粒是基因组的重要成分。

（三）前噬菌体（prophage）

噬菌体是一种能够感染细菌和真菌的病毒，我们在这里介绍它，是因为它与细菌有着密不可分的关系，有些噬菌体感染细菌细胞后能够整合到细菌基因组中，成为细菌基因组的一部分。这种整合到细菌染色体上的噬菌体基因称为前噬菌体。

附：噬菌体（bacteriophage，phage）

噬菌体是在细菌内增殖的专性细胞内寄生微生物，其增殖依赖于宿主细胞的部分或全部生物合成机制，也就是说，噬菌体是感染细菌的病毒，它与感染动物细胞的病毒有很多相似之处。噬菌体具有病毒的基本特征：个体微小，能够通过细菌滤器；没有完整的细胞结构，主要由蛋白质衣壳和核酸（DNA 或 RNA）组成；只能够在活的微生物细胞中增长繁殖，是一种专性细胞内寄生微生物。

通过电子显微镜观察，噬菌体大小不一，形态多样。典型的蝌蚪形大肠埃希菌 T4 噬菌体的形态与结构如图 4-1 和图 4-2 所示，由头部和尾部两部分组成。头部为二十面体立体对称的衣壳，内含遗传物质核酸；尾部是一注射器样结构，由一个中空的尾髓和外面包着的尾鞘组成。尾鞘在感染细菌时可收缩，将头部的核酸注入宿主菌。尾部末端有尾板、尾刺和尾丝，尾板内有裂解宿主菌细胞壁的溶菌酶；尾丝为噬菌体的吸附器官，能识别宿主菌体表面的特殊受体。

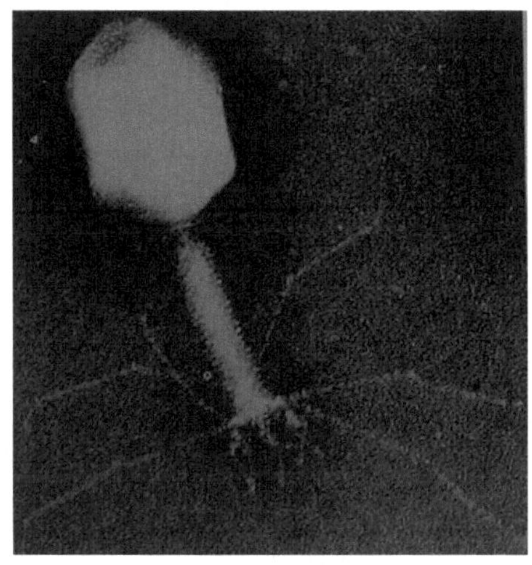

图 4-1　大肠埃希菌 T4 噬菌体

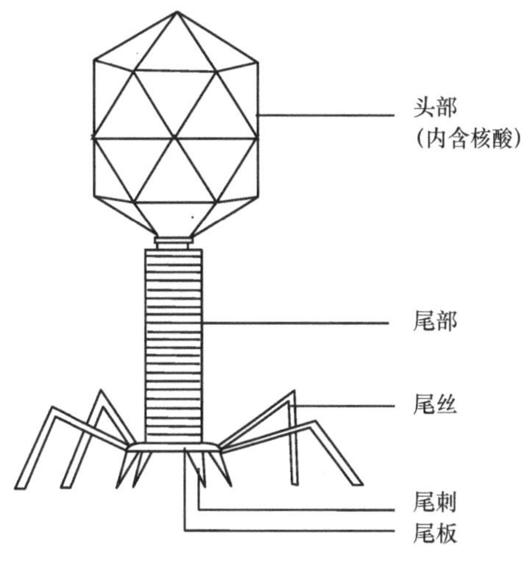

图 4-2　蝌蚪形噬菌体结构模式图

根据与宿主菌的相互关系，噬菌体可分成两种类型：毒性噬菌体（virulent phage，or lytic phage）和温和噬菌体（temperate phage）或溶原性噬菌体（lysogenic phage）。

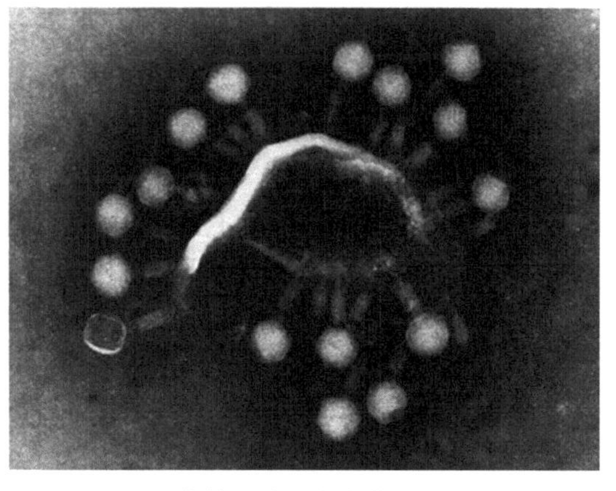

图 4-3　噬菌体吸附于宿主菌（×157 000）

毒性噬菌体感染宿主后以复制方式进行增殖，产生许多子代噬菌体，并最终裂解细菌。从噬菌体吸附至细菌裂解释放出子代噬菌体，称为噬菌体的复制周期或溶菌周期（life cycle）。增殖过程包括吸附（adsorption）、穿入（penetration）、生物合成（biological synthesis）、成熟和释放（maturation and release）几个阶段。①吸附：是噬菌体通过尾丝与细菌表面受体发生特异性结合的过程（图 4-3）。大多数噬菌体吸附于细菌细胞壁，还有一些吸附于鞭毛或菌毛。噬菌体吸附宿主具有菌株特异性。②穿入：某些噬菌体吸附于细菌细胞壁，尾部末端释放类似溶菌酶的物质，在细菌胞壁上溶一小孔，然后通过尾鞘的收缩驱动中空的尾髓进入菌体，将头部基因组注入细菌胞质，而蛋白质衣壳留在菌细胞外（图 4-4）。还有一些噬菌体吸附于细菌菌毛或鞭毛，则通过这些中空的细胞器将其基因组释放到细菌细胞内。无论哪种情况，都只有噬菌体基因组进入细菌。③生物合成：噬菌体利用细菌的代谢机制进行自身基因组的复制及各种酶和结构蛋白的合成，而细菌各种大分子（蛋白质、RNA 及 DNA）的合成则被噬菌体基因组编码的酶关闭。④成熟和释放：待噬菌体的蛋白质与核酸分别合成后，即在细菌胞质内按一定程序装配成完整的成熟噬菌体。然后，由噬菌体编码的溶菌酶分解细菌肽聚糖，导致细菌裂解而释放出完整的噬菌体。一般来说，每个被感染的细菌中可以释放出 50 ～ 200 个噬菌体。

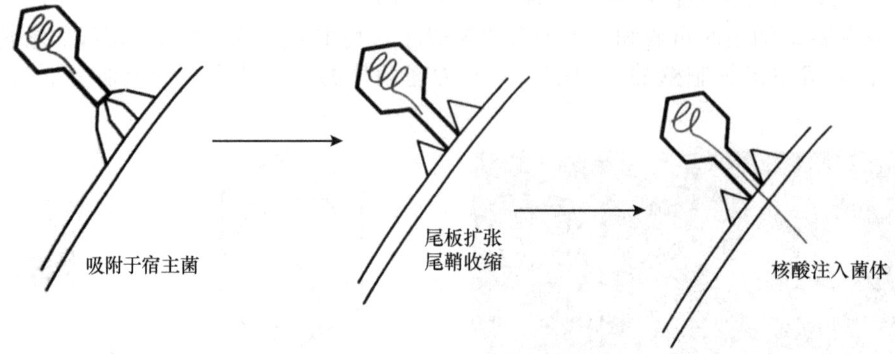

图 4-4 噬菌体感染宿主菌模式图

温和噬菌体与毒性噬菌体不同，它在细菌细胞内既能通过溶菌周期进行复制，也能进入溶原周期。在溶原周期中，噬菌体并不增殖，其基因组可整合入宿主染色体的特定位点，成为细菌 DNA 的一部分，并随着宿主染色体复制而传递给子代细胞。整合在细菌基因组中的噬菌体基因称为前噬菌体，带有前噬菌体的细菌细胞称为溶原性细菌（lysogenic bacterium）。当溶原性细菌受到外界某种因素的刺激如干燥、紫外线或电离辐射、某些化学诱变剂等，其溶原状态终止，变为溶菌周期，这一过程称为诱导（induction）。前噬菌体从染色体切离，随后，噬菌体基因组开始表达，噬菌体增殖并最终使细胞裂解。因此，温和噬菌体可有溶原性周期和溶菌性周期（图 4-5）。

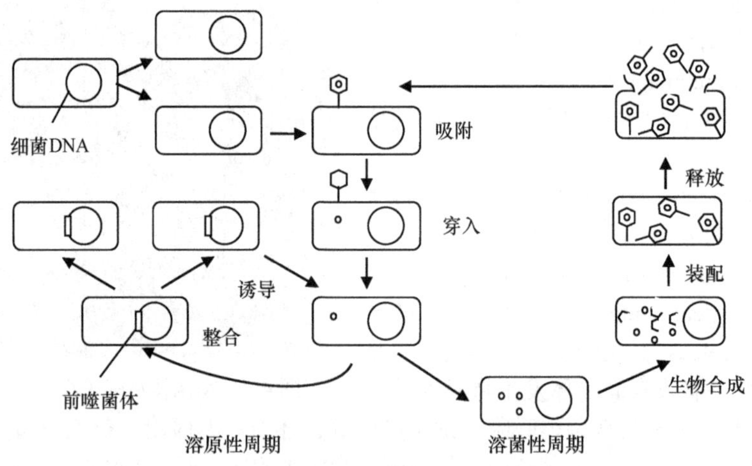

图 4-5 温和噬菌体的溶原性周期和溶菌性周期

当细菌处于溶原期，有时由噬菌体携带的外源基因会在细菌细胞内表达，从而改变细菌的某些生物学性状，这一过程称为溶原性转换（lysogenic conversion），在临床上具有非常重要的意义。例如，白喉棒状杆菌产生白喉毒素正是由前噬菌体携带的基因编码的；溶原性噬菌体基因的表达使沙门菌 O 抗原发生变化，而后者是机体免疫应答所攻击的主要抗原之一；A 群链球菌的致热外毒素、肉毒梭菌的毒素及金黄色葡萄球菌溶素的产生都与溶原性转换有关。

（四）转位因子

转位因子（transposable element）是位于细菌染色体或质粒上的一段可移动的 DNA 分子，它能在一个基因组内或不同的基因组间从一个位置移动到另一个位置，因而也被形象地称为跳跃基因（jumping gene）或移动基因（movable gene）。根据转位因子的结构与功能的不同，可将原核生物中的转位因子分为三类。

1. 插入序列（insertion sequence，IS）　是最简单的转位因子，长度不超过 2 kb，携带有编码转位酶（transposase）的基因，使其能够从一 DNA 序列位点转移到另一 DNA 序列位点。IS 不携带任何已知的与转位功能无关的基因，在其末端都具有一段反向重复序列（inverted repeat，IR），长度不一，是重组酶的识别位点。IS 不仅可以独立存在，还可以作为其他转座子的一部分存在。几乎所有的细菌都具有插入序列，不同种的细菌具有其特征性插入序列，而不同细菌中又往往能够发现相似的插入序列。有些质粒也含有插入序列，这对于高频重组菌（见本章第二节）的形成至关重要。

2. 转座子（transposon，Tn）　是一类分子量较大的转位因子，一般为 2 ～ 25 kb，除了含有与转位功能相关的基因（如转位酶基因）外，还含有其他与转位功能无关的基因，如抗生素耐受基因、抗金属基因、毒素基因及其他结构基因等（表 4-1）。根据结构特性的不同，可将转座子分为 3 类。①复合转座子（composite transposon）：由两个完全相同或类似的插入序列 IS 和某种抗生素耐受基因组成，如 Tn5、Tn9 和 Tn10。该类转座子极易造成抗生素耐受基因在细菌的染色体、质粒和噬菌体基因组间转移，导致耐受基因的传播，是自然界中细菌耐药的重要原因之一。②复杂转座子（complex transposon）：由两端的反向重复序列（IR）或正向重复序列（DR）及中央转座酶基因和抗生素耐受基因组成，如 Tn3。③接合型转座子：可以在细菌之间通过接合作用进行转移的转座子，其末端没有重复序列，但含有整合酶基因、切离酶基因、接合性转移基因和抗生素耐受基因等，如 Tn916 和 Tn1545。

表 4-1　重要转座子

转座子	携带耐药或毒素基因
Tn1、Tn2、Tn3	AP（氨苄西林）
Tn4	AP、SM（链霉素）、Su（磺胺）
Tn5	Km（卡那霉素）
Tn6	Km
Tn7	TMP（甲氧苄啶）、SM
Tn9	Cm（氯霉素）
Tn10	Tc（四环素）
Tn551	Em（红霉素）
Tn971	Em
Tn1681	大肠埃希菌肠毒素基因

3. 整合子（integron，In）　是一种可移动的 DNA 分子，具有独特的结构，可捕获和整合外源性基因，使之变成功能性基因的表达单位。可通过转座子或接合型质粒，使多种耐药基因在细菌中进行水平传播。整合子存在于许多细菌中，定位于染色体和质粒或转座子上，可捕获外源性基因，导致细菌生存适应性增强。整合子的基本结构由两端的保守末端和中间的可变区构成。可变序列含有一个或多个基因盒，是整合子的非必需组成部分。基因盒由一个结构基因（多为耐药基因）和 57 ～ 141 个碱基对组成。整合子含有 3 个功能元件：整合酶基因、重组位点和启动子，均位于整合子 5′ 保守末端。

整合酶催化基因盒在重组位点上的整合及切除，整合子上的启动子启动整合子基因的表达。整合酶属于酪氨酸整合酶家族，根据其整合酶基因序列的不同可以进行分类，目前发现至少有 6 类整合酶。

细菌在正常生长过程中，基因组中所有的基因并非同时开放转录表达。有些基因在细菌生长的特定阶段或接触到某些基质分子时才呈现关闭或开放状态。为了快速适应环境的变化，并防止蛋白质合成时过多地消耗能量，细菌具有有效的基因表达调节系统。细菌的许多相关基因串联排列在染色体的特定部位，上游的启动子和（或）调控信号序列与操纵基因（operater gene）序列共同构成一个转录单位，称为操纵子（operon）。操纵子中的启动子及调控信号序列调节操纵子的表达，操纵子中串联排列的功能相关基因同时转录和翻译，最终形成数个功能相关的蛋白质，如大肠埃希菌乳糖操纵子（lac operon）。乳糖代谢需要β-半乳糖苷酶、透过酶和乙酰化酶参与。编码这三种酶的基因是 *lac z*、*lac y* 和 *lac a*，串联排列于大肠埃希菌 DNA 上，对操纵子具有正反馈或负反馈的调控作用。

一些致病菌采用相似的机制来协调一系列毒力因子的表达，编码毒力因子的基因可聚集在一起形成致病岛或毒力岛，两侧有转座子样可移动元素，使其能在染色体内部移动或转移至其他细菌。

第二节　细菌遗传性变异的机制

遗传性变异是由于细菌基因组发生改变所致，而非遗传性变异则是细菌针对环境的变化。某些基因的表达会使细菌产生明显的改变，而基因序列并未改变。遗传性变异主要通过基因突变、基因损伤后的修复、基因的转移与重组等来实现。

一、基因的突变与损伤后修复

（一）突变

突变（mutation）是指细菌的遗传物质发生稳定而突然的改变，是细菌基因组发生的可遗传变异。根据范围的不同，突变分为两种，一种是多位点突变（multisite mutation），涉及广泛的染色体重排；另一种是点突变（point mutation），仅影响一个或很少几个核苷酸。点突变又有三种基本类型：核苷酸的置换、插入和丢失。

基因突变有以下几个重要特点：

1. 自发性和不对应性　自发性是指细菌各种性状的突变，可以在没有人为诱变因素的情况下自发地发生，但并非没有原因。事实上，宇宙中的各种短波辐射和各种高温效应、自然界中普遍存在的一些低浓度诱变物质及细菌自身的一些代谢产物都可能成为自发突变的原因。不对应性是指突变的性状与引起突变的原因间无直接的对应关系。例如，细菌在有青霉素的环境下，出现了抗青霉素的突变体；在紫外线的作用下，出现了抗紫外线的突变体；在较高的培养温度下，出现了耐高温的突变体等。表面上，青霉素、紫外线或高温的作用可能是导致细菌突变的诱因。但事实上，这类突变都可通过自发的或其他任何诱变因子诱发而产生，而青霉素、紫外线或高温仅发挥筛选突变体的作用。

在 20 世纪上半叶，对于外界环境是否在细菌突变中起诱导作用，学术界曾有过很多争议，直至 1943 年才由 Luria 和 Delbruck 通过著名的彷徨试验（fluctuation test）证实了突变的自发性。他们将一定浓度（10^3cfu/ml）的对特定噬菌体敏感的大肠埃希菌分别接种于总体积相等的两份肉汤培养基中，一份集中在一个大试管内，另一份分装于 50 支小试管中。培养 24 ～ 36 小时后，分别将大试管和小试管内的细菌培养液涂布于含有噬菌体的平板上，测定对噬菌体产生抗性的突变菌的菌落数。如果噬菌体抗性突变是在接触噬菌体后产生的，两种条件下培养液中突变菌的数量应相近。相反，如果细菌在接触噬菌体之前对噬菌体的抗性突变就已经自发发生，各个培养物中突变菌的数量则会有很大差异。结果显示，从同一大试管中取出菌液涂布的 50 个平板，各平板上噬菌体抗性菌落数（3 ～ 7 个）波动范围很小；而从 50 支小试管内取出的菌液涂布相应的 50 个平板，各平板上菌落数极不均匀，有的可达上百个，有的甚至为 0（图 4-6）。由此说明大肠埃希菌对噬菌体的抗性突变在细菌接触噬菌体之前就已经自发地产生。

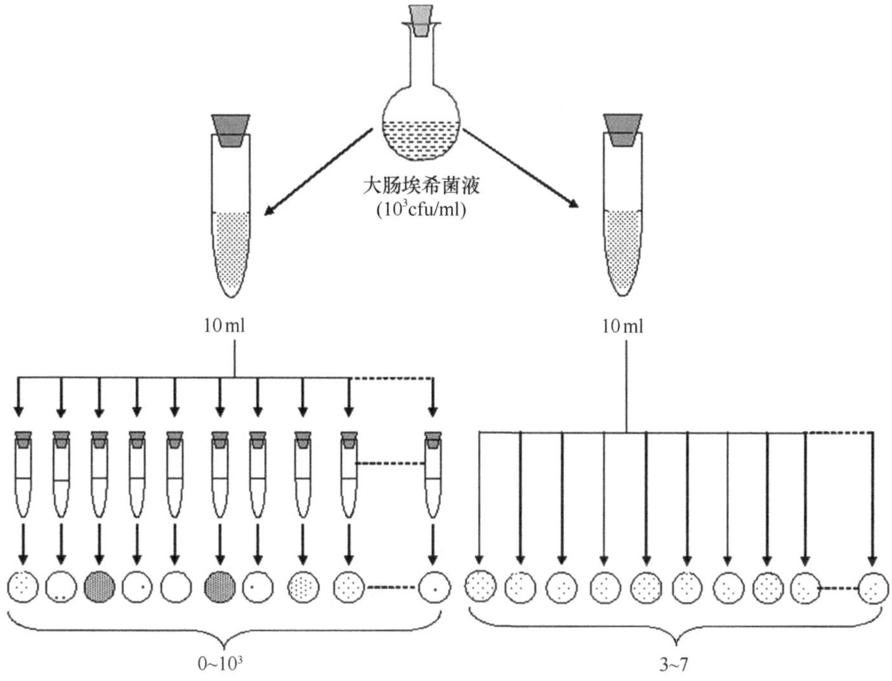

图 4-6　彷徨试验

然而，对于彷徨试验的结果，当时仍有人怀疑其统计学意义。1952 年 Lederberg 等设计的影印试验（replica plating）则进一步证实细菌无须接触用于突变选择的药物即可自发突变。将对链霉素敏感的大肠埃希菌纯培养物均匀涂布于普通营养琼脂平板上，待均匀的菌苔长出后，取一块包有无菌棉绒的压模，在琼脂平板表面轻轻按印，使细菌全部转移到棉绒面上。将棉绒面分别印在普通营养琼脂平板和含有链霉素的琼脂营养平板上，从而获得细菌分布与原始平板完全相同的复制平板，培养后，根据耐药菌落出现的位置，从无链霉素影印平板的相应部位刮取菌苔转种至液体培养基中增菌培养，再次涂布于营养琼脂平板并作影印。经过数次重复后，可分离出从未接触过链霉素的耐链霉素突变株的纯培养物，无可争议地证明了链霉素仅起选择作用（图 4-7）。

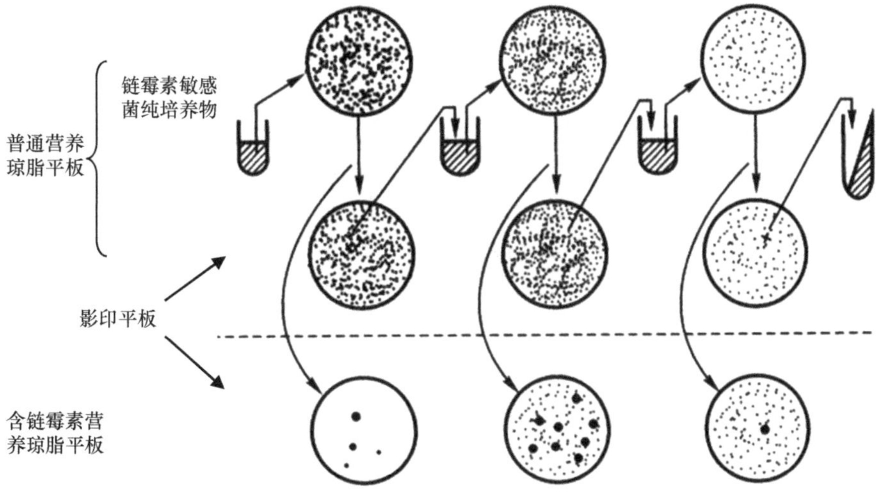

图 4-7　影印培养示意图

2. 稀有性 细菌的自发突变经常发生，但概率极低（10^{-9} ～ 10^{-6}），可能是由于正常情况下环境中存在的自然诱变剂水平极低。所谓突变率，是指每一细胞在每一世代中发生某一性状突变的概率，也可用单位群体在繁殖一代过程中所形成突变体的数目表示。例如，突变率为 10^{-6}，就意味着 10^6 个细胞群体分裂成 2×10^6 个细胞时，平均会形成一个突变体。

3. 可诱发性 人工运用各种理化因素可诱导细菌突变，使突变率提高 10 ～ 1000 倍，达到 10^{-6} ～ 10^{-4}，这些理化因素称为诱变剂，如高温、紫外线、电离辐射、烷化剂、亚硝酸盐等。

4. 独立性 突变的发生一般是独立的，即在某一群体中可以发生任何基因的突变，而且某一基因的突变，既不提高、也不降低任何其他基因的突变率。

5. 稳定性 由于基因突变的实质是遗传物质发生改变的结果，因此突变型的基因也具有相对稳定的结构，可以遗传给后代。

6. 可逆性 从自然界获得的未发生突变的原始菌株通常称为野生型（wild type）菌株，经突变后性状发生改变的菌株称为突变株（mutant）。由野生型基因变异为突变型基因的过程称为正向突变（forward mutation），野生型菌株经突变成为突变型菌株后，经再一次突变，有时突变株又获得了野生型的表型，这第二次突变称为回复突变（back mutation）。回复突变并不一定恢复原来的基因型，它可以是一个抑制基因突变代偿了第一次突变导致的性状改变。回复突变若发生在同一基因的不同部分，称为基因内抑制；若发生在不同的基因，则称为基因间抑制。

基因突变的类型极为多样，导致突变体表现出不同的表型特征，其中一些类型的突变株在遗传学研究和临床医学应用上具有非常重要的意义，如：

1. 营养缺陷型（auxotroph） 是一类重要的生化突变型。野生型菌株由于基因突变引起代谢过程中某些酶合成能力丧失而失去合成相应营养物质（如维生素、氨基酸或核苷酸）的能力，在基本培养基中必须添加相应的营养成分细菌才能正常生长。一般用“+”代表能够合成某种成分的野生型，用“–”代表不能合成该成分的突变菌株。如 His^- 表示组氨酸缺陷型菌株，需在培养基中添加组氨酸才能生长。

2. 抗性突变型 是一类能抵抗有害理化因素的突变型，包括耐药性、抗紫外线或抗噬菌体等突变类型。一般用 S 表示对药物或抗生素敏感，R 表示有抗性。如 str^S 表示菌株对链霉素敏感，在添加链霉素的培养基中不能生长。

3. 条件致死突变型 细菌突变可能导致某些重要基因失活，从而使细菌无法生存，但如果这些基因的表达可通过改变实验条件而人为控制，就可以通过精心设计而操纵这种致死性突变，最常见的即是温度敏感突变型（temperature-sensitive mutation）。例如，某突变使细菌某个重要基因产物的热不稳定性增加，则该突变菌在 42℃就不能生长，而在 25℃仍能生长。相反，冷敏感突变株则仅在低温时表达突变表型。

4. 毒力突变型 是指导致毒力增强、减弱或完全消失的突变。将有毒细菌于加有特殊化学成分的培养基中进行长期传代培养，可使细菌毒力降低，从而用于制备减毒活疫苗。1908 年卡 - 介（Calmette-Guerin）二氏将有毒的牛分枝杆菌接种到含有胆汁、甘油、马铃薯的培养基上，经过 13 年，连续传 230 代，获得了一株毒力减弱但仍保持免疫原性的变异株，即卡介苗（BCG）。

在以上突变型菌株中，营养缺陷型突变、耐药性突变和温度敏感型突变常被用作遗传学研究的选择标记。

（二）DNA 的损伤与修复

DNA 的损伤与修复是基因复制过程中并存的过程。当细菌 DNA 受到损伤，其结构发生改变时，突变并不一定发生，因为细菌细胞会利用有效的 DNA 修复系统进行细致的修复，清除或纠正不正常的 DNA 分子结构，阻止突变的发生，使细菌能继续存活。但损伤修复本身也会出现错误，如对损伤 DNA 片段进行切除修复时可能将正常 DNA 序列一起切掉；尤其在 DNA 受到严重损伤或 DNA 复制系统受到抑制的紧急情况下，由 SOS 反应诱导产生缺乏校对功能的 DNA 聚合酶，虽然能在 DNA 损伤部位进行复制而避免细菌死亡，但是该系统反应特异性低，对碱基的识别和选择能力差，差错较多，容易造成广泛的变异。

二、基因的转移与重组

基因的转移与重组普遍存在于原核生物的不同株之间，是细菌进化的另一动力，也是形成细菌遗传多样性的重要原因。该过程能够使细菌在短期内产生不同基因型的个体，以适应不同的生存环境。与上述基因本身发生突变不同，外源性的遗传物质由供体菌转入某受体菌细胞内的过程称为基因转移（gene transfer）。但仅有基因的转移尚不够，受体菌必须能容纳外源性基因。供体 DNA 通过各种机制整合入受体菌的过程称为重组（recombination）。重组能使受体菌获得供体菌某些特性，并能够成功在重组的细胞内复制。供体 DNA 即外源性遗传物质包括供体菌染色体 DNA 片段、质粒 DNA 及噬菌体 DNA 等。通常细菌的基因转移和重组可通过转化、接合、转导等方式进行。

（一）转化

转化（transformation）是供体菌裂解后，游离的 DNA 片段被受体菌直接摄取，使受体菌获得新的性状。

转化现象最早在肺炎链球菌中被证实。1928 年 Griffith 将有毒力的Ⅲ型肺炎链球菌（有荚膜，光滑型，Ⅲ S 型）加热灭活，与活的无毒力Ⅱ型肺炎链球菌（无荚膜，粗糙型，Ⅱ R 型）混合在一起注射给小鼠，导致小鼠死亡，并从死亡小鼠体内分离出Ⅲ S 型菌（图 4-8）。这表明Ⅱ R 型菌从死亡裂解的Ⅲ S 型菌中获得了产生荚膜的遗传物质，而转化为Ⅲ S 型菌。1944 年 Avery 进一步研究发现，用活的Ⅱ R 型菌加上提取的Ⅲ S 型菌 DNA 片段注入小鼠体内，同样导致小鼠死亡，且从死鼠体内分离出Ⅲ S 型菌，实验结果充分证明引起转化的物质是 DNA；如应用 DNA 酶处理转化物质，则可破坏转化。

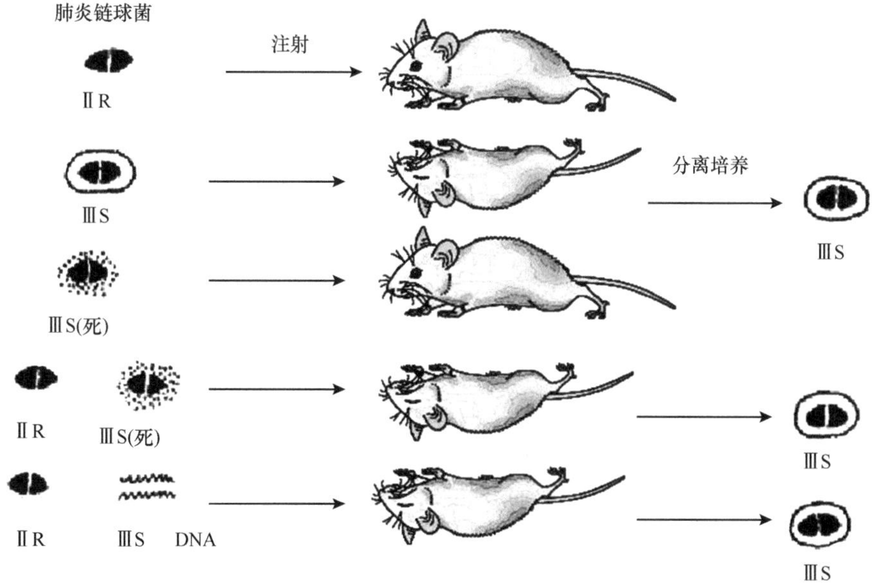

图 4-8　小鼠体内肺炎链球菌的转化试验

在转化过程中，细菌死亡降解后释放的 DNA 片段（通常约有 20 个基因，称为转化因子）结合至感受态受体菌表面的 DNA 结合蛋白，然后 DNA 被核酸酶切割，其中一条链被破坏，另

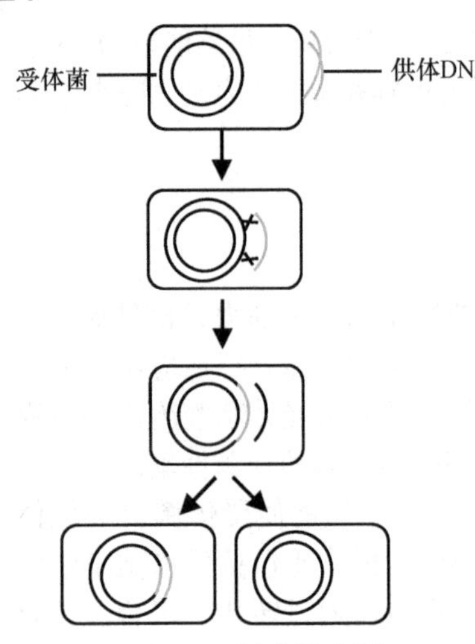

图 4-9 转化模式图

一条链则进入受体菌，在 RecA 蛋白参与下与受体菌染色体同源片段发生置换性重组（图 4-9）。受体菌只有处于感受态（competence）时，才能摄取转化因子。所谓感受态是指受体菌能够从周围环境中吸收外源 DNA 分子进行转化的生理状态，并非所有种类的细菌都能自然出现感受态，即便能自然出现感受态的细菌也一般只发生在细菌对数生长期的后期，且维持时间短，仅数分钟至 3 ～ 4 小时。通过人为诱导的方法，如 Ca^{2+} 或 Mg^{2+} 处理、电穿孔等，可使许多不具有自然转化能力的细菌细胞获得摄取 DNA 的能力。感受态细菌还可以摄取完整的噬菌体 DNA 或质粒 DNA。

（二）接合

接合（conjugation）是指供体菌通过性菌毛将遗传物质（主要是质粒 DNA）转移给受体菌的过程。供体菌的性菌毛首先结合至受体菌，随后性菌毛收缩使两菌接触，DNA 则通过性菌毛转移。能通过接合方式转移的质粒称为接合性质粒，不能通过性菌毛在细菌间转移的质粒为非接合性质粒。接合作用广泛存在于革兰氏阴性菌，近年来研究发现某些革兰氏阳性菌也存在接合系统，如粪肠球菌、枯草芽胞杆菌等。

1. F 质粒的接合 F 质粒编码性菌毛，带有 F 质粒的细菌有性菌毛，相当于雄菌（F^+）；无 F 质粒的细菌无性菌毛，相当于雌菌（F^-）。像有性生殖一样，当 F^+×F^- 菌交配时，F^+ 菌性菌毛末端与 F^- 菌表面受体结合，性菌毛逐渐缩短使两菌靠近并形成通道，F^+ 菌的 F 质粒 DNA 中的一条链在 *ori*T 处断开，其 5′ 端通过性菌毛通道进入 F^- 菌内。两菌细胞内的单链 DNA 分别进行滚环复制，各自形成完整的 F 质粒。因此供体菌虽转移但并不失去 F 质粒，而受体菌获得 F 质粒后即长出性菌毛，成为 F^+ 菌（图 4-10）。

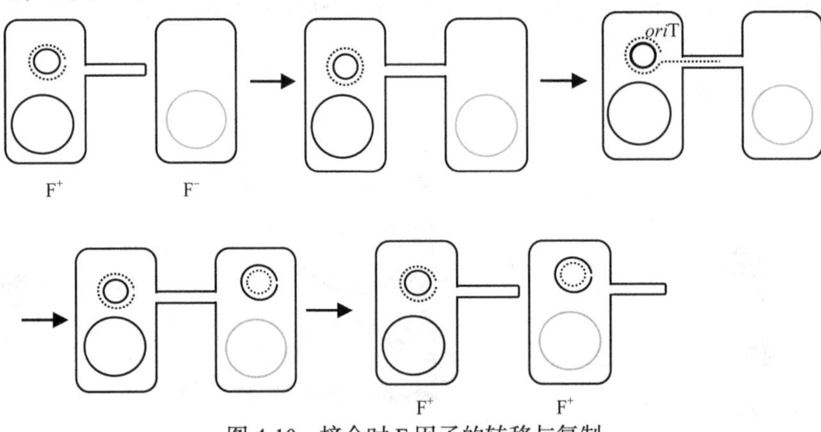

图 4-10 接合时 F 因子的转移与复制

F 质粒在受体菌内不仅可以自行复制，也可整合入受体菌的 DNA 分子序列中。大肠埃希菌的染色体及 F 质粒均具有多个位于不同位点的插入序列（IS），染色体和 F 质粒 IS 之间的同源重组使得 F 质粒更容易整合到染色体上的 IS 位置。由于整合有 F 质粒的菌株能够高效转移染色体基因至受体菌，因此被称为高频重组菌（high frequency recombinant，Hfr）。高频重组菌转移染色体的过程与 F 质粒的转移大体相同，当与 F^- 接合时，Hfr 的染色体以单链形式进入 F^- 菌，整个转移过程大约需要 100 分钟。在全部序列都被转移之前，交配中的细菌常常因各种原因而分离，这样的接合往往只能将供体菌染色体的一部分转移至受体菌。由于 F 质粒位于染色体的末端，因此，F 质粒基本不会被转移到 F^- 菌，受体菌不会转变成 F^+。在实验室中还可利用较强的机械剪切力将交配中的细菌分离，这就是间断交配实验。在此实验中，Jacob 等使用不同的 Hfr 菌株，分析了不同时期被间断交配的细菌子代，根据不同基因被转移的次序绘制出大肠埃希菌染色体基因图谱。

Hfr 菌中的 F 质粒有时会从染色体上脱离下来，终止其 Hfr 状态。当 F 质粒从染色体上脱离时，可能还携带有整合位点一侧的染色体上几个邻近的基因，这种质粒称为 F′ 质粒。例如，F′ lac 质粒，可通过接合方式转移到不发酵乳糖的菌株中，使受体菌获得发酵乳糖的能力。

2. 耐药质粒（resistance plasmid）**的接合**　细菌的耐药性与耐药性基因的突变及耐药质粒的转移有关。根据耐药质粒能否通过接合而转移，将其分为接合型耐药质粒（R 质粒）和非接合型耐药质粒（r 质粒）。R 质粒于 1959 年由日本学者发现，他们在一批应用常规抗生素治疗无效的痢疾患者粪便中分离到抗多种药物的宋内志贺菌多重耐药株，而且其耐药性传播迅速。产生这种多重耐药性很难用基因突变解释，细菌对一种抗生素产生耐药性突变的频率按 10^{-6} 计算，则双重耐药的突变率应为 10^{-12}，如此推算，耐三种药物以上的多重耐药突变率会更小。进一步研究发现，这些细菌中存在编码对抗生素耐受的基因，而且可通过类似 F 因子的方式在细菌间传递，这就是 R 质粒。

R 质粒含有耐药传递因子（resistance transfer factor，RTF）和耐药决定子（resistant determinant factor，r 决定子）。RTF 编码性菌毛的形成，r 决定子编码对一种或多种抗生素的耐药性，可由几个转座子连接相邻排列，如 Tn9 带有氯霉素耐药基因，Tn4 带有氨苄西林、磺胺、链霉素的耐药基因，Tn5 带有卡那霉素的耐药基因。转座子两端的插入序列（IS）使 r 决定子可整合入质粒，也可与质粒分离（图 4-11），只有二者处于结合状态时，r 决定子才可通过接合传递给受体菌，使受体菌获得耐药性，同时也变成雄性菌，可以进一步把 R 质粒再转移给其他细菌。

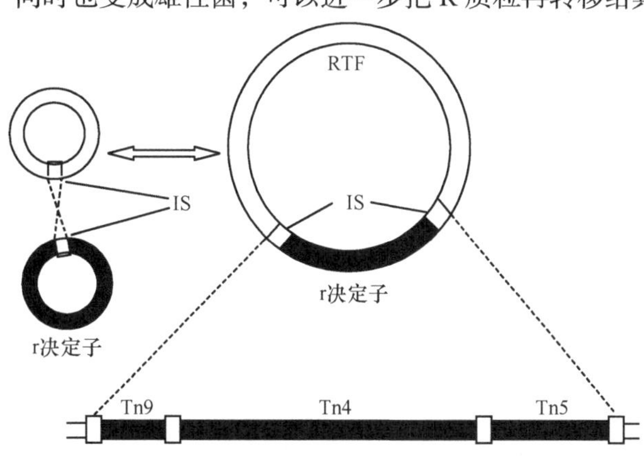

图 4-11　R 质粒结构图

由于 R 质粒可以通过接合方式在相同种属甚至不同种属的细菌之间转移，导致耐药菌株的出现，给临床的感染治疗带来了极大的困难。特别是一些机会致病的革兰氏阴性菌由于 R 质粒的转移而产生了多重耐药性。例如，由大肠埃希菌、变形杆菌、克雷伯菌、沙雷菌、假单胞菌等多重耐药细菌群引起的尿路感染、创伤感染、肺炎和败血症，以及由沙门菌和志贺菌等多重耐药细菌群引起的肠道感染。

（三）转导

转导（transduction）是以噬菌体为载体，将供体菌的一段 DNA 转移到受体菌内，使受体菌获得供体菌的某些性状。根据转导基因片段的范围可分为以下两种转导。

1. 普遍性转导（generalized transduction）　毒性噬菌体在复制过程中，或者前噬菌体从溶原菌染色体上脱离而进入裂解期的后期，噬菌体的 DNA 已大量复制，子代噬菌体结构蛋白亦已合成，同时噬菌体 DNA 编码的核酸酶将宿主菌染色体切割成许多大小不一的 DNA 片段。在噬菌体 DNA 组装入衣壳蛋白组成新的噬菌体时，由于装配错误，误将细菌的 DNA 片段装入噬菌体的衣壳蛋白，成为一个转导噬菌体。转导噬菌体感染另一宿主菌时，即将其头部的原供体菌染色体 DNA 片段注入受体菌内。因为这种错误包装是随机的，供体菌染色体上的任何部分都可能被包装入转导噬菌体，故称为普遍性转导，大约每 10^6 次装配即会发生一次。质粒也可通过这种方式被转移到受体菌内，前面提到的非接合性耐药质粒（r 质粒），如金黄色葡萄球菌的青霉素酶质粒，即通过转导方式在细菌间传递。

转导相比转化而言，不仅可转移更大片段的 DNA，而且由于 DNA 被包装在噬菌体的头部，不易被 DNA 酶降解，故效率更高。供体菌 DNA 片段进入受体菌后，如果与受体菌的染色体整合或置换重组，并随染色体而传代，称完全转导（complete transduction）；如果只是游离在细胞质中，既不能与受体菌染色体整合，也不能自我复制，只能进行转录、翻译和表达相应的性状，则称为流产转导（abortive transduction）（图 4-12）。随着细菌的分裂，这段外源 DNA 只能分配给一个子代细胞，而另一个子代细胞仅获得由该外源 DNA 编码的少量蛋白质产物而表现出轻微的供体菌特征，细菌每分裂一次，这种表型就被“稀释”一次，因此常可根据选择培养基上形成的微小菌落识别流产转导。

2. 局限性转导（restricted transduction） 或称特异性转导（specialized transduction），是通过温和噬菌体将供体菌某些特定的基因转移给受体菌。前噬菌体从供体菌染色体脱离时发生偏差，将其两侧相邻的供体菌 DNA 片段切离带走，并组装成转导噬菌体。当该噬菌体再次感染其他细菌时，即可将供体菌的 DNA 片段整合到受体菌基因组中，使受体菌获得相应的遗传性状或发生基因变异。由于被转导的基因只局限于前噬菌体两侧的供体菌基因，故称为局限性转导。局限性转导的发生概率约为 10^{-6}。以 λ 噬菌体感染大肠埃希菌 K12 为例，当处于溶原期时，噬菌体 DNA 整合在大肠埃希菌染色体 *gal* 基因（编码利用半乳糖的酶）和 *bio* 基因（编码生物素的合成）之间。当前噬菌体 DNA 脱离时，可同时带走细菌的 *gal* 或 *bio* 基因，通过噬菌体转导，使受体菌获得相应的遗传性状（图 4-13）。某些情况下，前噬菌体在脱离时可将其自身 DNA 的片段遗留在供体菌染色体上，因此进入到受体菌中的噬菌体由于缺少某些本身的基因，而影响其相应功能，属于缺陷性噬菌体。普遍性转导与局限性转导在许多方面均不同，其差别见表 4-2。

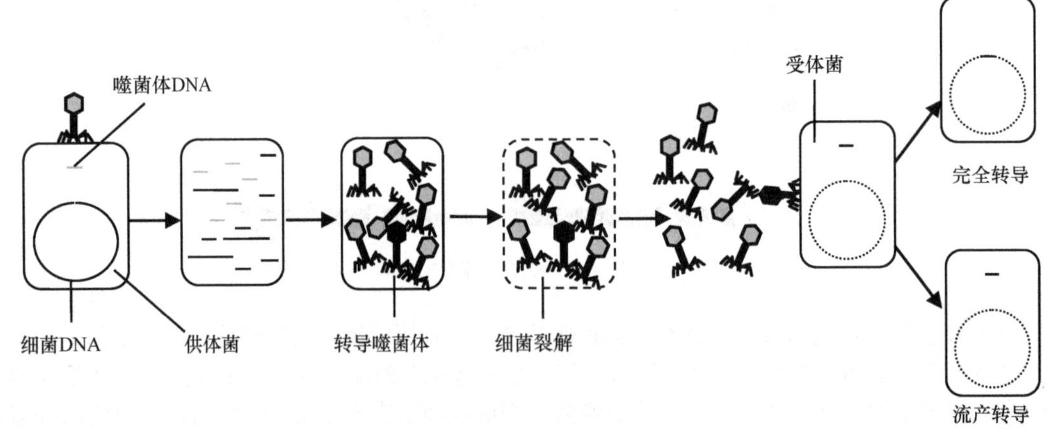

图 4-12 普遍性转导模式图

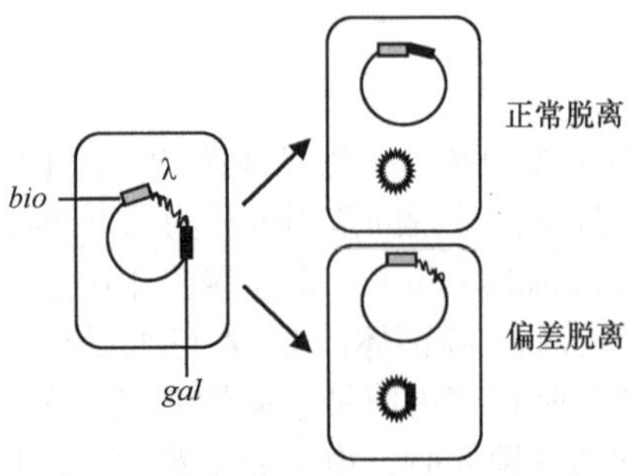

图 4-13 局限性转导模式图

表 4-2　普遍性转导与局限性转导的区别

	普遍性转导	局限性转导
转导的发生时期	裂解期	溶原期的后期
转导的原因	错误的装配	前噬菌体偏差切离
转导噬菌体所含遗传物质	供体菌染色体 DNA 任何部位或质粒	同时含有供体菌 DNA 的特定部位和噬菌体 DNA
转导的后果	受体菌随机获得供体菌的任何遗传特性	受体菌获得供体菌 DNA 特定部位的遗传特性

一旦 DNA 通过上述几种方式中的任何一种从供体菌进入受体菌，未携带自我复制信息的供体 DNA 必须与受体 DNA 重组，这样才能稳定地保留于受体菌。重组有两种，一种是同源重组，在供体与受体 DNA 序列有着极高的相似性时发生，这一过程需要 *rec* 编码的 Rec 蛋白参与，如果细菌缺乏功能正常的 Rec 蛋白，即使高度同源的基因也不会发生重组；另一种是非同源重组，即不同 DNA 序列之间由酶催化发生的重组，这种酶由整合的外源 DNA 编码，转座子插入受体 DNA 序列就是一个典型的非同源重组。

第三节　细菌遗传变异的应用

一、在细菌分类学上的应用

在细菌分类原则中，虽然表型分类法在今天仍具有不可忽视的实用价值，但最精确的分类却须依靠对遗传物质的分析。例如，弯曲菌最早于 1913 年从不育和流产的牛、羊体内分离出，因形态似弧菌，起初在分类学上归属于弧菌，直至 1963 年，在分析 DNA 组成、含量及生化生理特性的基础上，Sebald 和 Veron 提出将该菌另立新属为弯曲菌属。

二、在疾病的诊断、治疗与预防中的应用

由于细菌的变异可发生在形态、结构、染色性、生化特性、抗原性及毒力等各个方面，给细菌的鉴定工作带来困难。例如，金黄色葡萄球菌随着耐药性菌株的增加，绝大多数菌株所产生的色素也由金黄色变为灰白色，许多致病菌血浆凝固酶试验不再呈阳性，使得葡萄球菌致病性的判断无法完全依赖已有的各种指标。又如，从伤寒患者分离到的伤寒沙门菌中 10% 的菌株不产生鞭毛，检查时无动力，患者也不产生抗鞭毛（H）抗体。故进行血清学（肥达）试验时，不出现 H 凝集或 O 凝集效价很低，影响结果的判断。细菌 L 型变异也是临床诊断中一个棘手的问题，发生变异的细菌不仅形态、染色性都会发生明显改变，而且用常规培养方法也很难分离，以致不易检测出病原，导致患者贻误诊治。因此在临床细菌学检查中不仅要熟悉细菌的典型特性，还要掌握各种细菌的变异现象和规律，只有这样才能对细菌感染性疾病作出正确的诊断。

由于抗生素的广泛应用，临床分离的细菌中耐药株日益增多，更发现有多重耐药的菌株，而新药开发研究的速度已跟不上细菌耐药性变异的形成。而且有些耐药质粒同时带有编码毒力的基因，使其致病性增强，给疾病的治疗带来更大的困难。有人指出，长此以往，人类在 21 世纪将可能面临对感染性疾病无药可用的困境，重新回到没有抗生素的时代即“后抗生素时代”。我国的抗生素滥用和细菌耐药现象相当严重，为此，国家市场监督管理总局等部门联合发起加强抗菌药物使用的监督管理，促进合理用药行动。对临床分离的致病菌，必须在细菌药物敏感试验的指导下正确选择抗生素。为提高抗生素的疗效，防止耐药菌株的扩散，应考虑合理的联合用药原则，尤其在治疗慢性疾病需长期用药时，除联合使用抗生素外，还要考虑使用免疫调节剂。

细菌遗传变异的研究对传染病的预防也具有重要的意义。用人工的方法减弱细菌的毒力而保留免疫原性的减毒株或无毒株，如卡介苗、炭疽和鼠疫减毒活疫苗，已成功用于相应传染病的预防。目前，还可以通过条件选择和基因工程技术来获得新的变异株，用以制备更理想的疫苗。近年来

除研制预防性疫苗外，尚出现了具有治疗作用的疫苗，为疫苗的应用拓宽了范围。

三、在测定致癌物质中的应用

一般认为肿瘤的发生是细胞内遗传物质改变所致，因此凡能诱导细菌发生基因突变的物质都有可能是致癌物质。Ames 试验就是根据能导致细菌基因突变的物质均为可疑致癌物的原理设计的。鼠伤寒沙门菌的组氨酸营养缺陷型（His^-）在组氨酸缺乏的培养基上不能生长，若突变成为 His^+ 的菌则能生长。在试验平板中加入待检可疑化学物质，与无待检物的对照平板比较，如果待检物能提高突变率、诱导细菌生长，则有致癌的可能。

四、诱变剂在临床和工业生产中的应用

诱导细菌基因突变的物质都可能危害人类健康，但在一定条件下，又可为人类所利用。例如，利用某些物理和化学因素如结合补骨脂素和长波紫外线照射，灭活血液制品内可能存在的微生物，提高输血的安全性。又例如，在工业生产中，常常利用物理或化学诱变剂处理细菌细胞，使其突变率大幅度提高，再从中筛选出符合育种目的的突变株，这就是“诱变育种”。

五、在流行病学中的应用

分子生物学分析方法可用于流行病学调查，如用质粒指纹图谱（plasmid finger printing，PFP）的方法来检测不同来源的细菌所带质粒的大小，经同一种限制性内切酶切割后进行琼脂糖凝胶电泳，比较所产生片段的数目、大小及位置是否相同或相近，确定某一感染暴发流行菌株或相关基因的来源，也可用于调查医院内耐药质粒在不同细菌中的播散情况。另外，根据对噬菌体的敏感性和溶原性，以及对细菌素的敏感性等也可对流行菌株进行溯源分型。

六、在基因工程中的应用

重组 DNA 技术是基因工程的核心技术，是根据遗传变异中细菌可因基因转移和重组而获得新性状的原理设计的，不仅在生命科学的基础理论研究中发挥重要作用，而且为医药工业和农业生产开创了广阔的应用前景。主要流程是将一种供体细胞（细菌或其他生物细胞）的 DNA 片段与合适的载体（质粒或噬菌体）在体外重组，转移到工程菌（受体菌）内，随着细菌的大量繁殖表达出大量的目的基因产物。目前通过基因工程已能使工程菌大量生产胰岛素、干扰素、各种生长激素、rIL-2 等细胞因子和 rHBs 乙肝疫苗等生物制品，并探索基因缺陷性疾病的治疗。近年来，有关规律间隔性成簇短回文重复序列（clustered regularly interspaced short palindromic repeats，CRISPR）的研究报道引起了全球的广泛关注，CRISPR 通过识别外来 DNA 指导 Cas 核酸酶进行定点切割。CRISPR/Cas 基因组编辑技术使用简捷方便，使在更多生物体中编辑基因成为可能，迅速成为生命科学最热门的技术。该技术在用于疾病治疗等方面具有巨大应用前景。

（饶贤才）

第 5 章　细菌的感染与免疫

细菌侵入宿主后，进行生长繁殖，释放多种毒性物质，引起不同程度的病理过程，称为细菌感染（bacterial infection）。能使健康宿主致病的细菌称为致病菌或病原菌（pathogenic bacterium）；不能造成宿主致病的细菌称为非致病菌或非病原菌（nonpathogenic bacterium）。有些细菌在一般情况下并不致病，但在某些特殊条件下（如宿主免疫防御系统受到损害时）可以致病，称为条件致病菌（conditioned pathogen）或机会致病菌（opportunistic pathogen）。

致病菌入侵宿主后，在建立感染的同时，能激发宿主免疫系统产生一系列免疫应答。其结局根据致病菌致病性和宿主免疫力强弱而定，可以表现为：不形成感染、隐性感染、显性感染和带菌状态等不同形式。

第一节　人体正常细菌群与条件致病菌

一、正常细菌群

自然界中广泛存在着大量的不同种类的微生物。人类与自然环境接触密切，因而正常人的体表和与外界相通的腔道（如消化道、呼吸道、泌尿生殖道等）中寄居着不同种类和数量的微生物，统称正常细菌群（normal flora）或正常微生物群（normal microbial flora）。一个健康成年人大约由 10^{13} 个体细胞组成，而全身定植的正常微生物总数高达 10^{14}。在正常情况下，正常细菌群对宿主不表现任何致病作用。

随着人们对正常细菌群认识的深入，人体微生物群（human microbiota）的概念被提出，并逐渐替代正常细菌群的概念，其研究范畴也更为广泛，包括了非细胞结构的病毒（如噬菌体）、原核生物中的真细菌和古细菌，以及真核细胞微生物，这些微生物蕴含大量的遗传信息，衍生出“微生物组”（microbiome）的概念，是特定时间特定生境中微生物群所包含的基因序列（含同源序列）的总和，由于蕴含大量遗传信息，因此也有人将人体微生物群喻为人体后天获得的“第二个基因组”。

1. 正常细菌群的组成　正常细菌群在宿主出生后即在体内建立并持续存在，可分为两大类。

（1）常居菌群（resident flora）亦称原籍菌群（autochthonous flora），是由相对固定的细菌组成，有规律地定居于特定部位，成为宿主不可缺少的组成部分（表 5-1）。通常情况下，正常细菌群即使出现失调，亦可迅速重建。

表 5-1　人体常见的正常细菌群

部位	重要菌类	较重要菌类
皮肤	表皮葡萄球菌	金黄色葡萄球菌、类白喉棒状杆菌、甲型和丙型链球菌、铜绿假单胞菌、非致病性奈瑟菌、丙酸杆菌、不动杆菌、白念珠菌
口腔	甲型链球菌、变异链球菌、类杆菌、梭杆菌、放线菌	牙龈卟啉单胞菌、产黑色素普氏菌、葡萄球菌、丙型链球菌、肺炎链球菌、奈瑟菌、乳杆菌、消化链球菌、类白喉棒状杆菌、螺旋体、白念珠菌
鼻咽喉	甲型链球菌、金黄色葡萄球菌 *	表皮葡萄球菌、类白喉棒状杆菌、丙型链球菌、肺炎链球菌、奈瑟菌、流感嗜血杆菌、支原体
胃		乳杆菌、幽门螺杆菌 *
肠道	双歧杆菌、大肠埃希菌、脆弱类杆菌	乳杆菌、乳酸链球菌、消化链球菌、产气肠杆菌、肺炎克雷伯菌、变形杆菌、梭杆菌、粪肠球菌、葡萄球菌、甲型和丙型链球菌、产气荚膜梭菌、破伤风梭菌、艰难梭菌、白念珠菌
尿道	大肠埃希菌 *	表皮葡萄球菌、甲型和丙型链球菌、类白喉棒状杆菌、非致病性分枝杆菌、支原体

续表

部位	重要菌类	较重要菌类
阴道	乳杆菌、大肠埃希菌 *、B 群链球菌 *	消化链球菌、产黑色素普氏菌、阴道加德纳菌、甲型和丙型链球菌、脆弱类杆菌、类白喉棒状杆菌、白念珠菌、溶脲脲原体
外耳道		葡萄球菌、类白喉棒状杆菌、铜绿假单胞菌、非致病性分枝杆菌
眼结膜		表皮葡萄球菌、干燥棒状杆菌、丙型链球菌、奈瑟菌

* 在该寄居部位不属于正常细菌群，但在医学上是重要的定居菌。

（2）过路菌群（transient flora）亦称外籍菌群（allochthonous flora），是由非致病菌或条件致病菌所组成，来自周围环境或宿主其他生境，可在皮肤或黏膜上存留数小时、数天甚至数周。如果宿主免疫功能受损或常居菌群发生紊乱，过路菌群可在体内定植（colonization）、繁殖和引起疾病。

研究正常微生物群的构成、功能，以及与其宿主相互关系的学科称为微生态学（microecology）。其研究范畴包括微生物与微生物、微生物与宿主，以及微生物和宿主与外界环境之间相互依存、相互制约的关系，侧重研究正常微生物群的生态平衡（eubiosis）、生态失调（dysbiosis）和生态调整（ecological adjustment）。

2. 正常细菌群的生理作用 正常细菌群对构成微生态平衡（microeubiosis）和保持内环境稳定起到重要作用，主要的生理作用有：

（1）生物拮抗作用：正常细菌群在宿主皮肤黏膜表面特定部位黏附、定植和繁殖，形成菌膜屏障，通过空间争夺、营养争夺和产生代谢产物（如乳酸、不饱和脂肪酸、细菌素、过氧化氢、抗生素等）等机制，抑制并排斥外籍菌群的入侵和定植甚至直接杀死致病菌，维持人体微生态平衡。研究发现，直接以鼠伤寒沙门菌攻击小鼠，需至少 10 万个活菌才能引起感染；若先给予口服链霉素，抑制小鼠肠道正常细菌群，则 10 个活菌就可引起感染。可见，正常细菌群对于保护宿主抵抗外籍菌群的感染具有重要意义。

（2）免疫作用：正常细菌群能促进宿主免疫器官的发育。有研究表明，无菌鸡的小肠和回盲部淋巴结显著小于普通鸡；而将无菌鸡在普通环境中饲养，使其建立正常细菌群，两周后其免疫系统的发育和功能可恢复至普通鸡水平。正常细菌群还能刺激宿主产生免疫应答，产生的免疫分子对具有交叉抗原组分的致病菌有一定程度的抑制或杀灭作用，有助于抵御外籍菌群的入侵。

（3）营养作用：正常细菌群参与宿主的物质代谢、营养转化和合成。例如，肠道内正常细菌群，如双歧杆菌、乳杆菌、大肠埃希菌等能合成维生素 B 族、维生素 K 等，并参与糖类和蛋白质的代谢，帮助肠道的消化吸收。若宿主肠道正常细菌群发生严重紊乱，则可能出现维生素缺乏症。

（4）排毒作用：双歧杆菌能抑制肠道内革兰氏阴性杆菌的过度生长，使其维持在正常水平，减少内毒素的释放量；并可产生酸性产物，保护肠道，稳定肠道环境，维持肠道的正常蠕动，利于各种毒素、致癌物等排泄。双歧杆菌还可将食物中的胆固醇转变为胆甾烷和粪烷，从粪便中排出。

此外，正常细菌群还具有抗肿瘤和抗衰老作用。

二、条件致病菌

在正常情况下，正常细菌群内部、正常细菌群与其宿主之间始终处于一个动态的生态平衡状态。但在特定条件下，这种平衡有可能被打破，原本不致病的正常细菌群转化为条件致病菌，引起机会性感染（opportunistic infection）。正常细菌群转化为条件致病菌的条件主要有：

（1）宿主免疫功能下降：宿主有先天或后天免疫功能缺陷（如艾滋病），患有慢性消耗性疾病（如肝硬化、结核病、糖尿病、肿瘤等），烧伤或烫伤，接受介入性诊治操作、外科手术、放疗、化疗和器官移植，使用免疫抑制剂等，可导致免疫力下降，易发生内源性感染。

（2）菌群失调（dysbacteriosis）：亦称比例失调，是指在宿主正常细菌群中各菌种间的比例发生较大幅度变化而超出正常范围的状态，特别是原籍菌群的数量和密度下降，外籍菌群和环境菌的数量和密度升高。严重的菌群失调可使宿主产生一系列临床症状，称之为菌群失调症或菌群交替症（microbial selection and substitution）。

严重的菌群失调可导致二重感染（superinfection），即在抗菌药物治疗原感染性疾病过程中，造成体内菌群失调而产生的一种新感染。正常情况下，正常细菌群间相互依存、相互制约而维持动态平衡。但是，当较长期或大量应用广谱抗生素后，宿主正常细菌群中的敏感菌株大部分被抑制，而体内原处于劣势的或来自外界环境的少数耐药菌则趁机定植和大量繁殖，引起疾病。例如，不恰当地应用抗生素将使肠道微生态平衡受到破坏，寄居在肠道的艰难梭菌趁机大量生长繁殖，引起假膜性肠炎。

引起二重感染主要以金黄色葡萄球菌、革兰氏阴性杆菌（如铜绿假单胞菌、大肠埃希菌、肺炎克雷伯菌等）和白念珠菌为多见。临床表现主要为假膜性肠炎、医院内肺炎、鹅口疮、尿路感染或败血症等。若发生二重感染，除立即停用正在使用的抗菌药物外，需对临床标本中优势菌类进行药敏试验，选用相应的敏感药物治疗。同时，亦可使用微生态制剂，协助调整菌群类型和数量，加快恢复微生态平衡。

（3）定位转移（translocation）：是指正常细菌群由原籍生境转移到外籍生境或本来无菌生存的位置上的现象。正常细菌群在原籍生境通常是不致病的，如果转移到外籍生境则可能致病。例如，大肠埃希菌原籍生境为肠道，当侵犯下呼吸道、泌尿道、腹腔或血液后，可引起肺炎、尿路感染、腹膜炎或败血症。又如，当拔牙或插鼻胃管时，寄居在口腔或鼻咽部的甲型溶血性链球菌可侵入血液，引起菌血症。

第二节　细菌的致病机制

细菌引起宿主疾病的能力称为致病性（pathogenicity）。细菌的致病性具有宿主特异性，有的细菌仅对人类有致病性，有的只能引起某些动物疾病，有的两者均可。细菌的致病性还具有种的特异性，如伤寒沙门菌对人类引起伤寒，而结核分枝杆菌引起结核病。

致病菌的致病性强弱程度称为毒力（virulence）。毒力常用的测定指标包括半数致死量（median lethal dose，LD_{50}）或半数感染量（median infective dose，ID_{50}）。LD_{50} 指在一定条件下能引起半数实验动物死亡的最小微生物数量或毒素剂量。ID_{50} 是指能引起半数实验动物或组织培养细胞发生感染的最小微生物剂量。

各种致病菌的毒力常不一致，并可随不同宿主而异，即使同种细菌也常因菌型、菌株的不一而有一定的毒力差异。致病菌侵入宿主能否引起感染和疾病，主要取决于细菌的毒力强弱、侵入机体的数量和侵入部位，以及宿主免疫力强弱。此外，环境等因素对感染的发生与发展亦有明显影响。

一、细菌的毒力

致病菌侵入人体引起疾病，通常需要：①黏附并定植于某种细胞、组织；②适应宿主特定环境进行增殖，并向其他部位侵袭或扩散；③抵抗或逃避机体的免疫防御机制；④释放毒素（toxin）或诱发超敏反应，引起机体组织器官损伤。通常将前三项统称为细菌的侵袭力（invasiveness），侵袭力和毒素构成细菌的毒力。毒力是细菌致病的关键因素，是由多基因决定的。毒力基因的表达受到宿主环境因素（如温度、pH）的间接调控。毒力及毒力相关因子能有序地与特定宿主细胞相互作用，最终建立感染。

（一）侵袭力

致病菌突破宿主的防御机制，侵入机体并在体内定植、繁殖和扩散的能力，称为侵袭力。侵袭力由菌体表面结构和侵袭性物质等决定。侵袭力包括以下三方面内容：

1. 黏附与定植 细菌一旦进入宿主体内，通常必须首先牢固地黏附于呼吸道、消化道或泌尿生殖道等黏膜上皮细胞，否则将被呼吸道的纤毛运动、肠蠕动、黏液分泌、尿液冲洗等活动所清除。细菌只有在局部定植和繁殖，产生毒性物质，才能继续侵入细胞和组织，直至形成感染。可见，黏附（adhesion）与定植（colonization）是绝大多数细菌感染过程的第一步（图 5-1）。

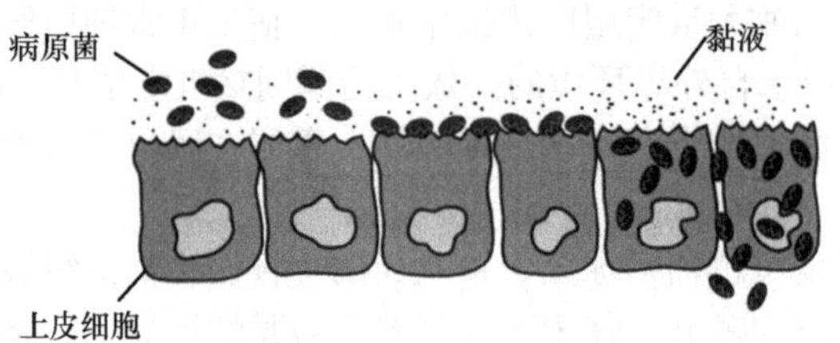

图 5-1 细菌黏附与侵入宿主上皮细胞示意图

大多数细菌的表层具有与黏附相关的结构或组分，这些表层结构或组分统称为黏附因子（adhesive factor）或黏附素（adhesin），其化学性质可为蛋白质、多糖、糖脂、糖蛋白、磷壁酸等。细菌的黏附素可分为两种：菌毛黏附素和非菌毛黏附素。革兰氏阴性菌的黏附素通常为菌毛，不同种或型的细菌可产生不同类型的菌毛；革兰氏阳性菌的黏附素是菌体表面的毛发样突出物（表 5-2）。黏附素受体一般是靶细胞表面的糖蛋白或糖脂（表 5-2）。

表 5-2 部分细菌黏附素及其受体

黏附素	产生细菌	靶细胞受体
菌毛黏附素		
普通（Ⅰ型）菌毛	致腹泻大肠埃希菌	D- 甘露糖
定植因子抗原（CFA Ⅰ，CFA Ⅱ）	肠产毒型大肠埃希菌	GM- 神经节苷脂
P 菌毛	尿路致病性大肠埃希菌	P 血型抗原
X- 黏附素（S、M）	致肾盂肾炎大肠埃希菌	P 血型抗原
N- 甲基苯丙胺 - 菌毛	淋病奈瑟菌	GD1- 神经节苷脂
N- 甲基苯丙胺 - 菌毛	铜绿假单胞菌	GM- 神经节苷脂
非菌毛黏附素		
脂磷壁酸（LTA）	金黄色葡萄球菌	纤维粘连蛋白（fibronectin）
LTA-M 蛋白复合物	A 群溶血性链球菌	纤维粘连蛋白
表面蛋白质	B 群链球菌	*N*- 乙酰氨基葡萄糖
P1、P2、P3 蛋白	梅毒螺旋体	纤维粘连蛋白
表面血凝素	衣原体	*N*- 乙酰氨基葡萄糖
丝状血凝素（FHA）	百日咳鲍特菌	整合素、*N*- 乙酰氨基葡萄糖、肝素、硫酸糖脂
P1 蛋白	肺炎支原体	唾液酸
藻酸盐	铜绿假单胞菌	黏蛋白
外膜蛋白Ⅱ	淋病奈瑟菌	跨膜糖蛋白 CD46
血型抗原结合黏附素（BabA）	幽门螺杆菌	Lewis b 血型抗原

细菌黏附素与宿主上皮细胞表面受体的相互作用具有高度特异性，这就决定了感染的组织特异性。因此，同一致病菌可以借助不同的黏附素感染不同宿主或同一宿主的不同部位。例如，致腹泻大肠埃希菌借助Ⅰ型菌毛与小肠黏膜上皮细胞的受体 D- 甘露糖结合；而尿路致病性大肠埃希菌没有 D- 甘露糖介导的黏附，但具有 P 菌毛，可黏附于泌尿道黏膜上皮细胞的 P 血型抗原；又例如，脑膜炎奈瑟菌常侵犯血管内皮或脑膜，而与之生物学性状相近的淋病奈瑟菌则选择泌尿生殖道或眼结膜。很多致病菌可表达多种黏附素，参与识别不同的宿主细胞。例如，大肠埃希菌有多种黏附素，能引起脑膜炎、腹泻和尿路感染等疾病。

有的细菌通过生化反应使细菌黏附于人体组织，如口腔中变异链球菌能利用蔗糖合成不溶于水的葡聚糖，使变异链球菌和乳杆菌等彼此粘连，并黏附于牙齿表面形成“菌斑（plaque）”，乳杆菌则在菌斑中分解葡萄糖，产生大量乳酸、甲酸和乙酸，造成牙釉质中钙、磷离子的丢失，形成龋齿。

有些细菌通过形成细菌生物膜（bacterial biofilm，BBF）附着在感染局部并完成细菌定植。BBF 主要由细菌及其所分泌的胞外多聚物（以胞外多糖为主）共同组成，是细菌在生长过程中为了适应生存环境而形成的一种与浮游细胞相对的保护性存在形式。组成 BBF 的细菌可以是一种或多种。葡萄球菌、大肠埃希菌、铜绿假单胞菌及流感嗜血杆菌等细菌更容易形成生物膜。

2. 侵袭　一些致病菌（如白喉棒状杆菌、霍乱弧菌、幽门螺杆菌、百日咳鲍特菌、肺炎支原体等）感染仅局限于皮肤黏膜表面，不播散至全身。但是，大多数致病菌需要侵入宿主上皮细胞内或更深层组织，或经血液播散至全身，达到适合其生长繁殖的部位并感染靶细胞，方可引起疾病，该过程称为侵袭（invasion）。

有些致病菌（如肠致病型大肠埃希菌）与宿主细胞表面受体结合后，即可启动侵袭过程；有些致病菌的侵袭过程可能涉及一系列基因的表达、通过Ⅲ型分泌系统直接将效应蛋白注入宿主细胞内、细菌与宿主细胞之间发生信号转导、宿主细胞膜表面结构改变、细胞内细胞骨架重排、致病菌内化（internalization）等。例如，志贺菌通过 M 细胞的转运，穿越肠黏膜上皮细胞层，到达黏膜下固有层后，与巨噬细胞发生相互作用，激活Ⅲ型分泌系统，分泌侵袭性质粒抗原（invasion plasmid antigen，Ipa）（Ipa B、Ipa C、Ipa D 等），侵入吞噬细胞中形成吞噬泡（phagocytic vesicle），继而迅速破坏吞噬泡，逃逸至细胞质中繁殖，并诱导吞噬细胞凋亡。之后，位于上皮细胞基底膜的志贺菌黏附并侵入结肠上皮细胞内，并向邻近上皮细胞扩散，大量繁殖后产生毒素，导致细胞死亡，造成浅表组织炎症或损伤。有的致病菌（如脑膜炎奈瑟菌、伤寒沙门菌等）能穿过黏膜上皮细胞或通过细胞间质，侵入深层组织或血液中，导致严重的深部感染或全身感染。有的致病菌（如结核分枝杆菌、布鲁氏菌等）被吞噬细胞吞噬后不被杀死，随着吞噬细胞转移至淋巴结和血液中，并可进一步扩散，引起全身感染。

当致病菌在感染原始部位向四周扩散时，必然要受到宿主屏障作用的限制。但是，有些致病菌能产生降解组织细胞的侵袭性酶，协助细菌扩散。例如，A 群链球菌产生的透明质酸酶、链激酶和链道酶，能降解细胞间质透明质酸、溶解纤维蛋白、液化脓液中高黏度的 DNA 等，有利于细菌扩散至邻近组织。

3. 抵抗宿主防御机制　致病菌侵入机体后，可通过不同的机制来抵抗或逃避宿主的免疫杀伤，称为免疫逃逸（immune escape or immune evasion）。

（1）抗吞噬和消化作用：具有荚膜和微荚膜的细菌（如肺炎链球菌、流感嗜血杆菌、脑膜炎奈瑟菌等），能抵抗吞噬细胞的吞噬作用。金黄色葡萄球菌凝固酶能使血浆中的液态纤维蛋白原变成固态的纤维蛋白，沉积于菌体表面，阻碍吞噬细胞的吞噬。一些致病菌还能分泌毒素引起吞噬细胞凋亡。例如，葡萄球菌杀白细胞素和 α 溶素、链球菌溶素 O、肺炎链球菌溶素 O、炭疽毒素等能杀伤中性粒细胞和巨噬细胞。此外，A 群链球菌的 M 蛋白、伤寒沙门菌的 Vi 抗原、大肠埃希菌的 K 抗原及淋病奈瑟菌的菌毛等亦具有抗吞噬功能。有些胞内菌（如结核分枝杆菌、布鲁氏菌、嗜肺军团菌、伤寒沙门菌及衣原体等）虽被吞噬细胞吞噬，但能抵抗杀伤作用，在吞噬细胞中生存和繁殖。胞内菌逃避免疫杀伤的可能机制：避免进入吞噬溶酶体（phagolysome）（产单核细胞李斯特菌等）；阻止吞噬体（phagosome）与溶酶体（lysosome）的融合，避免溶酶体酶对细菌的杀伤作用（结核分枝杆菌和伤寒沙门菌等）；抑制吞噬溶酶体酸化，以不寻常的“卷入吞噬作用”（coiling phagocytosis）方式进入吞噬细胞，不引起呼吸爆发（respiratory burst），免受因呼吸爆发产生的反应性氧中介物（reactive oxygen intermediate，ROI）等强氧化物质的杀伤（如嗜肺军团菌）；产生过氧化氢酶和超氧化物歧化酶，有效地清除 H_2O_2、OH^- 和 O_2^-，从而在吞噬溶酶体中存活（如结核分枝杆菌和麻风分枝杆菌）。

（2）产生 IgA 蛋白酶：流感嗜血杆菌、肺炎链球菌和淋病奈瑟菌能产生 IgA 蛋白酶，水解宿主黏膜表面的 SIgA，降低机体的防御功能，增强致病菌在黏膜表面的生存能力。

（3）抗原变异：某些致病菌可通过修饰或改变菌体表面的抗原成分，逃避宿主特异性免疫反应。

例如，淋病奈瑟菌感染时通过改变其保护性抗原外膜蛋白 P Ⅱ和菌毛，使原有特异性抗体失效。

此外，细菌超抗原及脂多糖可激活多种免疫细胞，诱导产生过量的 TNF-α、IL-1、IL-6 等细胞因子，导致宿主免疫功能紊乱。铜绿假单胞菌分泌弹性蛋白酶，可灭活 C3a、C5a 等，抑制补体的调理作用和趋化作用。凝固酶阴性葡萄球菌和铜绿假单胞菌能形成生物膜，抵抗免疫细胞和杀菌物质的渗透和杀灭作用。

（二）毒素

致病菌损害宿主细胞组织的主要方式：①由细菌毒素和侵袭性酶引起的直接损害；②由超敏反应或宿主细胞释放的细胞因子等介导的间接损害。根据来源、性质和作用机制等不同，细菌毒素可分为外毒素和内毒素两种。

1. 外毒素 是一些病原菌在生长繁殖过程中产生的对宿主细胞有毒性作用的可溶性蛋白质。大多数外毒素在菌体内合成后分泌至菌体外；也有少数外毒素先存在于菌体内，待细菌死亡裂解后才释放出来（如痢疾志贺菌、肠产毒型大肠埃希菌）。产生外毒素的细菌主要是革兰氏阳性菌，如破伤风梭菌、肉毒梭菌、白喉棒状杆菌、产气荚膜梭菌、A 群溶血性链球菌、金黄色葡萄球菌等。某些革兰氏阴性菌如痢疾志贺菌、鼠疫耶尔森菌、霍乱弧菌、肠产毒型大肠埃希菌、铜绿假单胞菌等也能产生外毒素。

外毒素化学成分是蛋白质，易被蛋白酶分解破坏，绝大多数不耐热。例如，白喉毒素在 58～60℃经 1～2 小时，破伤风痉挛毒素在 60℃经 20 分钟即可被破坏。但葡萄球菌肠毒素是例外，能耐 100℃ 30 分钟。

外毒素的毒性作用强。例如，1mg 肉毒毒素能杀死 2 亿只小鼠，对人的最低致死量为 0.1μg，其毒性比氰化钾大 1 万倍，是目前已知的化学毒素和生物毒素中毒性最强的毒素。不同细菌产生的外毒素对宿主组织器官具有选择性毒性作用，可引起特殊的病变。

（1）外毒素按其作用机制和所致临床病理特征，可分为神经毒素、细胞毒素和肠毒素三大类（表 5-3）。

表 5-3 外毒素的种类和作用

外毒素	产生菌	分子结构	作用机制	疾病：症状和体征
神经毒素				
破伤风痉挛毒素	破伤风梭菌	A-B	阻断抑制性神经元释放 γ- 氨基丁酸等抑制性神经介质	破伤风：骨骼肌痉挛性麻痹
肉毒毒素	肉毒梭菌	A-B	抑制胆碱能运动神经释放乙酰胆碱	肉毒中毒：肌肉松弛性麻痹
细胞毒素				
白喉毒素	白喉棒状杆菌	A-B	抑制靶细胞蛋白质合成	白喉：假膜形成、心肌损伤、外周神经麻痹
毒性休克综合征毒素	金黄色葡萄球菌	单肽链	激活过量的 T 细胞，诱生大量细胞因子	毒性休克综合征：发热、皮疹、休克
表皮剥脱毒素	金黄色葡萄球菌	单肽链	表皮与真皮脱离	烫伤样皮肤综合征：表皮剥脱性病变
致热外毒素	A 群链球菌	单肽链	破坏毛细血管内皮细胞	猩红热：发热、皮疹
百日咳毒素	百日咳鲍特菌	A-B	阻断 G 蛋白介导的信号转导，激活腺苷酸环化酶	百日咳：支气管痉挛，阵发性咳嗽
葡萄球菌溶素	金黄色葡萄球菌	单肽链	细胞膜穿孔，细胞裂解	化脓性炎症：组织损伤
链球菌溶素 O	A 群链球菌	单肽链	细胞膜穿孔，细胞裂解	化脓性炎症：组织损伤
肠毒素				
霍乱肠毒素	霍乱弧菌	A-B5	激活腺苷酸环化酶，增高小肠上皮细胞内 cAMP 水平	霍乱：严重的上吐下泻，米泔样粪便
不耐热肠毒素	肠产毒型大肠埃希菌	A-B5	不耐热肠毒素同霍乱肠毒素，耐热肠毒素使细胞内 cGMP 增高	腹泻：水样便
葡萄球菌肠毒素	金黄色葡萄球菌	单肽链	作用于呕吐中枢	食物中毒：以呕吐为主
志贺氏毒素	肠出血型大肠埃希菌	A-B	抑制靶细胞蛋白质合成	出血性肠炎：血性腹泻

1）神经毒素（neurotoxin）：主要作用于中枢神经系统和（或）外周神经，通过抑制神经元释放神经介质，引起神经传导功能异常，导致神经肌肉麻痹或神经持续兴奋与骨骼肌痉挛。例如，肉毒毒素能阻断胆碱能神经末梢释放乙酰胆碱，使眼和咽肌等麻痹，引起眼睑下垂、复视、斜视、吞咽困难等，严重者可因呼吸麻痹而死。

2）细胞毒素（cytotoxin）：通过作用于靶细胞的某种酶或细胞器，致使细胞功能异常而死亡，引起相应组织器官炎症和坏死等。例如，白喉毒素对呼吸道黏膜上皮细胞、外周神经末梢、心肌细胞等有亲和性，通过抑制靶细胞蛋白质的合成，导致假膜形成、外周神经麻痹和心肌炎等。

3）肠毒素（enterotoxin）：通过作用于肠上皮细胞，导致肠道功能紊乱，可引起胃肠道各种炎症、呕吐、水样腹泻、出血性腹泻等局部或全身性症状。例如，霍乱肠毒素可激活小肠黏膜上皮细胞内的腺苷酸环化酶，超量合成 cAMP，造成靶细胞生理功能紊乱而引起腹泻；志贺氏毒素可直接损伤肠黏膜上皮细胞，引起肠黏膜组织炎症、溃疡、坏死、出血等；葡萄球菌肠毒素随食物进入胃肠道，再吸收入血，到达中枢神经系统，刺激呕吐中枢，导致以呕吐为主要症状的食物中毒。

（2）外毒素根据其肽链分子结构特点，又可分为两大类（表 5-3）。

1）A-B 型毒素（A-B type toxin）：多数外毒素属于此类，由两种不同功能的肽链（或亚单位）A 链和 B 链构成完整毒素（图 5-2），其中 A 链为毒素的生物学活性成分，即毒性中心，决定毒素作用方式及致病特点；B 链无毒，主要负责识别靶细胞膜上特异性受体并与之结合，介导 A 链进入靶细胞，决定毒素对宿主细胞的选择亲和性。A 链与 B 链之间一般通过二硫键或共价键相连，若 AB 链分开，则对宿主无致病作用，因此必须保持完整的分子结构才能发挥毒素的毒性作用。A 链具有激活或修饰细胞内靶位的酶活性，如腺苷二磷酸核糖（ADPR）转移酶、葡萄糖基转移酶、脱嘌呤酶、锌内肽酶、腺苷酸环化酶等。B 链抗原性强，可以作为疫苗，预防相关外毒素性疾病。

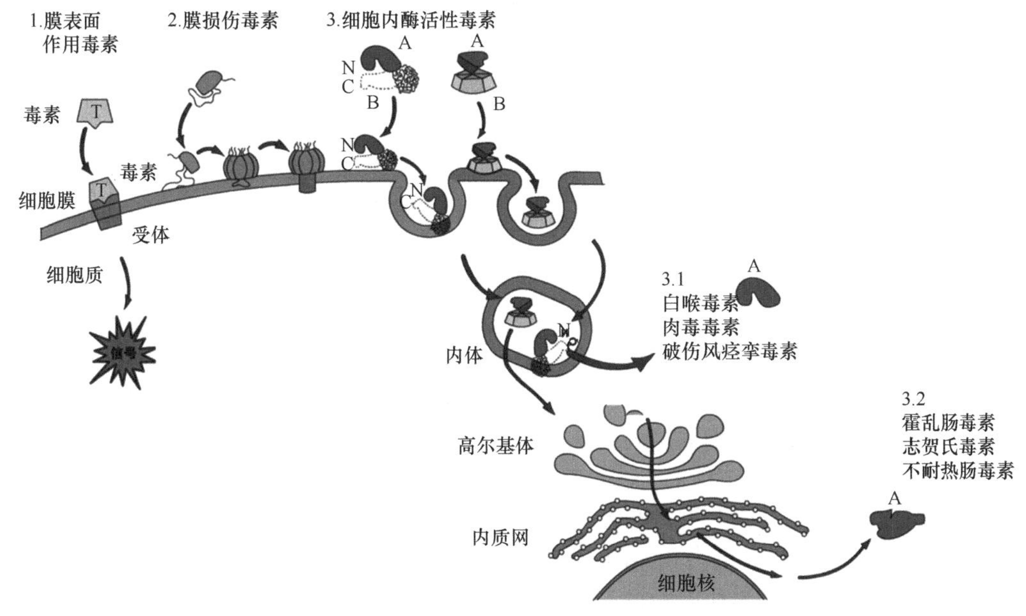

图 5-2　细菌毒素作用机制示意图

2）单肽链毒素（single-chain toxin）：少数毒素为单肽链毒素，只有一条肽链，不被水解成 A 链和 B 链，也无相当于 A、B 链的独立功能区。这类毒素能损伤细胞膜（图 5-2），主要有两种类型。①膜穿孔（pore-forming）毒素：毒素以单体或聚合物形式插入靶细胞膜中形成跨膜孔，致细胞内容物外泄而裂解。例如，金黄色葡萄球菌 α 溶素和产气荚膜梭菌 β 毒素通过在靶细胞上形成孔而损伤细胞。②脂酶类毒素：如产气荚膜梭菌 α 毒素和水肿梭菌 β 毒素是磷脂酰胆碱酶，可水解细胞膜的磷脂酰胆碱，破坏膜结构而导致细胞溶解。

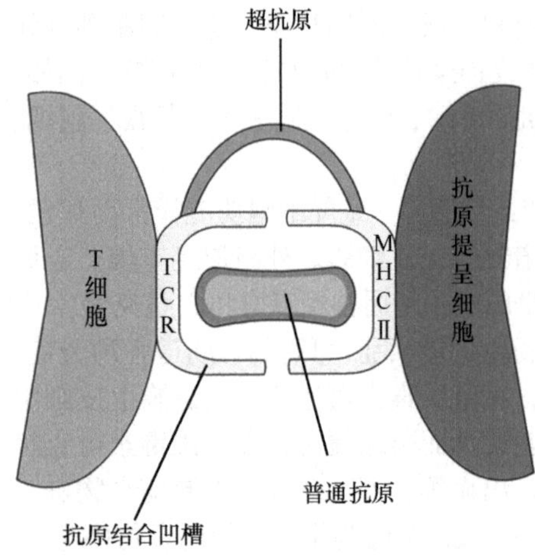

图 5-3 超抗原与 TCR、MHC Ⅱ类分子结合示意图

细菌外毒素中，有一类具有超抗原（superantigen）作用。超抗原性外毒素主要包括葡萄球菌肠毒素 A ～ E、毒性休克综合征毒素 -1、链球菌致热外毒素 A ～ C、链球菌 M 蛋白等。与普通抗原（conventional antigen）相比，细菌毒素超抗原具有以下显著特点：①能刺激强烈的初次免疫应答，可激活的 T 淋巴细胞的数量比普通抗原多数千倍，且没有初次和再次免疫应答的区别，故称为超抗原；②不经抗原提呈细胞（antigen presenting cells，APC）加工处理，能以完整的蛋白质分子形式直接与抗原提呈细胞膜上的 MHC Ⅱ类分子及 T 细胞受体（T cell receptor，TCR）Vβ 区非特异性结合，激活 T 细胞增殖；③具有双结合功能，能同时与 APC 膜上的 MHC- Ⅱ -α/β 链及 T 细胞膜上的 TCR-β 链可变区（Vβ）结合（图 5-3），结合位点位于抗原结合凹槽外部。

超抗原作为一类强大的免疫激活因子，其生物学效应主要表现在两个方面。①对免疫系统的直接效应：超抗原可以非特异性且超常量地激活 T 细胞，大量 T 细胞被激活后随之出现凋亡，T 细胞数量减少，使宿主免疫功能下降，继发免疫抑制。此外，超抗原还可能大量激活自身反应性 T 细胞或 B 细胞，有些 B 细胞分化为浆细胞，产生自身抗体，引起自身免疫。例如，毒性休克综合征患者常伴有关节炎、滑膜炎等并发症。②由细胞因子介导的间接效应：超抗原超常量激活 T 细胞后，诱导其分泌过量的细胞因子，尤其是 IL-1、IL-2、IL-6、TNF-α 和 IFN-γ 等，导致免疫系统严重紊乱，往往对机体产生毒性效应，如体温升高、炎性细胞浸润、血管内皮细胞或其他细胞损伤，释放生物活性介质，渗透压平衡失调，增加机体对内毒素及其他毒素的敏感性等。因此，超抗原与毒性休克综合征、类风湿关节炎、川崎综合征（Kawasaki syndrome）、食物中毒和猩红热等密切相关。

致病菌的毒力因子相关基因大多是由质粒、转座子和噬菌体所携带，亦可存在于细菌染色体 DNA 或致病岛（pathogenicity island，SPI）上。例如，白喉毒素、志贺氏毒素、霍乱肠毒素等由噬菌体基因编码；肠产毒型大肠埃希菌不耐热肠毒素、破伤风痉挛毒素、葡萄球菌表皮剥脱毒素、炭疽毒素等由质粒编码；葡萄球菌 α 溶素、链球菌溶素 O、铜绿假单胞菌外毒素 A 等由细菌染色体基因编码。大多数细菌毒力相关基因位于染色体上。1990 年，研究发现尿路致病性大肠埃希菌染色体上存在一个分子量较大的、与毒力相关的特殊 DNA 片段，称为致病岛或毒力岛。2007 年，研究发现导致国内两次大规模 2 型猪链球菌感染人群疫情的病原菌基因组中也存在一个独特的长约 89 kb 的致病岛。致病岛具有以下特征：

1）一个分子量较大的染色体 DNA 片段，为 20 ～ 100 kb。

2）存在于强毒株中，在相关菌的弱毒株或无毒株中不存在或仅散在分布。

3）含有编码细菌毒力及毒力相关因子的基因簇，其产物多为分泌性蛋白和细胞表面蛋白，如溶血素、菌毛。一些致病岛还编码毒力因子的分泌系统（如Ⅲ型分泌系统）、信号转导系统和调节系统。

4）一些致病岛的两侧常常具有正向重复序列（DR）和插入元件（IS），但也可没有。

5）往往位于细菌染色体的 tRNA 基因位点内或附近，或者位于与噬菌体整合有关的位点，致病岛的插入位点常与 tRNA 基因有关。

6）致病岛 DNA 片段的（G+C）% 和密码子使用与宿主菌染色体有明显差异。这提示致病岛是通过基因的水平转移从外界获得的。

7）是可移动的遗传成分和不稳定的 DNA 区域，可发生部分或完全缺失。缺失的频率为 10^{-5} ～ 10^{-4}。

8）一个细菌可携带多个致病岛。

近年来，相继在大肠埃希菌、耶尔森菌属、幽门螺杆菌、霍乱弧菌、鼠伤寒沙门菌和志贺菌等致病菌中发现了多个致病岛。致病岛不仅赋予致病菌特殊的致病能力，介导感染过程的特殊阶段，而且在细菌进化过程中扮演重要角色，致病岛的获得可能与新现致病菌密切相关。因此，致病岛的发现和研究为深入了解细菌的致病性、毒力因子和进化提供了有效途径。

外毒素大多具有良好的抗原性，可刺激机体产生抗毒素（antitoxin）。外毒素也可被甲醛脱去毒性，但仍保持免疫原性，成为类毒素（toxoid）。类毒素注入机体后，不再引起疾病，但可刺激机体产生抗毒素抗体，中和游离的外毒素。类毒素和抗毒素在一些传染病防治中有实际意义，前者主要用于人工主动免疫，后者常用于治疗和紧急预防。

2. 内毒素 是革兰氏阴性菌细胞壁外膜中的脂多糖（LPS）组分。在细菌存活时，LPS 只是细胞壁的结构成分和菌体抗原（O 抗原），通常只有当细菌死亡裂解或用人工方法破坏菌体后，释放出的游离 LPS 才具有毒素功能。螺旋体、衣原体、支原体和立克次体等亦有类似的 LPS，有内毒素活性。

内毒素由 O- 特异性多糖、非特异核心多糖和脂质 A（lipid A）三部分组成，依靠脂质 A 锚定在革兰氏阴性菌外膜脂质双层上（图 5-4）。内毒素耐热，需经加热 160℃ 2 ～ 4 小时或经 250℃高温干烤才能使其灭活。可见，当注射液或药品被革兰氏阴性菌污染后，虽经高压蒸汽灭菌法杀灭细菌，但游离的内毒素无法被破坏，仍可引起临床不良后果。内毒素抗原性很弱，不能用甲醛脱毒成类毒素。内毒素注射机体可产生相应抗体，但中和作用较弱。

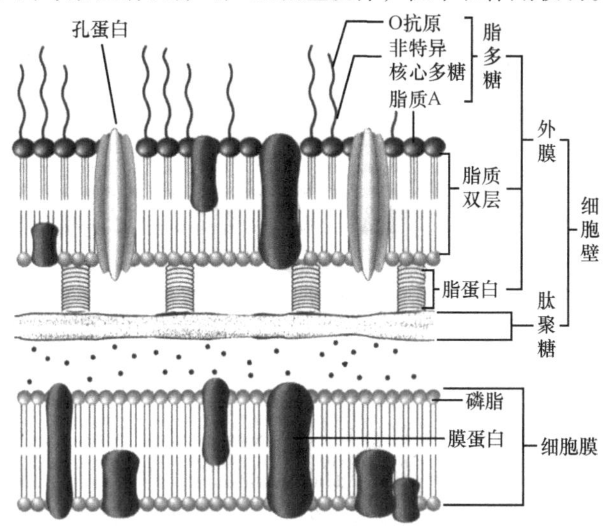

图 5-4 革兰氏阴性菌细胞壁及内毒素结构示意图

脂质 A 是内毒素的主要毒性组分。不同革兰氏阴性菌的脂质 A 结构虽有差异，但基本相似。因此，不同革兰氏阴性菌感染时，由内毒素引起的毒性作用大致相同。LPS 一般不直接损伤各种组织器官，其致病机制是，LPS 中的脂质 A 首先与血液中的 LPS 结合蛋白（lipopolysaccharide binding protein，LBP）结合；随后 LPS-LBP 复合物与单核细胞和巨噬细胞表面的受体 CD14 分子结合，形成 LPS-LBP-CD14 复合物，并进一步与 Toll 样受体 4（Toll-like receptor4，TLR4）及辅助受体髓样分化因子 2（myeloid differential factor-2，MD-2）相互作用，触发细胞信号转导级联反应，激活巨噬细胞产生和释放 TNF-α、IL-1 等细胞因子，继而刺激各种免疫细胞和内皮 / 黏膜细胞，产生一系列细胞因子、炎症因子、急性期蛋白（acute phase protein）等，引起多种组织器官或全身性多种病理生理反应。主要临床症状有：

（1）发热反应：极微量（1 ～ 5 ng/kg）内毒素注入人体即可引起体温上升，维持约 4 小时后恢复。其机制是：内毒素刺激巨噬细胞等，使之产生 IL-1、IL-6 和 TNF-α 等内源性致热原（endogenous pyrogen），这些细胞因子再作用于宿主下丘脑体温调节中枢，促使体温升高而发热。

（2）白细胞反应：注射内毒素后，血循环中的中性粒细胞数量骤减，系与其移动并黏附于感染部位的毛细血管壁有关。1 ～ 2 小时后，LPS 诱生的中性粒细胞释放因子（neutrophil releasing factor）刺激骨髓释放中性粒细胞进入血流，使白细胞数量显著增加。但伤寒沙门菌内毒素例外，其始终使血循环中的白细胞总数减少，机制尚不清楚。

（3）内毒素血症与内毒素休克：大量内毒素进入血液后，可过度激活单核 / 巨噬细胞、中性粒细胞、内皮细胞、血小板、补体系统、凝血系统等，并诱生过量的 TNF-α、IL-1、IL-6、IL-8、组胺、5- 羟色胺、前列腺素、激肽、NO 等生物活性物质，导致毛细血管扩张和通透性增加，重要组织器官毛细血管灌注不足，引起局部水肿、充血和微循环障碍等，称为内毒素血症（endotoxemia）。严重时则出现以高热、低血压和微循环衰竭为主要特征的内毒素休克（endotoxic shock），甚至死亡。

（4）弥散性血管内凝血（disseminated intravascular coagulation，DIC）：是全身广泛微血管内血栓形成并继之以自发性出血为主要表现的严重的临床综合征，其原发疾病中约 1/3 为感染性疾病。当发生严重的革兰氏阴性菌感染时，高浓度的内毒素可直接激活补体替代途径，活化凝血系统；或者通过损伤血管内皮细胞间接活化凝血系统；亦可通过激活血小板和白细胞使其释放凝血介质，加重血液凝固，引起皮肤的出血和渗血。

细菌外毒素与内毒素的主要区别见表 5-4。

表 5-4　外毒素与内毒素的主要区别

特性	外毒素	内毒素
来源	革兰氏阳性菌与部分革兰氏阴性菌	革兰氏阴性菌
存在部分	从活菌分泌出，少数细菌崩解后释出	细胞壁组分，细菌死亡裂解后释出
化学成分	蛋白质	脂多糖
稳定性	多不耐热，60 ～ 80℃，30 分钟被破坏	耐热，160℃ 2 ～ 4 小时或 250℃高温干烤才能破坏
毒性作用	强，对组织器官有选择性毒性效应，引起特殊临床表现	较弱，各菌的毒性效应大致相同，引起发热、白细胞增多、微循环障碍、休克、DIC 等
抗原性	强，刺激机体产生抗毒素；甲醛液处理脱毒形成类毒素	弱，刺激机体产生的中和抗体作用弱；甲醛液处理不形成类毒素
基因定位	常由质粒、噬菌体等染色体外基因编码	由染色体基因编码

综上所述，所有致病菌进攻人体主要利用菌体表面结构（如菌毛、荚膜等）和代谢产物（侵袭性酶类和内、外毒素等）使人致病。多数致病菌兼有侵袭力和毒素，如霍乱弧菌；有的以产生毒素为主，如破伤风梭菌、肉毒梭菌；有的则以侵袭力为主，如肺炎链球菌。由于细菌结构、代谢产物、生长繁殖所需条件、侵入和定植部位，以及毒力因子的不同，各种细菌的致病性有很大的差异。

二、细菌侵入的数量

感染的发生，除致病菌必须具有一定的毒力外，还需有足够的数量。菌量的多少，一方面与致病菌毒力强弱有关，另一方面取决于宿主免疫力的高低。一般是细菌毒力越强，宿主免疫力越低，引起感染所需的菌量越小。例如，具有高毒力的鼠疫耶尔森菌，在无特异性免疫力的机体中，有数个细菌侵入就可发生感染；而某些弱毒力的引起食物中毒的沙门菌，常需摄入数亿个细菌才引起急性胃肠炎。

三、细菌侵入的部位

致病菌即使有一定的毒力和足够的侵入数量，若侵入易感机体的部位不适宜，仍不能引起感染。例如，伤寒沙门菌必须经口进入；脑膜炎奈瑟菌应通过呼吸道吸入；破伤风梭菌的芽胞必须进入创伤深部，在厌氧环境中才能发芽和生长繁殖等。各种致病菌具有特定的侵入部位，这与其生长繁殖所需特定的微环境有关。而一些致病菌的合适侵入部位不止一个，如结核分枝杆菌可经呼吸道、消化道、皮肤创伤等多个部位侵入造成感染。

第三节　宿主的抗菌免疫机制

人类生存环境中充斥着各种各样的微生物，但是，由于人类具有高度完善的免疫防御系统，大多数病原微生物并不能侵入人体引起疾病。人类免疫系统由免疫器官（骨髓、胸腺、淋巴结、脾、扁桃体及黏膜相关淋巴组织）、免疫细胞（T淋巴细胞、B淋巴细胞、树突状细胞、单核/巨噬细胞、自然杀伤细胞、中性粒细胞、嗜碱性粒细胞、嗜酸性粒细胞、肥大细胞及血小板等）和免疫分子（抗体、补体、细胞因子等）组成。在感染和免疫过程中，各免疫器官、组织、细胞和分子间相互协作、相互制约、密切配合，共同完成复杂的免疫防御功能。致病菌侵入人体后，首先遇到的是天然免疫功能的抵御。一般经7～10天后，人体才产生获得性免疫；然后两者配合，共同杀灭致病菌。

一、天然免疫

天然免疫（innate immunity）是人类在长期的种系发育和进化过程中逐渐建立和完善的，具有防御病原微生物等抗原的功能。其作用范围广泛，并非针对某一特定微生物，故也称非特异性免疫（nonspecific immunity）。天然免疫是监视和清除致病菌的快速反应系统，担负"第一道防线"的作用，并可启动获得性免疫应答。

天然免疫主要由物理屏障、化学屏障、微生物屏障和某些免疫细胞（吞噬细胞、自然杀伤细胞等）和免疫分子等组成（图5-5），可阻止致病菌侵入体内，或在致病菌在体内生长繁殖和造成感染之前将其破坏，从而抵御大多数致病菌的感染。与此同时，诱发宿主一系列炎症反应（inflammatory response），出现红肿、发热和疼痛等，以破坏入侵的致病菌，阻止致病菌在体内进一步侵袭。

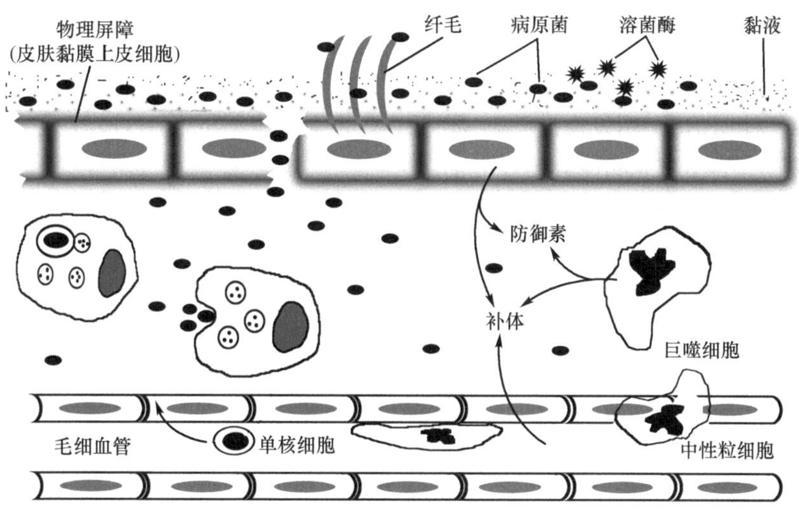

图5-5　人体天然免疫系统成分示意图

（一）屏障结构

1. 物理屏障

（1）皮肤与黏膜屏障：人体与外界环境接触的表面，覆盖着一层完整的皮肤和黏膜结构。

皮肤表皮层由结构致密的扁平上皮细胞组成，并含有不易被微生物降解的角蛋白，能阻挡致病菌的穿透。当皮肤损伤（如创伤或烧伤）时，细菌可侵入并引起感染。黏膜是机体与外界相隔的最大屏障，仅有单层柱状上皮细胞，其机械性防御作用不如皮肤。但黏膜表面有多种附件和黏液层，以防致病菌渗透入细胞表面。例如，呼吸道黏膜上皮的纤毛运动、口腔唾液的吞咽、肠蠕动和尿液冲洗等，可将入侵的致病菌排出体外。如果宿主黏膜屏障遭到破坏，如受到外伤、接受手术或插入性诊治操作，许多病原体可乘机侵入，与黏膜表面紧密结合，或者侵入更深层组织，易引起气管 - 支气管炎、肺炎、阴道炎等。

（2）血 - 脑脊液屏障：一般认为，血 - 脑脊液屏障由软脑膜、脉络丛的毛细血管内皮细胞和星形胶质细胞等组成，主要借助脑毛细血管内皮细胞层的紧密连接和微弱的吞饮作用，阻挡致病菌及其毒性产物从血流进入脑组织或脑脊液，从而保护中枢神经系统。婴幼儿的血 - 脑脊液屏障尚未发育完善，故易发生脑膜炎、脑炎等中枢神经系统疾病。

（3）胎盘屏障：由母体子宫内膜的基蜕膜和胎儿绒毛膜组成，能阻止母体血液中的病原体及其有害产物进入胎儿体内。但母体在妊娠 3 个月内，由于胎盘屏障尚未发育完善，母体中的病原体有可能经胎盘侵犯胎儿，干扰其正常发育，造成畸形、流产，甚至死亡。药物影响亦然。因此，在怀孕期间，尤其是早期，应尽量防止发生感染并尽可能不用或少用不良反应大的药物。

2. 化学屏障

（1）皮肤黏膜分泌的杀菌物质：皮肤的汗腺可分泌乳酸使汗液呈酸性（pH 5.2 ～ 5.8），可抑制大多数致病菌的生长。皮脂腺分泌的脂肪酸具有杀菌作用。不同部位的黏膜能分泌溶菌酶（泪液、唾液、汗液、呼吸道分泌物）、胃酸（胃）、蛋白酶（口腔、肠道）、胆盐（肠道）或抗菌肽（气管）等多种杀菌物质。胃腺能产生胃酸，进入胃中的细菌大多不能抵抗低酸环境（pH 1 ～ 2）而被杀死，肠道的胆盐、蛋白酶和碱性环境可进一步杀灭存活的外籍菌。溶菌酶主要来源于吞噬细胞，主要作用于革兰氏阳性菌的细胞壁肽聚糖，使之裂解而溶菌。革兰氏阴性菌因肽聚糖外尚有外膜包围，可阻止溶菌酶进入。若同时存在有相应抗体或补体等，则溶菌酶也可破坏革兰氏阴性菌。

（2）补体（complement）：是正常血清及组织液中的经活化后具有酶样活性的一组蛋白质，由巨噬细胞、肠上皮细胞、肝细胞和脾细胞等产生，是机体重要的免疫效应系统之一。在感染的早期，抗体尚未产生，补体可通过旁路途径（alternative pathway）或凝集素途径（lectin pathway，MBL pathway），由肽聚糖、甘露糖残基、脂多糖、酵母多糖等活化。抗体产生后，抗原抗体复合物可通过经典途径（classical pathway）激活补体。补体系统激活后产生多种生物活性产物，可发挥调理趋化作用、引发炎症反应、促进吞噬、增强抗体介导的免疫应答、免疫黏附（immune adherent）、溶解细菌等生物功能。

（3）抗菌肽（antibacterial peptide）：是由人和动物细胞产生的一类小分子多肽，是机体炎症反应的组成部分，具有广谱的抗菌活性，其合成和扩散速度非常快，能迅速杀灭致病菌和限制其蔓延，是宿主防御致病菌入侵的重要分子屏障，为更有效的获得性免疫反应赢得时间。人体的抗菌肽有数种，其中以防御素（defensin）为主。防御素是一类富含精氨酸的小分子多肽（18 ～ 42 个氨基酸），可分为 α- 防御素、β- 防御素和 θ - 防御素三大类，主要由中性粒细胞、小肠潘氏细胞和上皮细胞产生。防御素是天然抗菌免疫中的直接效应分子，其杀菌机制是单体或双体的防御素分子以其疏水端插入致病菌细胞膜而形成离子孔道，造成细胞膜通透性增加，内外物质交换失控，细菌死亡。防御素主要针对胞外菌感染。

（4）急性期蛋白：包括 C- 反应蛋白（C-reaction protein，CRP）、LBP、MBL、血清淀粉样蛋白 A（serum amyloid A protein，SAA）和蛋白酶抑制剂等，是在细菌脂多糖等刺激下，由肝细胞产生的一组血浆蛋白。急性期蛋白最主要的功能是最大限度地激活补体系统和调理吞噬入侵的致病菌。蛋白酶抑制剂可抑制吞噬细胞所释放酶类的活性，减少由致病菌感染所致的组织损伤。MBL 能直接与致病菌表面甘露糖残基结合，介导调理吞噬作用，并可活化 MBL 相关的丝氨酸蛋白酶，该酶与 C1s、C1γ 有同源性，可激活补体系统。

（5）细胞因子：是指宿主受到致病菌感染后，由免疫细胞和非免疫细胞产生的具有免疫学活性的小分子蛋白质，参与天然免疫功能的有 IL-1、IL-6、IL-12、IL-15 和 TNF-α 等，可引起发热、炎症反应、急性期反应等。

此外，正常体液中尚有阳离子蛋白、乙型溶素（β-lysin）、吞噬细胞杀菌素、组蛋白、白细胞介素、乳铁蛋白、正常调理素等杀菌或抑菌物质。

3. 微生物屏障　人体正常微生物群（包括细菌群、真核微生物群、含噬菌体群的病毒群）构成的微生物屏障是宿主抵御外界微生物感染最重要的防御系统之一。正常细菌群通过与致病菌竞争黏附部位和营养物质，或者产生抗菌物质，抑制外籍菌的黏附与繁殖。例如，阴道主要正常细菌群嗜酸乳杆菌产生乳酸，使阴道内保持酸性（pH 4 ～ 4.5），抑制致病菌或条件致病菌的入侵和生长；肠道中大肠埃希菌分泌的大肠埃希菌素（colicin）和酸性物质，能抑制志贺菌、金黄色葡萄球菌、白念珠菌等；口腔中唾液链球菌产生的 H_2O_2，能杀死脑膜炎奈瑟菌和白喉棒状杆菌。当患者长期接受抗菌药物治疗时，体内正常菌群受到抑制，可诱发菌群失调症，如艰难梭菌性假膜炎和白念珠菌性阴道炎。因此，保持正常菌群之间、正常菌群与其宿主之间的微生态平衡，对于防止致病菌感染十分重要。

（二）吞噬细胞（phagocyte）

当致病菌突破宿主物理、化学和微生物屏障后，首先与致病菌接触并发动攻击的是吞噬细胞。吞噬细胞是非特异性免疫防御中最有效的部分。人类吞噬细胞包括外周血中的中性粒细胞（neutrophil）、单核细胞（monocyte）和各种组织中的巨噬细胞。中性粒细胞在血液中仅存留 10 小时左右即进入感染或损伤组织，其活动期不长，一般寿命仅 1 ～ 3 天，但生成较快。单核细胞在血液中存留数天后迁移至组织中，并分化为游走或固定的巨噬细胞，继续存活数周至数月，在不同组织器官中的巨噬细胞常有不同名称。例如，在肝内称库普弗细胞（Kupffer cells），在肺内称尘细胞（alveolar macrophage），在皮肤中称朗格汉斯细胞（Langerhans cell）等。血液中的单核细胞和组织中的各种巨噬细胞构成单核 - 吞噬细胞系统（mononuclear phagocyte system）。

当致病菌穿透皮肤或黏膜到达体内组织后，中性粒细胞数量急剧增加，首先从毛细血管中迅速逸出，聚集到致病菌所在部位（图 5-5），多数情况下，致病菌可被吞噬消灭。少数未被吞噬的致病菌随淋巴液经淋巴管转移到附近淋巴结后被淋巴结内的吞噬细胞吞噬和杀灭。当致病菌的毒力足够强、数量足够多时，细菌有可能突破阻挡侵入血液和肝、脾或骨髓等器官，但是在该处仍会被吞噬细胞继续吞噬杀灭。吞噬细胞能吞噬和杀灭大多数种类的致病菌，同时释放多种细胞因子，引起炎症反应，并进一步协调宿主的获得性免疫应答。

1. 吞噬和杀菌过程　一般分为 4 个阶段（图 5-6）。

（1）游走和趋化：入侵的致病菌可刺激吞噬细胞、内皮细胞、皮肤角质细胞、成纤维细胞等产生趋化因子（chemokine），如 IL-1、IL-8、中性粒细胞激活蛋白 2（neutrophil activating protein-2，NPA-2）、巨噬细胞炎性蛋白（macrophage inflammatory protein，MIP）、单核细胞趋化蛋白（monocyte chemotactic protein，MCP）等，招引中性粒细胞和单核细胞由血管中央向边缘移动。吞噬细胞借助黏附分子（如整合素）与血管内皮细

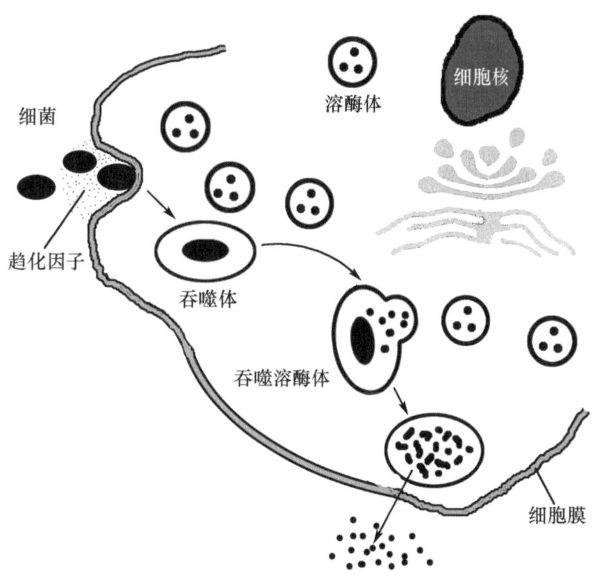

图 5-6　吞噬细胞吞噬杀菌过程示意图

胞连接处的黏附分子（如选择素、细胞间黏附分子）相互作用，有选择性地黏附于感染病灶的血管内皮细胞上，逐渐变平，以“滚动”的形式穿过毛细血管内壁，进入组织间隙中。在趋化因子作用下，组织中的吞噬细胞定向转移并聚集在炎症部位。此外，补体活化后的裂解产物（如C3a、C5a）和某些菌体成分及其产物亦具有趋化作用。

（2）识别与结合：致病菌侵入人体后，天然免疫系统的吞噬细胞（如巨噬细胞、树突状细胞、黏膜上皮细胞等）依靠“模式识别受体”（pattern recognition receptor，PRR），如Toll样受体、CD14、甘露糖受体、“清道夫受体”（scavenger receptor）、补体受体、核苷酸结合寡聚化结构域样受体（nucleotide-binding oligomerization domain like receptor，NOD-like receptor，NLR）等，识别“病原体相关分子模式”（pathogen-associated molecular pattern，PAMP），并与之结合。

PAMP是指病原微生物共有的高度保守的组分，如革兰氏阴性菌的LPS，革兰氏阳性菌的肽聚糖和磷壁酸等，是微生物生存和致病的必需成分，很少发生变异。PAMP仅由微生物产生，不存在于高等哺乳动物中，免疫系统可借此区分“自己”与“非己”成分，即PAMP可作为病原微生物入侵的“危险信号”，诱发宿主免疫应答。

Toll样受体是细胞表面的跨膜信号受体，主要分布于免疫细胞和黏膜上皮细胞上，在树突状细胞、巨噬细胞等专职抗原提呈细胞表面的表达尤为丰富。迄今为止，已发现十多种Toll样受体，不同的Toll样受体识别不同的PAMP（表5-5）。Toll样受体可通过胞外区的富含亮氨酸重复序列（leucine-rich repeat，LRR）的功能区识别各种PAMP，几乎涵盖了人类所能遇到的所有病原体及其产物，从而赋予人类先天性抵抗感染的能力。

表5-5 天然免疫中的模式识别受体与病原体相关分子模式

模式识别受体	病原体相关分子模式
TLR1	细菌脂蛋白
TLR2	细菌脂蛋白、肽聚糖、革兰氏阳性菌磷壁酸、病毒结构蛋白、真菌酵母多糖
TLR3	病毒双链RNA（dsRNA）
TLR4	革兰氏阴性菌LPS、病毒结构蛋白
TLR5	细菌鞭毛蛋白
TLR6	真菌酵母多糖
TLR7	病毒单链RNA（ssRNA）
TLR8	病毒单链RNA（ssRNA）
TLR9	细菌或病毒含CpG基序的DNA片段
LBP	革兰氏阴性菌LPS
CD14	革兰氏阴性菌LPS
NLR1	革兰氏阴性菌肽聚糖降解产物二氨基庚二酸（DAP）
NLR2	细菌肽聚糖降解产物胞壁酰二肽
甘露糖受体	微生物表面的甘露糖或岩藻糖样结构
清道夫受体	细菌糖蛋白或糖脂成分

Toll样受体识别PAMP后，通过一系列蛋白质级联反应，发生信号转导，激活免疫细胞的多种靶基因转录与表达，合成并释放组胺、激肽（缓激肽）、前列腺素、白细胞三烯C4、补体（如C3a、C5a）、急性期蛋白、抗菌肽和多种细胞因子（如白细胞介素、趋化因子）等，引发炎症反应、杀菌效应等天然免疫应答，并可启动获得性免疫应答。

中性粒细胞依靠PRR可直接识别并结合致病菌的PAMP。例如，革兰氏阴性菌LPS先与血清中的LBP结合，LPS-LBP复合物再与中性粒细胞上的CD14分子结合，继而激活TLR4-MD2。在特异性抗体产生前，吞噬细胞通过表面的C3b受体识别并结合被C3b包被的致病菌；当特异性抗体产生后，抗体Fab段识别并结合致病菌，其Fc段则与吞噬细胞表面Fc受体结合，从而促进吞噬。

（3）吞入：吞噬细胞识别致病菌后，细胞膜内陷，伸出伪足，将致病菌包围并摄入细胞内，形成由部分细胞膜包绕的内体（endosome）或吞噬体（phagosome），此为吞噬（phagocytosis或

ingestion）。当吞噬体形成后，溶酶体（lysosome）与之靠近、接触，两者融合成吞噬溶酶体。IgG 抗体和补体 C3b 可促进吞噬。

（4）杀灭：在吞噬过程中，吞噬细胞从有氧呼吸转换为糖酵解作用，产生大量乳酸，使吞噬溶酶体内酸化（pH 3.5 ～ 4.0），从而抑制致病菌的生长，并增强多种溶酶体酶的活性。溶酶体内的溶菌酶、髓过氧化物酶（myeloperoxidase，MPO）、乳铁蛋白、防御素、反应性氧中介物（ROI）和反应性氮中介物（reactive nitrogen intermediate，RNI）等可杀死致病菌，而蛋白酶、多糖酶、核酸酶、脂肪酶等能将致病菌降解。绝大部分降解产物以胞吐方式排至吞噬细胞外，有些产物则被加工处理成抗原肽（表位），形成抗原肽 -MHC Ⅱ类分子复合物，表达于巨噬细胞膜表面，提呈给 $CD4^+T$ 细胞识别，启动获得性免疫。

目前认为，吞噬细胞的杀菌机制分为三大类。

1）氧依赖性杀菌系统：致病菌被吞噬细胞吞入后，引起呼吸爆发，氧消耗量急剧上升，很多氧依赖性酶活性增强，产生大量高度反应性氧中介物，如超氧阴离子（O_2^-）、过氧化氢（H_2O_2）、单态氧（$^1O_2$）、游离羟基（OH^-）等。O_2^- 和 H_2O_2 对细菌有直接毒性作用，$^1O_2$ 和 OH^- 均属于作用短暂的强氧化剂，能严重破坏细菌的 DNA、膜脂类和蛋白质。在酸性条件下，髓过氧化物酶利用 H_2O_2 和氯化物，产生 HOCl 和 NH_2Cl，两者通过卤化作用破坏菌体蛋白。

2）氮依赖性杀菌系统：激活的中性粒细胞、巨噬细胞产生 NO 合成酶，合成反应性氮中介物 NO。NO 具有高度抗菌活性，当与 O_2^- 结合后可卤化成 NO_3^- 和 NO_2^-，主要在厌氧条件下发挥效应，具有更强大的抗细菌和真菌的作用。

3）氧非依赖性杀菌系统：即不需要分子氧参与的杀伤机制。溶酶体内的溶菌酶、阳离子蛋白、弹性蛋白酶、防御素、乳铁蛋白、核酸酶和吞噬溶酶体内的酸性产物等具有一定的杀菌作用。

2. 吞噬作用的后果　吞噬细胞吞噬致病菌后，其结果随细菌种类、毒力和宿主免疫力不同而异，一般有两种结局。

（1）完全吞噬：正常情况下，大多数细菌会被吞噬细胞杀灭并消化，未完全消化的残渣被排出胞外，称为完全吞噬。例如，化脓性球菌被吞噬后，一般 5 ～ 10 分钟内死亡，30 ～ 60 分钟内被破坏。

（2）不完全吞噬：结核分枝杆菌、布鲁氏菌、伤寒沙门菌、嗜肺军团菌等胞内寄生菌在免疫力缺乏或低下的宿主中，虽被吞噬细胞吞噬却未被杀死，称为不完全吞噬。不完全吞噬可使致病菌在吞噬细胞内得到保护，免受机体体液中非特异抗菌物质、特异抗体或抗菌药物等作用。有的致病菌甚至能在吞噬细胞内生长繁殖，导致吞噬细胞死亡，或随游走的吞噬细胞经淋巴液或血液扩散到人体其他部位，造成广泛病变。此外，吞噬细胞在吞噬过程中，溶酶体释放出的多种水解酶也能破坏邻近的正常组织细胞，造成炎症反应和组织损伤。

二、获得性免疫

致病菌一旦突破宿主天然免疫这道防线，就有可能引起感染性疾病，与此同时诱发获得性免疫，以最终清除致病菌。获得性免疫（acquired immunity），又称适应性免疫（adaptive immunity），是个体出生后，在生活过程中与致病菌及其代谢产物等抗原分子接触后产生的，或通过人工免疫而获得的一系列免疫防御功能，担负“第二道防线”作用。其特点是：①特异性。仅对诱发免疫力的相同抗原有作用，对其他抗原无效，故也称特异性免疫（specific immunity）。②后天获得性。不能遗传给后代，需个体自身接触抗原后形成，因此产生获得性免疫需一定时间，一般是 7 ～ 10 天。③记忆性：再次接触相同抗原，免疫应答产生迅速（约为 3 天），强度大、持续时间长。

获得性免疫可分为黏膜免疫（mucosal immunity）、体液免疫（humoral immunity）和细胞免疫（cellular immunity）。

1. 黏膜免疫 黏膜免疫系统（mucosal immune system，MIS）又称黏膜相关淋巴组织（mucosal associated lymphoid tissue，MALT），主要包括呼吸道、消化道和泌尿生殖道黏膜上皮内和黏膜下固有层中弥散分布的无被膜淋巴组织，以及某些带有生发中心的器官化淋巴组织，如扁桃体、小肠派氏小结（Payer's patches）和阑尾。人体黏膜是病原微生物入侵机体的主要途径，因此MALT是人体重要的防御屏障。

M细胞（microfold cell）为特化的上皮细胞，散布于黏膜上皮细胞之间，是启动黏膜免疫的关键细胞。当致病菌经黏膜入侵后，M细胞可作为抗原捕获细胞或抗原转运细胞，以吞饮方式将致病菌等抗原吞入胞内，跨上皮转运至黏膜下固有层，再传递给巨噬细胞或树突状细胞。巨噬细胞或树突状细胞进入派氏小结，在派氏小结内，抗原提呈细胞、T细胞、B细胞等发生相互作用，B细胞活化、分化为浆细胞，合成和分泌大量特异性抗体。其中主要是IgA，与分泌片结合后成为分泌型IgA（SIgA），可第一时间阻断致病菌在黏膜上皮细胞表面的黏附与定植。

2. 体液免疫 是指由B细胞（或特异性抗体）介导的免疫应答，主要作用于胞外菌及其毒素。当机体受到某些致病菌和（或）其产物刺激后，在抗原提呈细胞和$CD4^+$ Th2细胞辅助下，B细胞活化，分化增殖为浆细胞。随抗原性质、进入途径、应答过程等不同，浆细胞可合成和分泌IgG、IgM、IgA、IgD和IgE五类免疫球蛋白（抗体）。大多数宿主血清中约80%免疫球蛋白是IgG。根据它们在抗菌免疫中的作用，可分为抗菌抗体（调理素）和抗外毒素抗体（抗毒素）。

3. 细胞免疫 是由T细胞介导的免疫应答，在抵御胞内菌感染中起主要作用。当某些胞内菌侵入人体，经抗原提呈细胞加工处理后，形成抗原肽（表位）-MHC分子复合物，提呈给T细胞识别，在多种细胞间黏附分子和细胞因子协同作用下，T细胞活化，分化为效应T细胞。其中主要是$CD4^+$ Th1细胞和细胞毒性T细胞（cytotoxic T lymphocyte，CTL）。$CD4^+$ Th1细胞能分泌多种细胞因子，激活中性粒细胞、巨噬细胞、NK细胞和CTL，诱发慢性炎症反应或迟发型超敏反应，破坏受到胞内菌感染的细胞。CTL可直接杀死受感染的靶细胞。

三、抗细菌感染的免疫特点

（一）胞外菌感染的免疫

胞外菌（extracellular bacterium）寄居在宿主细胞外的组织间隙和血液、淋巴液、组织液等体液中。大多数致病菌属胞外菌，主要有葡萄球菌、链球菌、肺炎链球菌、脑膜炎奈瑟菌、淋病奈瑟菌、霍乱弧菌、破伤风梭菌、流感嗜血杆菌等。胞外菌的主要致病机制：①产生内、外毒素等毒性物质；②引起炎症反应。

中性粒细胞、单核细胞和巨噬细胞是杀灭和清除胞外菌的主要力量，黏膜免疫和体液免疫是抗胞外菌感染的主要获得性免疫机制（图5-7）。特异性抗体的作用有：

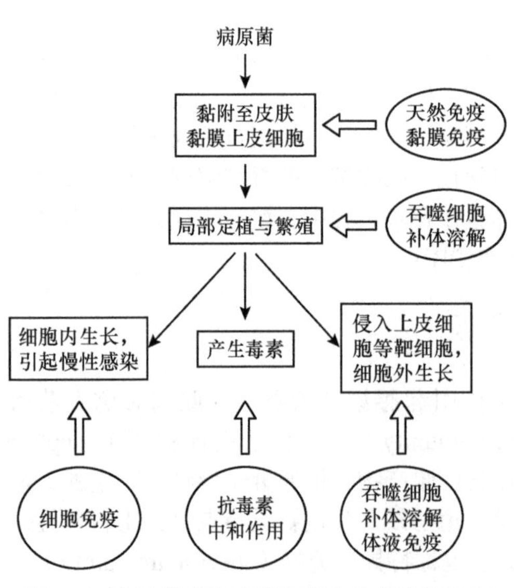

图5-7 致病菌感染过程和宿主免疫防御机制

1. 调理细胞促进吞噬 无荚膜致病菌易被吞噬细胞吞噬杀灭，而有荚膜致病菌的清除则需要IgG抗体参与。IgG可作为调理素，Fab段与致病菌或抗原结合，Fc段与中性粒细胞、巨噬细胞表面的Fc受体结合，促进吞噬。

2. 中和外毒素 抗毒素与外毒素结合后，可封闭外毒素的毒性部位或阻止其与敏感细胞表面的受体结合，所形成的免疫复合物最终被吞噬细胞等吞噬清除。

3. 阻挡致病菌黏附与定植 黏膜免疫系统能够产生SIgA，释放到多种黏膜分泌液中。婴儿免疫系统发育较晚，但可通过母乳获得 SIgA。SIgA 与黏膜表面相应的致病菌结合后，可阻断致病菌在黏膜上皮细胞表面黏附与定植，介导其被 M 细胞内吞并转运给黏膜下淋巴细胞，使不能被黏膜表面清除的致病菌被黏膜免疫系统所排斥。由于绝大多数细菌感染首先从黏膜侵入或发生在黏膜，因此，黏膜免疫在抗菌免疫中的作用日益受到重视。

4. 激活补体　IgM、IgG 抗体与致病菌结合形成免疫复合物，可激活补体经典途径，形成终末攻膜复合体（membrane attack complex，MAC），溶解致病菌。补体激活过程中产生的 C3a、C5a 等分子能介导急性炎症反应；产生的 C3b 和 C4b 等可覆盖于致病菌表面，并分别与吞噬细胞上的补体受体 CR1 和 CR3 结合，从而增强调理吞噬作用。

5. 抗体依赖性细胞介导的细胞毒效应　受胞内菌感染的细胞可在其表面表达病原菌的特异性抗原，IgG 抗体的 Fab 段与靶细胞表面的抗原决定簇（特异性）结合后，Fc 段与 NK 细胞等表面的 Fc 受体结合，触发或增强 NK 细胞对靶细胞的杀伤作用，称为抗体依赖性细胞介导的细胞毒效应（antibody dependent cell-mediated cytotoxicity，ADCC），主要是在抗胞内菌感染时起作用。

参与胞外菌免疫应答的 T 细胞主要是 $CD4^+$ Th2 细胞。除了辅助 B 细胞对胸腺依赖性抗原（TD-Ag）产生抗体外，$CD4^+$ Th2 细胞尚能产生 IL-4、IL-5、IL-6、IL-10 等细胞因子，促进巨噬细胞的吞噬和杀伤，招募和活化中性粒细胞等，引起局部炎症反应，以阻止致病菌从感染部位扩散。但是，若细胞因子产生过量，可对人体造成严重的组织损伤。

有些胞外菌与人体一些细胞组织存在着交叉抗原，这些抗原诱生的抗体有可能识别并攻击人体的相应细胞组织，引发自身免疫性疾病，造成组织损伤。最具代表性的疾病是 A 群链球菌感染后的风湿热和肾小球肾炎。幽门螺杆菌感染后也存在自身抗体，与胃黏膜发生交叉免疫反应，诱发胃炎和胃溃疡。

（二）胞内菌感染的免疫

胞内菌（intracellular bacterium）可分为兼性（facultative）和专性（obligate）两类。兼性胞内菌既可寄居在宿主细胞内生长繁殖，亦可在体外适宜环境中生存和繁殖。专性胞内菌则只能在活细胞内生长繁殖。对医学重要的兼性胞内菌有结核分枝杆菌、麻风分枝杆菌、伤寒沙门菌、布鲁氏菌、嗜肺军团菌、产单核细胞李斯特菌等。专性胞内菌有立克次体、柯克斯体、衣原体等。

胞内菌感染的特点除胞内寄生外，尚有低细胞毒性，潜伏期较长，病程缓慢，主要通过病理性免疫损伤而致病等。持续的抗原刺激可形成胞内菌感染常有的肉芽肿病变特征。肉芽肿既可阻挡致病菌的扩散，亦对宿主局部造成一定的病理损伤，最具代表性的疾病是结核分枝杆菌引起的肺结核。

由于特异性抗体不能进入胞内菌寄居的吞噬细胞内并与之作用，故体液免疫对胞内菌感染作用不大，主要靠以 T 细胞为主的细胞免疫。其特异性细胞免疫应答包括两种类型，一种为 $CD4^+$ Th1 细胞产生的细胞因子；另一种为 $CD8^+$ T 淋巴细胞（CTL）。$CD4^+$ Th1 细胞可产生 IFN-γ、IL-1、TNF-α 等细胞因子，其中，IFN-γ 是巨噬细胞的最强激活剂，可增强其吞噬杀菌能力。活化的巨噬细胞释放的 IFN-γ、IL-1 和溶酶体酶为重要炎性因子，可促进感染部位的血管内皮细胞黏附分子的表达，募集大量的吞噬细胞移向炎症部位，加重炎症反应（迟发型超敏反应），有利于对胞内菌的清除。CTL 能分泌穿孔素（perforin）和颗粒酶（granzyme），破坏受胞内菌感染的细胞，亦可激活半胱氢酸 - 胱天蛋白酶（caspase），或提供 Fas 配体与靶细胞上的 Fas 受体结合，诱导受感染的细胞发生凋亡，释放出致病菌，再由抗体或补体等调理后，由吞噬细胞吞噬消灭。

第四节　感染的发生与发展

一、传　染　源

在感染性疾病中，根据病原体来源分为外源性感染（exogenous infection）和内源性感染

（endogenous infection）；依据感染发生场所，可分为社区感染（community-acquired infection）和医院感染（hospital acquired infection，nosocomial infection）。

（一）外源性感染

外源性感染是指病原体来自宿主体外的感染。

1. 患者 大多数感染是通过人与人之间进行传播。患者在疾病潜伏期一直到病后一段恢复期内，都有可能将致病菌传播给其他人。与患者密切接触的人如果未经免疫，则可能存在感染的危险。在医院感染中，致病菌可经医护人员的手发生人 - 人传播。因此，对患者及早作出诊断并采取防治措施，是控制和消灭传染病的根本措施之一。

2. 带菌者（carrier） 有些健康人或传染病潜伏期患者可携带某种致病菌，也有些传染病患者恢复后一段时间内仍继续排菌。健康带菌者和恢复期带菌者是很重要的传染源，因其不出现临床症状，不易被人们察觉，难以控制，故危害性大于患者。脑膜炎奈瑟菌、白喉棒状杆菌常有健康带菌者，伤寒沙门菌、志贺菌等可有恢复期带菌者。

3. 病畜和带菌动物 有些致病菌主要存在于动物体内，偶尔感染人类，称为人兽共患致病菌。通过直接接触受感染动物，食用受污染的肉、奶制品或昆虫叮咬等，病畜或带菌动物的致病菌可传播给人类。例如，鼠疫耶尔森菌、空肠弯曲菌、炭疽芽胞杆菌、布鲁氏菌、牛分枝杆菌、大肠埃希菌 O157 ： H7、疏螺旋体、斑疹伤寒立克次体，以及引起食物中毒的沙门菌等。

此外，外界环境中亦存在许多致病菌或条件致病菌，如土壤中的破伤风梭菌、产气荚膜梭菌、医院空调系统中的嗜肺军团菌等。

（二）内源性感染

内源性感染是指病原体来自患者体内或体表的感染，亦称为自身感染（self infection）。致病菌大多是存在于体表或体内的正常细菌群，少数是以潜伏状态存在于体内的致病菌（如结核分枝杆菌）。正常细菌群在特定条件下转化为条件致病菌后才致病。目前，内源性感染有逐渐增多的趋势。

二、传播方式与传播途径

（一）呼吸道感染

致病菌从患者或带菌者的痰液、唾液等散布到周围空气中，经呼吸道途径感染他人。例如，咳嗽、喷嚏、大声说话时喷出的飞沫，均含有大量细菌。亦可通过吸入沾有致病菌的尘埃而引起感染。空调系统形成的气溶胶和雾化器、湿化器等吸入治疗装置内的液体若被致病菌污染，也可发生感染。经呼吸道感染的疾病有肺炎、流行性脑脊髓膜炎、肺结核、白喉、百日咳、猩红热、军团病等。

（二）消化道感染

消化道感染又称粪 - 口途径感染。伤寒、菌痢、霍乱、出血性肠炎、钩体病、食物中毒等胃肠道传染病，大多是因摄入被粪便污染的饮水、食物所致。水、食物、手指和苍蝇等是消化道传染病传播的重要媒介。

（三）创伤感染

正常皮肤黏膜是宿主抗感染的第一道防线。如果皮肤、黏膜出现细小破损或烧（烫）伤，致病性葡萄球菌、链球菌、大肠埃希菌、铜绿假单胞菌等常可侵入引起化脓性感染。阑尾穿孔或肠道手术后，脆弱类杆菌进入腹腔引起腹膜炎。在泥土、人类和动物粪便中，可能存在破伤风梭菌、产气荚膜梭菌等的芽胞。这些芽胞若进入深部伤口，微环境适宜时就会发芽与繁殖，产生外毒素而致病。许多介入性诊治操作也可导致感染。

（四）接触感染

淋病奈瑟菌、麻风分枝杆菌、苍白密螺旋体、钩端螺旋体、沙眼衣原体等，可通过人-人或动物-人的密切接触而导致感染，如性接触、直接接触，或通过用具等间接感染。引起医院感染的条件致病菌主要经医护人员的手在患者之间传播。

（五）节肢动物叮咬感染

有些传染病是通过吸血昆虫传播的。例如，人类鼠疫和地方性斑疹伤寒由鼠蚤传播，莱姆病由硬蜱传播等。

此外，还有经尿路感染或产道感染等。有些致病菌如结核分枝杆菌、炭疽芽胞杆菌可经呼吸道、消化道、皮肤创伤等多种途径传播。

三、感染的类型

感染的发生、发展和结局，是宿主的免疫力和致病菌的致病能力相互作用的复杂过程。根据双方力量对比，可出现隐性感染（inapparent infection）、潜伏感染（latent infection）、显性感染（apparent infection）和带菌状态（carrier state）等不同临床表现。随着双方力量的消长，这几种类型可以相互转化或交替。

（一）隐性感染

当宿主的抗感染免疫力较强，或侵入的致病菌数量不多、毒力较弱时，致病菌对机体损害较轻，不出现或只出现不明显的临床症状，称为隐性感染，又称亚临床感染（subclinical infection）。在大多数传染病流行中，隐性感染者一般约占人群的 90% 或更多。隐性感染发生后，机体常可获得足够的特异性免疫力，能抵御同种致病菌的再次感染。隐性感染的宿主可向体外排出致病菌而成为传染源。流行性脑脊髓膜炎、结核、白喉、伤寒等常有隐性感染。

（二）潜伏感染

当宿主与致病菌在相互作用过程中暂时处于平衡状态时，致病菌潜伏在病灶内或某些特殊组织中，一般不排出体外。一旦机体免疫力下降，潜伏的致病菌可大量繁殖，引起疾病复发。例如，结核分枝杆菌和梅毒螺旋体有潜伏感染。

（三）显性感染

当宿主的抗感染免疫力较弱，或侵入的致病菌数量较多、毒力较强时，致病菌可对机体的细胞组织造成不同程度的损害，引发一系列临床症状和体征，称为显性感染。由于每一病例的宿主免疫力和细菌致病能力存在着差异，因此，显性感染又分轻、重、缓、急等不同模式。

1. 按临床上病情缓急不同分类

（1）急性感染（acute infection）：病情发展迅速，病程较短，一般是数日至数周。病愈后，外来的致病菌从宿主体内消失，但内源性急性感染的条件致病菌则不一定被消灭。急性感染的致病菌有脑膜炎奈瑟菌、霍乱弧菌、痢疾志贺菌、鼠疫耶尔森菌等。

（2）慢性感染（chronic infection）：病情较急性感染轻，病程缓慢，常持续数月至数年。胞内菌往往引起慢性感染，如结核分枝杆菌、麻风分枝杆菌等。

2. 按临床上感染的部位及性质不同分类

（1）局部感染（local infection）：致病菌侵入宿主体内后，仅局限在一定部位生长繁殖，引起局部病变。例如，化脓性球菌所致的疖、痈等。

（2）全身感染（systematic infection）：感染发生后，致病菌或其毒性代谢产物通过血液向全身播散而引起全身急性症状。临床上常见类型有以下几种。

1）毒血症（toxemia）：致病菌侵入宿主体内后，只在机体局部生长繁殖，不进入血循环，但其产生的外毒素可入血，经血液到达并损伤易感的细胞和组织，引起特殊的临床症状，如白喉、破伤风等。

2）内毒素血症（endotoxemia）：革兰氏阴性菌侵入血液，并在其中大量繁殖，死亡崩解后释放大量游离的内毒素；也可由病灶内大量革兰氏阴性菌死亡、释放的内毒素入血所致。在严重革兰氏阴性菌感染时，常发生内毒素血症，严重者可出现内毒素休克、DIC 等症状，甚至死亡，如小儿急性中毒性细菌性痢疾。

3）菌血症（bacteremia）：致病菌由局部侵入血液，但未在其中生长繁殖，只是短暂的一时性或间断性侵入血循环，到达体内适宜部位后再进行繁殖而致病。例如，伤寒早期有菌血症。

4）败血症（septicemia）：致病菌侵入血液并在其中大量繁殖，产生毒性产物，造成机体严重损害，出现全身性中毒症状，如高热、皮肤和黏膜淤血、肝脾肿大等。例如，鼠疫耶尔森菌、炭疽芽胞杆菌等可引起败血症。

5）脓毒血症（pyemia）：化脓性致病菌从感染部位侵入血液，并在其中大量繁殖，通过血液扩散至宿主的其他组织或器官，产生新的化脓性病灶。例如，金黄色葡萄球菌的脓毒血症常导致多发性肝脓肿、皮下脓肿和肾脓肿等。

（四）带菌状态

有时宿主在显性或隐性感染后，致病菌并未立即消失，而是在体内继续留存一定时间，与机体免疫力处于相对平衡状态，称为带菌状态，该宿主称为带菌者。例如，伤寒、白喉患者等病后常可出现带菌状态。在显性感染临床症状出现之前称为潜伏期带菌者；显性感染之后称为恢复期带菌者；隐性感染之后称为健康带菌者。带菌者的共同特征是没有临床症状，但能不断或间歇排出致病菌，成为重要的传染源之一。因此，及早发现和治疗带菌者，对控制和消灭传染病的流行具有重要意义。

第五节　医院感染

医院感染，又称医院获得性感染，是指患者或工作人员在医院内获得并产生临床症状的感染。由于感染有一定的潜伏期，因此在医院内感染而在出院后才发病的患者也属于医院感染。反之，若患者在入院前已经感染，但处于潜伏期，住院后才发病，此情况不属于医院感染。随着人类寿命的延长，其免疫水平却相应地呈下降趋势，加之现代医疗手段的应用，使患者免疫功能受损的机会增加，因此，医院感染问题日益突出。

医院感染的判定标准：①对于有明确潜伏期的疾病，自入院第一天算起，超过平均潜伏期后所发生的感染；对于无明确潜伏期的疾病，发生在入院 48 小时后的感染；②患者发生与上次住院直接有关的感染；③在原有感染的基础上，出现新的与原有感染无关的不同部位的感染，或者在原感染部位已知病原体的基础上，又培养出新的病原体（包括新种、属、型）；④新生儿经产道时发生的感染，或发生于分娩 48 小时后的感染。

一、常见的病原体及其特点

（一）常见病原体

随着治疗方法、药物种类、诊断技术的发展变化，医院感染的病原体种类亦随之改变。目前，医院感染的常见病原体见表 5-6，其中常见的细菌有大肠埃希菌、铜绿假单胞菌、金黄色葡萄球菌、肠球菌、克雷伯菌属细菌和凝固酶阴性葡萄球菌。其中，革兰氏阴性杆菌感染发生率超过 50%。真菌感染率逐年增长，至 20 世纪 90 年代中期已占病原体的 15%，主要是白念珠菌。医院感染大多由单一病原体引起。

表 5-6　医院感染的常见病原体

感染部位	常见病原体
肺部感染	铜绿假单胞菌、肺炎克雷伯菌、金黄色葡萄球菌、大肠埃希菌、阴沟肠杆菌、产气肠杆菌、沙雷菌、呼吸道病毒、嗜肺军团菌、白念珠菌
泌尿道感染	大肠埃希菌、表皮葡萄球菌、变形杆菌、肠球菌、铜绿假单胞菌、肺炎克雷伯菌、白念珠菌
感染性腹泻	
非侵袭型腹泻	霍乱弧菌、产毒素性大肠埃希菌、金黄色葡萄球菌
侵袭型腹泻	志贺菌、沙门菌、空肠弯曲菌
抗菌药物相关性腹泻	艰难梭菌、白念珠菌
手术部位感染	葡萄球菌、大肠埃希菌、甲型链球菌、肠杆菌、铜绿假单胞菌、肺炎克雷伯菌、类杆菌和真菌
菌（败）血症	葡萄球菌、肠球菌、大肠埃希菌、肠杆菌、肺炎克雷伯菌、铜绿假单胞菌、不动杆菌
与输血相关的传染病	人类免疫缺陷病毒（HIV）、丙型肝炎病毒（HCV）、乙型肝炎病毒（HBV）、梅毒螺旋体

（二）病原体的特点

医院感染的常见病原体具有以下特点：

1. 大多为条件致病菌　引起医院感染的病原微生物多种多样，但更多的是患者体内的毒力较低的，甚至是正常情况下无致病力的条件致病性微生物，如凝固酶阴性葡萄球菌、大肠埃希菌、白念珠菌等，以及来自医院环境中的非致病微生物。

2. 多具有耐药性　由于在医院环境内长期接触大量抗生素，医院内耐药菌的检出率远比社区高，尤其是多重耐药菌株的出现，使许多抗生素失效。对于同一种细菌，在医院内和医院外分离的菌株有不同的耐药性，前者耐药性较强，涉及抗菌药物的种类也较广。

3. 具有较强的适应性　一些细菌在获得耐药性质粒的同时，也可能获得侵袭力及毒素基因，从而增强其毒力，更容易攻击免疫力低下的宿主。例如，表皮葡萄球菌具有黏附于塑料表面的能力，如果塑料静脉插管受到该菌污染，可使进行心脏手术和插静脉导管的患者发生败血症和感染性心内膜炎；铜绿假单胞菌常侵袭用呼吸机治疗的患者，该菌在新鲜蒸馏水中经 48 小时培养，仍能繁殖，经蒸馏水传代后，对一些常用消毒剂产生抵抗力。

二、医院感染的类型

根据感染来源的不同，可将医院感染分为外源性感染和内源性感染两大类。

（一）外源性感染

1. 交叉感染（cross infection）指由医院内患者、病原携带者或医务人员之间通过直接或间接接触引起的感染。感染性疾病患者与病原携带者体内的病原微生物以自然或人为方式排出，一旦侵袭适当宿主（主要是患者）即可引起感染。例如，细菌性痢疾患者与痢疾志贺菌携带者通过粪便排出痢疾志贺菌；巨细胞病毒（CMV）感染者如作为供肾者，可使受肾者发生感染。

2. 医源性感染（iatrogenic infection）指在治疗、诊断和预防过程中，由于医用器械消毒不严或者医护用品被污染而造成的感染。医院是病原微生物汇集与扩散的特殊场所。医院干燥环境中常存在葡萄球菌、肠球菌和结核分枝杆菌；非发酵革兰氏阴性杆菌（如假单胞菌、不动杆菌等）和肠杆菌科细菌（如克雷伯菌、肠杆菌、沙雷菌）等可在营养不良的潮湿环境下存活与繁殖，污染医院的公共设施，如肥皂盒中液体、水池、水龙头、拖把，甚至空调机等处。以上致病菌常常引起医院感染。革兰氏阴性杆菌（如肠杆菌科）还常常污染输液用液体，引起输液反应。

（二）内源性感染

人体体表和与外界相通的腔道中寄居着种类繁多的正常细菌群。如果患者因免疫系统受损或接受侵（介）入性诊治措施等破坏了机体的微生态平衡，其自身的正常细菌群可因菌群失调或定位转移而引起医院感染。例如，寄居在肠道或口咽部的条件致病菌引起的医院获得性肺炎、尿道口处细菌经导尿管上行后引起的尿路感染、与抗菌药物相关的假膜性肠炎等菌群失调症等，均与患者自身的原籍微生物密切相关。

三、医院感染的传播途径

医院感染的传播途径与医院的特殊环境、患者接受的治疗手段及医护人员等都密切相关。

（一）接触传播

1. 直接接触传播 在医院，患者之间、患者与医护人员之间通过直接接触，易发生医院感染，如痢疾志贺菌、甲型肝炎病毒等引起的消化道感染。

2. 间接接触传播 这是目前医院感染的主要传播方式，主要是经医务人员的手、医疗器械（尤其是反复使用的、消毒不彻底的器械）及患者的生活用具等传播。医务人员手的功能决定了它最易反复被病原微生物污染，既要接触有菌的物体，又要接触无菌的用品。如果手的清洗与消毒稍有疏忽，将为间接接触传播提供条件。在现代医院中，侵入性诊治手段甚多，如插（导）管及内镜的使用、穿刺、注射、血液或腹腔透析、外科手术、器官移植、介入性治疗、呼吸机的使用等，均有可能将病原微生物直接带入患者体内，也可使患者自身的微生物转移至非正常寄居部位或无菌部位，引发医院感染，如导尿相关性感染、内镜相关性感染等。

（二）空气 - 飞沫传播

患者排泄物和分泌物（如飞沫、痰液、脓汁和粪便等）携带大量的致病微生物，可严重污染医院空气。许多呼吸道传染病的病原体，如流行性感冒、严重急性呼吸综合征（SARS）和肺结核等，可经空气飞沫传播。雾化器、湿化器等吸入治疗装置内的液体若被致病菌污染，也可引起感染。空调系统形成的气溶胶，若被嗜肺军团菌污染，可导致军团菌肺炎。

（三）血液 - 体液传播

输血相关性感染主要包括丙型肝炎、乙型肝炎、获得性免疫缺陷综合征（AIDS）、巨细胞病毒感染、梅毒等。供静脉滴注的液体若被细菌（如葡萄球菌、肠球菌、链球菌、大肠埃希菌、肠杆菌属、奇异变形杆菌、克雷伯菌属）及真菌等污染，可引起原发性菌血症。此外，食用被致病菌污染的饮水、食物及口服药物亦可引起医院感染。

（四）昆虫传播

医院内常有鼠类及蚊、跳蚤、苍蝇、蟑螂等昆虫，它们都是一些致病微生物的储存宿主或中间宿主，可通过叮咬或机械性传递而传播。

医院感染在病原学、流行病学、临床和诊断学等方面都与社区感染有显著差别（表 5-7）。

表 5-7 社区感染与医院感染的区别

	社区感染	医院感染
病原学		
病原体	典型致病菌	条件致病菌为主
病原学诊断	易于判定	不易判定
流行病学		
传染源	外源性感染	内源性感染为主
传播方式	固有途径	常为特殊方式（如插入性诊治操作）
感染对象	健康人群为主	患者，免疫力低下人群
传染性	强	较弱
隔离意义	传染源隔离（防止病原体扩散，保护外界易感人群）	保护性隔离（保护患者，避免暴露于有关病原体的环境中）
临床疾病学		
临床表现	单纯，典型	复杂，不典型
诊断	临床流行病学分析，可确诊	微生物学定性、定量、定位分析

（饶贤才）

第 6 章　细菌感染的检查方法与防治原则

正确诊断是正确治疗的前提。对于细菌感染性疾病，临床医生根据患者的症状与体征，采集合适的临床标本，进行细菌学和血清学检验，快速、准确地作出病原学诊断，有助于制定正确的防治方案。特异性防治是根据适应性免疫的原理，使用疫苗、类毒素、特异性抗体血清等，使机体获得特异性免疫力，以达到有效预防和特异性治疗感染性疾病的目的。细菌感染性疾病的治疗主要是采用抗菌药物，但细菌的耐药性问题已日趋严重。

第一节　细菌感染的实验室诊断

实验室诊断主要包括以检测致病菌及其成分（抗原和核酸等）为目的的细菌学诊断，以及检测患者血清中特异性抗体为目的的血清学诊断。临床诊断方法的敏感性、特异性和检测效率是影响选择的重要因素。

一、细菌学诊断

（一）标本采集

细菌感染性疾病的实验室检查结果主要取决于临床标本的质量、采集时间及方法、实验人员的技术熟练程度及经验。临床医生应根据患者的临床表现初步判断其可能感染的病原，明确对该患者采取何种标本，何时采取，进行哪些实验室检查，并应具备正确解读实验结果的能力。为提高致病菌检出率，避免错误诊断或漏检，标本采集与送检过程应遵循下列原则：

1. 严格执行无菌操作，尽量避免患者的正常细菌群或外界环境中杂菌污染标本。采取标本的局部感染部位勿用消毒剂，必要时宜以无菌生理盐水冲洗，拭干后再取材。从呼吸道、消化道、泌尿生殖道、伤口或体表分离可疑致病菌时，应与其特定部位的正常细菌群及临床表现一并加以考虑，因为目前内源性感染率呈不断上升趋势。

2. 根据致病菌在患者感染的不同病程的体内分布和排出部位，采集不同的标本（表 6-1）。例如，流行性脑脊髓膜炎患者取脑脊液、血液或出血瘀斑；伤寒患者在病程第 1 周内取血液，第 2 ～ 3 周时可取粪便和尿液。尽可能采集病变明显部位的标本。

表 6-1　临床标本中重要病原菌

临床标本	常见病原菌
血液	金黄色葡萄球菌、肠球菌、肺炎链球菌、甲型溶血性链球菌、脑膜炎奈瑟菌、大肠埃希菌、肺炎克雷伯菌、铜绿假单胞菌、伤寒沙门菌、流感嗜血杆菌
咽拭子	A 群链球菌、白喉棒状杆菌、百日咳鲍特菌
痰液	结核分枝杆菌、肺炎链球菌、金黄色葡萄球菌、肺炎克雷伯菌、铜绿假单胞菌、百日咳鲍特菌、嗜肺军团菌、流感嗜血杆菌、肺炎支原体
脑脊液	脑膜炎奈瑟菌、肺炎链球菌、流感嗜血杆菌、大肠埃希菌
粪便	志贺菌、沙门菌、空肠弯曲菌、大肠埃希菌、霍乱弧菌、副溶血弧菌、艰难梭菌、脆弱类杆菌
尿液	大肠埃希菌、凝固酶阴性葡萄球菌、变形杆菌、肠杆菌、铜绿假单胞菌、肠球菌
生殖道分泌物	淋病奈瑟菌、沙眼衣原体、梅毒螺旋体、阴道加德纳菌、白念珠菌
伤口及脓肿	金黄色葡萄球菌、A 群链球菌、铜绿假单胞菌、大肠埃希菌、产气荚膜梭菌、脆弱类杆菌
胃窦和胃体黏膜	幽门螺杆菌

3. 应在疾病早期和使用抗菌药物之前采集标本，否则可能需停药数天后再采集，或者在分离

培养时加入药物拮抗剂。

4. 标本必须新鲜，采集后尽快送检，尤其是检测抵抗力弱的细菌。若不能立即送检，应将标本置于特殊的转运培养基中，低温保存，以减缓致病菌的死亡，阻止杂菌的过度生长。送检过程中，除不耐寒冷的脑膜炎奈瑟菌、淋病奈瑟菌等要保温外，多数菌可冷藏送运。

（二）致病菌的检验方法

致病菌的检验方法主要有镜检、分离培养、生化试验、血清学鉴定等，有的尚需做动物实验等。

1. 镜检 可在显微镜下直接观察致病菌的形态、大小、排列方式和染色特点。凡在形态和染色性上具有特征的致病菌，直接涂片染色后镜检有助于初步诊断。例如，痰中查见抗酸染色阳性细长杆菌，脑脊液或淤血点中查到肾形、成双排列的革兰氏阴性球菌，脓液中发现革兰氏阳性葡萄串状球菌，或咽喉假膜中检出有异染颗粒的棒状杆菌时，可分别初步诊断为结核分枝杆菌、脑膜炎奈瑟菌、葡萄球菌或白喉棒状杆菌。在某些情况下，在直接涂片后，以特异性荧光抗体染色，在荧光显微镜下观察到发荧光的菌体就是欲检验的细菌。粪便中的志贺菌、霍乱弧菌，呼吸道标本中的嗜肺军团菌和百日咳鲍特菌等均可用此技术快速检出。

染色或不染色标本的形态学检查法较为简便、快速、价廉，为临床检验所常用。但其敏感性不及分离培养法。

2. 分离培养 有很多种类的细菌在形态、排列方式和染色性上难以区分，需进行细菌的分离培养，这是确诊细菌感染性疾病的可靠方法，并有助于选用抗菌药物及评价疗效。由于各种细菌的生物学特性有所差异，所采用的培养基和培养方法也不尽相同。

从无菌部位采取的血液、脑脊液等标本，可直接接种至营养丰富的液体或固体培养基；从正常细菌群存在部位采取的标本，应接种至选择或鉴别培养基。接种后置37℃孵育，一般需氧菌经16～20小时可形成菌落，厌氧菌和微需氧菌通常需2～3天才形成菌落。少数菌如结核分枝杆菌生长缓慢，需培养3～4周才形成典型菌落。根据细菌所需要的营养、生长条件、菌落特征可作初步鉴别，确诊还需对纯培养物进行形态特征、生化试验和血清学鉴定。分离培养法的阳性率比直接涂片镜检高，但需时较久。因此，遇白喉、气性坏疽等急性传染病时，可根据患者临床表现和直接涂片镜检结果作出初步诊断并及时治疗，不必等待分离培养报告，以免贻误治疗时间。

3. 生化试验 细菌的代谢活动依靠一系列酶的催化作用。不同细菌具有不同的酶系，对营养物质的分解能力及其代谢产物不尽相同。检测细菌对各种基质（如糖类和蛋白质）的代谢作用和代谢产物的差异，借以区别和鉴定细菌，称为细菌的生化试验（biochemical testing）。例如，幽门螺杆菌产生丰富的尿素酶，可分解尿素产生氨，使培养液呈碱性，pH指示剂变色。生化试验对菌体形态、革兰氏染色性和菌落特征相同或相似的细菌（如肠道杆菌）的鉴定尤为重要。

现代临床细菌学已普遍采用微量、快速、半自动化或自动化的细菌生化鉴定和细菌药敏分析系统，使细菌检出水平明显提高，所需时间大为缩短，提高了相关标本鉴定的准确性与时效性。

4. 血清学鉴定（serological identification） 是利用含有已知特异性抗体的免疫血清，检测分离获得的待检菌抗原，确定待测菌的属、种或血清型。常用的方法是玻片凝集试验。

5. 动物实验 利用动物实验，可进行致病菌的分离与鉴定、细菌毒力的检测等。应根据实验目的，选用一定体重或年龄的高度易感性的健康动物。常用实验动物有小鼠、豚鼠和家兔等。接种途径有注射（皮内、皮下、腹腔、肌内、静脉、脑内）和灌胃等。接种后应仔细观察动物的食量、精神状态和局部变化等。若动物出现特有的症状或死亡，应立即解剖，检查病变，或做细菌分离培养，证实由何种致病菌所致。动物实验一般不作为常规细菌学诊断方法。

6. 抗菌药物的敏感性试验（简称药敏试验） 是测定抗菌药物或其他抗微生物制剂在体外杀灭或抑制病原微生物生长作用的方法。药敏试验结果能够检测细菌的耐药谱及其变迁，评价新型抗菌药物的药效学特征，是临床医师选择抗菌药物治疗感染性患者的重要依据，也是检测医院内感染的流行病学调查的手段之一。药敏试验中，最低抑菌浓度（minimal inhibitory concentration，MIC）是指在体外能够抑制细菌生长的最低药物浓度；最低杀菌浓度（minimal bactericidal concentration，MBC）是指在体外能够使细菌总数减少（杀灭）99.9% 以上的最低药物浓度。

药敏试验方法包括稀释法、扩散法和 E-test 法。稀释法是将被测菌株加入含有一系列倍比稀释抗菌药物的培养基中，经培养后，肉眼观察细菌生长的情况，能抑制细菌生长的培养管（或培养平板）的最低药物浓度为 MIC。扩散法是将浸有抗菌药物的纸片贴在涂有细菌的琼脂平板上，抗菌药物在琼脂内向四周扩散，抑制纸片周围一定距离范围内的敏感细菌生长，根据抑菌圈的大小即可推知该药物的 MIC。E-test 法结合了稀释法和扩散法的原理和特点，将细菌接种于琼脂平板中，含有连续梯度浓度的抗菌药物的塑料纸条置于琼脂平板上，抗菌药物从纸条扩散至琼脂，抑制试条周围浓度范围内的敏感细菌生长，形成一定大小的透明抑菌圈，从而直接测量出抗菌药物对测试菌的 MIC。

（三）细菌成分的检验方法

检出细菌的成分，如细菌的特异性抗原、特异的核酸序列、特殊的毒素等，是判断感染的细菌及其致病性的重要实验依据。

1. 细菌核酸的检测　利用核酸杂交、聚合酶链反应（polymerase chain reaction assays，PCR）和基因芯片等分子生物学技术，直接检测标本中致病菌的特异性核酸片段即可鉴定出致病菌，具有特异性强、敏感度高、快速等特点，尤其适用于检测难以或不能培养的致病菌（如梅毒螺旋体），以及培养时间较长或培养条件苛刻的致病菌（如立克次体、衣原体、结核分枝杆菌、幽门螺杆菌、空肠弯曲菌、嗜肺军团菌和无芽胞厌氧菌等）。

2. 细菌抗原的检测　细菌抗原的检测是临床实验室诊断细菌感染的常用技术。利用已知的特异性抗体，可定性或定量检测临床标本或分离培养后的细菌标本中的未知抗原。采用的免疫学方法有凝集试验（直接凝集试验、乳胶凝集试验、协同凝集试验等）、免疫荧光试验、补体结合试验、酶联免疫吸附试验（ELISA）、免疫印迹试验及双向琼脂扩散试验等。其中最常用的是 ELISA 和凝集试验。这些试验特异、敏感、简便。特别适用于患者在采集样本前使用了抗生素，难以成功分离培养出细菌等情况。

3. 质谱法对细菌成分的检测　质谱法具有高通量、敏感性和特异性的优势，在微生物学研究中应用广泛。特别是基质辅助激光解析 / 电离飞行时间质谱（matrix assisted laser desorption ionization time of flight mass spectrometry，MALDI-TOF-MS）已发展成为一种成熟的分析方法，可用于蛋白质、核酸、多糖等多种生物分子的分子量测定和结构分析。MALDI-TOF-MS 的原理是用激光照射样品与基质形成的共结晶薄膜，基质从激光中吸收能量传递给生物分子，基质与样本间发生电荷转移使得样本分子电离。离子经电场加速，由于质荷比（m/z）及信号相对强度的不同，在磁场中飞行时间不同而被检测，通过软件处理就能得到病原菌特征性的指纹图谱，经与数据库中的标准图谱比对即可鉴定细菌。

细菌所含蛋白质约占细菌干重的 50%，其表达由遗传性状决定，受外界环境影响较小，具有多样性、丰富性、易于提取和分离且不需要扩增的特点，因此成为目前 MALDI-TOF-MS 检测病原菌的最主要生物标志。通过分析检测样本菌株蛋白组成成分获得特征性的模式峰，与数据库中细菌指纹图谱进行比较，从而鉴定细菌至属、种，乃至亚种的水平。

与传统生化表型和分子生物学方法相比，MALDI-TOF-MS 具有简便、快速、准确和经济的特点。近几年来，一些操作简易的商业化质谱仪已经走进临床微生物实验室，在国内外众多医院用于常规的临床细菌鉴定中，还可以鉴定部分真菌和病毒等微生物。

二、血清学诊断

人体感染致病菌后，免疫系统可发生免疫应答而产生特异性抗体。抗体的量常随感染过程而增多，表现为效价（titer）或称滴度的升高。因此，采用已知的细菌或其特异性抗原，检测患者血清或其他体液中有无相应特异性抗体及其效价的动态变化，可作为某些传染病的辅助诊断。一般采取患者的血清进行试验，故这类方法通常称为血清学诊断（serological diagnosis）。血清学诊断主要适用于抗原性较强、生化试验不易区别、难以培养或不能培养的致病菌感染，或者病程较长的感染性疾病。

在血清学诊断中，最好采取患者急性期和恢复期双份血清标本。因为在传染病流行区内，患者血清中出现某种抗体，除患有与该抗体相应的疾病外，亦可因曾经的该菌隐性感染或近期预防接种所致。因此，抗体效价明显高于健康人群的水平或随病程递增即可区别既往感染或现症感染。当恢复期的抗体效价比急性期升高≥4倍时方有诊断价值。若患者在疾病早期应用抗菌药物，致病菌在体内繁殖不多，抗体效价可以无明显升高。可见，细菌学检查和血清学诊断在细菌感染的确诊上是互为辅助的。

常用于细菌性感染的血清学诊断方法列于表6-2。其中，ELISA快速、灵敏、特异，已有各种商品化试剂盒可自动化检测大量标本，有逐渐替代其他血清学诊断方法之势。

表 6-2　细菌感染性疾病的血清学诊断

血清学试验	应用举例
直接凝集试验	伤寒、副伤寒（肥达试验）、立克次体病（外斐试验）、波浪热、钩端螺旋体病（显微凝集试验）、梅毒（VDRL、RPR试验）
补体结合试验	Q热、波浪热
中和试验	风湿热（抗O试验）
免疫印迹试验	莱姆病
免疫荧光试验	梅毒（FTA-ABS试验）
ELISA	军团病、梅毒、钩体病

第二节　细菌感染的免疫预防

人工免疫包括人工主动免疫（artificial active immunization）和人工被动免疫（artificial passive immunization）（表6-3），是预防或治疗细菌感染的有效措施。人工主动免疫方法通常称为预防接种（prophylactic inoculation）或疫苗接种（vaccination）。人工被动免疫主要用于急性传染病的特异性治疗或紧急预防。

表 6-3　人工主动免疫与人工被动免疫的比较

区别要点	人工主动免疫	人工被动免疫
免疫物质	抗原	抗体或细胞因子等
免疫出现时间	慢（数天～4周）	快（立即）
免疫维持时间	长（数月～数年）	短（2～3周）
主要用途	特异性预防	特异性治疗或紧急预防

一、人工主动免疫

人工主动免疫是将疫苗（vaccine）接种于人体，使之产生获得性免疫力的措施，主要用于特异性预防微生物感染。疫苗接种可有效地降低感染性疾病的发生率和死亡率。传统的疫苗主要有灭活疫苗、减毒活疫苗和类毒素，但对于某些抗原性弱且易于发生免疫逃避的病原体，传统疫苗往往使机体难以获得有效的免疫应答及保护性。对于一些免疫保护机制不清、可能诱导免疫病理反应和不易培养的病原体，则难以用传统方法生产疫苗。

现代疫苗学的发展策略主要有：①将病原微生物保护性抗原的编码基因克隆到合适的载体，再导入适宜的表达系统中表达，制成亚单位疫苗；②选择缺失基因的减毒病原体（如卡介苗）、非致病性病毒（如腺病毒、金丝雀痘病毒）或人体正常细菌群的细菌（如乳杆菌）等作为载体，插入致病菌抗原基因或导入携带致病菌抗原基因的重组质粒，构建成活的载体疫苗高效表达目的抗原以刺激宿主免疫系统；③预防多种疾病、接种次数少的多价抗原联合疫苗；④利用质粒 DNA 诱导免疫应答的核酸疫苗；⑤疫苗的免疫增强物及对免疫系统的调节；⑥特定免疫原或免疫调节剂投递的新型微粒载体系统。因此，疫苗的形式从过去较单一的灭活疫苗、减毒活疫苗，发展到现代的基因工程重组蛋白质疫苗、化学合成多肽疫苗（包括表位疫苗）及核酸疫苗等新型疫苗；疫苗的功能从预防发展到预防与治疗。疫苗研发的趋势是增强免疫效果，简化接种程序。

（一）灭活疫苗

选用免疫原性强的病原体，经人工大量培养后，用理化方法杀死，但仍保留抗原性而制成的生物制品，称为灭活疫苗（inactivated vaccine）。常用的灭活疫苗有百日咳、伤寒、霍乱、钩端螺旋体病、斑疹伤寒、Q 热、鼠疫等疫苗。灭活疫苗制造工艺相对简单，免疫原性稳定，易于制备多价疫苗，疫苗安全性高，保存方便，一般 4℃可保存 1 年左右。缺点主要是：①接种剂量大；②注射局部和全身的不良反应较大；③免疫维持时间短，需接种多次，为减少接种手续，可将不同种类的死疫苗适当混合组成联合疫苗，如伤寒和副伤寒甲、乙混合的三联疫苗，多个型别钩端螺旋体组成的多价钩端螺旋体疫苗等；④灭活疫苗不能模拟病原体在宿主中的自然感染过程，主要刺激宿主产生体液免疫，而黏膜免疫和细胞免疫应答不强。

（二）减毒活疫苗

从自然界筛选，或通过人工诱导培养，将病原体的毒力降低，弱毒或无毒菌仍可以在宿主体内生长繁殖，使宿主发生轻型或隐性感染，引起免疫应答而又不产生明显临床症状的疫苗，称为减毒活疫苗（live attenuated vaccine）（又称活疫苗），如卡介苗（BCG）。与灭活疫苗相比，减毒活疫苗的优点是：能模拟自然感染过程，诱发全面、稳定、持久的体液免疫、细胞免疫和黏膜免疫应答，一般只需接种 1 次，剂量较小，不需要佐剂。减毒活疫苗的缺点是：需冷藏保存，且保存期短，但此不足可用冻干法改进剂型来克服。减毒活疫苗存在毒力回复突变危险，免疫缺陷者和孕妇一般不宜选择。

（三）类毒素

细菌外毒素经 0.3%～0.4% 甲醛处理后，失去毒性但仍保持免疫原性，成为类毒素（toxoid）。加入适量磷酸铝或氢氧化铝等吸附型佐剂则成为精制的类毒素。它们在机体内吸收缓慢，能较长时间刺激机体，可以增强免疫效果，诱导机体产生抗毒素。常用的类毒素有破伤风和白喉类毒素等。百白破三联疫苗是将灭活的百日咳鲍特菌与白喉、破伤风两种类毒素混合而成。且百日咳鲍特菌是有效的佐剂，能增强白喉和破伤风类毒素的免疫效果，减少接种次数。

（四）亚单位疫苗

亚单位疫苗（subunit vaccine）是指不含病原体核酸，仅含能诱发宿主产生中和抗体的微生物蛋白或表面抗原的疫苗。亚单位疫苗包括非重组的亚单位疫苗和基因重组亚单位疫苗，前者如肺炎链球菌、脑膜炎奈瑟菌、流感嗜血杆菌等的荚膜多糖疫苗，后者如乙型肝炎疫苗。其突出优点是已除去病原体中不能激发机体保护性免疫和对宿主有害的部分，只保留有效的免疫原成分，可消除减毒活疫苗的回复突变和灭活疫苗的感染性复活作用，对机体引起的不良反应小。

（五）核酸疫苗

核酸疫苗（nucleic acid vaccine），又称 DNA 疫苗（DNA vaccine）或基因疫苗（gene vaccine），是指将编码病原体保护性抗原的基因片段克隆到真核表达质粒上，然后直接导入宿主体内，以持续表达目的免疫原，进而诱发保护性体液免疫和细胞免疫的新型疫苗。核酸疫苗与传统疫苗的最大差异在于疫苗的主要成分不同。传统疫苗一般是灭活或减毒活病原体，或病原体的亚单位蛋白。

核酸疫苗仅仅是病原体编码某种抗原的基因片段，在宿主体细胞内完成表达和后加工。目前，对核酸疫苗的确切作用机制，以及接种人体的安全性等问题正在继续深入研究之中。

（六）疫苗研究进展

治疗性疫苗（therapeutic vaccine）旨在打破机体的免疫耐受，它通过改善及增强对疫苗靶抗原的摄入、表达、处理、呈递，激活免疫应答，唤起机体对靶抗原的免疫应答能力，达到诱导已患病个体的特异性免疫应答，从而实现清除病原体或异常细胞，治愈疾病的作用。治疗性疫苗可用于慢性感染性疾病、肿瘤和过敏性疾病的治疗。

早在 20 世纪初期，Wright 等尝试采用灭活疫苗治疗慢性细菌性疾病，如葡萄球菌性皮肤病和慢性淋病，取得较好的效果。但是，随着抗生素的问世和迅速发展，治疗性疫苗用于传染病治疗的研究进入低潮。近年来，由于对病原微生物的致病机制和机体抗感染免疫应答的认识不断加深，以及耐药菌感染日益严重，治疗性疫苗重新受到关注。

反向疫苗学（reverse vaccinology）是以微生物全基因组为基础筛选蛋白质抗原的疫苗发展策略。即通过对某一病原体的基因组测序分析，采用生物学信息学技术预测出候选抗原决定簇，通过高通量表达和免疫学分析，筛选和鉴定出具有一定免疫原性特征的蛋白质，作为研制疫苗的候选疫苗成分。反向疫苗学始于对 B 群脑膜炎奈瑟菌候选疫苗抗原的研究。近些年来，生物信息学技术的快速发展及病原菌全基因组测序工作的顺利进展为反向疫苗的研制奠定了良好基础。相对于传统疫苗，反向疫苗的研究方法的优势在于：第一，安全便捷，全程无须培养病原体，避免了病原微生物的潜在风险；第二，筛选范围更加广泛，可以高通量筛选候选抗原，包括在不同时期和环境表达的病原蛋白质抗原。尽管这种疫苗研究方法仅适用于筛选和鉴定蛋白质抗原，但仍然开辟了一条新的疫苗研制途径，具有十分重要和深远的意义。

二、人工被动免疫

当宿主已受病原体感染时，采用人工主动免疫已为时过晚，此时宜行人工被动免疫。人工被动免疫是注射含有特异性抗体的免疫血清、纯化免疫球蛋白、细胞因子或致敏的免疫细胞等，使机体立即获得特异性免疫力。但这些免疫物质不是患者自己产生的，故维持时间不长（表 6-3）。

（一）抗毒素

用细菌类毒素或外毒素多次免疫马，待马产生高效价抗毒素后采血，分离出血清并提取其免疫球蛋白，精制成抗毒素（antitoxin）制剂。抗毒素能中和相应的外毒素，阻断其毒性作用。目前，我国的白喉、破伤风和肉毒抗毒素均用马来制备。为避免 I 型超敏反应的发生，使用这些异种抗毒素前务必先做皮肤试验，必要时可采用脱敏疗法。应用人源性免疫球蛋白可避免发生超敏反应。此外，外毒素毒性强，与靶细胞的结合为不可逆的，故抗毒素只能中和游离的外毒素，使用抗毒素应尽可能早期、足量注射。

（二）抗菌免疫血清

抗菌免疫血清（antibacterial immune serum）是指用某种细菌免疫动物制成的含有相应特异性抗体的血清。曾用于治疗肺炎链球菌、鼠疫耶尔森菌、炭疽芽胞杆菌和百日咳鲍特菌等细菌感染性疾病。自抗生素类抗菌药物问世后，因抗菌免疫血清制备较烦琐、菌型又复杂，以及异种血清可能引发超敏反应等，目前已基本淘汰。只是某些多重耐药菌（如铜绿假单胞菌）感染时，仍可考虑抗菌血清治疗。

（三）免疫球蛋白

免疫球蛋白（immunoglobulin）包括胎盘丙种球蛋白（placental gamma globulin）和血清丙种

球蛋白（serum gamma globulin），前者是从健康产妇的胎盘和婴儿脐带血中提取而制成，后者是从正常成人血清中提取制备。因大多数成人经历过多种常见致病菌的隐性感染及疫苗接种，有的曾患过某些传染病，故其血清中含有抗多种病原体的特异性抗体。这种制剂对患者虽有同种抗原的问题存在，但由于免疫原性较弱，一般不会发生超敏反应。免疫球蛋白主要用于麻疹、甲型肝炎、脊髓灰质炎等病毒性疾病的紧急预防，也可用于丙种球蛋白缺乏症患者，以及经长期化疗或放疗的肿瘤患者，以预防常见致病菌的感染。因这类制剂不是专门针对某一特定病原体的特异性抗体，故其免疫效果不如高效价的特异性免疫球蛋白。

（四）细胞因子制剂

参与细胞免疫的有关细胞和细胞因子较多，相互间的调控关系复杂。因此，细胞因子制剂（cytokine）是近年来研制的新型免疫治疗剂，但在抗细菌感染免疫中的应用不多，主要是用于一些病毒感染性疾病。常用的有干扰素、IL-2 等。

第三节　细菌感染的治疗

自 1941 年青霉素投入临床使用，细菌感染性疾病的治疗从此进入抗生素时代。到了 20 世纪 80 年代，开始有越来越多的细菌对抗生素产生耐药性，抗菌治疗面临严重问题。了解抗菌药物的杀菌机制和细菌耐药性的产生机制，有助于正确地使用抗菌药物、指导开发新型抗菌药物及控制细菌耐药性的产生和扩散。

一、抗菌药物的杀菌机制

临床应用的抗菌药物包括抗生素（antibiotic）和化学合成抗菌药物。抗生素是某些微生物在代谢过程中产生的一类抗菌物质，能选择性地抑制或杀死某些病原微生物。抗生素大多由放线菌和丝状真菌产生。在抗生素母核中加入不同侧链或通过母核结构改造而获得的为半合成抗生素，完全化学合成的为化学合成抗菌药物。抗菌药物的杀菌机制主要包括以下几个方面（图 6-1）。

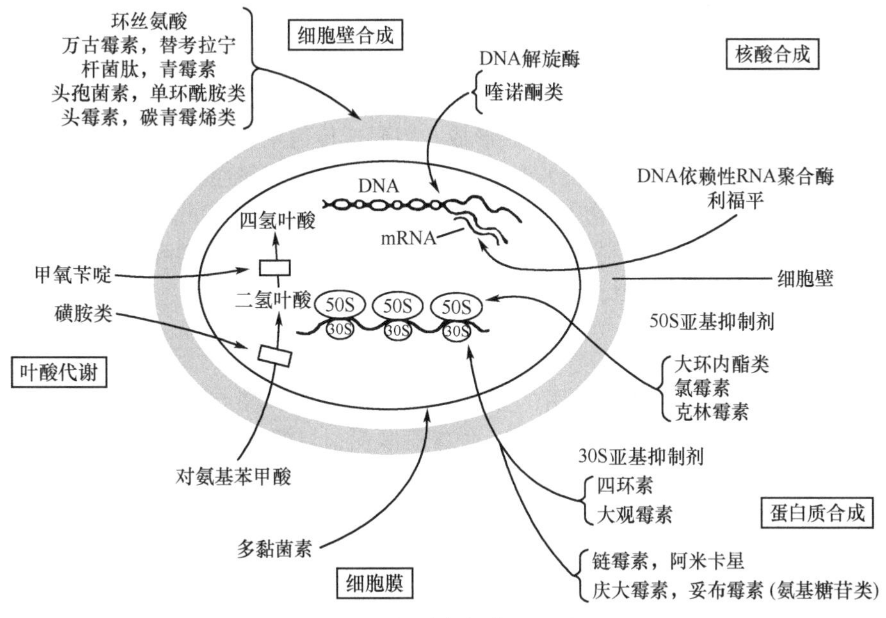

图 6-1　抗菌药物作用靶位

（一）阻碍细胞壁的形成

肽聚糖是细菌细胞壁的主要组分。许多抗菌药物能干扰肽聚糖的合成，使细菌不能合成完整的细胞壁，可导致细菌死亡。其中糖肽类抗生素，如万古霉素（vancomycin）和替考拉宁（teicoplanin），可与 UDP- 胞壁酰五肽末端的 D-Ala-D-Ala 结合形成复合物，从而抑制肽聚糖链延伸或肽链交联；β- 内酰胺类抗生素能与细菌竞争性抑制肽聚糖合成所需的转肽酶和羧肽酶等，抑制四肽侧链上 D-Ala 与五肽交联桥之间的连接或侧链直接相连。被 β- 内酰胺类抑制的酶具有与青霉素结合的能力，故称为青霉素结合蛋白。

β- 内酰胺类抗生素均含有一个 β- 内酰胺环。主要种类有：①青霉素类，如青霉素 G（penicillin G）、甲氧西林（methicillin）、氨苄西林（ampicillin）、阿莫西林（amoxicillin）、哌拉西林（piperacillin）等；②头孢菌素类，包括第一代如头孢拉定（cefradine），第二代如头孢克洛（cefaclor），第三代如头孢他啶（ceftazidime）、头孢曲松（ceftriaxone）和第四代如头孢匹罗（cefpirome）；③单环 β- 内酰胺类，如氨曲南（aztreonam）；④碳青霉烯类，如亚胺培南（imipenem）、比阿培南（biapenem）；⑤头霉素类，如头孢西丁（cefoxitin）、头孢美唑（cefmetazole）。

（二）抑制蛋白质的合成

细菌核糖体由 50S 和 30S 亚基组成，许多抗菌药物能干扰细菌核糖体的功能，抑制蛋白质合成，使细菌丧失生长繁殖的物质基础，导致细菌死亡。主要种类有：①氨基糖苷类，如链霉素（streptomycin）、庆大霉素（gentamicin）、妥布霉素（tobramycin）、阿米卡星（amikacin）、地贝卡星（dibekacin）等，其杀菌机制主要是与核糖体 30S 亚基不可逆地结合，将已接上的甲酰甲硫氨酰 -tRNA 解离，抑制蛋白质合成起始过程，亦可阻止核糖体与释放因子结合，阻断蛋白质的释放；②四环素类，如四环素（tetracycline）、多西环素（doxycycline）、替加环素（tigecycline），可特异性地与核糖体 30S 亚基 A 位结合，影响蛋白质合成初始阶段和释放；③大环内酯类，如红霉素（erythromycin）、螺旋霉素（spiramycin）、克拉霉素（clarithromycin）、阿奇霉素（azithromycin），可与核糖体 50S 亚基结合，阻断转肽作用和 mRNA 位移，故而抑制蛋白质合成；④林可霉素（lincomycin）和克林霉素（clindamycin），抗菌机制与大环内酯类相似；⑤氯霉素（chloramphenicol），可与核糖体 50S 亚基结合，使肽链延伸受阻。

（三）抑制核酸的合成

主要药物有：①喹诺酮类，如诺氟沙星（norfloxacin）、环丙沙星（ciprofloxacin）、氧氟沙星（ofloxacin）、吉米沙星（gemifloxacin）等，通过与 DNA 解旋酶 -DNA 复合体相结合，抑制 DNA 的断裂 - 重接循环，干扰 DNA 双螺旋形成，阻碍遗传信息的复制；②利福霉素类，如利福平（rifampicin）、利福布汀（rifabutin）等，可与细菌的 DNA 依赖性 RNA 聚合酶 β 亚单位结合，抑制 mRNA 的合成；③磺胺类药物，如磺胺甲噁唑（sulfamethoxazole，SMZ），通过阻断核苷酸前体物质四氢叶酸的合成，抑制核酸的合成；④硝基咪唑类，如甲硝唑（metronidazole），产生中介化合物，引起 DNA 链断裂，干扰 DNA 复制。

（四）影响细胞膜的功能

细菌细胞膜具有选择性屏障作用，并具有多种酶系统，参与生化代谢过程。多黏菌素（polymyxin）作用于革兰氏阴性杆菌的磷脂，使细胞膜受损，细胞质内容物漏出，引起细菌死亡。

二、细菌耐药性

细菌耐药性（bacterial resistance）可分为：①固有耐药（intrinsic resistance），是由细菌染色体基因决定、代代相传的天然耐药性；②获得性耐药（acquired resistance），是指致病菌由原来的敏感变为不敏感，致使疗效降低或治疗失败。获得性耐药性产生的分子机制有基因突变和耐药基因转移，后者可通过质粒、转座子和整合子所介导。多重耐药性（multiple-drug resistance，MDR）是指细菌同时对多种作用机制不同（或结构完全各异）的抗菌药物具有耐性。

（一）临床常见的耐药菌

1. 金黄色葡萄球菌 20世纪50年代最早出现耐青霉素金黄色葡萄球菌。随着耐酶青霉素和头孢菌素的广泛应用，60年代出现耐甲氧西林金黄色葡萄球菌（methicillin resistant *S. aureus*，MRSA）。目前MRSA检出率占全部金黄色葡萄球菌分离株的20%～50%。有些MRSA菌株对几乎所有常用β-内酰胺类抗生素耐药，仅对万古霉素敏感。2002年，在美国首次发现万古霉素耐药金黄色葡萄球菌（vancomycin resistant *S. aureus*，VRSA）。

2. 革兰氏阴性杆菌 主要包括大肠埃希菌、肺炎克雷伯菌、铜绿假单胞菌、阴沟肠杆菌、黏质沙雷菌、不动杆菌、嗜麦芽黄单胞菌等，其中最为重要的是产超广谱β-内酰胺酶（extended-spectrum β-lactamase，ESBL）、AmpC酶（ampicillin cephamycinase，AmpC）、金属β-内酰胺酶（metallo-β-lactamase，MBL）和多重耐药的菌株。ESBL能灭活青霉素类、第一至第三代头孢菌素和单环β-内酰胺类，仅对头霉素和碳青霉烯类敏感。革兰氏阴性杆菌的耐药性问题在重症监护病房（ICU）尤为突出。

3. 肠球菌 1987年，在英国最先发现耐万古霉素肠球菌（vancomycin resistant enterococcus，VRE）。VRE常呈多重耐药性，已在全球蔓延，暴发流行多发生在ICU，患者病死率高。

4. 结核分枝杆菌 多重耐药结核分枝杆菌（MDR-TB，通常指至少耐异烟肼和利福平）检出率高。随着艾滋病的蔓延和流动人口的增加，多重耐药结核分枝杆菌的产生及传播将更为严重。

5. 肺炎链球菌 20世纪40年代，研究者发现肺炎链球菌对最常用的青霉素高度敏感。70年代末发现高水平青霉素耐药株（penicillin resistant *S. pneumoniae*，PRSP）。近年来，PRSP及中度敏感菌株检出率呈明显上升趋势，在多个国家已超过10%。

6. 流感嗜血杆菌 20世纪70年代初，氨苄西林取代氯霉素和四环素成为治疗流感嗜血杆菌感染的首选药物。近20多年来，全球范围内氨苄西林耐药流感嗜血杆菌检出率逐年增加。

7. 淋病奈瑟菌 青霉素一直是治疗淋病的首选药物，但到20世纪70年代中期，发现了产青霉素酶的淋病奈瑟菌（penicillinase-producing *N. gonorrhoeae*，PPNG）。80年代又出现不产青霉素酶的染色体介导的青霉素和四环素耐药菌株。PPNG流行率最高的是东南亚。由于淋病奈瑟菌对青霉素和四环素出现耐药性，使得在治疗不复杂的淋病时不得不选用广谱头孢菌素和诺氟沙星等。

8. 志贺菌属 1959年在日本出现多重耐药痢疾志贺菌感染暴发流行。1990年，在布隆迪引起暴发流行的痢疾志贺菌对该国所有口服抗生素均呈耐药。志贺菌对以前常用的呋喃唑酮、庆大霉素、氨苄西林、氯霉素、磺胺甲噁唑/甲氧苄啶的耐药率呈逐年上升趋势。

（二）耐药的生化机制

细菌对抗菌药物存在多种耐药机制。

1. 灭活作用 这是细菌产生耐药性的最重要方式。细菌被诱导产生灭活酶，通过修饰或水解作用破坏抗生素，使之转化为无活性的衍生物。常见的灭活酶有β-内酰胺酶、超广谱β-内酰胺酶、氨基糖苷类修饰酶(乙酰转移酶、磷酸转移酶、核苷酸转移酶)、红霉素酯酶和氯霉素乙酰转移酶等。β-内酰胺酶可破坏β-内酰胺环而使β-内酰胺类抗生素的活性失去或减低，这是大多数致病菌对β-内酰胺类抗生素耐受的主要机制。氨基糖苷类修饰酶能将氨基糖苷类抗生素的游离氨基乙酰化，将游离羟基磷酸化、核苷化，使药物不易进入菌体，也难以与细菌内靶位——核糖体30S亚基结合，从而失去抑制蛋白质合成的能力。

2. 靶位改变 细菌通过产生诱导酶对抗生素的作用靶位进行化学修饰，或通过基因突变造成靶位改变，使抗菌药物不能与靶位结合或亲和力下降，失去杀菌作用。例如，MRSA能产生一种新的青霉素结合蛋白 PBP-2′（或 PBP2a），对所有β-内酰胺类具有低亲和性。在β-内酰胺类抗生素存在的条件下，虽然该菌正常的 5 种 PBP 被抑制，不能发挥正常生理功能，但 PBP-2′不被抑制，可作为转肽酶等完成细胞壁的合成，故该菌对β-内酰胺类抗生素从敏感转呈耐药。又如，核糖体 30S 亚基 S12 蛋白发生构象变化，链霉素失去结合受体而不能发挥抑菌作用。

3. 减少药物吸收 由于细菌细胞壁的有效屏障或细胞膜通透性的改变，阻止药物吸收，使抗生素难以或无法进入菌体内发挥作用。例如，分枝杆菌的细胞壁存在异常紧密的结构，通透性极低；铜绿假单胞菌外膜上由孔蛋白构成的蛋白通道较特殊，通透能力比大肠埃希菌低 100 多倍，加之生物膜的形成而使抗菌药物不易进入菌体内，故分枝杆菌和铜绿假单胞菌对众多的抗菌药物呈现明显的多重耐药性。此外，在接触抗生素后，细菌可改变外膜孔蛋白的组成、关闭孔蛋白或减少其数量（如 OmpF 和 OmpC 的表达减少），降低外膜通透性，产生耐药性。例如，鼠伤寒沙门菌因缺乏蛋白通道而产生多重耐药性。

4. 增加药物排出 细菌具有能量依赖性的主动外排系统，可将不同种类的抗生素同时泵出体外，使菌体内的抗生素浓度明显降低，不足以杀死细菌。这是细菌产生多重耐药性的主要原因。主动外排系统通常由外排转运蛋白、外膜通道蛋白和连接蛋白（或辅助蛋白）组成。

（三）抗菌药物应用与耐药性的产生

细菌可通过基因突变或耐药基因转移而成为耐药菌株，但耐药菌株在菌群中仅占极少部分，在自然环境下难以与占有压倒性优势的敏感菌竞争，其生长规模必然受到正常细菌群的拮抗。然而，抗生素的广泛应用提供了对耐药突变株的选择环境。例如，当给患者长期使用抗生素，尤其是广谱抗生素时，正常细菌群中敏感菌株将迅速被抑制或“淘汰”，使得患者对医院流行的耐药菌株变得更加易感，耐药菌株乘机侵入并大量繁殖成为新的优势菌，最终取代敏感菌株的地位。可见，抗生素在耐药菌产生过程中起到筛选作用。

细菌耐药性的产生和变迁与临床上抗生素广泛或过度应用有绝对关系。医院是抗生素使用集中的地方，医院内的细菌耐药检出率明显高于社区。对于同一种细菌，医院内分离株耐药性较强和较广谱。对某一特定药物耐药率的波动与医院抗生素使用规定的变化密切相关。对于绝大多数病例，医生在致病菌检测及其药敏试验结果出来前已开始凭经验选择用药，待药敏报告后再做调整，而有的可能始终无药敏结果。从某种意义上讲，这是细菌产生耐药性的主要原因。此外，一些医生不顾抗菌药物使用限制的有关规定，继续开出过量或不适当的抗菌药物。在很多发展中国家，许多抗生素不需处方即可购买，无指征滥用现象严重。

耐药菌株产生和扩散速度还与兽医学、畜牧业、农业和水产养殖业泛用抗生素有密切关系。畜牧业长期大量应用亚治疗量抗生素作为生长促进剂，必然导致动物体内耐药菌的出现。动物耐药菌可将耐药基因传递给人类致病菌，导致耐药性不断扩散。

（四）控制细菌耐药性的策略

1. 科学合理用药，防止耐药菌株的产生 近年来，根据耐药性变迁特点，通过限制某些抗生素的应用或改变抗生素的应用种类，有计划地定期或划区停用某种抗生素，或循环使用抗生素，对遏制细菌耐药性已显示出良好的前景。合理用药包括以下几个方面：

（1）严格掌握抗菌药物应用的适应证：病毒性感染和发热原因不明者，除并发细菌感染外，不宜轻易使用抗菌药物。但对病情危重者，抗生素的使用可适当放宽。

（2）正确选择抗菌药物和配伍：在使用抗生素前，除危重患者外，原则上应先从患者体内分离培养出致病菌，并作细菌药敏试验，选择敏感的抗生素治疗。对于严重感染患者，可考虑采用“降阶梯治疗”，即第一阶段使用广谱的抗菌药物，以尽量覆盖可能导致感染的致病菌；第二阶段：根据细菌药敏结果，降级换用相对窄谱的抗菌药物，以减少耐药菌发生的可能，并优化治疗的成本效益。

联合用药可降低耐药性突变频率，从不同环节控制产生耐药性，但必须有明确的指征。

（3）正确掌握剂量、疗程和给药方法：用药量应保证血液或感染组织达到有效抑菌或杀菌浓度，及时杀灭致病菌。避免剂量过大或疗程过长而造成微生态失调；还要注意由于剂量不足而致病情迁延，转为慢性、复发，诱发细菌耐药性。疗程应尽量缩短。

2. 严格执行消毒隔离制度，防止耐药菌的交叉感染　加强医院感染控制措施，预防耐药菌的暴发流行。医务人员检查患者时必须正确、及时洗手，对与患者接触较多的医生、护士和护工，应定期检查带菌情况。发现携带耐药性致病菌时应暂时调离病房，以免传播耐药菌，导致感染。

3. 寻找新型抗菌药物和新的抗感染方法　主要策略有：

（1）改良现有抗生素：①研发耐酶抗生素，如碳青霉烯类和青霉烯类；②寻找灭活酶抑制剂，如β-内酰胺酶抑制剂克拉维酸（clavulanate）、舒巴坦（sulbactam）、他唑巴坦（tazobactam）等与抗生素联用，如由阿莫西林和克拉维酸组成奥格门汀（augmentin）、哌拉西林和他唑巴坦组成他唑西林（tazocillin）；③抑制耐药菌外排系统，如经化学改造的新一类四环素——甘氨环素类（glycylcycline）不易被排出菌体外；④增加与靶位亲和力，如研制与PBP2a有高度亲和力的β-内酰胺类抗生素，如新型碳青霉烯类。

（2）寻找细菌内抗菌作用的新靶标：要以致病菌（或耐药菌）为目标，利用细菌基因组学、生物信息学和体内基因表达技术，寻找对致病菌生存必不可少，感染过程又常常优先表达的因子（如涉及细胞分裂、蛋白质合成、代谢物转运、毒力，以及宿主细胞凋亡等）作为药物筛选的新靶标，采用超高通量药物筛选系统，发展新型抗菌药物。

（3）开发抗菌中药复方、天然抗微生物肽和微生态制剂：中药复方成分复杂，杀菌机制和环节多，不易产生耐药性，并能调节机体免疫功能。来源于动物的抗微生物肽，如杀菌肽(cecropin)、爪蟾抗菌肽（magainin）、防御素（defensin）、鲨胺（squalamine）等，具有广谱的抗菌活性，不易诱导耐药菌株的产生。微生态制剂如益生菌能通过生物拮抗等多种机制抑制某些致病菌。

（4）发展疫苗：这是解决较难治疗的耐药菌感染的最好办法。疫苗接种可降低细菌感染发生率，从而减少抗生素用量，延缓耐药性的出现。

（张力平）

第 7 章　消毒灭菌与生物安全

微生物易受外界条件的影响，如果环境适宜，可促进微生物的生长繁殖；剧烈的环境变化则可使微生物生长受到抑制甚至死亡。由于微生物广泛存在于自然界，从预防感染和避免实验室微生物污染的角度出发，医务工作者及相关科研人员必须牢固树立无菌观念和严格执行无菌操作。为防止疾病传播，医疗器械、手术室和无菌室，传染病患者的排泄物及实验室废弃的培养物都要进行消毒或灭菌处理。消毒与灭菌是临床医学和微生物学中十分重要的基本操作技术，采用的方法不同，达到的效果也有差异。以下是有关消毒灭菌的常用术语。

1. 消毒（disinfection） 指杀灭物体上或环境中病原微生物的方法，但不一定能杀死细菌芽胞或非病原微生物，如饮用水的消毒。用于消毒的化学药品称为消毒剂（disinfectant）。

2. 灭菌（sterilization） 指杀灭或清除物体上所有微生物的方法，包括全部病原微生物和非病原微生物及细菌芽胞。例如，注射用生理盐水、外科用敷料和培养基均需要灭菌后使用。一般首选物理方法进行灭菌。

3. 防腐（antisepsis） 是指在体外防止或抑制细菌生长繁殖的方法，细菌一般不死亡。例如，生物制剂中加入 0.01% 硫柳汞可防止杂菌生长。同一种化学药品在高浓度时为消毒剂，低浓度时可作为防腐剂。

抗生素可抑制细菌的生长繁殖称为抑菌（bacteriostasis），这些抗生素被称作抑菌剂（bacteriostatic agent）。在体内可抑制细菌的繁殖，在体外可用于抑菌试验以检测细菌对抗生素的敏感性。

4. 无菌（asepsis）**及无菌操作**（aseptic technique） 无菌指不存在活的微生物，为灭菌的结果。防止微生物进入人体或污染物品的操作技术，称为无菌操作。例如，在进行外科手术时需要防止细菌进入创口，微生物学实验操作中要注意防止微生物的污染和感染。

第一节　物理消毒灭菌法

消毒与灭菌方法一般分为物理方法与化学方法两大类。用于消毒灭菌的物理灭菌法主要有热力灭菌法、辐射杀菌法、滤过除菌法、超声波杀菌法、低温和干燥及其他物理或杀菌方法等方法。

一、热力灭菌法

高温对微生物有明显的致死作用，其主要是通过使蛋白质变性、破坏细胞膜和降解核酸达到杀菌作用，因而常用于消毒和灭菌。热力灭菌法分为干热灭菌和湿热灭菌两大类，在同一温度下，湿热灭菌的效力优于干热灭菌，这是因为：①湿热中微生物的蛋白质较易凝固；②湿热的穿透力比干热大；③水由气态变为液态可释放潜热，能迅速提高被灭菌物体的温度。多数无芽胞细菌对湿热敏感，55 ～ 60℃作用 30 ～ 60 分钟后死亡，80℃作用 5 ～ 10 分钟可杀死所有细菌的繁殖体和真菌。细菌的芽胞对高温抵抗力强，如炭疽芽胞杆菌的芽胞，可耐受煮沸 1 ～ 2 小时，肉毒梭菌芽胞则需煮沸 3 ～ 5 小时才死亡。

（一）干热灭菌法

干热（dry heat）的杀菌作用是利用火焰、热空气及电磁波产热等方法，使微生物脱水、干燥，细胞内化学成分氧化和大分子变性而达到灭菌目的。

1. 焚烧和烧灼（incineration and flaming）是一种彻底的灭菌方法。废弃的物品或有感染性的动物尸体等可以直接点燃或在焚烧炉内焚烧。微生物学实验室用的接种环、试管口和瓶口等的灭菌用烧灼方法。

2. 干烤（hot air sterilization）系利用干烤箱灭菌，一般加热至160～170℃ 2小时。适用于高温下不变质、不损坏、不蒸发的物品，如玻璃器皿、瓷器和玻璃注射器等的灭菌。

3. 红外线（infrared） 是一种波长为0.77～1000μm的电磁波，波长在1～10μm时的热效应最强。红外线的杀菌作用与干热相似，利用红外线烤箱灭菌所需的温度和时间亦同于干烤。由于热效应只能在照射到的表面产生，因此不能使物体均匀加热。此法多用于医疗器械的灭菌。

（二）湿热灭菌法

湿热（moist heat）灭菌可分为以下几种。

1. 巴氏消毒法（pasteurization）用较低温度杀灭液体中的病原菌，如结核分枝杆菌、布鲁氏菌，而仍保持物品中所需的不耐热成分不被破坏的消毒方法。此法由巴斯德创立。方法是加热至61.1～62.8℃ 30分钟或71.7℃加热15～30秒，目前多采用后者。主要用于牛乳的消毒。

2. 煮沸法（boiling water）在1个大气压下，水的煮沸温度为100℃，5分钟可杀死多数细菌繁殖体，而细菌的芽胞则需1～2小时，对个别细菌的芽胞则需5小时才能杀死。若在水中加2%的碳酸钠，可提高沸点温度至105℃，不仅可缩短煮沸时间，还可防止金属器皿生锈。煮沸法可用于餐具、金属器皿的消毒，时间至少应在10分钟以上。煮沸法不适合在高海拔地区使用。

3. 流动蒸汽法（free-flowing steam）又称常压蒸汽消毒法，在一个大气压下，利用水煮沸时产生的蒸汽进行消毒。细菌繁殖体经100℃加热15～30分钟被杀死，但不易杀死芽胞。该法常用的器具是Arnold消毒器，我国的蒸笼具有相同的原理。可用于一般外科器械、注射器、食具和一些不耐高热物品的消毒。

4. 间歇蒸汽灭菌法（fractional sterilization）利用反复多次的流动蒸汽间歇加热，以达到灭菌的目的。方法是将需要灭菌的物品放入Arnold灭菌器或蒸笼中，经100℃加热15～30分钟，杀死其中的繁殖体，取出后放37℃孵箱过夜，使残存的芽胞发育成繁殖体，次日再蒸一次，如此连续三次以上，可达到灭菌的效果。此法也可将温度降低至75～80℃，时间延长至30～60分钟，适用于一些不耐高热的含糖、牛奶等的培养基。

5. 高压蒸汽灭菌法（autoclaving sterilization）是一种最有效、最常用的灭菌方法。其原理是用密闭灭菌器使压力上升至103.4kPa或1.05kg/cm^2，水的沸点达到121.3℃，保持15～20分钟，即可杀死包括细菌芽胞在内的所有微生物。常用于细菌培养基、玻璃器皿、生理盐水、手术敷料等耐高温、耐湿物品的灭菌。

二、辐射杀菌法

（一）紫外线

紫外线（ultraviole tradiation，UV）的波长为10～400nm，波长在240～280nm的紫外线（包括日光中的紫外线）均具有杀菌作用，其中以265～266nm的紫外线杀菌作用最强，这与DNA的吸收光谱范围一致。紫外线的杀菌机制是作用于DNA，使一条DNA链上相邻两个胸腺嘧啶共价结合而形成二聚体，干扰DNA的转录复制，进而影响蛋白质合成而引起微生物死亡。紫外线穿透力较弱，普通玻璃、纸张、尘埃、蒸汽等均能阻挡紫外线。因此仅适用于空气、物体表面的消毒灭菌，如无菌室、手术室、烧伤病房、传染病房、细胞培养室的空气消毒及不耐热物品的表面消毒。

杀菌波长的紫外线对人体皮肤、眼睛有损伤作用，并可诱发皮肤癌，应注意防护。

（二）电离辐射

电离辐射（ionizing radiation）具有较高的能量和较强的穿透力，包括X射线、γ射线和高速电子等。在足够剂量时，电离辐射对各种细菌均有致死作用。其机制在于电离辐射可在瞬间产生大量的自由基，能破坏 DNA，损伤细胞膜。电离辐射常用于大量一次性医用塑料制品、生物制品的消毒，亦可用于食品的消毒，而不破坏其营养成分。

（三）微波

微波（microwave）是一种波长为 1mm ～ 1m 的超高频电磁波，其机制是利用高频电场产生高频电磁场，造成分子剧烈运动而产生热量，使微生物蛋白质变性凝固。微波可穿透玻璃、塑料薄膜与陶瓷等物质，但不能穿透金属表面，多用于检验室用品、食品、食具、药杯等用品的消毒。常用微波炉有 2450MHz 和 915MHz 两种。

三、滤过除菌法

滤过除菌法（filtration）是用物理阻留的方法去除液体或空气中的细菌、真菌，以达到无菌目的，不能去除支原体、细菌 L 型和病毒等。所用的器具是滤菌器（filter），滤菌器有许多微细的小孔，只允许液体或气体通过，而大于孔径的细菌等颗粒则被阻隔在筛板或滤膜的上面，一般孔径有 0.22 μm 和 0.45 μm。该方法主要用于不耐热的血清、毒素、抗生素、细胞培养液的除菌，以及实验室、手术室、生物安全柜中空气的除菌。目前常用的有以下四种滤菌器：玻璃滤菌器（glass filter）、石棉滤菌器（asbestos filter）、薄膜滤菌器（membrane filter）和高效空气颗粒滤菌器（high efficiency particulate air filter，HEPA filter）。

四、超声波杀菌法

超声波（ultrasonic wave）指 20 ～ 100kHz 的高频声波，对病原微生物具有一定的杀灭作用。其机制主要是高频声波通过液体时，在应力薄弱区产生许多直径 10μm 的小空腔，小空腔逐渐增大，最后爆裂而产生巨大压力，爆裂时的压力可达到 1000 个标准大气压，能破坏病原微生物的结构而引起微生物死亡。超声波杀灭病原微生物不彻底，但能明显减少病原微生物的数量，可用于餐具消毒。目前主要应用超声波粉碎细胞，以提取细胞组分或制备抗原等。

五、其他物理抑菌或杀菌方法

（一）低温

低温（low temperature）可减低病原微生物的新陈代谢，抑制其生长繁殖，有利于病原微生物的长期存活，故常利用低温保存病原微生物。利用低温反复多次的冻融可明显减少细菌的数量，因而有一定的消毒灭菌作用。因为冷冻时细菌内部水分形成结晶，能损伤细胞结构，破坏细胞内胶质状态，并可产生膨胀，导致细菌崩解。实验室常用此原理制备细菌的可溶性抗原。

（二）干燥

干燥（desiccation）可使病原微生物脱水、浓缩，新陈代谢减慢，甚至引起死亡。不同病原体对干燥环境的耐受性不同，如脑膜炎奈瑟菌、淋病奈瑟菌、苍白密螺旋体和流感病毒等对干燥敏感，而结核分枝杆菌、溶血性链球菌、炭疽芽胞杆菌及真菌、乙型肝炎病毒等对干燥有一定抵抗力。干燥法主要用于保存食物，防止食物变质。

（三）冷冻真空干燥法

冷冻真空干燥法（lyophilization）是在低温状态下真空抽去菌体内的水分，既可以使病原微生物脱水、新陈代谢减缓，又可避免冷冻时菌体内水分结晶对细菌的损伤。是目前保存菌种的最好方法，一般可保存微生物数年至数十年。

第二节　化学消毒灭菌法

许多化学药物具有杀灭病原微生物或抑制其生长繁殖的功能，这类化学药物可以用作消毒剂或防腐剂。消毒防腐剂对病原微生物和人体组织细胞都有毒害作用，故只能外用或用于物品和环境的消毒。

一、消　毒　剂

（一）消毒剂的分类

1. 根据消毒剂的杀菌机制分类

（1）促使微生物蛋白质变性或凝固：如高浓度的重金属盐类、酚类、醇类、醛类及酸碱类等。

（2）干扰微生物的酶系统和代谢环节：如低浓度的重金属盐类及氧化剂。这类消毒剂能与微生物某些酶分子上的巯基（—SH）结合而使其丧失酶活性。

（3）损伤微生物膜结构：某些阳离子表面活性剂如苯扎溴铵、脂溶剂及低浓度的酚类等能降低微生物表面的张力，使细菌细胞膜或病毒包膜通透性增强，胞外液体内渗，导致细菌细胞或病毒的裂解。

2. 按消毒剂的化学结构和性质分类

（1）醇类：杀菌机制主要是能使菌体蛋白质变性并能溶解细菌细胞膜中的脂类。乙醇是临床最常用的消毒剂，70% ～ 75% 浓度的乙醇杀菌力最强，因更高浓度的醇类能使菌体表面蛋白迅速凝固而降低杀菌效力。异丙醇杀菌作用较乙醇强，且挥发性低，但毒性较高。两者主要用于皮肤消毒和体温计浸泡等。

（2）酚类：低浓度时破坏细菌细胞膜，改变膜的通透性；高浓度时使菌体蛋白质凝固变性；也有抑制细菌脱氢酶、氧化酶等作用。常用的有苯酚、来苏、氯己定（洗必泰）等酚类化合物。

（3）表面活性剂：又称去污剂，能降低液体的表面张力，使物品表面油脂乳化易于清除。表面活性剂通过疏水性基团与细菌细胞膜的疏水区结合而破坏细胞膜。表面活性剂分为阳离子、阴离子和非离子三种类型。阳离子表面活性剂常用消毒剂有苯扎溴铵和度米芬（杜灭芬）。因细菌多带负电荷，易与阳离子表面活性剂结合，因而杀菌效果最好。阴离子表面活性剂有烷苯磺酸盐和十二烷基硫酸钠，抑菌作用较差，洗净功能较强。肥皂主要成分为脂肪酸，解离后带负电荷，亦属于阴离子表面活性剂。阳离子和阴离子表面活性剂不能同时使用，否则易相互降低效果。非离子型表面活性剂对细菌无毒性，有些反而有利于细菌的生长，如吐温 80 对结核分枝杆菌有刺激生长作用。

（4）氧化剂：主要依靠其氧化能力杀菌，其可与酶蛋白中的—SH 结合，使其转变为二硫键（—S—S—）而导致酶活性的丧失。常用的有过氧化氢、过氧乙酸和卤素等。过氧乙酸氧化性强，对细菌繁殖体、芽胞、真菌、病毒等都有杀灭作用，应用广泛，但易分解，并有刺激性与腐蚀性，不适用于金属器具等的消毒。

用于消毒的卤素有碘和氯两种，氯易与蛋白质结合，使菌体蛋白变性。氯溶于水后形成次氯酸和盐酸，而次氯酸具有很强的杀菌作用。氯多用于水的消毒。碘对细菌繁殖体和芽胞都有强大的杀伤作用，杀菌作用主要依靠使蛋白质变性和强大的氧化能力。常用消毒剂有碘酊和碘伏，碘酊为碘的乙醇溶液，常用于静脉注射及外科手术部位的皮肤消毒。碘伏是碘与聚乙烯吡咯烷酮的不定型结合物，可用于皮肤、黏膜的消毒和器械浸泡消毒。

（5）烷化剂：主要是通过对微生物蛋白质及核酸的烷化作用而杀菌，其杀菌谱广，杀菌力强。常用的烷化剂有甲醛、环氧乙烷和戊二醛等。环氧乙烷对分枝杆菌、病毒、真菌和细菌芽胞均有较强的杀伤作用。缺点是对人体有一定毒性。有些烷化剂，如 β- 丙内酯对动物有致癌作用，因此人应该尽量减少与它的接触。

（6）重金属盐类：大多数重金属单独或以化合物的形式存在，通过使微生物蛋白质变性与沉淀，或灭活微生物酶类发挥杀菌作用。常用的消毒剂有红汞和硝酸银等。

3. 按消毒剂杀菌的效力分类

（1）高效消毒剂（high-level disinfectant）：可以杀灭包括细菌芽胞在内的一切微生物。这类消毒剂有甲醛、戊二醛、环氧乙烷及过氧乙酸等。

（2）中效消毒剂（intermediate-level disinfectant）：能够杀灭除细菌芽胞以外的微生物，包括细菌的繁殖体、多数病毒和真菌。这类消毒剂有乙醇、酚类、含氯消毒剂及碘伏等。

（3）低效消毒剂（low-level disinfectant）：能杀死细菌的繁殖体及包膜病毒，对真菌有一定作用，不能杀灭细菌芽胞和无包膜病毒。苯扎溴铵及氯己定等属于这类消毒剂。

（二）常用消毒剂的种类与应用

消毒剂种类很多，其性质、杀菌效力和作用机制各异，因此用途也就不同。使用时要根据不同的消毒对象来选择消毒剂。常用消毒剂的种类与应用见表 7-1。

表 7-1　常用消毒剂的种类、作用机制与应用

类别	作用机制	常用消毒剂与剂量	应用
醇类	蛋白质凝固与变性，溶解细胞膜	70% ～ 75% 乙醇	皮肤、体温计消毒
酚类	损伤细胞膜，灭活酶类，高浓度导致蛋白质凝固	3% ～ 5% 苯酚	地面、器具表面的消毒
		2% 来苏	皮肤消毒
		0.01% ～ 0.05% 氯己定	术前洗手、阴道冲洗等
表面活性剂	损伤细胞膜，灭活氧化酶活性，蛋白质变性	0.05% ～ 0.1% 苯扎溴铵	黏膜和皮肤消毒；术前洗手；浸泡器械
		0.05% ～ 0.1% 度米芬	
氧化剂	氧化作用，蛋白质沉淀	0.1% 高锰酸钾	皮肤、尿道、蔬菜、水果消毒
		3% 过氧化氢	深部创伤及外耳道消毒
		0.2% ～ 0.3% 过氧乙酸	塑料、玻璃和人造纤维
		2.0% ～ 2.5% 碘酒	皮肤消毒
		0.2 ～ 0.5ppm 氯	饮水及游泳池消毒
		10% ～ 20% 漂白粉	地面、厕所与排泄物消毒
		0.2% ～ 0.5% 氯胺	室内空气及物体表面消毒，0.1% ～ 1.2% 浸泡衣服
		1 ～ 2mg/L 二氧化氯	饮水消毒
		1% 碘伏	皮肤、黏膜消毒
重金属盐类	氧化作用，蛋白质变性与沉淀，灭活酶类	0.05% ～ 0.1% 升汞	非金属器皿的消毒
		2% 红汞	皮肤、黏膜、小创伤消毒
		0.1% 硫柳汞	皮肤消毒、手术部位消毒
		1% 硝酸银	新生儿滴眼、预防淋病奈瑟菌感染
烷化剂	菌体蛋白质及核酸烷基化	10% 甲醛	物品表面消毒，空气消毒
		50mg/L 环氧乙烷	手术器械、敷料等消毒
		2% 戊二醛	精密仪器、内镜等消毒
染料	抑制细菌繁殖，干扰氧化过程	2% ～ 4% 结晶紫	浅表创伤消毒
酸碱类	破坏细胞膜和细胞壁，蛋白质凝固	5 ～ 10ml/m^3 乙酸加等量水蒸发	空气消毒
		生石灰（按 1 ∶ 4 ～ 1 ∶ 8 比例加水配成糊状）	地面、排泄物消毒

二、防　腐　剂

防腐剂主要用于生物制剂、药品、食品、饮品等的防腐。医药上所使用的防腐剂多采用低浓度的消毒剂，以抑制细菌的生长，延长保存时限。常用的防腐剂有叠氮钠、氯仿、硫柳汞、甲醛、苯酚、尼泊金酯、山梨醇和苯甲酸钠等，后两种多用于食品与饮品的防腐。

三、影响消毒灭菌效果的因素

一般而言，消毒灭菌的效果与消毒剂自身的性质、浓度、环境及微生物的种类、数量等多种因素有关，在使用消毒剂时应予以注意。

（一）消毒剂的化学性质、浓度与作用时间

各种消毒剂的理化性质不同，对微生物的作用效果也有差异。例如，阳离子表面活性剂对革兰氏阳性菌的杀灭效果比对革兰氏阴性菌好，结晶紫（亦称甲紫）对葡萄球菌作用较强。同一种消毒剂浓度增加，则杀菌作用增强，但乙醇例外。降低消毒剂的浓度，只能起到抑菌防腐作用。一定浓度的消毒剂，作用时间越长，杀菌效果越好。

（二）微生物的种类与数量

微生物的种类和结构特点不同对消毒剂的敏感性不同，如细菌的芽胞及结核分枝杆菌对消毒剂的抵抗力较一般细菌的繁殖体强，有包膜的病毒对脂溶性消毒剂比无包膜病毒敏感。因此，要根据消毒对象选择合适的消毒剂。此外，被消毒的物品中微生物含量多时，应增加消毒剂浓度和延长消毒时间。

（三）环境温度与酸碱度

消毒剂的灭菌效果可随温度提高而增强，如使用 2% 戊二醛杀灭 10^4CFU/ml 的炭疽芽胞杆菌，20℃时需 15 分钟，而 56℃时仅需 1 分钟。

酸碱度也直接影响消毒剂的杀菌效果，如苯扎溴铵和戊二醛在碱性条件下杀菌效果好，而酚类、碘则在酸性条件下杀菌作用好。

（四）有机物

环境中有机物的存在，如痰、脓汁和排泄物中的蛋白质等，与消毒剂结合，不仅消耗药品，还可阻碍消毒剂与病原菌的接触而降低杀菌效果。因此医疗器具在消毒灭菌前应先清除其表面的污物，再进行消毒灭菌处理。

第三节 生 物 安 全

生物安全（biosafety）指防范、处理危险生物因子对人体危害的综合性措施。能引起生物危害的生物因子主要包括病原微生物及其代谢产物。生物危害是指由于人为操作或人类活动，导致生物体或其产物对人类健康和生态环境引起现实损害或存在潜在风险。生物危害主要来自生物实验室及生物恐怖活动。

一、实验室生物安全

实验室的生物安全不仅指保护实验室工作人员，而且还涉及要保护整个单位的员工及社会群体的安全。实验室人员对生物安全的正确认识、严格遵守实验室行为准则和实验操作规范的科学作风，是提高实验室生物安全的最重要的基础和保证。此外，微生物的危害性及实验室的防护设施也是影响实验室生物安全的重要因素。

（一）病原微生物危害程度的分级

国务院 2004 年 11 月颁布的《病原微生物实验室生物安全管理条例》中，根据病原微生物传

染性、感染后对个体或群体的危害，将病原微生物分为四类。

第一类是指能够引起人类或动物非常严重疾病的微生物，以及我国尚未发现或已经宣布消灭的微生物。

第二类是指能够引起人类或动物严重疾病，比较容易直接或间接在人与人、动物与人、动物与动物间传播的微生物。

第三类是指能够引起人类或动物疾病，但一般情况下对人、动物或环境不构成严重危害，传播风险有限，实验室感染后很少引起严重疾病，且具备有效治疗和预防措施的微生物。

第四类是指在通常情况下不会引起人类或动物疾病的微生物。

其中第一类和第二类病原微生物属高致病性病原微生物。具体每种微生物属于哪一类及应具备何种实验室生物安全防护水平，可参照 2006 年 1 月 11 日卫生部颁布并实施的《人间传染的病原微生物名录》。

（二）实验室的生物安全防护设施

根据实验室对病原微生物的生物安全防护水平（biosafety level，BSL）及实验室生物安全标准的规定，实验室分为 BSL-1、BSL-2、BSL-3 和 BSL-4 四个级别。其中，BSL-4 的防护级别最高。

BSL-1、BSL-2 实验室为普通建筑结构实验室，一般要求墙面、地面应可以清洗、消毒，有室内洗手池；BSL-2 应配备高压灭菌设备及生物安全柜等设施。BSL-3 实验室应在建筑物内自成隔离区，实验室内分清洁区、半污染区和污染区，各区之间设缓冲间，半污染区设有可自动关闭的安全门，有独立的负压保护通风系统。实验室内要求保持负压，排出空气经高效滤材过滤且不得循环使用。BSL-4 实验室设施与 BSL-3 实验室基本相同，但选址应远离人口密集地区，周围有封闭的安全隔离带，有单独的供气和排气系统，污染区和半污染区之间有化学消毒喷淋装置，排风装置必须双重过滤等。

通常情况下不会引起人类或动物疾病的微生物，采用 BSL-1；如果病原体致病性不强，不形成气溶胶，可采用 BSL-2；如果病原体致病性强，且能通过气溶胶传播，或在操作时可能发生大量接触的，均应采用 BSL-3。对于致病性极强并可通过气溶胶传播的病原体，采用 BSL-4。

实验室工作人员应牢固掌握实验室技术规范、生物安全防护知识，能熟练进行实际操作，严格遵守操作规程。实验室应有科学、严格的管理制度，定期对实验室设备、材料等进行检查、维护和更新。

二、对生物恐怖活动的防范

生物恐怖活动是利用强致病力的细菌、病毒等微生物攻击人群，对社会公众及环境造成严重危害的一种活动。

（一）生物恐怖威胁的分级

对此尚无统一的标准。目前各国参照较多的是美国疾病预防控制中心（CDC）的三级分类，即 A 级（最大危害），B 级（中等危害）和 C 级（最低危害）。

（二）可用作生物战剂的病原微生物

属于生物恐怖 A 级的病原微生物主要有炭疽芽胞杆菌、鼠疫耶尔森菌、土拉弗朗西斯菌、出血热病毒（埃博拉出血热病毒、马尔堡出血热病毒和流行性出血热病毒等）、天花病毒。

（三）生物战剂的传播方式及特点

生物恐怖活动中所使用的病原体制剂常为分散的细小颗粒状，易以气溶胶形式在空气中传播，人可经呼吸道、眼部及皮肤感染。还可利用媒介生物携带细菌、病毒、立克次体及生物毒素，通过媒介生物叮咬人或污染环境，经皮肤、消化道、呼吸道侵入人体，引起传播。常利用的媒介生物有蚊子、苍蝇、蜚蠊、臭虫、虱子、跳蚤等昆虫及鼠类。这些生物战剂具有传染性强、毒力强、传染面积广、危害时间长、施放手段隐蔽不容易被发现等特点。

（四）防范措施

生物恐怖活动发生具有隐蔽性、突发性、致病性强、传播速度快等与经典的传染病不同的独特特点。为防范、处理生物恐怖活动发生，应采取以下措施。

1. 特异性预防　加强生物恐怖病原体的相关基础和医学防治研究，研制有效疫苗和治疗药物。

2. 做好生物恐怖袭击的应急准备　卫生部门应储备所需的疫苗、抗毒素和抗生素，以便及时正确救治患者，减少继发性传播，有效控制和消灭疫情。

3. 研发早期诊断技术和诊断试剂　对突发生物恐怖活动事件，应根据现场信息的判定分析及病原检测结果，快速而准确地做出诊断。

4. 加强有害媒介生物传播疾病的防范　开展群众性的卫生运动，消灭有害媒介生物，建立科学、高效的监控系统网，及时掌握各种媒介生物及其传染病的动态。

5. 应急措施　一旦生物恐怖发生，根据病原的不同采取不同措施。主要是要注意个人及集体防护，如戴防护口罩、手套；保护食物及水源；对被污染环境、物品进行消毒灭菌处理；对患者及时应用抗生素或抗病毒药物，并根据病情进行对症治疗。

（任　浩）

第 8 章　球　　菌

对人类有致病性的球菌主要引起化脓性炎症，故病原性球菌又称为化脓性球菌（pyogenic coccus），根据革兰氏染色可将其分成革兰氏阳性菌和革兰氏阴性菌两类。前者主要包括葡萄球菌、链球菌和肠球菌等，后者包括脑膜炎奈瑟菌和淋病奈瑟菌等。

第一节　葡萄球菌属

葡萄球菌属（*Staphylococcus*）细菌是一群革兰氏阳性球菌，常聚集成葡萄串状而得名，但在脓汁、液体培养基中呈双球或短链排列。分类学属于厚壁菌门，芽胞杆菌纲，芽胞杆菌目，葡萄球菌科。在自然界中分布广泛，多数为非致病菌，少数可导致疾病。葡萄球菌能引起皮肤黏膜、多种组织器官的化脓性炎症，是最常见的化脓性球菌，也是医院感染的重要病原体。与人类感染关系密切的葡萄球菌主要是金黄色葡萄球菌（*Staphylococcus aureus*）、表皮葡萄球菌和腐生葡萄球菌等。

一、生物学性状

（一）形态与染色

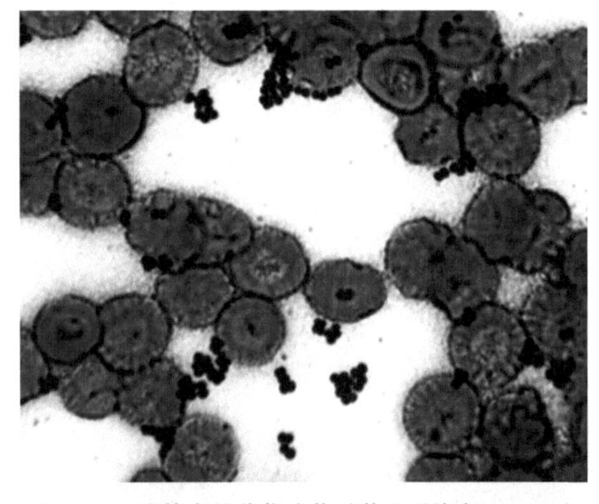

图 8-1　血培养中的葡萄球菌（革兰氏染色 ×1000）

典型的葡萄球菌呈球形，直径为 0.5 ～ 1.5μm，排列呈不规则的簇状，似葡萄串状（图 8-1）。在脓汁或液体培养基中还可见到单个、成双、四联体或短链状排列的现象。葡萄球菌无鞭毛，无芽胞，体外培养时一般不形成荚膜。革兰氏染色阳性（图 8-1），当衰老、死亡、被中性粒细胞吞噬或在青霉素等药物影响下，菌体可转为革兰氏阴性。

（二）基因组特征

葡萄球菌基因组大小通常在 2.5 ～ 3.0 Mb，G+C 占 30% ～ 40%。部分菌株含有质粒和前噬菌体。

（三）培养特性

需氧或兼性厌氧，少数专性厌氧。营养要求不高，在普通培养基上生长良好，在含有血液和葡萄糖的培养基中生长更佳。28 ～ 38℃均能生长，致病菌最适温度为 37℃，pH 最适为 7.4。在琼脂平板形成直径 1 ～ 2mm 的圆形、隆起、表面光滑、有光泽、边缘整齐的菌落。属内不同菌种可产生不同颜色的色素，如金黄色、白色或柠檬色等色素，该色素为脂溶性，故仅菌落可呈色，培养基并不着色。葡萄球菌在血平板上形成的菌落较大，有的菌株菌落周围形成完全透明溶血环（β 溶血），也有不发生溶血者。溶血性菌株大多具有致病性。

（四）生化反应

本属菌对糖的发酵反应不规则，多数菌株能分解葡萄糖、麦芽糖和蔗糖，一部分能分解乳糖、甘露醇，产酸不产气。触酶（过氧化氢酶）试验阳性，可以与链球菌属区分。

（五）抗原构造

葡萄球菌抗原结构复杂，包括多糖抗原和蛋白质抗原等。

1. 蛋白抗原 为完全抗原，有种属特异性，无型特异性。主要是葡萄球菌细胞壁表面的一种蛋白质，称葡萄球菌 A 蛋白（staphylococcal protein A，SPA），90% 以上的金黄色葡萄球菌菌株有此抗原。SPA 与胞壁肽聚糖呈共价结合。SPA 具有与人或动物如豚鼠、猪、小鼠、猴等 IgG 结合的能力。但 SPA 结合部位是 Fc 段而不是 Fab 段，故属于非特异性结合。利用含 SPA 的葡萄球菌作为载体，结合特异性抗体后，可用于多种微生物抗原的检出，该检测方法称为协同凝集试验（coagglutination）。在体内，SPA 通过与吞噬细胞争夺 Fc 段，能降低抗体介导的调理作用，SPA 与 IgG 结合的复合物具有激活补体、促细胞分裂、引起超敏反应、损伤血小板等多种生物学活性。

2. 多糖抗原 是半抗原，有群特异性，存在于细胞壁，借此可以分群，金黄色葡萄球菌的多糖抗原为磷壁酸中的 *N*- 乙酰葡糖胺核糖醇残基（A 群多糖抗原），表皮葡萄球菌的是磷壁酸中的 *N*- 乙酰葡糖胺甘油残基（B 群多糖抗原）。

此外，金黄色葡萄球菌细胞壁上的结合凝固酶及宿主体内大多数金黄色葡萄球菌表面存在的荚膜多糖，亦具有抗原性。几乎所有金黄色葡萄球菌菌株的表面有荚膜多糖抗原的存在。表皮葡萄球菌仅个别菌株有此抗原。

（六）分类及分型

葡萄球菌属可根据 DNA 的同源性、色素与生化特性及是否产生血浆凝固酶等不同的方法进行分类。根据葡萄球菌是否产生凝固酶分为凝固酶阳性葡萄球菌与凝固酶阴性葡萄球菌（coagulase negative *Staphylococcus*，CNS）。凝固酶阳性葡萄球菌包括金黄色葡萄球菌等，CNS 包括表皮葡萄球菌、腐生葡萄球菌等。过去认为凝固酶阳性株有致病性，阴性株不致病；但近年来发现后者亦可致病。临床上根据生化反应和产生色素不同，可将葡萄球菌属分为金黄色葡萄球菌、表皮葡萄球菌和腐生葡萄球菌三种。三种葡萄球菌的主要生物学性状比较见表 8-1。

表 8-1 三种葡萄球菌主要性状比较

主要性状	金黄色葡萄球菌	表皮葡萄球菌	腐生葡萄球菌
色素	金黄色	白色	白色或柠檬色
凝固酶	+	—	—
甘露醇发酵	+	—	—
α 溶素	+	—	—
耐热核酸酶	+	—	—
A 蛋白（SPA）	+	—	—
致病性	强	弱（偶致病）	无
分解葡萄糖	+	+	—
新生霉素	敏感	敏感	耐药

金黄色葡萄球菌可用噬菌体进行分型，目前已知有 4 个噬菌体群和 26 个噬菌体型。噬菌体分型可用于流行病学调查。

（七）抵抗力

在无芽胞细菌中，葡萄球菌对外界因素的抵抗力最强。在干燥脓汁、痰液中可存活 2～3 个月；加热 60℃ 处理 1 小时或 80℃处理 30 分钟才被杀死；耐盐，在含 10% ～ 15% NaCl 的培养基中仍能生长繁殖。对结晶紫等染料较敏感，1 ∶ 200 万～1 ∶ 20 万的结晶紫溶液可抑制其生长。近年来由于抗生素的广泛应用，耐药菌株逐年增多，尤其是耐甲氧西林金黄色葡萄球菌（methicillin-resistant *S. aureus*，MRSA）已经成为医院内感染最常见的致病菌之一。

二、致 病 性

（一）致病物质

金黄色葡萄球菌产生多种外毒素及酶，因此毒力最强。表皮葡萄球菌等则较少产生，一般不致病，在特殊情况下可成为条件致病菌。

葡萄球菌的毒力因子包括：①酶，凝固酶、纤维蛋白溶酶、耐热核酸酶、透明质酸酶、脂肪酶等；②外毒素，葡萄球菌溶素、杀白细胞素、表皮剥脱毒素、毒性休克综合征毒素-1、肠毒素等；③表面结构，黏附素、荚膜、肽聚糖等。宿主体内的大多数金黄色葡萄球菌表面存在着荚膜多糖，有利于细菌黏附到细胞或生物合成材料表面（如生物性瓣膜、导管、人工关节等）。

1. 凝固酶（coagulase） 是一种能使含有抗凝剂的人或兔血浆发生凝固的酶类物质。耐热，粗制品加热至100℃经30分钟或高压灭菌后仍保持部分活性；但易被蛋白酶分解。凝固酶常作为鉴别葡萄球菌有无致病性的重要标志。

凝固酶存在游离和结合两种类型。游离凝固酶（free coagulase）是分泌至菌体外的蛋白质，作用类似凝血酶原物质，遇人或兔血浆中的协同因子（cofactor）可被激活为凝血酶样物质，使液态的纤维蛋白原变成固态的纤维蛋白，导致血浆凝固，可用试管法测出。结合凝固酶（bound coagulase）存在于菌体表面，可使血浆中的纤维蛋白原变成纤维蛋白而沉积于细菌表面，使细菌发生凝集，可用玻片法测出。

凝固酶是葡萄球菌的重要致病物质。凝固酶使血液或血浆中的纤维蛋白等沉积于菌体表面，阻碍吞噬细胞的吞噬或防止吞噬后被消化。同时，凝固酶亦能保护病原菌不受血清中杀菌物质的破坏。葡萄球菌引起的感染易于局限化和形成血栓，也与凝固酶的生成有关。

2. 葡萄球菌溶素（staphylolysin） 金黄色葡萄球菌可以产生生物活性不同的α、β、γ和δ 4种溶素，其中α溶素为蛋白质，是重要致病因子，亦称其为攻击因子（attacking factor）。具有溶血，损伤破坏白细胞、血小板、肝细胞和皮肤细胞等作用。

3. 杀白细胞素（Panton-Valentine leukocidin，PV） 大多数致病性葡萄球菌均能产生杀白细胞素。杀白细胞素可攻击中性粒细胞和巨噬细胞，这是由于中性粒细胞和巨噬细胞表面具有特异性受体（神经节苷脂和卵磷脂）。杀白细胞素与中性粒细胞和巨噬细胞表面的特异性受体结合，改变细胞膜的通透性，使细胞死亡。

4. 肠毒素（enterotoxin） 30%～50%的金黄色葡萄球菌可产生肠毒素，主要由噬菌体亚群金黄色葡萄球菌产生。葡萄球菌肠毒素是一组热稳定的可溶性蛋白质，分子量26～30 kDa，不仅耐热100℃ 30分钟，而且能抵抗胃肠液中蛋白酶的水解作用。葡萄球菌肠毒素对人的中毒剂量报道不一，一般认为约1μg/kg。其作用机制可能是到达中枢神经系统后刺激呕吐中枢而导致以呕吐为主要症状的食物中毒。葡萄球菌肠毒素是一种超抗原，能非特异性激活T细胞，释放过量的细胞因子（如TNF、IL-1、IFN-γ）而致病。

5. 表皮剥脱毒素（exfoliative toxin，exfoliatin） 也称表皮溶解毒素（epidemolytic toxin），有两个血清型，A型耐热，由前噬菌体编码，B型不耐热，由质粒编码。表皮剥脱毒素引起的烫伤样皮肤综合征（staphylococcal scalded skin syndrome，SSSS），又称剥脱性皮炎。

6. 毒性休克综合征毒素-1（toxic shock syndrome toxin 1，TSST-1） 约20%的金黄色葡萄球菌可产生此毒素。TSST-1是一种超抗原，通过激活T淋巴细胞，导致机体出现发热、对内毒素的敏感性增加、多个器官系统功能紊乱等毒性休克综合征（toxic shock syndrome，TSS）表现。

7. 纤维蛋白溶酶及其他 纤维蛋白溶酶（fibrinolysin）可激活血浆中的纤维蛋白酶原，使之成为纤维蛋白酶，导致血浆纤维蛋白溶解，利于病菌的扩散。耐热核酸酶（heat-stable nuclease）能降解DNA和RNA，细菌是否产生此酶，常被作为鉴定葡萄球菌有无致病性的依据之一。透明质酸酶（hyaluronidase），亦称扩散因子（spreading factor），能溶解细胞间质中的透明质酸，也有利于细菌的扩散。脂肪酶（lipase）能分解血浆和机体各部位表面的脂肪和油类，有利于细菌入侵皮肤和皮下组织。

（二）所致疾病

葡萄球菌所致疾病有化脓性和毒素性两种类型。

1. 金黄色葡萄球菌

（1）化脓性炎症：葡萄球菌可通过多种途径侵入机体，导致皮肤或器官的化脓性感染，甚至全身性感染，如败血症、脓毒血症。

1）局部感染：主要引起皮肤软组织和内脏器官感染，常见的疾病有毛囊炎、疖、痈、伤口化脓；气管炎、肺炎、脓胸、中耳炎、骨髓炎、脑膜炎等。皮肤化脓感染的特点是脓汁金黄而黏稠、病灶局限、界限清楚。

2）全身感染：引起败血症、脓毒血症等。

（2）毒素性疾病：由葡萄球菌产生的外毒素引起。

1）食物中毒：进食被葡萄球菌肠毒素污染的食物后1～6小时，出现恶心、呕吐、上腹痛，继以腹泻等急性胃肠炎症状，呕吐最为突出。大多数患者于1～2天内恢复正常。

2）烫伤样皮肤综合征（SSSS）：由表皮剥脱毒素引起。开始皮肤有弥漫性红斑，1～2天表皮起皱继而出现大疱，最后表皮上层大片脱落。多见于新生儿、幼儿和免疫功能低下的成人。

3）毒性休克综合征（TSS）：主要由TSST-1引起。主要表现为急性高热、呕吐、腹泻、低血压、猩红热样皮疹伴脱屑，严重时出现休克。葡萄球菌肠毒素也与TSS发病有关。

2. 凝固酶阴性葡萄球菌 是人体皮肤和黏膜的正常细菌群，包括表皮葡萄球菌（*S. epidermidis*）、腐生葡萄球菌（*S. saprophyticus*）、人葡萄球菌（*S. huminis*）、溶血葡萄球菌（*S. haemolyticus*）和头葡萄球菌（*S. capitis*）等十余种。毒力弱，不产生凝固酶等致病物质，过去认为CNS不致病，临床常把检出的CNS视为污染菌。然而近年来CNS已经成为医源性感染的常见病原菌，而且CNS对多种抗生素的耐药率逐年升高，成为临床治疗的难题。

CNS在机体免疫功能低下或进入非正常寄居部位时，可引起多种感染。以表皮葡萄球菌的感染最为常见。CNS的致病机制主要与细菌胞壁外的黏质和溶素有关，前者使细菌黏附在细胞表面，黏质包绕菌体起到保护细菌、抵抗宿主的免疫防御和减弱抗生素渗透作用。CNS引起的常见感染有：

泌尿系统感染：是引起年轻女性急性膀胱炎的主要致病菌，CNS引起的尿道感染仅次于大肠埃希菌。通常由表皮葡萄球菌、人葡萄球菌和溶血葡萄球菌引起。腐生葡萄球菌是原发性泌尿道感染的常见菌。

败血症：CNS引起的败血症，仅次于大肠埃希菌和金黄色葡萄球菌，位居第三位，常见的是溶血葡萄球菌和人葡萄球菌，也可为表皮葡萄球菌。

手术后感染：心脏起搏器安装、人工心瓣膜置换或修复术、器官移植等外科手术，以及长期腹膜透析、静脉滴注等亦可造成CNS的感染，尤其是表皮葡萄球菌感染形成生物膜已成为心胸外科手术后的严重问题。

三、免 疫 性

人体对葡萄球菌有一定的天然免疫力。只有当皮肤黏膜受损，或宿主免疫力降低时，如患结核病、糖尿病、肿瘤等以及其他病原体感染导致的宿主免疫降低时，才易引起葡萄球菌感染。患者恢复后，虽获得一定的免疫力，但难以防止葡萄球菌再次感染。

四、微生物学检查法

（一）标本采集

根据病情采集不同标本，如脓汁、渗出液、血液、脑脊液、骨髓穿刺液等。食物中毒则收集剩余食物和呕吐物等。

（二）直接涂片镜检

取标本涂片，革兰氏染色后镜检。根据细菌形态、排列特征和染色性可作出初步诊断。

（三）分离培养和鉴定

常采用血平板，根据菌落特征，挑选可疑菌落进行涂片染色镜检。血液标本需增菌后再接种至血平板。

致病菌株的鉴定主要根据有血浆凝固酶、有溶血性、产生金黄色色素、耐热核酸酶和发酵甘露醇。由于凝固酶阴性株有时亦能致病，在最后判定时应结合临床病症。

（四）肠毒素检测

取食物中毒患者的标本，用 ELISA 法检测葡萄球菌肠毒素，方法简便，敏感快速。此外，还可用特异的 DNA 探针检测肠毒素基因。

五、防治原则

注意个人卫生，及时处理皮肤创伤，防止创伤性感染。由于正常人鼻咽部带菌率为 20% ～ 50%，医务人员高达 70%，是医院内交叉感染的重要传染源，故医院内应做好消毒隔离，以防医源性感染。加强卫生监督管理，防止食物中毒。治疗时应根据药物敏感试验结果，选用敏感性抗生素，防止耐药菌株扩散。反复发作的顽固性疖疮，宜采用自身疫苗或类毒素进行人工主动免疫，有一定疗效。

第二节 链球菌属

链球菌属（*Streptococcus*）细菌是引起化脓性感染的另一大类主要细菌，排列呈双或链状。分类学属于厚壁菌门，芽胞杆菌纲，乳杆菌目，链球菌科。广泛分布于自然界、人及动物粪便和健康人鼻咽部，大多数不致病。医学上重要的链球菌主要有化脓性链球菌、草绿色链球菌、肺炎链球菌、无乳链球菌等。引起的人类疾病主要有化脓性炎症、毒素性疾病和超敏反应性疾病。

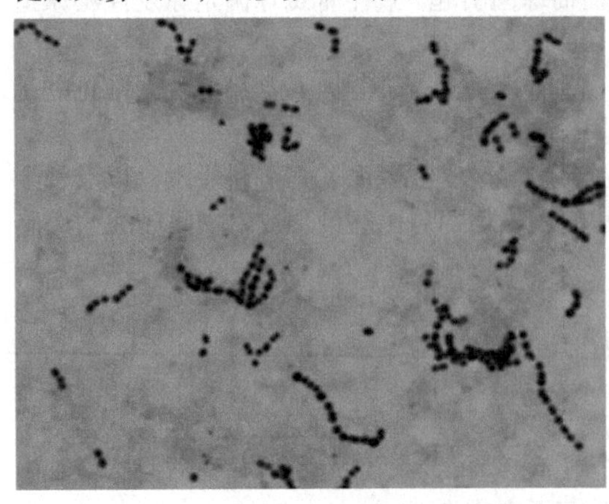

图 8-2 链球菌（革兰氏染色 ×1000）
（张灼阳等提供）

一、生物学性状

（一）形态与染色

球形或卵圆形，直径 0.5 ～ 1.0 μm，多数呈链状排列（图 8-2），有的可呈短链或双球菌，链的长短与菌种及生长环境有关。在液体培养基中形成的链比在固体培养基中形成的链长。无芽胞和鞭毛，有菌毛样结构，含 M 蛋白。幼龄菌（培养 2 ～ 4 小时）有荚膜，其成分是透明质酸，如延长培养时间，荚膜可被细菌自身产生的透明质酸酶分解而消失。革兰氏染色阳性（图 8-2），若培养日久的老龄菌或被中性粒细胞吞噬后，可转成革兰氏阴性。

（二）基因组特征

链球菌基因组大小在通常在 1.5 ～ 2.5 Mb，如化脓性链球菌 M1 株基因组大小为 1.85 Mb，编码 1752 个 ORF，G+C 含量占 38.5%，毒力因子基因超过 50 个。

（三）培养特性

需氧或兼性厌氧，少数厌氧。营养要求高，培养时须加血液或血清等成分。最适温度 37℃，最适 pH 7.4 ～ 7.6。在血平板上形成灰白色、表面光滑、边缘整齐、直径 0.5 ～ 0.75 mm 的细小菌落，不同种类细菌可产生不同的溶血现象。肺炎链球菌可产生自溶酶，因此平板培养 48 小时后，菌体自溶，菌落中央下陷呈脐状；若是在液体培养基中培养，液体初期呈混浊状态，继而逐渐变澄清。自溶酶在细菌生长的稳定期可被激活，也可被胆汁或胆盐激活。

（四）生化反应

分解葡萄糖，产酸不产气。除肺炎链球菌外，链球菌一般不分解菊糖，不被胆汁溶解，因此这两种特性可用来鉴别甲型溶血性链球菌和肺炎链球菌。链球菌与葡萄球菌不同，不产生过氧化氢酶，故触酶试验呈阴性。

（五）抗原构造

链球菌的抗原构造复杂，主要有：

1. 多糖抗原（C 抗原） 存在于链球菌细胞壁中，具群特异性，是链球菌分群的依据。在 Ca^{2+} 存在时，肺炎链球菌 C 抗原可与血清中 CRP 发生作用引起沉淀。CRP 非抗体，正常人血清中仅含微量，急性炎症患者含量剧增，利用 C 抗原来测定 CRP，对活动性风湿热等诊断有一定意义。

2. 表面蛋白抗原 位于 C 抗原的外层，具有型特异性，A 群链球菌有 M、T、R、S 四种成分。M 蛋白是化脓性链球菌的重要毒力因子，具有抗中性粒细胞吞噬的作用。此外，M 蛋白与心肌和肾小球基底膜有交叉抗原，可致风湿性心内膜炎和肾小球肾炎。肺炎链球菌的 M 蛋白与毒力无关。

3. 核蛋白抗原 又称“P”抗原，无特异性，各种链球菌的 P 抗原均相同。

4. 荚膜多糖抗原 存在于肺炎链球菌荚膜中，根据此抗原可对肺炎链球菌进行分型。

（六）分类

链球菌的分类，常用下列几种方法：

1. 根据溶血现象分类 除肺炎链球菌外，根据血平板上溶血程度可将链球菌分为三类。

（1）甲型溶血性链球菌（α-hemolytic streptococcus）：菌落周围有较窄的草绿色溶血环，称甲型（或 α）溶血，α 溶血环中的红细胞并未完全溶解，故这类菌亦称草绿色链球菌。多为条件致病菌。

（2）乙型溶血性链球菌（β-hemolytic streptococcus）：菌落周围形成完全透明、界限清楚的溶血环，称乙型（或 β）溶血，β 溶血环中的红细胞完全溶解，因而这类菌亦称溶血性链球菌。这类链球菌致病力强，常引起人和动物的多种疾病。

（3）丙型链球菌（γ-streptococcus）：不产生溶血素，菌落周围无溶血环，因而亦称不溶血性链球菌。一般不致病。

2. 根据特异性抗原分类（不包括肺炎链球菌） 依据链球菌细胞壁 C 抗原不同将链球菌分为 A ～ H、K ～ T 和 U、V 共 20 个群，对人有致病性的仅 A ～ D、F、G 群，但 90% 左右由 A 群引起。因表面抗原不同，又分若干型。链球菌的群别与溶血性间无平行关系，但对人类致病的 A 群链球菌多数呈现乙型溶血。

3. 根据对氧的需要分类 分需氧、厌氧和兼性厌氧三种链球菌。

（七）抵抗力

本菌抵抗力不强，60℃加热 30 分钟即被杀死。对一般消毒剂，抗生素如青霉素、红霉素、氯霉素、磺胺等均较敏感，但肺炎链球菌耐药性近年有增强趋势。

二、致 病 性

（一）化脓性链球菌

化脓性链球菌（*Streptoccus pyogenes*）也称 A 群链球菌（group A streptococcus），是人类链球菌感染最常见病原菌，也是链球菌中致病力最强的细菌。

1. 致病物质 包括与细菌黏附性有关的细胞壁成分、与细菌侵袭扩散有关的侵袭性酶类及外毒素。

（1）细胞壁成分：介导细菌黏附于上皮细胞。主要有：①脂磷壁酸（lipoteichoic acid，LTA），是化脓性链球菌的黏附因子，能使细菌黏附于人口腔黏膜上皮细胞、红细胞和白细胞等细胞上。② M 蛋白（M protein），参与介导细菌黏附，并具有抗吞噬和抵抗细胞内的杀菌作用。③ F 蛋白（F protein），能与上皮细胞表面的纤维粘连蛋白结合，有利于细菌黏附于宿主细胞，F 蛋白与纤维蛋白原结合，具有增加链球菌抗吞噬的能力。

（2）侵袭性酶类：种类多，以不同的作用方式促进细菌扩散。主要有：①透明质酸酶（hyaluronidase），又称扩散因子（spreading factor），能分解细胞间质的透明质酸，使细菌易在组织中扩散。②链激酶（streptokinase，SK），又称链球菌溶纤维蛋白酶（streptococcal fibrinolysin），能使血液中溶纤维蛋白酶原转变成溶纤维蛋白酶，溶解血块或阻止血浆凝固，有利于细菌在组织中扩散。国内研制的重组链激酶，用于治疗急性心肌梗死十分有效。③链道酶（streptodornase，SD），亦称链球菌 DNA 酶（streptococcal deoxyribonuclease），能降解脓液中高度黏稠的 DNA，使脓汁稀薄，促进细菌扩散。由于 SD 和 SK 能致敏 T 细胞，故常用来进行皮肤试验，通过迟发型超敏反应原理测定受试者的细胞免疫功能，这项试验称为 SK-SD 皮试。此外，现已将 SK、SD 制成酶制剂，临床上用以液化脓性渗出液，使脓液变稀，以利抗菌药物的治疗。④胶原酶（collagenase）能溶解胶原纤维，亦有利于细菌的扩散。

（3）毒素：包括链球菌溶素和致热外毒素。①链球菌溶素（streptolysin），按其对氧的稳定性不同可分为对氧敏感的链球菌溶素 O（streptolysin O，SLO）和对氧稳定的链球菌溶素 S（streptolysin S，SLS）两种。对氧敏感的 SLO 为含—SH 的蛋白质，—SH 遇氧时被氧化成—S—S—基，暂时失去溶血活性，若加入还原剂亚硫酸钠，溶血作用可以逆转。SLO 对真核细胞的细胞膜、细胞质和细胞器都有毒性作用，故又称为溶细胞毒素，能溶解红细胞、破坏白细胞和血小板，对心肌有急性毒性作用。SLO 抗原性强，90% 左右的患者于感染后 2 ～ 3 周至病愈后数月或 1 年内可查到抗 SLO 抗体，即抗 O 抗体（ASO）。风湿热患者 SLO 抗体显著升高，其含量可作为链球菌新近感染指标或风湿热活动性的辅助诊断。对氧稳定的 SLS，是小分子糖肽，无免疫原性。对多种组织和白细胞也有破坏作用。链球菌在血平板上菌落周围的溶血环是该溶素的作用。②链球菌致热外毒素（streptococcal pyrogenic exotoxin，SPE）又称红疹毒素（erythrogenic toxin）或猩红热毒素（scarlet fever toxin），是溶原性菌株产生的一种蛋白质，由温和噬菌体基因编码产生，有 A、B、C 三个血清型。该毒素是人类猩红热的主要致病物质，具有超抗原活性，具有致热性、丝裂原性、增加对内毒素的敏感性等作用。

2. 所致疾病 化脓性链球菌感染引起的疾病约占人类链球菌感染的 90%，传染源为患者和带菌者，通过空气飞沫、皮肤伤口感染等途径传播。引起的疾病可分为化脓性、超敏反应性和毒素性三类。

（1）化脓性炎症（suppurative inflammation）：化脓性链球菌能引起局部皮肤和皮下组织及其他系统感染。例如，痈、脓肿、蜂窝组织炎、淋巴管炎、淋巴结炎、扁桃体炎、咽炎、咽峡炎、鼻窦炎、产褥热、中耳炎等，严重的可引起败血症。

（2）超敏反应性疾病：化脓性链球菌感染后 1 ～ 4 周，机体通过产生Ⅱ型或Ⅲ型超敏反应引起风湿热和急性肾小球肾炎。Ⅱ型超敏反应是由于菌细胞表面的抗原与肾小球基底膜或心瓣膜有共同抗原所致。Ⅲ型超敏反应是由于 M 蛋白与相应抗体结合形成的免疫复合物沉积于肾小球基底膜或心瓣膜和关节滑膜所致。急性肾小球肾炎在扁桃体炎或咽炎后发生，多见于儿童和青少年。风湿热主要在咽炎后发生，主要表现为关节炎、心肌炎、心内膜炎和心包炎等。

（3）毒素性疾病，即猩红热（scarlet fever）：由产生致热外毒素的化脓性链球菌所致。细菌经咽喉黏膜侵入机体，增殖并产生毒素引起高热、全身红疹等症状。

（二）肺炎链球菌

肺炎链球菌（*S. pneumoniae*）俗称肺炎球菌，是细菌大叶性肺炎的主要病原菌。多成双排列，菌体呈矛头状，宽端相对，尖端向外。无鞭毛，无芽胞，致病株在机体或营养丰富的培养基中形成较厚荚膜。在血平板上呈 α 溶血，由于能产生自溶酶，若孵育时间过长，可使菌体溶解，菌落中央呈肚脐状，自溶酶可被胆汁或胆盐等物质激活。能分解葡萄糖、麦芽糖、乳糖和蔗糖等，产酸不产气。正常人呼吸道带菌率可达 40% ～ 70%，但仅少数菌株对人致病。正常呼吸道具有天然抗肺炎链球菌感染的能力，机体仅在抵抗力下降的情况下易受细菌感染。尤其在呼吸道病毒感染后或婴幼儿、老年及体弱者易发生大叶性肺炎。

肺炎链球菌的致病物质包括荚膜、肺炎链球菌溶素 O、细胞壁中的磷壁酸和神经氨酸酶。

1. 荚膜 是肺炎链球菌的主要致病物质，有抗吞噬作用。当有荚膜的光滑（S）型菌失去荚膜成为粗糙（R）型时，其毒力减低或消失，细菌便失去致病力。

2. 肺炎链球菌溶素 O（pneumolysin O） 对 O_2 敏感，性质类似 A 群链球菌的 SLO。能溶解羊、豚鼠、兔、马和人的红细胞；抑制中性粒细胞的杀菌作用；抑制淋巴细胞的增殖。

3. 磷壁酸 具有黏附作用，使肺炎链球菌黏附到肺上皮细胞或血管内皮细胞表面，并可刺激机体产生炎症反应。

4. 神经氨酸酶 在新分离株中发现有该酶，能水解红细胞膜上的 *N*- 乙酰神经氨酸，使细胞表面的受体暴露，有助于肺炎链球菌在鼻咽部和支气管黏膜上定植、繁殖和扩散。

肺炎链球菌主要引起人类大叶性肺炎。成人多由 1、2、3 型肺炎链球菌引起，儿童的大叶性肺炎大多是 14 型所致。肺炎后可继发胸膜炎、脓胸，也可引起中耳炎、乳突炎、副鼻窦炎、脑膜炎和败血症等。

（三）草绿色链球菌

草绿色链球菌（*Viridans streptococcus*）也称甲型溶血性链球菌，是人类口腔、上呼吸道的正常细菌群，具有机会致病性，对人致病的有变异链球菌、唾液链球菌、血链球菌、米勒链球菌、轻型链球菌等，常引起下列两种疾病。

1. 龋齿（dental caries） 常由厌氧的变异链球菌引起。变异链球菌在血平板上表现 α 溶血，细菌产生葡糖基转移酶，能使蔗糖生成不溶性葡聚糖，借此将口腔中大量细菌黏附，形成牙菌斑。这些菌群分解各种糖产酸，导致局部牙釉质脱钙形成龋齿。

2. 亚急性细菌性心内膜炎（subacute bacterial endocarditis） 当拔牙或摘除扁桃体时，寄居于口腔的甲型溶血性链球菌可乘机侵入血流，引起菌血症。在一般情况下，血中细菌短时间内即被清除，不会引起疾病。但若心瓣膜已有损伤或有先天性缺陷，以及用人工心瓣膜者，细菌可停留繁殖，引起亚急性细菌性心内膜炎。

（四）无乳链球菌

无乳链球菌（*S. agalactiae*）也称 B 群链球菌（group B streptococcus，GBS），最早是在患乳腺炎的牛中分离出来，后来发现该菌也能感染人类。

GBS 正常寄居于上呼吸道、阴道和直肠，人群带菌率达 30% 左右。GBS 是新生儿严重感染的主要病原菌，新生儿感染同母体带菌有密切关系，分娩时胎儿经过带菌产道时受染；也可由医护人员呼吸道所带病菌而引起。主要引起新生儿肺炎、败血症和脑膜炎，死亡率极高，且可留下神经系统后遗症。

新生儿 GBS 感染，根据发病时间、临床表现等分为两种类型。①早发型，常见于 1 周内的婴儿，表现为肺炎、败血症和脑膜炎，死亡率高达 50% ～ 70%。此类感染主要来自带菌的产妇。②晚发型，发病年龄 1 周～ 3 个月，以脑膜炎为主，常伴发败血症。病死率约 15%，存活者 30% ～ 50% 有神经系统后遗症。

（五）猪链球菌

猪链球菌（*S. suis*）菌落在血平板上呈 α 溶血，按抗原结构（C 抗原）分属于 D 群。根据荚膜多糖抗原的不同，可以将其分为 35 种血清型，其中 2 型致病力最强，是一种重要的人兽共患病病原菌，从事猪的屠宰及加工等人员为高危人群。人主要通过皮肤的伤口而感染。临床表现为发热、寒战、头痛、食欲下降等一般细菌感染症状，重症患者可合并中毒性休克综合征和链球菌脑膜炎综合征。根据临床表现的不同，可以分为普通型、休克型、脑膜炎型和兼有休克型与脑膜炎型表现的混合型。我国感染猪链球菌报告病例的人群病死率为 9.1% ～ 18.3%。

三、免　疫　性

化脓性链球菌感染后，机体产生的具有保护作用的抗体是抗 M 蛋白抗体和抗红疹毒素抗体。抗 M 蛋白抗体（IgG）只能保护机体免受同型菌的再感染，因链球菌型别多，故机体可反复感染。抗红疹毒素抗体能防止猩红热的再发，对防止链球菌再感染无效。肺炎链球菌感染后机体出现抗肺炎链球菌荚膜多糖的特异性抗体，从而建立较牢固的型特异性免疫，故同型病菌的二次感染少见。抗体具有调理吞噬功能。1、4 和 25 型荚膜多糖尚能直接激活补体旁路途径，这在特异性抗体未产生前，对入侵病菌的杀灭更具重要意义。

四、微生物学检查法

（一）细菌学诊断

1. 标本　不同疾病类型采取不同标本，如脓液、血液、鼻咽拭子、痰液等。

2. 直接涂片镜检　取标本涂片，革兰氏染色后镜检。发现有典型链球菌时可做初步诊断。发现典型的革兰氏阳性具有荚膜的双球菌存在，即可作肺炎链球菌感染初步诊断。

3. 分离培养和鉴定　脓液等标本直接在血平板上分离培养；血液标本须先增菌后再分离培养。鉴定主要依据细菌形态、染色性、菌落特征、溶血情况等进行。血清学分群和分型主要用于流行病学调查。血平板上肺炎链球菌菌落周围有草绿色溶血环，应与草绿色链球菌鉴别，常用的有胆汁溶菌试验、菊糖试验和奥普托欣（Optochin）试验，这些试验肺炎链球菌均为阳性，甲型溶血性链球菌均为阴性。还可以进行动物毒力试验，小鼠对肺炎链球菌高度易感。

奥普托欣试验方法类似药敏试验，先将待试菌涂布于血平板上，再取直径 6 mm 无菌滤纸片在 1 ∶ 2000 的 Optochin 溶液中浸湿，置于平板涂菌处，37℃培养 48 小时后，观察抑菌圈的大小。肺炎链球菌的抑菌圈直径大于 20 mm，甲型溶血性链球菌小于 12 mm。

（二）血清学诊断

抗链球菌溶素 O 试验（antistreptolysin O test，ASO test），简称抗 O 试验，常用于风湿热或肾小球肾炎的辅助诊断。风湿热患者血清中抗 O 抗体比正常人显著增高，大多在 250 单位左右；活动性风湿热患者一般超过 400 单位。

五、防治原则

注意个人卫生，及时处理皮肤创伤，防止化脓性感染。对急性咽炎和扁桃体炎患者，尤其是儿童要彻底治疗，以防止急性肾小球肾炎和风湿热的发生。治疗时青霉素 G 为首选药物。对猩红热患者应隔离治疗。近年来，国外研制的多价肺炎链球菌荚膜多糖疫苗对预防儿童、老人和慢性病患者等肺炎链球菌性肺炎、败血症、脑膜炎等，有较好效果。

第三节 肠球菌属

肠球菌属（*Enterococcus*）是人类和动物肠道中正常细菌群之一，分类学属于厚壁菌门，芽胞杆菌纲，乳杆菌目，肠球菌科。既往认为肠球菌是对人类无害的共栖菌，但近年研究已证实了肠球菌的致病力。在需氧革兰氏阳性球菌中，它是仅次于葡萄球菌的重要医院内感染致病菌。肠球菌在抗生素的影响下，已逐渐形成高水平耐药菌，自 1988 年美国首次报道了耐万古霉素肠球菌引起医院感染暴发流行以来，该耐药菌医院感染的发病率急剧上升，给临床感染性疾病的治疗带来了很大的威胁。

一、生物学特性

（一）形态与染色

圆形或椭圆形，直径 0.5 ～ 1.0μm，呈单个或成对或短链状排列，无芽胞，多数无鞭毛，革兰氏染色阳性。

（二）培养特性

本菌为兼性厌氧菌。对营养要求较高，在含有血清的培养基上生长良好。在血平板上经 37℃培养 18 小时后，可形成灰白色、不透明、表面光滑、直径 0.5 ～ 1 mm 大小的圆形菌落，不同的菌株表现为不同的溶血现象。

（三）生化反应

根据肠球菌分解糖类及对氨基酸脱酰胺的能力，可对不同种的肠球菌进行鉴别，与同科链球菌的显著不同在于本菌在生化反应上能耐受高盐和胆盐。

（四）分类

根据利用糖类的特征可将肠球菌分为 3 组：第一组以鸟肠球菌（*E. avium*）为代表；第二组以粪肠球菌（*E. faecalis*）和屎肠球菌（*E. faecium*）等为代表；第三组以坚忍肠球菌（*E. durans*）为代表。对人类致病者主要为粪肠球菌和屎肠球菌。在临床分离菌中粪肠球菌占 85% ～ 95%，屎肠球菌占 5% ～ 10%，其余少数为坚忍肠球菌和其他肠球菌。

二、致 病 性

（一）致病物质

对于肠球菌致病作用的研究目前主要集中在粪肠球菌。粪肠球菌可通过细菌表面的脂磷壁酸和黏附素定植在肠道和肾小管等处的黏膜上皮细胞上，LTA 还可刺激宿主免疫细胞产生 TNF-α、IL-6 及 IL-1β 等炎症性细胞因子，引起局部炎症反应。粪肠球菌能抵抗吞噬细胞的杀伤作用。

60% 的粪肠球菌能分泌一种特殊的细胞溶素，它可使真核细胞溶解，有细胞毒作用，引起局部组织损伤，又有细菌素功能，可以杀死其他革兰氏阳性菌，从而获得竞争生存的优势。细胞溶素还具有溶血作用。

粪肠球菌染色体中有一组 *epa* 基因，其编码的蛋白质与粪肠球菌多糖类合成有关，此多糖有免疫原性，在粪肠球菌引起人体心内膜炎时，几乎都能从人体检测到相应的抗体。

（二）所致疾病

肠球菌主要引起医院内感染，耐药肠球菌可通过带菌患者、医院工作人员及被其污染的肉类、蔬菜、水源污染医院环境，引起医院感染甚至医院内暴发流行。

肠球菌所致感染中常见的为心血管系统感染和尿路感染，前者包括菌血症、心内膜炎、败血性血栓性静脉炎，后者表现为膀胱炎、肾盂肾炎，少数表现为肾周围脓肿等，其发生多与导管和器械使用有关。此外，肠球菌还可引起皮肤软组织感染、败血症、腹腔感染、肺炎、脑膜炎、关节炎、子宫内膜炎等。

三、微生物学检查法

待检标本可直接接种在含胆汁、七叶苷、叠氮钠的肠球菌专用琼脂平板上，或先在液体培养基中做增菌培养后，再接种于琼脂平板，可提高分离的阳性率。根据黑褐色菌落特征和革兰氏染色特点可基本判定肠球菌，进一步用生化反应、色素产生、溶血及动力等可对肠球菌进行种的鉴定。

临床分离的肠球菌常是多重耐药菌株，因此应对细菌的耐药种类进行初筛，然后对临床拟选用的较敏感的抗生素进一步用微量肉汤稀释法定量求出 MIC，供临床用药参考。

医院肠球菌感染检查时，还应特别注意混合感染的情况，有时需进行混合感染菌的分离鉴定和药敏试验。

四、防 治 原 则

加强医院对肠球菌的检测能力，及早诊断。对患者用过的物品及排泄物应严格进行消毒，有条件的医院可设肠球菌感染者隔离病房。对医院公共场所要进行定期消毒，消除可能的传染源。在手术、输液、插管等医疗操作过程中应严格进行无菌操作。治疗应根据药敏试验结果选择抗生素，多以联合用药为主。治疗中要注意保护与加强患者的免疫功能，以及肠球菌合并其他微生物感染的治疗。

第四节　奈 瑟 菌 属

奈瑟菌属（*Neisseria*）细菌是一群革兰氏阴性双球菌，多数无鞭毛和芽胞，有荚膜和菌毛，专性需氧，能产生细胞色素氧化酶和过氧化氢酶。

奈瑟菌属包含 22 个种，如脑膜炎奈瑟菌、淋病奈瑟菌、干燥奈瑟菌（*N. sicca*）、浅黄奈瑟菌（*N. subflava*）等，其中对人致病的只有脑膜炎奈瑟菌和淋病奈瑟菌，除淋病奈瑟菌寄居于泌尿道黏膜外，其他奈瑟菌均存在于鼻咽腔黏膜。

一、脑膜炎奈瑟菌

脑膜炎奈瑟菌（*N. meningitidis*）俗称脑膜炎球菌（meningococcus），是流行性脑脊髓膜炎（简称流脑）的病原菌。

（一）生物学性状

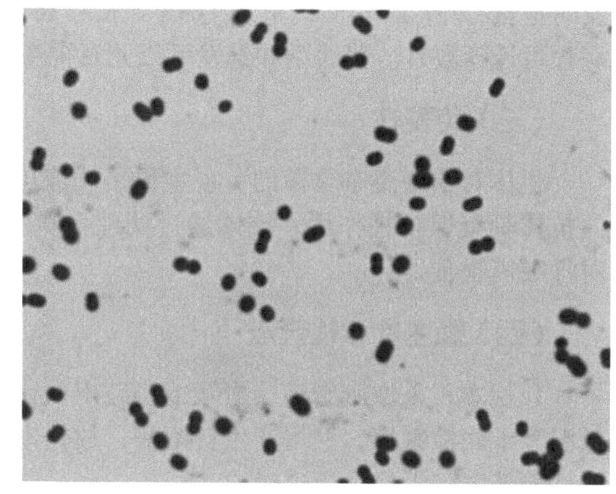
图 8-3 脑膜炎奈瑟菌（革兰氏染色 ×1000）
（赵蔚等提供）

1. 形态与染色 革兰氏阴性双球菌，在患者脑脊液中，多位于中性粒细胞内，形态典型（图 8-3），呈肾形或豆形，成双排列的两菌接触面平坦或略向内陷，直径 0.6 ～ 0.8 μm。人工培养 4 ～ 6 小时，细菌形态、排列和染色特征典型，随着培养时间的延长，可呈卵圆形或球状，排列较不规则，单个、成双或 4 个相连等，培养 24 小时后菌体呈现衰退形态，大小不一，着色深浅不匀。新分离菌株大多有荚膜和菌毛。

2. 培养特性 对营养要求较高，在普通培养基上不能生长，需在含有血清、血液等培养基中才能生长。最常用的是巧克力（色）培养基，即经 80℃以上加温的血平板，由于血液受热红细胞破坏变色似巧克力，故名。专性需氧，最适生长温度为 37℃，低于 30℃不生长。最适 pH 为 7.4 ～ 7.6。培养环境中需 5% ～ 8% CO_2，50% 的湿度能促进脑膜炎奈瑟菌生长。37℃孵育 24 小时后，形成直径约 1.0 mm 的圆形、无色透明、光滑，似露滴状的菌落，不溶血，无色素。该菌能产生自溶酶，故培养超过 48 小时细菌常自溶死亡。自溶酶不耐热，经 60 ～ 65℃处理 30 分钟即可被破坏。

3. 生化反应 大多数脑膜炎奈瑟菌能发酵葡萄糖和麦芽糖，产酸不产气，不发酵乳糖、甘露糖，氧化酶和触酶试验阳性。

4. 抗原构造与分类 脑膜炎奈瑟菌主要有四种抗原。

（1）荚膜多糖群特异性抗原：具有群特异性，根据此抗原的不同，目前脑膜炎奈瑟菌已分成 A、B、C 等 13 个血清群，对人类致病的多属 A、B、C 群，其中以 C 群致病力最强，但病例极少，B 群呈散发流行，我国 95% 以上病例由 A 群引起。

（2）外膜蛋白型特异性抗原：根据外膜蛋白分子量大小和是否受热变性等特点，利用肽图谱将其分为 1、2、3、4、5 类。

（3）脂寡糖（lipooligosaccharide，LOS）抗原：是由外膜上的脂质 A 和核心寡糖组成，属型特异性抗原，据此脑膜炎奈瑟菌可分为 L1 ～ L12 型。我国流行优势株是 A 群 L10 型。

（4）核蛋白抗原：无特异性，与肺炎链球菌相同。

5. 抵抗力 对理化因素的抵抗力很弱。对寒冷、干燥、热、阳光和化学消毒剂等均很敏感。在室温下 3 小时即死亡；55℃处理 5 分钟即被破坏。1% 苯酚、75% 乙醇或 0.1% 苯扎溴铵均可迅速使之死亡。

（二）致病性

1. 致病物质 主要致病物质是荚膜、菌毛和 LOS。菌毛介导细菌黏附至咽部黏膜上皮细胞表面，利于对人体的侵入，荚膜能抵抗吞噬细胞的吞噬作用，增加菌体对机体的侵袭力。LOS 是脑膜炎奈瑟菌最主要的致病物质。病菌侵入机体繁殖后，因自溶或死亡而释放出 LOS（作用似内毒素），引起发热、小血管和毛细血管内皮细胞损伤、局部血管栓塞，引起坏死、出血，皮肤瘀斑和微循环障碍。严重败血症时，因大量内毒素释放，可导致 DIC 及中毒性休克。

2. 所致疾病 脑膜炎奈瑟菌主要通过飞沫经空气传播。带菌者和患者均可作为传染源，6 个月至 2 岁的婴幼儿免疫力低，是该菌的主要易感人群，发病率最高。大部分感染者仅表现为上呼吸道感染，成为带菌者。按感染细菌的毒力、数量和机体免疫力高低，可出现普通型、暴发型和慢性败血症型 3 种临床表现。

普通型先有上呼吸道炎症，继而病菌进入血流，引起菌血症或败血症，出现恶寒、发热、皮肤出血性皮疹及肝脾肿大等全身中毒症状，最后细菌到达脑脊髓膜，引起化脓性脑脊髓膜炎，出现头痛、喷射状呕吐、颈项强直等症状和体征。暴发型只发生在少数患者，起病急剧凶险，若不及时抢救，常于24小时内危及生命，死亡率高达40%～60%。慢性败血症型不多见，成人患者较多，病程可迁延数日。普通型和暴发型以儿童罹患为主。

（三）免疫性

机体对脑膜炎奈瑟菌的免疫主要是体液免疫。群特异性的荚膜多糖抗体和型特异性的外膜蛋白抗体具有保护性作用，抗体通过调理吞噬和激活补体杀伤脑膜炎奈瑟菌。SIgA 可以阻止该菌对呼吸道侵袭。

（四）微生物学检查法

1. 标本 采取脑脊液、血液或刺破出血瘀斑取其渗出物。带菌者检查可取鼻咽拭。因本菌对低温和干燥极敏感，又可产生自溶酶，故标本采取后应注意保暖、保湿，并立即送检。接种于预温培养基内，最好是床边接种。

2. 直接涂片镜检

（1）脑脊液检查：标本经离心沉淀后，取沉淀物涂片，革兰氏染色或亚甲蓝染色后镜检，如在中性粒细胞内、外有革兰氏阴性双球菌，可作出初步诊断。

（2）出血瘀斑检查：病变皮肤消毒后，挑破出血瘀斑，挤出少量血液或组织液，制成印片后革兰氏染色镜检。阳性率在 80% 左右。

3. 分离培养与鉴定 血液或脑脊液先接种至血清肉汤培养基增菌后，再在巧克力色平板上行划线分离。平板置于含 5% CO_2 的环境中孵育，挑取可疑菌落涂片染色检查，并做生化反应和玻片凝集试验鉴定。

（五）防治原则

及时隔离和治疗患者，控制传染源。对儿童注射流脑荚膜多糖疫苗进行特异性预防，常用 A 和 C 群二价或 A、C、Y 和 W135 群四价混合多糖疫苗，保护率达 90% 以上，流行期间儿童可口服磺胺类药物等预防。

二、淋病奈瑟菌

淋病奈瑟菌（*N. gonorrhoeae*）俗称淋球菌（gonococcus），是人类淋病的病原菌，主要引起人类泌尿生殖系统急慢性化脓性感染。淋病是我国目前发病率最高的性传播疾病（sexually transmitted disease，STD）。

（一）生物学性状

1. 形态与染色 革兰氏阴性双球菌，似脑膜炎奈瑟菌。脓液标本中，大多数淋病奈瑟菌位于中性粒细胞内，成双排列，两菌接触面平坦或稍凹，直径 0.6～0.8 μm。体外培养后，菌的大小不一，染色不匀，排列也不一致，25% 为双球菌，75% 为单球菌，四连或八叠球菌。有荚膜和菌毛。

2. 培养特性 营养要求高，适宜在巧克力色血平板上生长，采用卵黄平板和血平板也可获得较好的培养效果。专性需氧，初次分离培养时须供给 5%～10% CO_2。最适生长温度为 35～36℃，低于 30℃或高于 38.5℃生长停止。最适 pH 为 7.5。孵育 48 小时后，形成凸起、圆形、灰白色、光滑、直径 0.5～1.0 mm 的菌落。为提高检出率，可加入万古霉素、多黏菌素等选择性培养基来抑制其他杂菌生长。

3. 生化反应 只分解葡萄糖，产酸不产气，不分解其他糖类。因此，可根据对麦芽糖的发酵与否来与脑膜炎奈瑟菌相区别。氧化酶试验阳性。

4. 抗原构造与分类 淋病奈瑟菌的抗原结构易发生变异，表层抗原至少有以下三类。

（1）菌毛蛋白抗原：菌毛存在于有毒菌株，直径约 6nm，由不同菌株提取的菌毛，其抗原性不同。

（2）脂寡糖抗原（LOS）：由脂质 A 和核心寡糖组成，类似 LPS，具有内毒素活性。

（3）外膜蛋白抗原：有 Por 蛋白（porin protein，P Ⅰ）、Opa 蛋白（opacity protein，P Ⅱ）和 Rmp（reduction-modifiable protein，P Ⅲ）。P Ⅰ为主要外膜蛋白，是淋病奈瑟菌分型的主要依据，可分成 PorA 和 PorB。PorA 有 18 个亚型，PorB 有 28 个亚型。

5. 抵抗力　淋病奈瑟菌与脑膜炎奈瑟菌相似，对热、冷、干燥和消毒剂极度敏感。

（二）致病性

1. 致病物质　包括菌毛、外膜蛋白、LOS 和 IgA1 蛋白酶等。菌毛在淋病发病中起重要作用，能使淋病奈瑟菌黏附到人泌尿道柱状上皮细胞、精子、红细胞等表面，有菌毛细菌有毒力，无菌毛细菌则无毒力，菌毛还具有抗中性粒细胞的杀菌作用。外膜蛋白 P Ⅰ介导细菌与敏感细胞的黏附，阻止吞噬溶酶体形成，有利于细菌在细胞内生存；P Ⅱ参与黏附作用；P Ⅲ则可阻抑杀菌抗体的活性。淋病奈瑟菌 LOS 具有内毒素活性，与补体、IgM 等共同作用下，在局部形成炎症反应。IgA1 蛋白酶，能破坏黏膜表面存在的特异性 IgA1 抗体，使细菌仍能黏附至黏膜表面。

2. 所致疾病　人类是淋病奈瑟菌的唯一宿主。感染后引起淋病，主要通过性接触传播，也可通过毛巾、浴池间接传播，淋病奈瑟菌侵入尿道和生殖道而感染，潜伏期 2 ～ 5 天。

一般来说，感染初期仅引起男性前尿道炎、女性尿道炎与子宫颈炎，出现尿痛、尿频、尿道流脓、宫颈可见脓性分泌物等。如不及时治疗感染可扩散到整个生殖系统，引起慢性感染，引起男性尿道周围蜂窝织炎、前列腺炎、精囊精索炎和附睾炎等；女性出现前庭大腺炎和盆腔炎等，是导致不育原因之一。淋病奈瑟菌还可经血流造成败血症。患有淋菌性阴道炎或子宫颈炎的产妇，婴儿出生时可患淋菌性结膜炎。

（三）免疫性

人类对淋病奈瑟菌的感染无天然免疫力。多数患者可以自愈，并出现特异性 IgM、IgG 和分泌型 IgA 抗体，但免疫不持久，再感染和慢性患者较普遍存在。

（四）微生物学检查法

1. 标本　用无菌棉拭蘸取泌尿生殖道脓性分泌物或宫颈口表面分泌物。标本采集后，由于淋病奈瑟菌抵抗力弱，应保暖保湿，立即送检。

2. 直接涂片镜检　将脓性分泌物涂片，革兰氏染色后镜检。如在中性粒细胞内发现有革兰氏阴性双球菌时，结合临床表现可作初步诊断。

3. 分离培养与鉴定　标本接种在预温的巧克力色血平板，在培养基中加入抗生素如多黏菌素 B 和万古霉素，可提高直肠部位或宫颈标本的淋病奈瑟菌检出率。菌落涂片染色镜检呈现革兰氏阴性双球菌即可诊断。还可挑取可疑菌落进一步做氧化酶试验、糖发酵试验或直接免疫荧光试验等确诊。

此外，亦可采用核酸杂交技术或核酸扩增技术检测淋病奈瑟菌。

（五）防治原则

淋病是一种性传播疾病，开展防治性病的知识教育及防止不卫生的两性关系是重要的环节。对患者要早发现、早治疗，治疗应彻底。淋病奈瑟菌对青霉素和磺胺敏感，但近年来耐药菌株不断增加，特别是多重耐药的淋病奈瑟菌给防治性病带来困难。为此，还应做药物敏感试验以指导合理选择药物，除了对淋病患者及时彻底治疗外，还应治疗与淋病患者的性接触者。婴儿出生时，不论母亲有无淋病，都应以硝酸银滴眼，以预防新生儿淋菌性结膜炎的发生。目前尚无有效的疫苗供特异性预防。

（李　敏）

第 9 章　肠道杆菌

肠道杆菌（enteric bacillus）常指肠杆菌科（Enterobacteriaceae）细菌，是一大群生物学特性相似的革兰氏阴性无芽胞杆菌，常寄居在人和动物的肠道内，随人与动物的粪便排出，广泛分布于水、土壤或腐物中。肠道杆菌种类繁多，根据生化反应、抗原结构、核酸杂交和序列分析进行分类，目前肠杆菌科有 44 个属，170 多个种。与医学有关的肠道杆菌分布在其中 25 个种，其中典型的见表 9-1。

表 9-1　肠道杆菌中与医学有关的细菌

菌属	代表种	引起疾病
埃希菌属（*Escherichia*）	大肠埃希菌（*E. coli*）	肠道外感染，急性腹泻
志贺菌属（*Shigella*）	痢疾志贺菌（*S. dysenteriae*）	细菌性痢疾
沙门菌属（*Salmonella*）	伤寒沙门菌（*S.* Typhi）	肠热症、急性肠炎、败血症
克雷伯菌属（*Klebsiella*）	肺炎克雷伯菌（*K. pneumoniae*）	肺炎、泌尿感染、创伤感染、败血症等
变形杆菌属（*Proteus*）	普通变形杆菌（*P. vulgaris*）	食物中毒、泌尿感染、呼吸道感染
摩根菌属（*Morganella*）	摩根菌（*M. morganiia*）	泌尿道感染和伤口感染，有时可引起腹泻
枸橼酸菌属（*Citrobacter*）	弗劳地枸橼酸杆菌（*C. freundii*）	条件致病菌，引起继发性感染
肠杆菌属（*Enterobacter*）	产气肠杆菌（*E. aerogenes*）	条件致病菌，引起泌尿道、呼吸道和伤口感染
沙雷菌属（*Serrati*）	黏质沙雷菌（*S. marcescens*）	条件致病菌，引起泌尿道、呼吸道及创伤感染
耶尔森菌属（*Yersinia*）	鼠疫耶尔森菌（*Y. pestis*）	鼠疫

肠道杆菌中大多数是肠道的正常细菌群，但当宿主免疫力降低或细菌移位至肠外部位时，可成为条件致病菌而引起疾病；仅少数为病原菌，如志贺菌属、沙门菌属及少数大肠埃希菌等。

肠道杆菌具有下列共同生物学特性：

1. 形态结构相似　均为（0.3～1.0）×（1～6）μm，中等大小、两端钝圆的革兰氏阴性杆菌，无芽胞，多数有鞭毛和菌毛，少数有荚膜。

2. 培养要求不高　为需氧或兼性厌氧菌，营养要求不高，在普通琼脂平板上生长良好，形成光滑、湿润的中等大小菌落；有些细菌在血平板上可出现溶血环，在液体培养中呈均匀混浊生长。

3. 生化反应活泼　能分解多种糖类和蛋白质，常用来做菌属和菌种的鉴别。乳糖发酵试验在初步鉴别肠道致病菌和非致病菌时有重要意义，致病菌一般不分解乳糖，而非致病菌多数能分解乳糖。

4. 抗原结构复杂　主要有菌体（O）抗原、鞭毛（H）抗原和荚膜抗原或包膜抗原。其他尚有菌毛抗原。O 抗原和 H 抗原是肠杆菌科分群、分型依据。

（1）O 抗原：存在于细胞壁脂多糖（lipopolysaccharide，LPS）层，其核心多糖具有属特异性，其特异性多糖具有种特异性。O 抗原耐热，100℃不被破坏。从患者新分离菌株的菌落大多呈光滑（S）型，在人工培养基上多次传代、保存日久后，LPS 失去外层 O 特异性多糖，此时菌落变成粗糙（R）型，称为 S-R 型变异。R 型菌株的毒力显著低于 S 型菌株。

（2）H 抗原：存在于鞭毛蛋白。不耐热，60℃ 30 分钟即被破坏。H 抗原的特异性决定于多肽链上氨基酸的排列序列和空间结构。细菌失去鞭毛后，运动随之消失；同时 O 抗原外露，称为 H-O 变异。

（3）荚膜抗原：位于 O 抗原外围，能阻止 O 凝集现象。成分为多糖，但 60℃ 30 分钟可破坏。

重要的有伤寒沙门菌的 Vi 抗原，大肠埃希菌的 K 抗原等。

5. 抵抗力不强　对理化因素的抵抗力不强。一般 60℃加热 30 分钟即死亡，易被一般消毒剂杀灭，常用氯进行饮水消毒。胆盐、煌绿等对大肠埃希菌等非致病菌有选择性抑制作用，可制备肠道杆菌选择性培养基以分离肠道致病菌。

6. 易发生变异　肠杆菌科细菌易出现变异菌株。除自发突变外，更因相互处于同一密切接触的肠道微环境，可以通过转导、接合或溶原性转换等转移遗传物质，使受体菌获得新的性状而导致变异。最常见的是耐药性转移、毒素产生和生化反应特性等的改变。在致病力、细菌学诊断、治疗与预防中均有重要意义。

第一节　埃希菌属

埃希菌属（*Escherichia*）有 6 个种，其中大肠埃希菌（*E. coli*），俗称大肠杆菌，是临床最常见和最重要的菌种，主要表现在三方面：首先，大肠埃希菌是肠道中重要的正常菌群，并能为宿主提供一些具有营养作用的合成代谢产物。其次，当宿主免疫力下降或细菌侵入肠道外组织器官后，可成为条件致病菌，引起肠道外感染，以化脓性感染和泌尿道感染最为常见。再次，某些血清型大肠埃希菌具有致病性，导致人类胃肠炎。此外，大肠埃希菌在环境卫生和食品卫生学中，常被用作粪便污染的卫生检测指标。在分子生物学和基因工程研究中，大肠埃希菌是重要的实验材料。

一、生物学性状

（一）形态与染色

大肠埃希菌为中等大小革兰氏阴性杆菌，宽 0.4 ～ 1μm，长 0.7 ～ 3μm（图 9-1）。多数菌株有周身鞭毛，能运动。有菌毛，包括普通菌毛与性菌毛，肠外感染菌株有多糖类微荚膜。

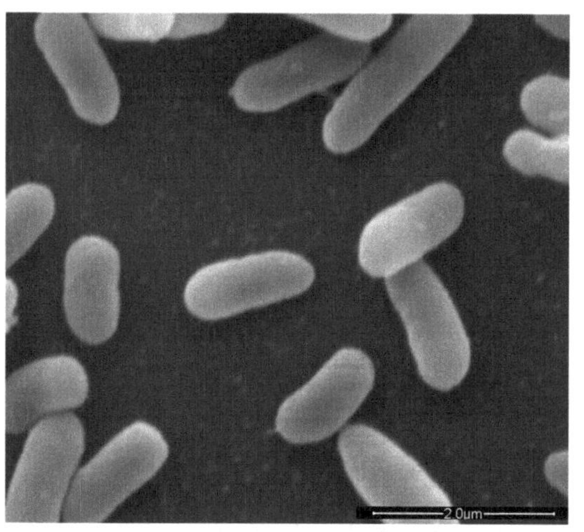

图 9-1　大肠埃希菌（扫描电镜）

（陶晶提供）

（二）基因组特征

大肠埃希菌不同菌株基因组大小差异较大，如 O157 ：H7 EDL933 株染色体大小为 5.4 Mb，且含有 2 个质粒。而 O157 ：H7 Sakai 株染色体大小为 5.59 Mb，并含有 92.7 kb 的质粒。O157 ：H7 Sakai 株中有 1 632 个 ORF 在 K12 株不存在，编码的 1 632 种蛋白质中至少有 131 种与毒力有关。已测序菌株基因组中只有约 20% 的基因是相同的，其余约 80% 在不同菌株间存在差异。单个菌株基因组上只含有 4 000 ～ 5 500 个基因，然而所有已测序菌株基因组上基因数量的总和却已经达到 16 000 个。

（三）生化反应与培养特性

兼性厌氧，营养要求不高，在普通琼脂平板 37℃培养 24 小时后，形成直径 2 ～ 3 mm 的圆形、凸起、灰白色光滑型菌落。但在人和动物肠道中繁殖速度要慢很多。在血平板上，有些菌株产生 β 型溶血。

生化反应活泼，能发酵葡萄糖等多种糖类，产酸产气。发酵乳糖，可同沙门菌、志贺菌等相区别。在克氏双糖管中，斜面和底层均为产酸产气，H_2S 阴性，动力阳性。典型大肠埃希菌的 IMViC 试验（即吲哚、甲基红、VP、枸橼酸盐试验）结果为“++−−”。

（四）抗原结构

大肠埃希菌有O、H和K三种抗原，是血清学分型的基础。O抗原有170多种，刺激机体主要产生IgM抗体。用凝集试验检测O抗原时必须用加热煮沸过的菌体，以避免因K抗原的干扰而造成不凝集。某些型别的O抗原与腹泻及泌尿道感染密切相关。H抗原有60多种，可刺激机体产生IgG抗体。K抗原有100多种，多糖性质，与细菌的侵袭力有关。K抗原过去分为L、A、B三型。现在，K抗原指荚膜多糖抗原，分为两组（组1和组2）。大肠埃希菌血清型的表示方式是按O ∶ K ∶ H排列，如O111 ∶ K58（B4）∶ H2。

（五）抵抗力

一般不强。有些大肠埃希菌对热的抵抗力较强，经55℃处理60分钟或60℃处理15分钟仍有部分细菌存活。在自然界的水中，可存活数周至数月。胆盐、煌绿等对大肠埃希菌有抑制作用。对磺胺类、链霉素、氯霉素等敏感，但易耐药。

二、致　病　性

（一）致病物质

大肠埃希菌具有肠杆菌科成员共同的一些毒力因子，包括内毒素、荚膜、Ⅲ型分泌系统等。此外，还具有一些特殊的毒力因子，主要是黏附素和外毒素，特别在引起胃肠炎等疾病中起重要作用。

1. 黏附素（adhesin）　能使细菌紧密黏附在泌尿道和肠道的细胞上，避免因排尿时尿液的冲刷和肠道的蠕动作用而被排出。大肠埃希菌黏附素的特点是具有高特异性。包括：定植因子抗原Ⅰ、Ⅱ和Ⅲ（colonization factor antigen，CFA/Ⅰ，CFA/Ⅱ，CFA/Ⅲ）；集聚黏附菌毛Ⅰ和Ⅲ（aggregative adherence fimbriae，AAF/Ⅰ，AAF/Ⅲ）；束形成菌毛（bundle forming pili，Bfp）；紧密黏附素（intimin）；P菌毛（因能与P血型抗原结合而得名）；侵袭质粒抗原（invasive plasmid antigen，Ipa）蛋白和Dr菌毛（能与Dr血型抗原结合）等。

2. 外毒素　大肠埃希菌能产多种外毒素，包括志贺氏毒素Ⅰ和Ⅱ（shiga toxin，Stx-1，Stx-2）；耐热肠毒素a和b（heat stable enterotoxin，STa，STb）；不耐热肠毒素Ⅰ和Ⅱ（heat labile enterotoxin，LT-Ⅰ，LT-Ⅱ）；溶血素A（hemolysin A，HlyA）等。溶血素A在尿路致病性大肠埃希菌所致疾病中有重要作用。

3. 其他　胞壁脂多糖的类脂A具有毒性；O特异多糖具有抵抗宿主防御屏障的作用；K抗原具有抗吞噬作用。

（二）所致疾病

1. 肠道外感染　多数大肠埃希菌在肠道内不致病，但如移位至肠道外的组织或器官则可引起肠道外感染。此种感染多为内源性感染，以泌尿系统感染和化脓性感染最为常见。

（1）泌尿系统感染：大肠埃希菌在引起泌尿系统感染的细菌中居首位。引起泌尿系统感染的大肠埃希菌大多数来源于结肠，污染尿道，上行至膀胱，甚至肾脏和前列腺，为上行性尿道感染，可表现为尿道炎、膀胱炎、肾盂肾炎。女性尿道短，较宽，故泌尿道感染的发生率比男性高。年轻女性首次尿道感染的90%以上由该菌引起。性交、怀孕、男性前列腺增生为危险因素。插管和膀胱镜也有可能带进细菌，造成感染的危险。泌尿系统感染的临床症状主要有尿频、排尿困难、血尿和脓尿等。虽然大多数大肠埃希菌菌株都能引起泌尿系统感染，但由某些特殊血清型引起的感染最为常见。这些特殊血清型统称为尿路致病性大肠埃希菌（uropathogenic *E. coli*，UPEC），常见的有O1、O2、O4、O6、O7、O16、O18、O75等。UPEC能产生特别的毒力物质，如P菌毛，AAF/Ⅰ，AAF/Ⅱ和Dr菌毛等黏附素，以及溶血素A。溶血素A能溶解红细胞和其他一些类型细胞，导致细胞因子的释放和炎症反应。

（2）肠道外的化脓性感染：大肠埃希菌也可引起腹膜炎、胆囊炎、阑尾炎、手术创口感染。婴儿、年老体弱者、慢性消耗性疾病患者、大面积烧伤患者或免疫力低下者，大肠埃希菌可侵入血流，引起败血症。大肠埃希菌是从败血症患者中分离到的最常见的革兰氏阴性菌（占45%）。早产儿，尤其是出生30天内的新生儿，易患新生儿大肠埃希菌性脑膜炎。

2. 肠道感染 某些血清型大肠埃希菌能引起人类胃肠炎，与食入污染的食物和饮水有关，为外源性感染。根据其致病机制不同，主要有五种类型（表9-2）。

表9-2 引起胃肠炎的大肠埃希菌

菌株	作用部位	疾病与症状	致病机制	常见O血清型
ETEC	小肠	旅行者腹泻；婴幼儿腹泻；水样便，恶心，呕吐，腹痛，低热	质粒介导LT和(或)ST肠毒素，大量分泌液体和电解质	6、8、15、25、27、78、148、159
EIEC	大肠	水样便，继以少量血便，腹痛，发热	质粒介导侵袭和破坏结肠黏膜上皮细胞	28ac、29、112ac、124、136、143、144、152、164、167
EPEC	小肠	婴儿腹泻；水样便，恶心，呕吐，发热	质粒介导黏附和破坏上皮细胞绒毛结构导致吸收受损和腹泻	2、55、86、111、114、119、125、126、127、128、142、158
EHEC	大肠	水样便，继以大量出血，剧烈腹痛，低热或无，可并发HUS、血小板减少性紫癜	溶原性噬菌体编码Stx-1或Stx-2，中断蛋白质合成	157、26、111
EAEC	小肠	婴儿腹泻；持续性水样便，呕吐，脱水，低热	质粒介导集聚性黏附上皮细胞，阻止液体吸收	42、44、3、86等

（1）肠产毒型大肠埃希菌（enterotoxigenic *E. coli*，ETEC）：常引起5岁以下婴幼儿和旅游者腹泻。主要通过污染的水源和食物传播。人与人之间不传播。临床上常出现轻度腹泻，也可呈严重的霍乱样症状。腹泻常为自限性，一般2～3天即愈，但营养不良者可达数周，也可反复发作。致病物质主要是肠毒素和定植因子。

ETEC产生不耐热和耐热肠毒素，均由质粒编码。LT对热不稳定，65℃处理30分钟即失活。LT-Ⅱ与人类疾病无关，LT-Ⅰ是引起人类胃肠炎的致病物质。LT-Ⅰ是一个A亚单位和5个B亚单位组成的蛋白质，A亚单位是毒素的活性部分。B亚单位与小肠黏膜上皮细胞膜表面的GM1神经节苷脂受体结合后，A亚单位穿过细胞膜与腺苷酸环化酶作用，使胞内ATP转化cAMP。当cAMP增加后，导致小肠液体过度分泌，超过肠道的吸收能力而出现腹泻。LT的分子量较大，免疫原性较强，可刺激机体产生中和抗体，有保护作用。LT与霍乱弧菌肠毒素相似，其抗血清有交叉中和作用。ST对热稳定，100℃ 20分钟不被破坏，分子量小，免疫原性弱。STb与人类疾病无关。STa的致病机制与LT-Ⅰ不同，其激活小肠上皮细胞的鸟苷酸环化酶，使胞内cGMP增加，在空肠部分改变液体的运转，使肠腔积液而引起腹泻。ST与霍乱毒素无共同的抗原关系。ETEC的有些菌株只产生一种肠毒素，有的则两种肠毒素均可产生。

ETEC的定植因子是其致病性菌毛，有助于其对肠黏膜的黏附，并在肠毒素的分泌中起作用。

（2）肠侵袭型大肠埃希菌（enteroinvasive *E. coli*，EIEC）：在表型和致病性方面与志贺菌密切相关，容易误诊为志贺菌。主要侵犯较大儿童和成人，所致疾病很像菌痢，有发热、腹痛、腹泻、脓血便及里急后重等症状。EIEC不产生肠毒素，能侵袭结肠黏膜上皮细胞并在其中生长繁殖。细菌黏附到结肠上皮细胞上，引起细胞内吞，被带入细胞内空泡中。细菌破坏空泡而进入胞质中增殖，最后杀死感染细胞，再扩散到邻近正常细胞，导致组织破坏和炎症发生。EIEC的侵袭结肠黏膜上皮细胞的能力与质粒上携带的一系列侵袭性基因有关。

（3）肠致病型大肠埃希菌（enteropathogenic *E. coli*，EPEC）：是婴儿腹泻的主要病原菌，有高度传染性，严重者可致死，成人少见。细菌侵入肠道后，主要在十二指肠、空肠和回肠上段黏膜表面大量繁殖。切片标本中可见细菌黏附于绒毛，导致刷状缘被破坏、微绒毛萎缩、上皮细胞排列紊乱和功能受损，造成严重腹泻。EPEC 不产生 LT 或 ST。病菌在十二指肠、空肠和回肠上段黏膜表面大量繁殖，黏附于微绒毛，导致刷状缘被破坏、微绒毛萎缩、上皮细胞排列紊乱和功能受损，造成严重水样腹泻，常为自限性，但可转变成慢性。

EPEC 黏附和破坏肠黏膜结构的过程是 Bfp（bundle forming pili）首先介导细菌与细胞的疏松黏附，Bfp 由 EAF（EPEC adherence factor）质粒上的 *bfp*A 基因编码，其活化受 *dsb*A 基因的调控；随后细菌的Ⅲ型分泌系统主动分泌某些蛋白质进入宿主上皮细胞，其中一种称为转位紧密素受体（translocated intimin receptor，Tir）的蛋白质被插入到上皮细胞膜上，作为细菌紧密黏附素（intimin）的受体，介导细菌与细胞的紧密结合。细胞内肌动蛋白重排，导致微绒毛的破坏。严重干扰对肠道中液体等的吸收功能。

（4）肠出血型大肠埃希菌（enterohemorrhagic *E. coli*，EHEC）：亦称为 vero 毒素大肠埃希菌（verotoxigenic *E. coli*，VTEC），可引起散发性或暴发性出血性结肠炎和溶血性尿毒综合征（hemolytic uremic syndrome，HUS），1982 年首先在美国发现，血清型为 O157 ：H7，以后在世界各地有散发或地方小流行。污染食品是 EHEC 感染的重要传染源，牛可能是 O157 ：H7 的主要储存宿主。EHEC 的致病因子主要有黏附素和毒素。病菌进入消化道后，由紧密黏附素介导与宿主末端回肠、盲肠和结肠上皮细胞结合，然后释放毒素，引起血性腹泻。EHEC 毒素能使 vero 细胞（非洲绿猴肾细胞系）产生病变，故称 vero 毒素；又因同志贺菌的毒素在生物学特性、物理特性和抗原性等方面相似，亦称志贺样毒素；VT-Ⅱ能选择性地破坏肾内皮细胞，这种破坏能引起肾小球滤过减少和急性肾衰竭。

（5）肠集聚型大肠埃希菌（enteroaggregative *E. coli*，EAEC）：引起婴儿持续性腹泻，伴脱水，偶有血便。不侵袭细胞。这类细菌的特点是能在细胞表面自动聚集，形成砖状排列。感染导致微绒毛变短，单核细胞浸润和出血。介导这种排列的是质粒编码的 Bfp 和 AAF/Ⅰ和 AAF/Ⅱ。EAEC 还能刺激黏液分泌，促使细菌形成生物膜覆盖在小肠的上皮上。此外，致病物质可能还包括产生的毒素。

三、微生物学检查法

（一）临床标本的检查

1. 标本 肠道外感染取中段尿、血液、脓液、脑脊液等；腹泻者取粪便。

2. 分离培养与鉴定

（1）肠道外感染

1）涂片染色检查：血液和粪便标本通常不作直接涂片染色检查。脓液、痰液、分泌物可直接涂片，革兰氏染色后镜检。尿液和其他液体先低速离心，再取沉淀物作涂片。

2）分离培养：血液需先经肉汤增菌，再转种血平板。体液标本的离心沉淀物和其他标本可同时接种血平板和肠道杆菌选择性培养基。37℃孵育 18 ～ 24 小时后，观察菌落并涂片染色镜检，并采用一系列生化反应进行鉴定。

3）鉴定：初步鉴定根据 IMViC（++−−）试验，最后鉴定靠系列生化反应。尿路感染尚需计数菌落量，每毫升尿含菌量≥ 1×10^5 时，才有诊断价值。对引起腹泻的致病性大肠埃希菌的鉴定还要做血清学定型，必要时测定肠毒素等毒力因子。

（2）肠道内感染：将粪便标本接种于鉴别培养基，挑选可疑菌落并鉴定为大肠埃希菌后，再分别用 ELISA、核酸杂交、PCR 等方法检测不同类型致胃肠炎大肠埃希菌的肠毒素、致病因子和血清型特征。

1）ETEC：可用 ELISA 法、RIA 法或基因探针检测 LT 或 ST 等肠毒素。

2）EIEC：与志贺菌相似，多数 EIEC 无动力，乳糖不发酵或迟缓发酵。毒力试验时可将被检菌液接种于豚鼠眼结膜囊内，可产生典型的角膜结膜炎症状，并在角膜上皮细胞内有大量细菌，是为 Sereny 试验阳性。毒力试验亦可在组织培养液中进行。

3）EPEC：用特异性多价和单价 O、H 抗血清与分离菌做凝集试验，测定特异血清型，亦可以 ELISA、细胞培养法和 DNA 探针来检测黏附因子。

4）EHEC：O157 ：H7 血清型多数对山梨醇不发酵或缓慢发酵。VT 毒素可用 ELISA 法测定，灵敏度达 60 pg/ml，亦可用 PCR 法结合基因探针检测 VT 基因。

5）EAEC：用液体培养 - 集聚试验检测受检菌的黏附性，或用探针技术测定 EAST 基因。

（二）卫生细菌学检查

寄居于肠道中的大肠埃希菌可不断随粪便排出体外，污染周围环境和水源、食品等。取样检查时，样品中大肠埃希菌越多，表示样品被粪便污染越严重，也表明样品中存在肠道致病菌的可能性越大。因此，卫生细菌学以“大肠菌群数”作为饮用水、食品等粪便污染的指标。大肠菌群系指在 37℃ 24 小时内发酵乳糖产酸产气，需氧或兼性厌氧的肠道杆菌，包括埃希菌属、枸橼酸杆菌属、克雷伯菌属及肠杆菌属。我国《生活饮用水卫生标准》（GB5749—2006）规定，在 100 ml 饮水中不得检出大肠菌群。

四、防治原则

疫苗免疫预防已在畜牧业领域中开展了广泛研究。研究发现大肠埃希菌菌毛抗原在自然感染和人工自动免疫中是关键性抗原之一。在家畜中，用菌毛疫苗防治新生畜崽腹泻已获得成功。例如，在孕牛产前 6 个月接种大肠埃希菌 K99 株的菌毛抗原，则新生牛犊吮乳后可被动获得特异菌毛抗体，产生对同型菌毛型大肠埃希菌感染的免疫保护。

一种使用 ST 与 LT B 亚单位交联的人用疫苗正在研究中。运用 O157 LPS 抗原作为主要的疫苗成分预防 O157 感染的疫苗也在考虑中。

污染的水和食品是 ETEC 最重要的传染媒介，EHEC 则常由污染的肉类和未消毒的牛奶引起。因此，保持高度卫生标准，进行充分的食品烹饪，避免食用污染的水源和食品，可减少 ETEC 和 EHEC 感染的危险。

进行尿道插管和膀胱镜检查时应严格无菌操作，对腹泻患者要及时纠正水和电解质紊乱，采取相应措施减少医院内感染发生。

大肠埃希菌的很多菌株都已获得一种或几种抗生素耐药，因此抗生素治疗应在药物敏感试验的指导下进行。

第二节 志贺菌属

志贺菌属（*Shigella*）是人类细菌性痢疾的病原菌，俗称痢疾杆菌（dysentery bacilli）。志贺菌是细菌性痢疾的主要病原菌。细菌性痢疾是一种常见病，主要流行于发展中国家，全世界每年病例数超过2亿，其中 500 万例需住院治疗，年死亡数达 65 万。

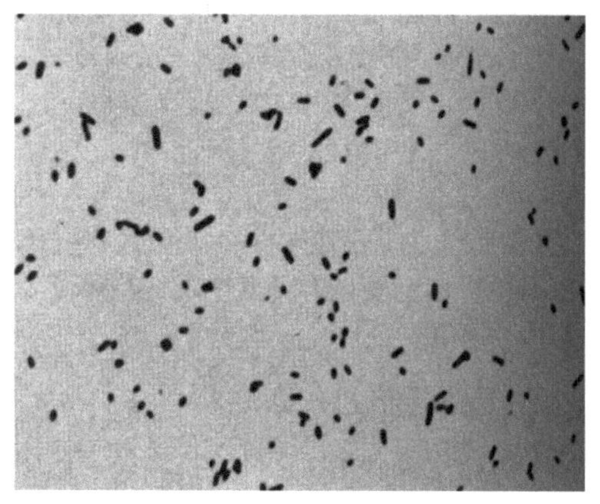

图 9-2 志贺菌（×1000）

（张灼阳等提供）

一、生物学性状

（一）形态与染色

大小为（0.5 ～ 0.7）μm×（2 ～ 3）μm 的革兰氏阴性短小杆菌。无芽胞，无鞭毛，多数有菌毛（图 9-2）。

（二）基因组特征

志贺菌属细菌染色体 DNA 大小为 4.6 ～ 5.0 Mb，并含有 0 ～ 5 个质粒。我国细菌性痢疾的优势流行株福氏志贺菌 2a 型 301 株基因组包括一条 4.6 Mb 的环状染色体，一个 221 kb 的侵袭性大质粒 DCP301，以及另外两个小质粒。其染色体上有 572 kb 的特异性序列，形成了 320 个长度大于 50 bp 的“痢疾岛”（*Shigella* island，Sis），其中大于 1 kb 的共计 131 个。这些岛共包含 519 个 ORFs，多数痢疾岛的一侧或两侧均伴有插入序列元件、转座子或者 tRNA。G+C 含量及密码子使用频率等分析显示出部分痢疾岛的外源性。

（三）生化反应与培养特性

营养要求不高，在普通琼脂平板经 24 小时生长，形成直径达 2 mm 大小、半透明的光滑型菌落。志贺菌属中的宋内志贺菌常出现扁平的粗糙型菌落。

分解葡萄糖，产酸不产气，多数发酵甘露醇。除宋内志贺菌个别菌株迟缓发酵乳糖（一般需 3 ～ 4 天）外，均不分解乳糖，故在 SS 等肠道选择鉴别培养基上，呈无色半透明菌落。动力试验阴性，可同沙门菌、大肠埃希菌等区别。

（四）抗原结构与分类

志贺菌属细菌有 K 和 O 两种抗原，无 H 抗原。O 抗原是分类的依据，分为群特异性抗原和型特异性抗原，前者常在几种近似的菌种间出现；型特异性抗原的特异性高，可用于区别菌型。根据志贺菌 O 抗原构造的不同，可分为 4 种（群）、48 个血清型（包括亚型）（表 9-3）。K 抗原在分类上无意义，但可阻止 O 抗原与 O 抗体的结合。

表 9-3　志贺菌属的抗原分类

菌种	群	型	亚型	甘露醇	鸟氨酸脱羧酶
痢疾志贺菌	A	1 ～ 10	8a，8b，8c	－	－
福氏志贺菌	B	1 ～ 6，x，y 变种	la，lb，2a，2b，3a，3b，3c，4a，4b	+	－
鲍氏志贺菌	C	1 ～ 18		+	－
宋内志贺菌	D	1		+	+

A 群：又称痢疾志贺菌（*S. dysenteriae*）。痢疾志贺菌是唯一不发酵甘露醇的志贺菌。有 10 个血清型，其中 8 型又可分为 3 个亚型。

B 群：又称福氏志贺菌（*S. flexneri*），有 13 个血清型（含亚型及变种），抗原构造复杂，有群抗原和型抗原。根据型抗原的不同，分为 6 型，又根据群抗原的不同将型分为亚型；x、y 变种没有特异性抗原，仅有不同的群抗原。

C 群：又称鲍氏志贺菌（*S. boydii*），有 18 个血清型，各型间无交叉反应。

D 群：又称宋内志贺菌（*S. sonnei*），只有 1 个血清型。有 2 个变异相，即 Ⅰ 相和 Ⅱ 相；Ⅰ 相为 S 型，Ⅱ 相为 R 型。

根据志贺菌的菌型分布调查，我国一些主要城市在过去二三十年中均以福氏菌为主，其中又以 2a 亚型、3 型多见；其次为宋内志贺菌；志贺菌与鲍氏菌则较少见。但近年来，志贺菌 Ⅰ 型的细菌性痢疾已发展为世界性流行趋势，我国至少在 10 个省、区发生了不同规模流行。了解菌群分布与菌型变迁情况，对制备疫苗，预防细菌性痢疾具有重大意义。

（五）抵抗力

志贺菌对理化因素的抵抗力较其他肠道杆菌弱。60℃加热 10 分钟可被杀死；对酸敏感；在 37℃水中可存活 10 ～ 20 天，蝇肠内可存活 9 ～ 10 天；对化学消毒剂敏感，1% 苯酚 15 ～ 30 分钟死亡。

（六）变异

志贺菌属常出现的变异现象有：

1. S-R 型变异 宋内志贺菌易变为 R 型。当菌落变异时，常伴有生化反应、抗原构造和致病性的改变。

2. 耐药性变异 由于广泛使用抗生素，志贺菌的耐药菌株不断增加，给防治工作带来很多困难。

3. 营养缺陷型变异 Mel 等（1963 年）首创的依赖链霉素的志贺菌株（依链株，Sd），作为口服疫苗有一定预防效果。

二、致病性与免疫性

志贺菌感染几乎只局限于肠道，一般不侵入血液。

（一）致病物质

致病物质包括侵袭力和内毒素，有的菌株尚能产生外毒素。

1. 侵袭力 志贺菌的菌毛能黏附于回肠末端和结肠黏膜的上皮细胞（特别是 M 细胞）表面，通过Ⅲ型分泌系统向上皮细胞和巨噬细胞分泌 4 种蛋白质（IpaA、IpaB、IpaC、IpaD），这些蛋白质可诱导细胞膜凹陷，导致细菌的内吞（图 9-3）。志贺菌能溶解吞噬小泡，进入细胞质内生长繁殖，继而向两侧扩散到毗邻细胞和向深部扩散到黏膜固有层。在黏膜固有层内繁殖形成小的化脓灶，造成上皮细胞死亡，毛细血管血栓形成，引起炎症反应。导致坏死上皮斑块状脱落，溃疡形成，多形核白细胞浸润等。

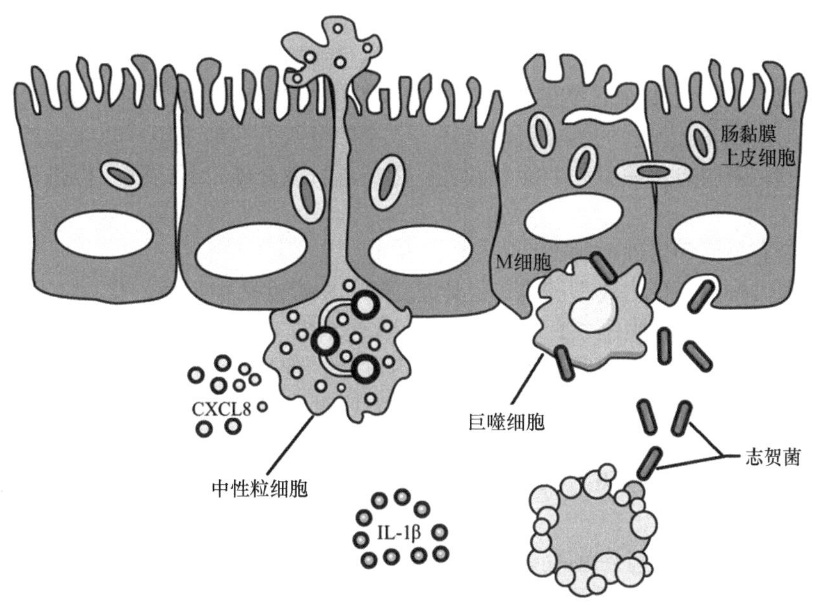

图 9-3 志贺菌侵入肠黏膜上皮细胞及引起的炎症反应

2. 内毒素 各型志贺菌都具有强烈的内毒素。内毒素作用于肠黏膜，使其通透性增高，促进内毒素吸收，引起发热，神志障碍，甚至中毒性休克等。内毒素能破坏肠黏膜，形成炎症、溃疡，出现典型的脓血黏液便。内毒素还作用于肠壁自主神经系统，致肠功能紊乱、肠蠕动失调和痉挛，尤其直肠括约肌痉挛最为明显，出现腹痛、里急后重等症状。

3. 外毒素 A 群志贺菌Ⅰ型及部分Ⅱ型菌株还能产生一种外毒素，称为志贺毒素（shiga toxin，Stx）。其本质为蛋白质，不耐热，75 ～ 80℃ 1 小时被破坏。该毒素具有三种生物活性：

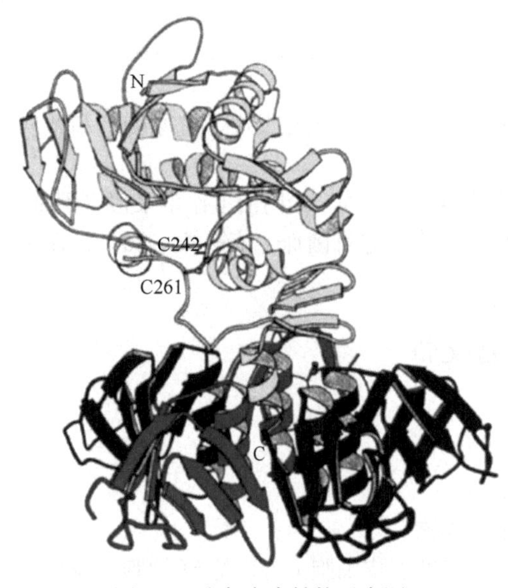

图 9-4　志贺毒素结构示意图

①神经毒性，用毒素注射家兔或小鼠，毒素作用于中枢神经系统，引起四肢麻痹、死亡；②细胞毒性，对人肝细胞、猴肾细胞和 HeLa 细胞均有毒性；③肠毒性，具有类似大肠埃希菌、霍乱弧菌肠毒素的活性，可以解释疾病早期出现的水样腹泻。

Stx 由位于染色体上的 *stxA* 和 *stxB* 基因编码。与 EHEC 产生的毒素相同，Stx 亦由 1 个 A 亚单位和 5 个 B 亚单位组成。B 亚单位与宿主细胞糖脂（Gb3）结合，导入细胞内的 A 亚单位作用于 60S 核糖体亚单位的 28S rRNA，阻止与氨酰 tRNA 的结合，致使蛋白质合成中断。

志贺菌侵入宿主后，机体内的 IL-1、IL-6、TNF-α 和 IFN-γ 等细胞因子增多。IL-1 和 TNF-α 可提高 Stx 受体在内皮细胞表面的表达，因而内皮细胞成为 Stx 攻击的主要靶细胞。Stx 和内毒素有协同作用，两者在体外可加重对人血管内皮细胞的损伤。在志贺菌感染的 HUS 等并发症中，Stx 和内毒素的持续存在联合作用可能与之有关。

（二）所致疾病

志贺菌引起细菌性痢疾，细菌性痢疾是最常见的肠道传染病，夏秋两季患者最多。我国常见的流行型别主要为福氏志贺菌和宋内志贺菌。

传染源为患者和带菌者，无动物宿主。通过污染了志贺菌的食物、饮水等经口感染。人类对志贺菌普遍易感，10 ～ 150 个志贺菌即可引起典型的细菌性痢疾。志贺菌常见的感染剂量为 10^3 个细菌，比沙门菌和霍乱弧菌的感染剂量低 2 ～ 5 个数量级。一般来说，痢疾志贺菌所致细菌性痢疾的病情较重；宋内志贺菌引起的症状较轻；福氏志贺菌介于二者之间，但排菌时间长，易转为慢性。

志贺菌感染有急性和慢性两种类型：

1. 急性细菌性痢疾　分为典型菌痢、非典型菌痢和中毒性菌痢三型。发病急，潜伏期为 1 ～ 3 天，常有发热、腹痛和水样腹泻，1 天左右，腹泻次数增多（每天 10 多次至数十次），并由水样泻转为脓血黏液便，伴有里急后重、下腹部疼痛等症状。若及时治疗预后良好。但是在体弱老人和儿童，水分和电解质丧失可导致脱水、酸中毒，有些可引起 HUS，甚至死亡。

急性中毒性痢疾多见于儿童，各类型志贺菌都有可能引起。常无明显的消化道症状而表现为全身中毒症状。临床主要表现为高热、休克、中毒性脑病，可迅速发生呼吸和循环衰竭，若抢救不及时，往往造成患者死亡。

2. 慢性细菌性痢疾　急性细菌性痢疾治疗不彻底，或机体抵抗力低、营养不良或伴有其他慢性病时，易转为慢性。病程多在 2 个月以上，迁延不愈或时愈时发。有 10% ～ 20% 的急性患者可转为慢性。

部分患者可成为带菌者，带菌者不能从事饮食业、炊事及保育工作。

（三）免疫性

病后免疫力不牢固，不能防止再感染。但同一流行期中再感染者较少，即具有型特异性免疫。志贺菌菌型多，各型间无交叉免疫。机体对细菌性痢疾的免疫主要依靠肠道的局部免疫，即肠道黏膜细胞吞噬能力的增强和 SIgA 的作用。SIgA 可阻止志贺菌黏附到肠黏膜上皮细胞表面，病后 3 天左右即出现，但维持时间短，由于志贺菌不侵入血液，故血清型抗体（IgM、IgG）不能发挥作用。

三、微生物学检查法

（一）标本

在用药前，取粪便的脓血或黏液部分，标本中不能混有尿液。应在使用抗生素前采样，标本应新鲜，若不能及时送检，应将标本保存于30%甘油缓冲盐水或增菌培养液中。中毒性痢疾可取肛门拭子检查。

（二）分离培养与鉴定

标本接种于肠道杆菌选择性培养基上，37℃孵育18～24小时，挑取无色半透明的可疑菌落，做生化反应和血清学凝集试验，确定菌群和菌型。如遇非典型菌株，须做系统生化反应以确定菌种。

（三）毒力试验

测定志贺菌的侵袭力可用Sereny试验，系将培养受试菌18～24小时的固体培养物，以生理盐水制成9×10^9/ml细菌悬液，接种于豚鼠眼结膜囊内。若发生角膜结膜炎，则Sereny试验阳性，表明受试菌有侵袭力。志贺菌ST的测定，可用HeLa细胞或Vero细胞，也可用PCR技术直接检测其产毒基因*stxA*、*stxB*。

（四）快速诊断法

1. 免疫荧光菌球法 将标本接种于含有荧光素标记的志贺菌免疫血清液体培养基中，37℃孵育4～8小时。若标本中含有相应型别的志贺菌存在，则生长繁殖后与荧光抗体凝聚成小球，在荧光显微镜下易被检出。此方法适用于检查急性细菌性痢疾的粪便标本。方法简便、快速，有一定的特异性。

2. 协同凝集试验 用志贺菌的IgG抗体与富含A蛋白的葡萄球菌结合，测定患者粪便滤液中志贺菌的可溶性抗原。

3. 胶乳凝集试验 用志贺菌抗血清致敏胶乳，使与粪便中的志贺菌抗原起凝集反应，来诊断粪便中有无志贺菌抗体。

4. 分子生物学方法 PCR技术、基因探针检测220 kb大质粒等。

四、防治原则

（一）非特异性免疫预防

因为人类是志贺菌的主要宿主，所以应以人为中心进行非特异性免疫，努力防止人的感染和传播，其措施包括水、食物和牛奶的卫生学监测，垃圾处理和灭蝇；隔离患者和消毒排泄物；检测发现亚临床病例和带菌者，特别是从事饮食行业人员；抗生素治疗感染个体。

（二）特异性免疫预防

鉴于志贺菌的免疫防御机制主要是分泌至肠黏膜表面的SIgA，而SIgA需由活菌作用于黏膜局部才能诱发。因此，特异性预防现致力于口服减毒活疫苗研究。近年试用者有链霉素依赖株（streptomycin dependent strain，Sd）。Sd株是一种减毒突变株，环境中存在链霉素时才能生长。将其制成活疫苗给志愿者服用后，因正常人体内不存在链霉素，该菌株不能生长繁殖，但也不会立即死亡，尚可一定程度上侵袭志愿者肠黏膜而激发局部免疫应答，产生SIgA。同时血清中IgM、IgG特异抗体也增多，因此Sd活疫苗具有特异性免疫保护作用。目前已能生产多价志贺菌Sd活疫苗。

（三）治疗

治疗志贺菌感染的药物颇多，但此菌很易出现多重耐药菌株。同一菌株可对 5 ～ 6 种甚至更多药物耐药，给防治工作带来很大困难。治疗可用磺胺类药、氨苄西林、氯霉素、黄连素等。应用中药黄连、黄柏、白头翁、马齿苋等均有疗效。

第三节　沙门菌属

沙门菌属（*Salmonella*）是一群寄生于人类和动物肠道中，生化反应和抗原构造相似的革兰氏阴性杆菌，含两个种，即肠道沙门菌（*S. enterica*）和邦戈沙门菌（*S. bongori*），其中肠道沙门菌又分为 6 个亚种。目前沙门菌属细菌的血清型在 2500 种以上，绝大多数血清型宿主范围广泛，如鼠伤寒沙门菌。但少数血清型有严格的宿主特异性，即所谓“宿主适应株”，如引起肠热症的伤寒沙门菌、甲型副伤寒沙门菌、肖氏沙门菌和希氏沙门菌主要是人的病原菌，极少能从动物中分离到。主要以家畜家禽为宿主的沙门菌偶可传染给人，引起人类食物中毒或败血症，常见的有鼠伤寒沙门菌、猪霍乱沙门菌、肠炎沙门菌、鸭沙门菌等十余种。

一、生物学性状

（一）形态与染色

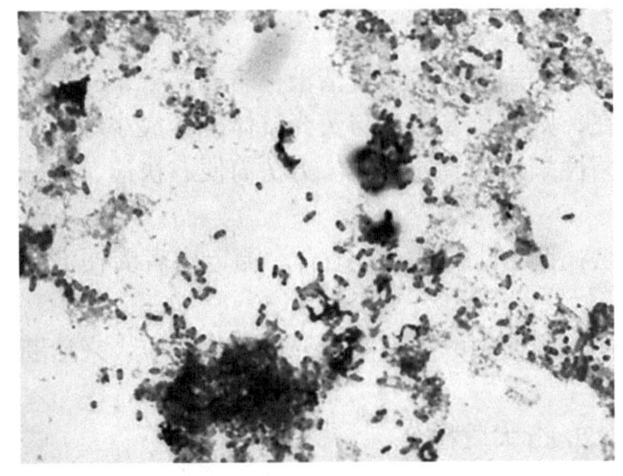

图 9-5　血培养中的伤寒沙门菌（革兰氏染色 ×1000）

大小为（0.6 ～ 1.0）μm×（2 ～ 4）μm 的革兰氏阴性杆菌。除个别外，多数有周鞭毛。一般无荚膜（图 9-5）。

（二）基因组特征

沙门菌基因组大小与大肠埃希菌相近，现已发现超过 20 个致病岛（pathogenicity island，SPI）及大量前噬菌体。其中 SPI-1 和 SPI-2 与Ⅲ型分泌系统有关。

（三）生化反应与培养特性

营养要求不高，在普通琼脂平板上形成中等大小、半透明的 S 型菌落。兼性厌氧菌，在肠道杆菌选择性培养基上因不发酵乳糖而形成无色半透明菌落。

发酵葡萄糖、麦芽糖和甘露醇，除伤寒沙门菌产酸不产气外，其他沙门菌均产酸产气。生化反应对沙门菌的种和亚种鉴定有重要意义。

（四）抗原结构

沙门菌抗原构造主要有 O 和 H 两种抗原。少数菌具有表面抗原，功能与大肠埃希菌的 K 抗原相似，一般认为与毒力有关，故称 Vi 抗原。

1. O 抗原　为脂多糖，性质稳定。能耐 100℃达 2 ～ 3 小时，不被乙醇或 0.1% 苯酚破坏。沙门菌 O 抗原至少有 58 种，以阿拉伯数字顺序排列，现已排至 67（其中有 9 种被删除）。每个沙门菌的血清型含一种或多种 O 抗原。凡含有相同抗原组分的归为一个组，则可将沙门菌属分成 A ～ Z、O51 ～ O63、O65 ～ O67 共 42 个组。引起人类疾病的沙门菌大多数在 A ～ E 组。O 抗原刺激机体主要产生 IgM 抗体。

2.H 抗原　为蛋白质，对热不稳定，60℃经 15 分钟或乙醇处理被破坏。具有鞭毛的细菌经甲醛固定后，其 O 抗原全部被 H 抗原遮盖，而不能与相应抗 O 抗体反应。

沙门菌的H抗原有两种，称为第Ⅰ相和第Ⅱ相。第Ⅰ相特异性高，又称特异相，用a、b、c等表示，第Ⅱ相特异性低，为数种沙门菌所共有，也称非特异相，用1、2、3等表示。具有第Ⅰ相和第Ⅱ相H抗原的细菌称为双相菌，仅有一相者称单相菌。每一组沙门菌根据H抗原不同，可进一步分种或型。H抗原刺激机体主要产生IgG抗体。

3. Vi抗原 新从患者标本中分离出的伤寒沙门菌、希氏沙门菌等有此抗原。由聚-*N*-乙酰-D-半乳糖胺糖醛酸组成。性质不稳定，经60℃加热30分钟、苯酚处理或人工传代培养易破坏或丢失。Vi抗原存在于细菌表面，可阻止O抗原与其相应抗体的反应。Vi抗原的抗原性弱。当体内病菌存在时可产生一定量抗体；细菌被清除后，抗体也随之消失。故测定Vi抗体有助于对伤寒带菌者的检出。

（五）抵抗力

沙门菌对热抵抗力不强，60℃经1小时或65℃经15～20分钟可被杀死。在水中能存活2～3周，粪便中可存活1～2个月，可在冰冻土壤中过冬。胆盐、煌绿等对本属细菌的抑制作用较对其他肠道杆菌为小。因此，可用其制备肠道杆菌选择性培养基，利于分离粪便中的沙门菌。

（六）变异

1. H-O变异 指有动力的H型菌株失去鞭毛成为无动力的O型菌株。

2. S-R变异 S型菌落在培养基上多次移种后，逐渐失去O抗原变为R型菌落，细菌的毒力也随之消失。

3. V-W变异 指有Vi抗原的菌株（V型）失去Vi抗原（W型），即细菌与抗O血清凝集而不再与抗Vi血清凝集。

4. 位相变异 具有双相H抗原的沙门菌变成只有其中某一相H抗原的单相菌。

二、致病性与免疫性

（一）致病物质

沙门菌有较强的内毒素，并有一定的侵袭力。个别菌尚能产生肠毒素。

1. 侵袭力 细菌先侵入小肠末端的派伊尔淋巴结的M（microfold，微皱褶）细胞。沙门菌通过特异性菌毛先与M细胞结合，接着通过SP1-Ⅰ分泌系统向M细胞中输入沙门菌分泌侵袭蛋白（salmonella-secreted invasion proteins，Sips），引发宿主细胞内肌动纤维的重排，诱导细胞膜凹陷，导致细菌内吞。沙门菌在吞噬小泡内生长繁殖，导致宿主细胞死亡，细菌扩散并进入毗邻细胞淋巴组织。

伤寒沙门菌和希氏沙门菌在宿主体内可以形成Vi抗原。该抗原具有微荚膜功能，能抵抗吞噬细胞的吞噬和杀伤功能，并阻挡抗体、补体等破坏菌体作用。

2. 内毒素 可引起发热、白细胞数下降。大剂量时可发生中毒性休克。这些与内毒素激活补体替代途径，产生C3a、C5a等，以及与诱发免疫细胞分泌TNF-α、IL-1、IFN-γ等细胞因子有关。

3. 肠毒素 有些沙门菌，如鼠伤寒沙门菌可产生肠毒素，性质类似肠产毒型大肠埃希菌的肠毒素。

（二）所致疾病

多数沙门菌是人兽共患病的病原菌。动物宿主范围很广。家畜有猪、牛、马、羊、猫、犬等，家禽有鸡、鸭等，野生动物如狮、熊、鼠类，以及冷血动物、软体动物、节肢动物等均可带菌。只对人类致病的仅有引起伤寒和副伤寒的沙门菌。人类因食用患病或带菌动物的肉、乳、蛋或被含菌粪便污染的水源等而患病。

人类沙门菌感染有 4 种类型。

1. 肠热症（enteric fever） 包括由伤寒沙门菌引起的伤寒，以及甲型副伤寒沙门菌、肖氏沙门菌、希氏沙门菌引起的副伤寒。伤寒和副伤寒的致病机制和临床症状基本相似，只是副伤寒的病情较轻，病程较短。沙门菌是胞内寄生菌，细菌经口到达小肠后，穿过肠黏膜上皮细胞侵入肠壁淋巴组织，经淋巴管至肠系膜淋巴结及其他淋巴组织并在其中繁殖，经胸导管进入血流，引起第一次菌血症。此时相当于病程的第 1 周，称前驱期。患者有发热、全身不适、乏力等症状。细菌随血流至骨髓、肝、脾、肾、胆囊、皮肤等并在其中繁殖，被脏器中吞噬细胞吞噬的细菌再次进入血流，引起第二次菌血症。此期症状明显，相当于病程的第 2 ～ 3 周，患者出现持续高热，相对缓脉，肝脾肿大及全身中毒症状，部分病例皮肤出现玫瑰疹。存于胆囊中的细菌随胆汁排至肠道，一部分随粪便排出体外。部分菌可再次侵入肠壁淋巴组织，出现超敏反应，引起局部坏死和溃疡，严重者发生肠出血和肠穿孔。肾脏中的细菌可随尿排出。第 4 周进入恢复期，患者逐渐康复。

典型伤寒的病程 3 ～ 4 周。病愈后部分患者可自粪便或尿液继续排菌 3 周至 3 个月，称恢复期带菌者。约有 3% 的伤寒患者成为慢性带菌者。

2. 急性肠炎（食物中毒） 是最常见的沙门菌感染，约占 70%。多由摄入大量（$>10^8$）鼠伤寒沙门菌、猪霍乱沙门菌、肠炎沙门菌等污染的食品引起，或者因食入未煮熟的病畜病禽的肉类、蛋类而发病。细菌对肠黏膜的侵袭及细菌释放的内毒素可能是主要的致病机制。该病潜伏期短，一般 4 ～ 24 小时，主要症状为发热、恶心、呕吐、腹痛、水样腹泻，偶有黏液或脓性腹泻，严重者可伴有迅速脱水，导致休克、肾衰竭而死亡。死亡率可达 2%，多见于老人、婴儿和体弱者。一般沙门菌胃肠炎多在 2 ～ 3 天内自愈。

3. 败血症 常由猪霍乱沙门菌、希氏沙门菌、鼠伤寒沙门菌、肠炎沙门菌等引起。患者多为儿童和免疫力低下的成人。经口感染，病菌进入肠道后，迅速侵入血流，导致组织器官感染，如脑膜炎、骨髓炎、胆囊炎、肾盂肾炎、心内膜炎等。败血症症状严重，有高热、寒战、厌食、贫血等，但常常缺少胃肠道症状。在发热期，血培养阳性率高。

4. 无症状带菌者 有 1% ～ 5% 伤寒或副伤寒患者，在症状消失后 1 年或更长时间内仍可在其粪便中检出相应沙门菌，称为无症状带菌者。这些细菌留在胆囊中，有时也可在尿道中，胆囊和尿道成为人类伤寒和副伤寒病原菌的储存场所和重要传染源。其他沙门菌带菌者很少，不到 1%，故在人类的感染中不是主要的传染源。

（三）免疫性

伤寒或副伤寒病后可获得一定程度的免疫性。主要依靠细胞免疫，表现为单核 - 吞噬细胞系统在淋巴因子的作用下，胞内酶数量增多，活性增强，从而杀死寄生在细胞内的细菌。致病过程中，沙门菌也有存在于血液和细胞外的阶段，故特异性抗体也有辅助杀菌作用。SIgA 具有特异性防止伤寒沙门菌黏附于肠黏膜表面的能力，与胃肠炎的恢复有关。

三、微生物学检查法

（一）标本

肠热症因病程不同采取不同标本，通常第 1 周取外周血液，第 1 ～ 3 周取骨髓液，第 2 ～ 3 周取粪便或尿液。副伤寒病程较短，采样时间可相对提前。急性肠炎取患者吐泻物和可疑食物。败血症取血液，胆道带菌者可取十二指肠引流液。

（二）分离培养与鉴定

血液和骨髓液应先接种胆汁肉汤增菌；粪便和经离心的尿沉渣可直接接种肠道选择鉴别培养

基如SS（Salmonella-Shigella）培养基。37℃经18～24小时培养后，挑选无色半透明不发酵乳糖、黑色中心（因产生H_2S）的菌落涂片、染色、镜检，并接种双糖含铁或三糖含铁培养基。疑为沙门菌时，做生化反应和玻片凝集试验鉴定。

近年来应用葡萄球菌A蛋白协同凝集试验、酶联免疫吸附试验、放射免疫测定等方法，检测患者血清或尿液中沙门菌的可溶性抗原，协助临床早期诊断肠热症。分子生物学技术也可用于沙门菌感染的快速诊断。

在流行病学调查和传染源追踪中，Vi噬菌体分型是一种常用方法。标准Vi噬菌体有33个型，其特异性比血清学分型更为专一。

（三）血清学诊断

血清学诊断主要适用于肠热症可疑患者。肠热症病程较长，而目前使用抗生素普遍，肠热症的症状不典型，临床标本阳性分离率低，故血清学试验仍有其协助诊断意义。血清学试验有肥达试验（Widal test）、间接血凝试验、ELISA法等，其中肥达试验是一种经典的方法，现仍普遍使用。

肥达试验是用已知的伤寒沙门菌O抗原和H抗原，以及甲型副伤寒沙门菌、肖氏沙门菌及希氏沙门菌H抗原与受检血清作定量试管凝集试验，以测定受检血清中有无相应抗体及其效价高低。可根据抗体效价及其消长情况，辅助临床诊断肠热症。

肥达试验结果的解释必须结合临床表现、病程、病史，以及地区流行病学情况。

1. 正常值 正常人因隐性感染或预防接种，血清中可含有一定量抗体，其效价随各地区情况而不同。一般是伤寒沙门菌O凝集效价≥1∶80，H凝集效价≥1∶160，引起副伤寒沙门菌H凝集效价≥1∶80时，才有诊断价值。

2. 动态观察 判断肥达反应结果须结合临床症状、病期等。单次凝集效价增高，有时不能定论。若效价逐次递增或恢复期效价比初次效价≥4倍以上，有诊断意义。

3. O与H抗体在诊断上的意义 患肠热症后，O与H抗体在体内的消长情况不同。IgM型O抗体出现较早，持续时间仅半年左右，消失后不易受伤寒、副伤寒沙门菌以外细菌的非特异性抗原刺激而重新出现。IgG型H抗体出现较晚，维持时间可长达数年，消失后易受非特异性抗原刺激而短暂地重新出现。因此，①若H、O凝集效价均超过正常值，则感染伤寒、副伤寒的可能性大；②H与O效价均低，则患肠热症的可能性甚小；③若H效价高而O不高，可能系预防接种或非特异性回忆反应；④如O效价高而H不高，可能是感染早期或其他沙门菌感染（肠炎沙门菌与伤寒沙门菌有共同O抗原）引起的交叉反应。

4. 其他 有少数病例，在整个病程中，肥达试验结果始终在正常范围内。其原因可能是①发病早期曾用大量或多种抗生素治疗；②患者免疫功能低下。因此本试验阴性时，不宜匆忙地否定诊断。

伤寒患者不同病期血、粪便、尿液中病原菌与特异性O凝集素的阳性检出率见图9-6。

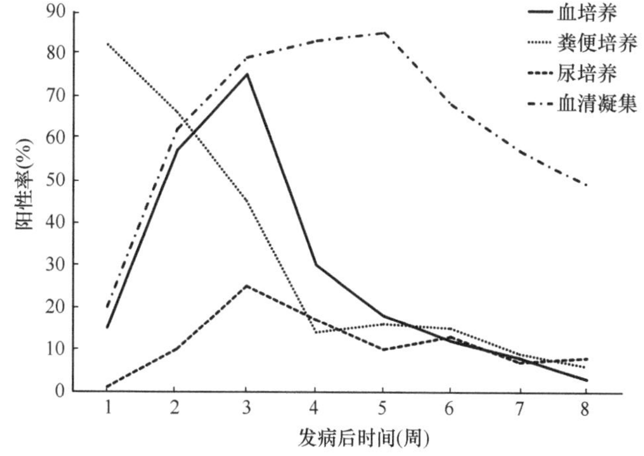

图9-6 伤寒患者不同病期血、粪便、尿液中病原菌和特异性O凝集素检出阳性率

（四）伤寒带菌者的检出

最可靠的方法是分离培养病原菌，标本为可疑者的粪便、胆汁或尿液，但检出率不高。因此，一般可先检测可疑血清中有无Vi抗体，当效价≥1∶10时，再取粪便或尿液多次分离培养，才能确定是否为伤寒带菌者。

四、防治原则

做好水源和食品的卫生管理，防止被沙门菌感染的人和动物污染。感染动物的肉类、蛋等制品要彻底烹饪。及时发现、鉴定和治疗带菌者。带菌期间的人不能从事饮食行业的工作，并严格遵循卫生注意事项。

伤寒、副伤寒的免疫预防，过去一直沿用皮下多次接种死疫苗，虽有一定的保护作用，但效果低、副作用大，不够理想。口服伤寒沙门菌 Ty21a 活菌苗是缺少尿苷二磷酸半乳糖 -4- 差向异构酶的伤寒沙门菌突变株。该菌株失去合成脂多糖的能力，故无发热反应，无毒力回复现象，服用安全，但效果不稳定。伤寒 Vi 荚膜多糖疫苗注射一针即可具有一定的免疫力，有效期至少 3 年。

在肠热症治疗中耐药菌株相继出现。目前沙门菌对氨苄西林、氟喹诺酮类、第三代头孢菌素、萘啶酸的敏感率较高。

第四节　其他菌属

一、克雷伯菌属

克雷伯菌属（*Klebsiella*）含有 7 个种，对人类致病的主要是肺炎克雷伯菌（*K. pneumoniae*），该菌又分三个亚种，即肺炎亚种、臭鼻亚种和鼻硬结亚种。肺炎克雷伯菌是重要的条件致病菌和医源性感染菌之一。

肺炎克雷伯菌为较短粗的杆菌，单独、成双或短链状排列。无鞭毛，有较厚的荚膜，多数有菌毛。

在普通琼脂培养基上形成较大的灰白色黏液菌落，以接种环挑之，易拉成丝，有助鉴别。在肠道杆菌选择性培养基上能发酵乳糖，呈现有色菌落。具有 O 抗原与 K 抗原，后者用以分型。利用荚膜肿胀试验，肺炎克雷伯菌 K 抗原可分为 82 型。

肺炎亚种于 1882 年 Friedlander 首先从大叶性肺炎患者痰液中分离出，俗称肺炎杆菌。本菌存在于人体肠道、呼吸道。一般不致病，当宿主免疫力降低时，能引起多种感染，常见的有肺炎、支气管炎、泌尿道和创伤感染，有时引起严重的败血症、脑膜炎、腹膜炎等。目前是除大肠杆菌外的医源性感染最重要条件致病菌。

臭鼻亚种俗称臭鼻杆菌，引起慢性萎缩性鼻炎，有恶臭，以及败血症、泌尿系统感染等。

鼻硬结亚种俗称鼻硬结杆菌，引起慢性肉芽肿性病变，侵犯鼻咽部，使组织发生坏死。

克雷伯菌一般对头孢氨苄、氨基糖苷类（链霉素、庆大霉素、卡那霉素等）、氯霉素、多黏菌素等敏感。易产生耐药。

二、变形杆菌属

变形杆菌属（*Proteus*）包括普通变形杆菌、奇异变形杆菌、产黏变形杆菌、潘氏变形杆菌和豪氏变形杆菌。

革兰氏阴性，小杆菌，宽 0.4 ～ 1.0μm，长 0.6 ～ 3.0μm。呈明显的多形性，有球形和丝状形。无荚膜。有周身鞭毛，运动活泼。有菌毛。营养要求不高，在固体培养基上呈扩散生长，形成迁徙生长现象（swarming growth phenomenon）。若在培养基中加入 0.1% 苯酚或 0.4% 硼酸可以抑制其扩散生长，形成一般的单个菌落。在 SS 平板上可以形成圆形、扁薄、半透明的菌落，易与其他肠道致病菌混淆。培养物有特殊臭味，在血平板上有溶血现象。具有尿素酶，能迅速分解尿素。不发酵乳糖。根据菌体抗原分群，再以鞭毛抗原分型。此属细菌 X19、XK、X2 的 O 抗原与某些立克次体的部分抗原有交叉，可替代立克次体抗原与患者血清做凝集反应，此反应称为外斐试验（Weil-Felix test），用于某些立克次体病的辅助诊断。

本属分布很广，广泛存在于水、土壤腐败的有机物及人和动物的肠道中。为条件致病菌，多引起继发感染，如慢性中耳炎、创伤感染等，也可引起膀胱炎、婴儿腹泻、食物中毒等。普通变形杆菌和奇异变形杆菌与临床关系较密切，是仅次于大肠埃希菌的泌尿道感染的主要病原菌。其尿素酶可分解尿素产氨，使尿液 pH 增高，以利于变形杆菌生长。碱性环境亦可促进肾结石和膀胱结石的形成。同时高碱性尿液对尿道上皮也有毒性作用。此外，有的变形杆菌菌株也可引起脑膜炎、腹膜炎、败血症和食物中毒等疾病。

三、摩根菌属

摩根菌属（*Morganella*）有摩氏摩根菌（*M. morganii*）和耐冷摩根菌（*M. psychrotolerans*）两个种。

摩根菌属形态、染色和生化反应特征与变形杆菌相似，但无迁徙现象。柠檬酸盐试验阴性、硫化氢反应阴性和鸟氨酸脱羧酶阳性为其特征。可致泌尿道感染及伤口感染，有时引起腹泻。

四、枸橼酸杆菌属

枸橼酸杆菌属（*Citrobacter*）有 11 个种，包括弗劳地枸橼酸杆菌（*C. freundii*）、科斯枸橼酸杆菌（*C. koseri*，原名异型枸橼酸杆菌，*C. diversus*）、无丙二酸盐枸橼酸杆菌（*C. amalonaticus*）等。

枸橼酸杆菌属呈革兰氏阴性，周身鞭毛，无荚膜。营养要求不高。菌落呈灰白色、湿润、隆起、边缘整齐，直径 2 ～ 4mm。发酵乳糖，产生硫化氢。

广泛存在于自然界，是人和动物肠道的正常细菌群，也是条件致病菌。弗劳地枸橼酸杆菌引起胃肠道感染，德国报道有的菌株产生 Vero 毒素，曾暴发出血性肠炎流行，并有 HUS 并发。科斯枸橼酸杆菌可引起新生儿脑膜炎和败血症。无丙二酸盐枸橼酸杆菌偶可自粪便标本中分离到。有时枸橼酸杆菌与产黑色素类杆菌等革兰氏阴性无芽胞厌氧菌等合并感染。

五、肠杆菌属

肠杆菌属（*Enterobacter*）有 21 个种和亚种，包括产气肠杆菌（*E. aerogenes*）、阴沟肠杆菌（*E. cloacae*）、杰高维肠杆菌（*E. gergoviae*）、坂崎肠杆菌（*E. sakazakii*）、泰洛肠杆菌（*E. taylorae*）、河生肠杆菌（*E. aminigenus*）等，代表菌株为阴沟肠杆菌。

肠杆菌属呈革兰氏阴性，粗短杆菌。周身鞭毛，有的菌株有荚膜。营养要求不高，在普通琼脂平板上形成湿润、灰白或黄色的黏液状大菌落。发酵乳糖，不产生硫化氢。

肠杆菌属是肠杆菌科中最常见的环境菌群，但不是肠道的常居菌群。产气肠杆菌和阴沟肠杆菌常可从临床标本中分离到，与泌尿道、呼吸道和伤口感染有关，偶可引起败血症和脑膜炎，一般不引起腹泻。杰高维肠杆菌可引起泌尿道感染，从呼吸道和血液中亦曾分离出。坂崎肠杆菌引起的新生儿脑膜炎和败血症，死亡率可高达 75% 左右。泰洛肠杆菌可从血液和脑脊液分离出。

六、沙雷菌属

沙雷菌属（*Serratia*）有 14 个种，包括黏质沙雷菌（*S. marcescens*）、深红沙雷菌（*S. rubidace*）、臭味沙雷菌（*S. oderifera*）、普城沙雷菌（*S. plymuthica*）等。

沙雷菌属革兰氏阴性，小杆菌。周身鞭毛。臭味沙雷菌有微荚膜。黏质沙雷菌是细菌中较小的，常用于检查除菌滤器的除菌效果。营养要求不高，在普通平板培养基上的菌落不透明，白色、红色、或粉红色。

沙雷菌可自土壤、水、人和动物的粪便中分离到。长期以来认为对人体无害。近期发现黏质沙雷菌可引起肺炎、泌尿道感染、败血症，以及外科术后感染；臭味沙雷菌与医院感染败血症有关；普城沙雷菌亦可致败血症。

（李擎天）

第 10 章　弧菌与气单胞菌

弧菌属（*Vibrio*）是一大群氧化酶试验阳性，菌体短小，弯曲成弧形，端生鞭毛，动力活泼的革兰氏阴性菌。在自然界中分布广泛，以水中最多。目前已知本菌属有 100 个种，至少有 12 个种与人类疾病有关，其中以霍乱弧菌、副溶血性弧菌、创伤弧菌等最为重要。

气单胞菌属（*Aeromonas*）广泛分布于自然界中的淡水、海水、污水、淤泥、土壤和人类粪便中。原隶属于弧菌属，后发现其与弧菌的基因并不紧密相关，1956 年 Collweil 等将气单胞菌属从弧菌科分离出，隶属于新建的气单胞菌。分为 30 个种，12 个亚种，与人类致病相关的有亲水气单胞菌、豚鼠气单胞菌和威龙气单胞菌等。

第一节　霍乱弧菌

霍乱弧菌（*V. cholerae*）是烈性传染病霍乱的病原菌，霍乱已在全球发生 7 次世界性大流行，死亡率甚高，为国际检疫的重要传染病之一，为我国甲类法定传染病。

一、生物学性状

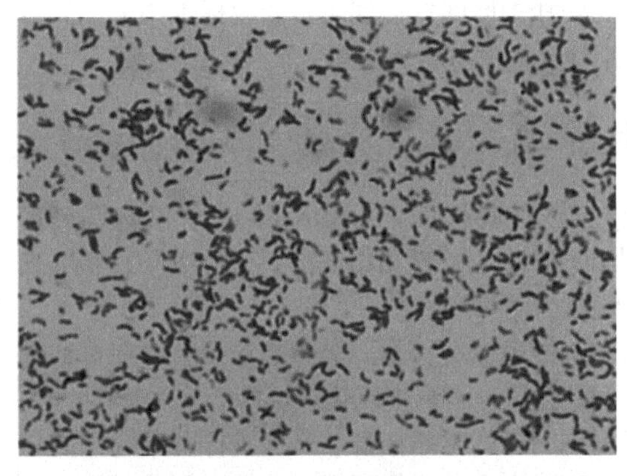

图 10-1　霍乱弧菌（革兰氏染色 ×1000）
（赵蔚等提供）

（一）形态与染色

革兰氏染色阴性，长 1.5 ～ 3μm、宽 0.5 ～ 0.8μm，弯曲呈弧形或逗点状，从患者新分离的细菌形态典型（图 10-1），人工培养后常呈杆状而不易与其他肠道菌区别。取患者米泔水样粪便直接涂片染色镜检，可见其相互排列如“鱼群”状。无芽胞和荚膜，有菌毛，菌体一端有一根单鞭毛，运动非常活泼。悬滴观察，可见其呈穿梭或流星样运动。有的有荚膜（O139）。

（二）基因组特征

霍乱弧菌基因组由 2 条环状染色体组成。大染色体约 2.91Mb，G+C 占 46.9%；小染色体约 1.072Mb，G+C 占 47.7%。总共有 3885 个 ORF。霍乱毒素基因位于大染色体上整合的温和丝状噬菌体 CTXΦ 基因组内。

（三）培养及生化反应

兼性厌氧，生长繁殖温度范围广（18 ～ 37℃），营养要求不高，在普通蛋白胨水中即可生长，于 pH 8.0 ～ 9.0 的碱性环境中生长更佳，因其他细菌在此环境中不易生长，故常用 pH 8.8 ～ 9.2 的碱性蛋白胨作为培养基。培养 24 小时后，形成圆形、透明或半透明 S 型、无色、扁平菌落。霍乱弧菌在 TCBS（thiosulfate-citrate-bile-sucrose）培养基上生长良好，菌落呈黄色，培养基呈暗绿色。该菌在无盐的环境中能生长。霍乱弧菌能发酵葡萄糖、甘露醇及蔗糖，产酸不产气；不发酵阿拉伯糖；还原硝酸盐，吲哚试验阳性。

（四）抗原构造

霍乱弧菌有耐热 O 抗原和不耐热 H 抗原。H 抗原特异性低，为弧菌属所共有；O 抗原特异性高，根据 O 抗原不同，现已发现 200 多个血清群。O1 群和 O139 群引起霍乱，其他血清群可引起人类胃肠炎等疾病。O1 群和 O139 群之间无抗原性交叉。O1 群根据表型差异分为古典生物型（classical biotype）与 El Tor 生物型（El Tor biotype）（表 10-1）。根据 O 抗原的成分不同，O1 群又进一步分为 3 个血清型（表 10-2）。血清分型可用于流行病学研究。1817 年霍乱开始第一次大流行，起源于印度，并很快向其他国家传播。前 6 次大流行由霍乱弧菌古典生物型引起。1961 年发生第 7 次霍乱流行，起源于印度尼西亚，流行株为霍乱弧菌 El Tor 生物型。1992 年前，引起霍乱流行的病原体均为霍乱弧菌 O1 血清群，1992 年一个新的流行株 O139（Bengal）在沿孟加拉湾的印度和孟加拉一些城市出现，并很快传遍亚洲，成为主要流行的血清群。

表 10-1　霍乱弧菌两种生物型的鉴别

鉴别试验	古典生物型	El Tor 生物型
第Ⅳ组霍乱噬菌体裂解试验	+	-（+）
多黏菌素 B 敏感试验	+	-（+）
鸡红细胞凝集试验	-（+）	+
VP 试验	-	+（-）
溶血试验	-	+（-）

注：括号内为少数菌株。

表 10-2　霍乱弧菌 O1 群的分型

型别	别名	O 抗原成分
原型	稻叶型（Inaba）	AC
异型	小川型（Ogawa）	AB
中间型	彦岛型（Hikojima）	ABC

（五）抵抗力

本菌对热和一般消毒剂敏感，100℃煮沸 1 ～ 2 分钟或 55℃作用 10 分钟即死亡，不耐酸，在正常胃酸中仅能存活 4 分钟。El Tor 生物型于外界环境中生存能力较古典生物型强，在水中能存活 1 ～ 3 周，有时还可过冬。对氯敏感，用漂白粉处理患者排泄物可达到消毒目的。

二、致病性和免疫性

（一）致病物质

1. 鞭毛、菌毛　鞭毛运动有助于霍乱弧菌穿过肠黏膜表面的黏液层，借菌毛黏附于肠黏膜。此外，O139 群细菌还存在多糖荚膜和 LPS 作为致病物质，协助细菌抵抗吞噬。

2. 肠毒素　也称霍乱毒素（cholera toxin，CT），是目前已知的致泻毒素中毒性最强的毒素。CT 为聚合蛋白，由 1 个 A 亚单位和 5 个 B 亚单位以共价键组成，A 亚单位是 CT 的毒性活性成分。B 亚单位作为配体可与小肠黏膜上皮细胞膜受体即神经节苷脂（GM1）结合后，引起肠毒素的变构，A 亚单位裂解为 A_1 和 A_2，A_1 多肽解离、活化并穿过细胞，刺激细胞内的腺苷酸环化酶活化，使 ATP 转化为 cAMP，致细胞内 cAMP 浓度升高，导致内皮细胞 Na^+ 和 Cl^- 的吸收被抑制，并大量分泌 Cl^- 和 HCO_3^-，由于大量电解质分泌至肠腔，使肠腔内渗透压升高，大量水分由细胞进入肠腔，进而产生严重腹泻、呕吐，导致电解质大量丧失以致脱水。

（二）所致疾病

人类是霍乱弧菌的唯一易感者，传染源为患者及带菌者，细菌通过污染的水或食物经口摄入，因该菌对胃酸敏感，在正常胃酸浓度下摄入细菌量大于 10^8 才能造成感染，对胃酸缺乏症或胃酸减少症患者，10^3 ～ 10^5 个细菌就能引起感染。细菌通过胃到达小肠后，利用单鞭毛的运动穿过黏液层，依靠菌毛等黏附因子黏附定植在肠黏膜表面，在此迅速繁殖并产生肠毒素。潜伏期一般为 1 ～ 3 天，患者突然出现严重腹泻和呕吐，严重时失水量可高达 1L/h，腹泻物如米泔水样。大量的水和电解质丧失将导致外周循环衰竭、电解质紊乱和代谢性酸中毒，也可因肾衰竭、休克死亡。不经治疗死亡率为 60%，经治疗死亡率可降至 1% 以下。El Tor 生物型引起的霍乱一般病情轻，死亡率较古典生物型低。病后一些患者可带菌，带菌时间一般不超过 3 周或 4 周，有的可达数月。

（三）免疫性

感染后以产生特异性体液免疫为主，机体可获得牢固性免疫，再感染者少见。已经获得的抗 O1 群霍乱弧菌的免疫力对 O139 群细菌无交叉保护作用。

三、微生物学检查法

霍乱是一种烈性传染病，快速准确作出病原学诊断，并及时上报疫情十分重要。

（一）标本

取患者“米泔水”样粪便、肛拭或呕吐物，及时接种培养或置保存液冷藏运输，以免粪便发酵产酸而使细菌死亡。

（二）直接镜检

涂片染色和活菌悬滴检查，涂片染色见革兰氏阴性弧菌，悬滴见细菌呈“穿梭”样运动，即可作出初步诊断。

（三）分离培养鉴定

标本先接种于碱性蛋白胨增菌培养后，再用 TCBS 选择培养基分离培养，对可疑菌落进行生化测定，常用 O1 群和 O139 群抗血清作玻片凝集实验进行血清学鉴定。必要时还需进行肠毒素检查以获得准确诊断。

（四）快速诊断

可用免疫荧光菌球法或 SPA 协同凝集试验。

四、防治原则

加强水源管理，注意个人卫生，加强检疫，及时发现患者，尽早隔离治疗。对患者及带菌者的粪便及呕吐物要进行彻底消毒处理，防止污染水源及食品。预防可选用口服疫苗如 rBS/WC，内含灭活的霍乱弧菌菌体及毒素 B 亚单位，不推荐选择注射疫苗。治疗主要是针对大量失水，及时补充液体和电解质，同时使用抗生素治疗。

第二节　副溶血性弧菌

副溶血性弧菌（*V. parahaemolyticus*）于1950年从日本一次暴发性食物中毒的患者中分离发现，存在于近海的海水、海底沉积物和鱼类、贝壳等海产品中，主要引起食物中毒，是我国大陆沿海地区引起食物中毒的最常见的病原菌。

本菌为革兰氏阴性，呈弧状、杆状、丝状等多形性，有鞭毛。嗜盐，在培养基中加 2% ～ 3% NaCl 时生长最为适宜，无盐则不能生长，但当 NaCl 浓度高于 8% 时也不能生长。不耐热，90℃

1 分钟即被杀死；不耐酸，1% 乙酸或 50% 食醋作用 1 分钟即死亡。

副溶血性弧菌引起食物中毒的确切致病机制尚不完全清楚。绝大多数致病性副溶血性弧菌能产生溶血素，该毒素具有肠道毒性，细菌的致病力与其溶血能力呈平行关系。其他致病物质可能还包括黏附素和黏液素酶。该菌引起的食物中毒多发生于夏秋季节，系经食用烹饪不当的海产品或盐腌制品引起，也可因食物容器或砧板生熟不分引起，常见的为海蜇、蟹类、鱼、虾及各种贝类。潜伏期 5 ～ 72 小时，平均 24 小时，可从自限性腹泻至中度霍乱样病症，腹痛、腹泻、呕吐和低热，粪便多为水样，少数为血水样。病程较短，恢复较快，病后免疫力不强，可重复感染。副溶血弧菌对碳青霉烯类如亚胺培南、半合成青霉素如哌拉西林具有较高的敏感性。严重的病例应补充液体和电解质。

第三节　气单胞菌

气单胞菌属（*Aeromonas*）通过污染的食物、饮水引起人和动物肠道感染，亦可引起肺部感染和创伤感染等。

一、生物学特性

（一）形态与染色

革兰氏阴性，大小为（1 ～ 4）μm×（0.1 ～ 1）μm，呈两端钝圆的短杆菌，单端鞭毛，运动极为活泼，呈穿梭状运动。有薄的荚膜，不形成芽胞。

（二）培养特性

需氧或兼性厌氧。对温度和酸碱度生长要求范围宽，最适生长温度为 30℃，但在 10 ～ 45℃皆可生长；生长 pH 5.5 ～ 9.0。营养要求不高，在普通培养基上 35℃经 24 ～ 48 小时形成 1 ～ 3 mm 大小、微白色、半透明的菌落；在血琼脂培养基上形成灰白、光滑、湿润、凸起直径约 2 mm 的菌落，多数菌株有 β 溶血环；在肠道选择培养基上，大多数菌株形成乳糖不发酵菌落；在 TCBS 琼脂培养基上生长不良；氨苄血琼脂培养基可作为该菌的选择培养基。

（三）生化反应

发酵葡萄糖、蔗糖产酸，不分解木糖及肌醇。氧化酶和触酶试验阳性。无盐蛋白胨水中可生长，在 7.5% NaCl 蛋白水中不能生长。

二、致病性与免疫性

温和气单胞菌（*Aeromonas sobria*）可引起人肠道感染和肠道外感染。引起人霍乱样的急性腹泻、胃肠炎；可致免疫力低下者原发性或继发性败血症、严重的伤口感染、肺炎等，少见的感染有腹膜炎、脑膜炎、眼部感染、骨关节感染等。临床上以急性出血性败血症为主要特征。

亲水气单胞菌（*Aeromonas hydrophila*）为水中常居菌，是一种典型的人 - 畜 - 鱼共患病原菌，人类可因其感染而发生腹泻、食物中毒、继发感染等。

三、微生物学检查法

（一）标本采集

根据不同疾病采集粪便或肛拭子、血液、脓汁、伤口分泌液、脑脊液、尿液等标本。

（二）检验方法及鉴定

1. 直接涂片　标本涂片革兰氏染色镜检，呈革兰氏阴性短杆菌。悬滴标本观察动力，运动活泼。

2. 分离培养 血液标本经碱性蛋白胨增菌后转种血平板或含氨苄西林血平板；脓汁、分泌物、尿液等直接接种血平板；粪便标本接种肠道选择培养基。

3. 鉴定

挑可疑菌落移种于克氏双糖培养基(KIA)、动力-吲哚-尿素酶培养基(MIU)做初步生化反应。氧化酶试验阳性可与肠杆菌科细菌鉴别，发酵葡萄糖可与非发酵菌鉴别。

四、防治原则

无特异性预防措施，主要加强饮食卫生，尤其是饮水的消毒处理。多数气单胞菌对青霉素、氨苄西林、羧苄西林等耐药，严重气单胞菌感染并发败血症者按药敏试验结果选用氨基糖苷类抗生素、广谱头孢菌素、喹诺酮等治疗。

（李擎天）

第 11 章　螺杆菌和弯曲菌

第一节　螺杆菌属

螺杆菌属（*Helicobacter*）原归于弯曲菌属，但根据其细胞壁成分、生长条件、形态、抗生素敏感性等特点，现列为一新菌属。这是一类微需氧、在 37℃生长而在 25℃不能生长的革兰氏阴性螺形杆菌。对人类致病的有 3 种，其中最主要的是幽门螺杆菌（*Helicobacter pylori*），1983 年由 Marshall 和 Warren 发现并分离培养成功，它与胃炎、胃及十二指肠溃疡、胃癌和胃黏膜相关性淋巴瘤等的发生有密切关系。

一、生物学性状

（一）形态与染色

革兰氏染色呈阴性，大小为长 2～4μm，宽 0.5～1μm，菌体弯曲呈螺形、S 形及海鸥状，传代培养后可形成杆状或球状。一端或两端有 2～6 根鞭毛，运动活泼，常呈鱼群样排列或聚集成团（图 11-1）。

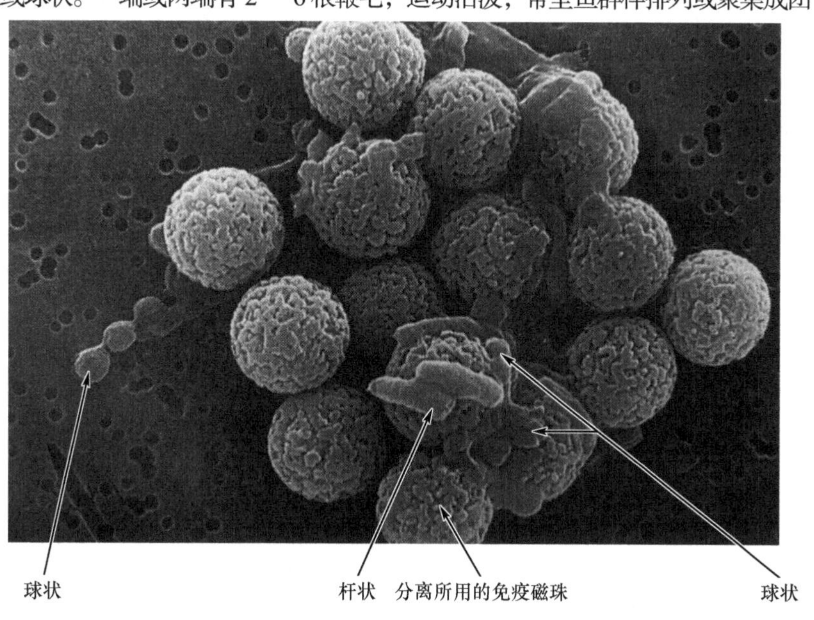

图 11-1　幽门螺杆菌（扫描电镜）

（二）基因组特征

幽门螺杆菌 Hp26695 株的全基因组大小约 1.67 Mb。G+C 含量为 39%，在整个基因组中有 5 个区段的 G+C 百分含量明显不同。编码 1590 个 ORF，其中 35%（499 个）的基因是幽门螺杆菌所特有的。

（三）培养特性

微需氧，营养要求高，可在含血清的培养基上生长，最适生长 pH 为 6.0～7.2，最适生长温度为37℃，25℃不生长，42～45℃仅少数细菌生长。另外需要一定湿度（相对湿度98%），在固体培养基上培养3～4天后可见针尖状、光滑、无色透明小菌落。

（四）生化反应

生化反应不活泼，糖代谢呈阴性，但氧化酶及过氧化氢酶试验阳性，尤其是尿素酶（urease）丰富，快速尿素酶试验成为本菌检验的主要指标。另外，碱性磷酸酶、DNA酶、亮氨酰氨基肽酶等也能与其他弯曲菌相区别。

二、致病性与免疫性

幽门螺杆菌在人群中的感染非常普遍。在发展中国家，10岁以上儿童的感染率已达70%～90%。在发达国家，幽门螺杆菌在胃中的定植相对较晚，成年人感染率为45%。但在胃炎、胃及十二指肠溃疡患者的胃黏膜中，本菌的检出率可高达80%～100%。幽门螺杆菌的传染源主要是病人及带菌者，传播途径主要是粪-口途径。

由于该菌主要定居于胃黏膜部位，因此与人类B型胃炎、胃和十二指肠溃疡及胃癌等的关系密切。

一部分人感染后可引起急性胃炎，但绝大多数感染者会引起慢性活动性胃炎，幽门螺杆菌在胃黏膜定居能引起持续感染，其致病物质和致病机制目前尚不完全清楚。其疾病特征包括胃部的炎症和溃疡，胃酸产生改变，这些病理变化可能是多种因素，包括细菌的鞭毛、黏附素、尿素酶、细胞毒素、蛋白酶等协同作用的结果。幽门螺杆菌活泼的鞭毛运动，有助于细菌穿过胃黏膜表面黏液层而吸附到上皮细胞上。细菌表面的黏附素和胃黏膜细胞表面的黏附素受体结合，使细菌黏附于细胞表面，进而在细胞表面生长繁殖并产生毒素损伤细胞。产生的尿素酶分解尿素产氨，中和胃酸，形成碱性环境，具有一定的抗胃酸作用；细菌繁殖中产生的毒素除直接引起黏膜细胞损伤外，还可通过Ⅳ、Ⅱ型超敏反应造成组织损伤。细菌还产生超氧化物歧化酶、过氧化氢酶等，保护自己免受吞噬及胞内因子的杀伤作用。幽门螺杆菌感染后刺激机体产生促炎症因子如IL-8、IFN-γ等，使胃黏膜细胞长久处于炎症环境，是引起胃癌的一个重要因素。此外，感染者胃内亚硝胺及亚硝基化合物增多，可致胃黏膜上皮细胞DNA发生亚硝化脱氨作用，引起细胞突变，诱发胃癌。

感染幽门螺杆菌后，患者体内产生特异性IgG、IgM、IgA抗体，可维持多年，但保护作用不明显，与胃炎的严重程度也无直接关系。

三、微生物学检查法

用胃镜取胃、十二指肠黏膜组织活检标本涂片镜检，同时做分离培养。找到典型形态或培养出典型菌落后做进一步鉴定、确诊。

1. 直接涂片镜检 活检标本，采用Warthin-Starry银染法，可检出细菌，细长弯曲呈海鸥状，其特异性和敏感性可达100%。

2. 分离培养 可将活体组织研磨后接种于选择培养基，经过2～7天培养后再进行鉴定。其敏感性取决于标本数目等多种因素。

3. 分子生物学技术 用核酸探针、PCR法或荧光定量PCR法检查幽门螺杆菌的DNA。

4. 尿素酶依赖性检测 现临床上推广使用的尿素呼气试验，不需要内镜取标本，常用^{13}C或^{14}C尿素，呼气试验敏感性和特异性达99.2%和97.8%。

5. 免疫学 ELISA检测血清中特异性抗体IgG、IgM，适用于流行病学调查。亦可用组织切片免疫组化染色检测细菌的抗原。粪便中检出抗原也是常用方法。

四、防治原则

目前尚无有效的预防措施，幽门螺杆菌抗原疫苗正在研制中。现已有试用的基因重组幽门螺杆菌疫苗，其有一定的预防及治疗作用。治疗可用抗菌疗法，多采用以铋剂或抑酸剂为基础，再加两种抗生素的三联疗法。

第二节　弯曲菌属

弯曲菌属（*Campylobacter*）是一类革兰氏染色阴性、呈逗点状或 S 形的弯曲短杆菌，是污染食物和水源的主要病原菌之一。有 20 多个种和亚种，广泛分布于动物界，常定居于家禽和野鸟的肠道内。主要引起动物和人类的腹泻、胃肠炎和肠道外感染。对人致病的有空肠弯曲菌、大肠弯曲菌、胎儿弯曲菌、上突弯曲菌等 13 个种，其中以空肠弯曲菌（*C. jejuni*）最多见。世界卫生组织已将其列为最常见的食源性传染病原菌之一。

一、生物学性状

（一）形态与染色

空肠弯曲菌（*C. jejuni*）革兰氏染色呈阴性，长 1.5 ～ 5.0μm，宽 0.2 ～ 0.8 μm，菌体细长，呈弧形、螺旋形、S 形或海鸥状等（图 11-2）。菌体一端或两端有鞭毛，运动活泼，在暗视野镜下观察能快速呈直线或螺旋状运动，似飞蝇。不形成芽胞。单个排列或 3 ～ 5 个呈串状排列。

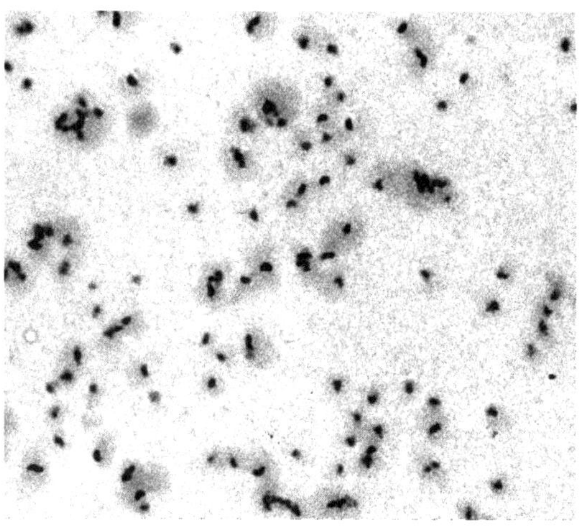

图 11-2　空肠弯曲菌（光镜）

（二）培养特性

本菌为微需氧菌，在含 2.5% ～ 5% O_2、10% CO_2 和 85% N_2 环境中生长最好。最适温度为 37 ～ 42℃，在 42℃比 37℃生长好。在正常大气或无氧环境中均不能生长。本菌营养要求高，在普通培养基上难以生长，在凝固血清和血琼脂培养基上培养 36 小时可见无色半透明毛玻璃样小菌落，单个菌落呈中心凸起，周边不规则，无溶血现象。

（三）生化反应

空肠弯曲菌生化反应不活泼，不发酵糖类，不分解尿素，吲哚试验呈阴性。可还原硝酸盐，氧化酶和过氧化氢酶试验为阳性。能产生微量或不产生硫化氢，甲基红和 VP 试验呈阴性，在柠檬酸盐培养基中不生长。

（四）抵抗力

抵抗力不强，不耐干燥，易被日光及低致消毒剂所杀灭，56℃处理 5 分钟可被杀死。对红霉素、新霉素、庆大霉素、四环素、氯霉素、卡那霉素等抗生素敏感。近年发现了不少耐药菌株。

（五）抗原构造

本菌抗原构造与肠道杆菌一样具有 O、H 和 K 抗原。根据 O 抗原，可将空肠弯曲菌分成 42 个血清型，第 11、12 和 18 血清型最为常见。

二、致病性与免疫性

空肠弯曲菌是多种动物如牛、羊、犬及禽类的正常寄居菌。在它们的生殖道或肠道中有大量空肠弯曲菌，故可通过分娩或排泄物污染肉、乳、禽蛋及饮水等。人群普遍易感，通过食入污染空肠弯曲菌的食物感染。5 岁以下儿童的发病率最高，以夏秋季多见。苍蝇起重要的媒介作用，亦可经接触感染。感染的产妇可在分娩时传染给胎儿。

空肠弯曲菌是引起人类急性腹泻常见的病原体之一。致病物质主要有黏附素、细胞毒性酶类和肠毒素。细菌能侵袭小肠和大肠黏膜引起急性肠炎，常引起腹泻的散发，偶见暴发流行或集体食物中毒。潜伏期一般为 3 ～ 5 天，对人的致病部位是空肠、回肠及结肠。主要症状为腹泻和腹痛，有时发热，偶有呕吐和脱水等。细菌有时可通过肠黏膜入血流引起败血症和其他脏器感染，如脑膜炎、关节炎、肾盂肾炎等。孕妇感染本菌可导致流产、早产，而且可使新生儿受染。此外，其与人的格林 - 巴利综合征等自身免疫性疾病有关。

感染后能产生特异性血清抗体，可增强吞噬细胞功能。目前尚未检测到肠道局部 SIgA 抗体。

三、微生物学检查法

（一）分离培养

取服用抗生素前患者的腹泻粪便或宫颈黏液等，3 小时之内接种于具有高度选择性的平板培养基上然后放培养罐内（内含 85%N_2、10%CO_2、5%O_2），置 42℃孵箱内培养 48 ～ 72 小时，挑选可疑菌落，再用生化反应和血清凝集试验作出最后鉴定。

（二）血清学检查

发病 1 周后，血清内可出现抗体，主要为 IgM，可用间接血凝试验及间接免疫荧光试验等检测特异性抗体效价，正常人或带菌者血清效价可达 1 ∶ 2 ～ 1 ∶ 8，急性期患者抗体效价可达 1 ∶（8 ～ 32），恢复期可达 1 ∶（80 ～ 320）以上。由于血清抗体效价不高，须采取双份血清检测，以效价增高 4 倍作为诊断依据。

（三）分子生物学

PCR 法和荧光定量 PCR 法扩增特定的片段可直接检出粪便中的弯曲菌。

四、防治原则

加强卫生防疫及人兽粪便管理，注意饮食和饮水卫生。目前尚无特异性疫苗，预防主要在于及时诊断和治疗患者，以免传播。

本菌对多种抗生素敏感，常用红霉素、氯霉素等治疗。

（刘　畅）

第 12 章　厌氧性细菌

厌氧性细菌（anaerobic bacteria）是生长和代谢不需要氧气，利用发酵获取能量的一群细菌。根据能否形成芽胞，可将厌氧性细菌分为两大类：有芽胞的厌氧芽胞梭菌和无芽胞厌氧菌。前者主要引起外源性创伤感染，后者可引起内源性感染。

第一节　厌氧芽胞梭菌

梭菌属（*Clostridium*）是一群革兰氏染色呈阳性，能形成芽胞的大杆菌，芽胞直径比菌体宽，使菌体膨大呈梭状，故名。主要分布于土壤、人和动物肠道。多数为腐生菌，少数为致病菌，如破伤风梭菌、产气荚膜梭菌、肉毒梭菌等。大多为严格厌氧菌。对热、干燥和消毒剂均有强大的抵抗力。在适宜条件下，芽胞发芽形成繁殖体，产生强烈的外毒素和酶，引起人类和动物发病。对人主要引起破伤风、气性坏疽和肉毒中毒等严重疾病。

一、破伤风梭菌

破伤风梭菌（*C. tetani*）是破伤风（tetanus）的病原菌。当机体受到外伤感染或分娩时使用不洁器械剪断脐带等，本菌可侵入局部创面而引起外源性感染。发病后机体呈强直性痉挛、抽搐，可因窒息或呼吸衰竭死亡。在发展中国家，新生儿破伤风死亡率可高达 90%。

（一）生物学性状

菌体细长呈杆状，（2 ～ 18）μm×（0.5 ～ 1.7）μm。革兰氏染色呈阳性。经特殊染色后可见芽胞呈圆形，比菌体粗，位于菌体顶端，使细菌呈鼓槌状，为本菌典型特征（图 2-16）。有周鞭毛、无荚膜。严格厌氧。在血平板上，37℃培养 48 小时后，可见细菌呈薄膜状生长，伴 β 溶血。不发酵糖类，不分解蛋白质。在干燥的土壤和尘埃中可存活数十年。芽胞在 100℃ 加热 1 小时才被杀死。

（二）致病性与免疫性

1. 致病条件　破伤风梭菌由伤口侵入人体，潜伏期可从几天至几周不等。一般浅表伤口病菌不易生长，局部伤口需具备厌氧条件，即伤口窄而深，有泥土或异物污染；大面积创伤、烧伤，坏死组织多，局部组织缺血；同时有需氧菌或兼性厌氧菌混合感染的伤口。这些情况均易造成厌氧微环境，有利于破伤风梭菌在局部繁殖产生毒素致病。

2. 致病机制　该菌无侵袭力，其致病作用主要有赖于所产生的破伤风痉挛毒素（tetanospasmin）。痉挛毒素属神经毒素（neurotoxin），由质粒编码。对脊髓前角细胞和脑干神经细胞有高度的亲和力。病菌感染机体后在局部释放毒素被局部神经细胞吸收或经淋巴、血液到达中枢神经系统。破伤风痉挛毒素毒性极强，仅次于肉毒毒素。经腹腔注入小鼠的半数致死量（median lethal dose，LD_{50}）为 0.015 ng。其化学性质为蛋白质，不耐热，65℃处理 30 分钟即被破坏；亦可被肠道中蛋白酶所破坏。破伤风梭菌还可以产生一种外毒素：破伤风溶血毒素（tetanolysin），它对氧敏感，但在致破伤风中的作用仍不清楚。

破伤风痉挛毒素为一条分子量约 150 kDa 的多肽，当释出菌体时，即被细菌蛋白酶裂解为一条分子量约 50 kDa 的轻链（A 链）和一条分子量为 100 kDa 的重链（B 链），轻链和重链间有二硫键连接，才有毒性功能。其中轻链为毒性部分，重链具有结合神经细胞和转运毒素分子的作用。重链通过其 C 端识别神经肌肉结点处运动神经元外胞质膜上的受体并与之结合，促使毒素进入细胞膜形成小泡。小泡从外周神经末梢沿神经轴突逆行向上，到达运动神经元细胞体，通过跨突触运动（trans-synaptic movement），小泡从运动神经元进入传入神经末梢，从而进入中枢神经系统。然后通过重链 N 端的介导产生膜的转位使轻链进入细胞质。轻链为一种锌内肽酶（zinc endopeptidase），可裂解储存抑制性神经介质（γ- 氨基丁酸）小泡上膜蛋白特异性肽键，使小泡膜蛋白发生改变，从而阻止抑制性神经介质的释放。机体在正常生理情况下，当一侧躯体屈肌的运动神经元受到刺激而兴奋时，同时还有冲动传递给抑制性神经元，使其释放出 γ- 氨基丁酸抑制性介质，以抑制同侧伸肌的运动神经元，因此，当屈肌收缩时而伸肌自然松弛，肢体屈伸动作十分协调。此外，屈肌运动神经元还受到抑制性神经元的反馈调节，使屈肌运动神经元的兴奋性强弱受到控制，反应强度不致过高。而破伤风痉挛毒素能阻止抑制性神经介质的释放，干扰了抑制性神经元的协调作用，使肌肉活动的兴奋与抑制失调，导致屈肌、伸肌同时发生强烈收缩，骨骼肌出现强烈痉挛，表现出特殊症状和体征，如咀嚼肌痉挛所造成的苦笑面容、牙关紧闭及由持续性背部肌肉痉挛引起的角弓反张等。

3. 所致疾病 破伤风梭菌引起破伤风，潜伏期从几天到几周不等，潜伏期的长短与伤口到中枢神经系统的距离有关。大部分病人的临床表现从面部的咬肌开始，表现为牙关紧闭（trismus）。表情肌的痉挛性麻痹使病人出现苦笑面容。其它早期表现还包括流涎、出汗、易激以及角弓反张（opisthotonos）。在严重的病人中，自主神经系统也可累及，症状包括心肌麻痹、血压波动、全身出汗以及脱水。部分病人表现为局部破伤风，肌肉痉挛发生于伤口局部，预后较好。新生儿破伤风（neonataltetanus）的发生主要与脐带伤口有关，死亡率超过 90%，幸存者会出现发育迟缓。

4. 免疫性 由于破伤风痉挛毒素的毒性很强，极少量即可致人死亡，而如此少量又不足以引起免疫应答，因此获得有效保护的途径是人工主动免疫，即通过人工注射破伤风类毒素使机体产生抗毒素而发挥免疫保护作用。破伤风痉挛毒素经 0.4% 甲醛液处理 4 周后，失去毒性成为破伤风类毒素，其是预防破伤风的有效生物制剂。由体内产生的抗毒素或人工注射的抗毒素能结合游离的破伤风毒素，阻断毒素与易感细胞受体的结合。

（三）微生物学检查法

根据典型的症状和病史即可作出诊断。由于病菌分离培养阳性率很低，阳性培养又不提示检出菌含有产毒质粒，故一般不做微生物检查。

（四）防治原则

1. 一般预防 迅速对伤口清创扩创，防止形成厌氧微环境，是十分重要的防治措施。

2. 特异性预防 对 3 ～ 6 个月的儿童，目前我国常规采用百白破三联疫苗（含白喉类毒素、百日咳死菌苗和破伤风类毒素）进行免疫接种，可同时获得对这三种疾病的免疫力。对军人、易受创伤的人群必要时可加强注射一次，其血清中抗毒素滴度可迅速升高。

对伤口污染严重而又未经过基础免疫者，可立即注射精制破伤风抗毒素（tetanus antitoxin，TAT）进行被动免疫作为紧急预防，剂量为 1500 ～ 3000 U。注射 TAT 的同时，还可注射破伤风类毒素作主动免疫。

3. 特异性治疗 对已发病者，应早期、足量使用 TAT，一旦毒素与细胞受体结合，抗毒素就不能中和其毒性作用。TAT 剂量为 10 万～ 20 万 U，途径包括静脉滴注、肌内注射和伤口局部注射。目前国内外已采用人源破伤风免疫球蛋白制剂，效果良好、安全。如果应用的是经免疫马所获得的马血清纯化 TAT，无论用于紧急预防还是治疗，在注射前都必须先做皮肤试验，测试有无超敏反应。抗菌治疗可采用四环素、红霉素等。

二、产气荚膜梭菌

产气荚膜梭菌（*C. perfringens*）广泛存在于土壤、人和动物肠道中，能引起人和动物多种疾病。

（一）生物学性状

1. 形态与染色 产气荚膜梭菌为革兰氏阳性粗大杆菌，长 3 ～ 19μm，宽 0.6 ～ 2.4μm（图 12-1）。芽胞位于次极端，呈椭圆形，直径小于菌体。无鞭毛。在机体内可形成明显的荚膜。

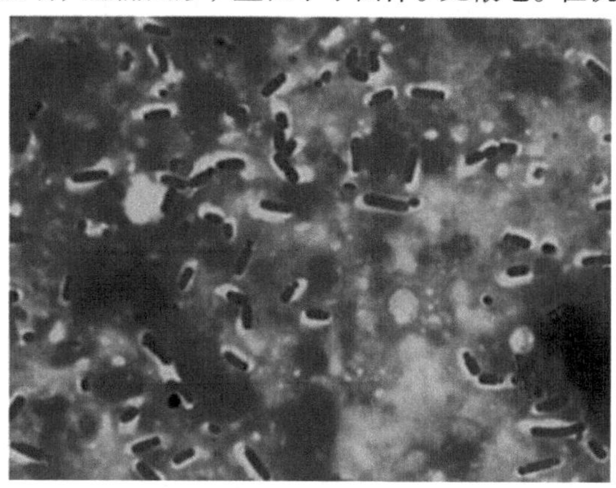

图 12-1 产气荚膜梭菌（荚膜负染 ×1000）
（张灼阳等提供）

2. 培养特性 厌氧不严格，可在 20 ～ 50℃时生长，最适的生长温度为 42℃，繁殖周期仅为 8 分钟，有助于分离培养。在血平板上，多数菌株有双层溶血环，内环是由 θ 毒素引起的完全溶血，外环是由 α 毒素引起的不完全溶血。在卵黄琼脂平板上，菌落周围出现乳白色浑浊圈，是由细菌产生的卵磷脂酶（α 毒素）分解卵黄中卵磷脂所致，称 Nagler 反应。

本菌可分解多种糖类，产酸产气。在庖肉培养基内可分解肉渣中糖类产生大量气体；在牛奶培养基内能分解乳糖产酸，使其中酪蛋白凝固，同时产生大量气体（H_2 和 CO_2），可将凝固的酪蛋白冲成蜂窝状，甚至将覆盖在培养基上的凡士林层冲到试管顶部，气势凶猛，称作“汹涌发酵”（stormy fermentation）。

Nagler 反应和“汹涌发酵”现象为本菌的特点。

3. 分型 根据产气荚膜梭菌的 4 种主要毒素（α、β、ε、ι）不同，可将产气荚膜梭菌分为 A、B、C、D、E 5 个血清型。对人致病的主要为 A 型。A 型很容易从外环境中分离到，属人和动物肠道的正常细菌群。B ～ E 群在土壤中不能存活，主要寄生于动物肠道内。

（二）致病性

1. 致病物质 产气荚膜梭菌能产生 10 余种外毒素，有些外毒素即为胞外酶。主要的毒素中，α 毒素毒性强，各菌型均能产生，以 A 型的产量最大，能造成血细胞和内皮细胞溶解，血管通透性增加，组织坏死，肝脏、心脏功能受损。

此外，很多 A 型菌株和少数 C、D 型菌株还能产生不耐热的肠毒素，作用于回肠和空肠。其作用机制是整段肠毒素肽链嵌入细胞膜，破坏膜离子运输功能，改变膜的通透性而引起腹泻。近年还发现肠毒素可作为超抗原，能大量激活外周 T 淋巴细胞并释放各种细胞因子，参与致病作用。

2. 所致疾病

（1）气性坏疽（gas gangrene）：该病多见于战伤，也见于平时大面积创伤的工伤、车祸等。60% ～ 80% 由 A 型引起，除产气荚膜梭菌外，至少还有 5 种其他梭菌也能引起。致病条件与破伤风梭菌相似。

气性坏疽潜伏期短，一般仅为 8 ～ 48 小时，病菌通过产生多种毒素和侵袭性酶，破坏组织细胞，发酵肌肉和组织中的糖类，产生大量气体，造成气肿，促使病菌进一步侵入周围组织；同时由于血管通透性增加，水分渗出，局部水肿，进而挤压软组织和血管，影响血液供应，造成组织坏死。严重病例表现为组织胀痛剧烈，水汽夹杂，触摸有捻发感，最后大块组织坏死，并有恶臭。毒素和组织坏死的毒性产物被吸收入血，引起毒血症、休克，死亡率高。

（2）食物中毒：由某些 A 型产气荚膜梭菌污染食物引起。在欧洲以肉类食品污染所致较为多见，发病率仅次于沙门菌食物中毒，但我国报道较少。食入大量细菌（10^8 ～ 10^9 个繁殖体）后，潜伏期约 10 小时，可出现腹痛、腹胀、水样腹泻，无恶心、呕吐及发热，1 ～ 2 天后自愈。如不进行细菌学检查常难确诊。

（3）坏死性肠炎：由 C 型菌株污染食品产生 β 毒素所致。表现为肠麻痹坏死，死亡率较高。

（三）微生物学检查法

尽早诊断极为重要，可避免患者截肢或死亡。

1. 直接涂片镜检 从深部创口取材涂片染色，镜检有荚膜的革兰氏阳性大杆菌，白细胞少且形态不典型（因毒素作用，白细胞无趋化反应），并伴有其他杂菌是气性坏疽标本图片的三个特征。

2. 分离培养 取坏死组织制成悬液，接种于血平板、牛奶培养基或庖肉培养基上，厌氧培养，观察生长情况，取培养物涂片镜检。

疑为产气荚膜梭菌引起的食物中毒，在发病的第 1 天内，可取剩余食物或粪便做细菌学检查，如食物中细菌大于 10^5 cfu/g（colony forming units，菌落形成单位）、粪便大于 10^6 cfu/g，可辅助诊断。

3. 动物试验 必要时可取细菌培养液 0.5 ～ 1.0 ml 静脉注射小鼠，10 分钟后处死，置 37℃经 5 ～ 8 小时，如动物躯体膨胀，取肝或腹腔渗出液涂片镜检并分离培养。

（四）防治原则

对局部感染应尽早施行扩创手术，切除感染的坏死组织，消除局部厌氧环境。必要时截肢以防止病变扩散。大剂量使用青霉素等抗生素以杀灭病原菌和其他细菌。有条件时可使用气性坏疽多价抗毒素和高压氧舱法治疗气性坏疽，后者可使血液和组织中的氧含量提高 15 倍，不利于厌氧菌生长。在医院内要注意避免交叉感染。

三、肉毒梭菌

肉毒梭菌（*C. botulinum*）主要存在于土壤中，在厌氧环境下能产生肉毒毒素而引起疾病，最常见的为肉毒中毒和婴儿肉毒病。

（一）生物学特性

革兰氏阳性，粗短杆菌，（4 ～ 6）μm×0.9μm。芽胞呈椭圆形，粗于菌体，位于次极端，使菌体呈网球拍状，有周鞭毛，无荚膜。严格厌氧，在普通琼脂平板上生长并形成直径 5 ～ 10mm 不规则菌落（图 12-2）。

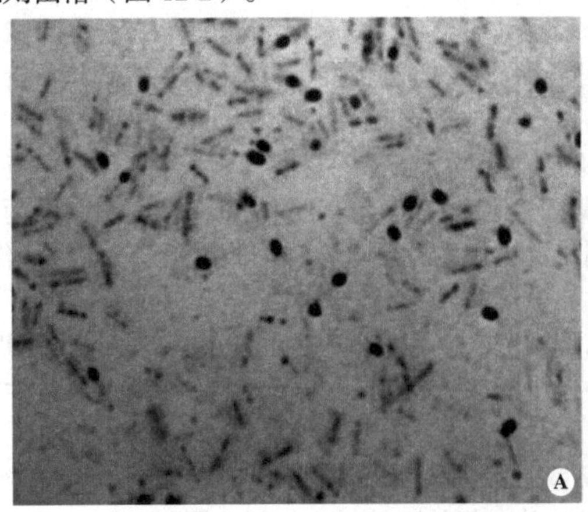

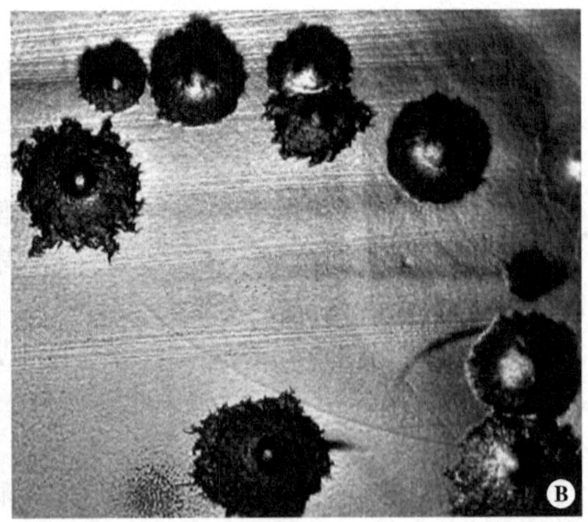

图 12-2 肉毒梭菌

A. 肉毒梭菌芽胞（芽胞染色）；B. 肉毒梭菌菌落

根据遗传特性分为Ⅳ组；根据神经毒素的抗原性分为A、B、C_1、C_2、D、E、F和G 8个型，大多数菌株只能产生一种型别毒素。Ⅰ、Ⅱ组可引起人类疾病，以Ⅰ组多见；常见的对人致病型别为A、B和E型，F型偶见。我国报道的大多为A型。Ⅱ组包括E、B、F型毒素的一些产生菌株，分解糖类能力强，不分解蛋白质，芽胞对热的抵抗力不及Ⅰ组。Ⅲ组产C、D型毒素，主要引起鸟类肉毒病。Ⅳ组为产生G型毒素的菌株。C型菌株产生的毒素是目前已知的所有毒素中毒性最强的。肉毒毒素不耐热，煮沸2分钟即可被破坏。对酸和蛋白酶有较强的抵抗力，在胃液24小时内不被破坏。芽胞耐热，在100℃时至少需要3～5小时才能被杀死。

（二）致病性

1. 致病物质　肉毒毒素（botulinus toxin）是已知最剧烈的神经外毒素，毒性比氰化钾强1万倍，纯结晶的肉毒毒素1 mg能杀死2亿只小鼠，对人的致死量约为0.1 μg。肉毒毒素的结构、功能和致病机制与破伤风外毒素非常相似。前体和裂解后片段的大小也相当。主要不同点是：①口服后不易被胃肠消化液破坏。肉毒毒素经胃肠道吸收入血后，作用于中枢神经系统的脑神经核和外周神经肌肉-神经接头处及自主神经末梢，阻碍乙酰胆碱的释放，引起运动神经末梢功能失调，导致肌肉麻痹。②毒素经内化作用进入细胞内由细胞膜形成的小泡中，不像破伤风毒素从外周神经末梢沿神经轴突上行，而是留在神经肌肉接头处。③只有C型和D型毒素是由噬菌体编码，其他型毒素均由染色体决定。

2. 所致疾病

（1）食物中毒：肉毒梭菌芽胞污染食品，未经彻底消毒，在厌氧条件下繁殖产生毒素，食前又未加热烹调而发生食物中毒。临床表现与其他食物中毒不同，胃肠道症状较少，在整个病程中患者神志清楚，并不发热。潜伏期短至数小时，先有乏力、头痛等症状，接着出现复视、斜视、眼睑下垂等眼肌麻痹症状；再是吞咽、咀嚼困难、口齿不清等咽部肌肉麻痹症状，进而膈肌麻痹、呼吸困难、直至呼吸停止而导致死亡。我国多发地区为新疆、青海、西藏和宁夏等，主要由食入发酵豆制品（臭豆腐、豆瓣酱等）和发酵面制品（甜面酱）引起。国外引起肉毒中毒的食物以肉罐头、腊肉和火腿等肉制品为主。

（2）创伤感染中毒：若伤口被肉毒梭菌芽胞污染后，芽胞在局部的厌氧环境中能发芽并释放出肉毒毒素，吸收后导致机体发病。

（3）婴儿肉毒中毒：一般为1～6个月的婴儿，因食入被肉毒梭菌芽胞污染的食品（如蜂蜜）后发生中毒，症状与肉毒毒素食物中毒类似，早期症状为便闭，吸吮啼哭无力、眼睑下垂等。婴儿肉毒病死亡率不高，为1%～2%。

（三）微生物学检查法

1. 检测肉毒毒素　取可疑食物用生理盐水制成悬液，经沉淀后取上清液或培养物滤液分成两份：一份直接注射小鼠腹腔，另一份与抗毒素混合后再注射小鼠腹腔。如有毒素，则小鼠一般在2天内死亡。如果经抗毒素处理的小鼠得到了保护，也表明有相应毒素存在。

2. 厌氧培养细菌　取食物、粪便等标本80℃加热10分钟，杀死标本中所有的细菌繁殖体，再用标本进行厌氧培养分离细菌。

（四）防治原则

预防主要是加强食品管理和监督，定期抽样检查。食品低温保存，防止污染的芽胞发芽；进食前充分加热可破坏毒素。

对患者应尽早迅速注射A、B、E三型多价抗毒素，同时加强护理并对症治疗，预防呼吸肌麻痹和窒息是重要措施。

四、艰难梭菌

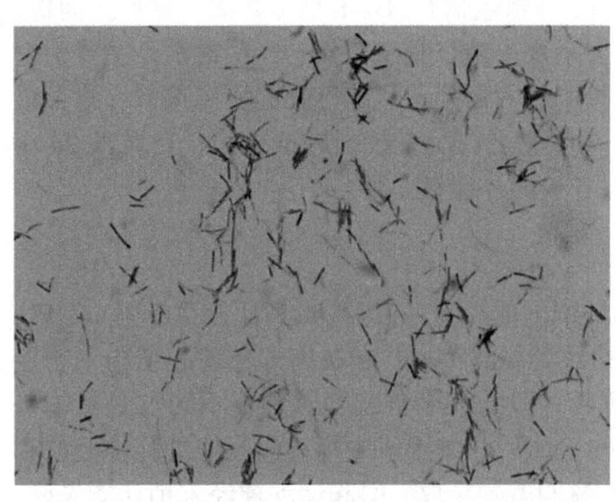
图 12-3　艰难梭菌（革兰氏染色 ×1000）
（肖家祁等提供）

艰难梭菌（*C. difficile*）是人类肠道中的正常细菌群之一。革兰氏阳性粗大杆菌，长（3.0 ～ 16.9）μm×（0.5 ～ 1.9）μm（图 12-3）。部分菌株有周鞭毛。卵圆形芽胞位于菌体次极端。专性厌氧，厌氧培养对培养基的要求较高，目前多以卵黄 - 果糖琼脂为基础培养基并加入环丝氨酸和头孢西丁作为选择剂。

某些艰难梭菌菌株的毒素基因（*tox* 基因）位于染色体上。产生的外毒素有 A 毒素、B 毒素、动力影响因子和热敏毒素四种，对前两者研究较深入。毒素 A 为肠毒素，具有细胞毒活性，除导致肠液大量分泌外还可使肠壁发生出血性坏死；毒素 B 为细胞毒素，能使细胞的肌动蛋白解聚，破坏细胞骨架，致局部肠壁细胞坏死，直接损伤肠壁细胞。

艰难梭菌在肠道的数量不多，当长期使用或不正规应用某些抗生素（氨苄西林、头孢菌素、红霉素、克林霉素等）后，可引起肠道内的菌群失调，耐药的艰难梭菌能导致抗生素相关性腹泻（antibiotic-associated diarrhea，AAD）和假膜性结肠炎（pseudomembranous colitis）等疾病。治疗时应立即停用与耐药有关的抗生素，改用本菌敏感的万古霉素、甲硝唑等。现还可用粪菌移植进行治疗，并口服调整正常细菌群的微生态制剂。

第二节　无芽胞厌氧菌

无芽胞厌氧菌广泛存在于人和动物体内，是正常细菌群中的优势菌群，包括革兰氏阳性和革兰氏阴性的球菌和杆菌，数量是其他非厌氧性细菌（需氧菌和兼性厌氧菌）的 10 ～ 1000 倍。分布在人体的皮肤及与外界相通的各种腔道中。作为条件致病菌常可引起临床各科的感染，感染多为内源性。在临床厌氧菌感染中，无芽胞厌氧菌感染率占 90%，并以混合感染多见。

临床最为常见的无芽胞厌氧病原菌依次为脆弱类杆菌（*B. fragilis*）、消化链球菌属、丙酸杆菌、真杆菌、小韦荣菌。双歧杆菌属目前共有 29 个种，其中 10 个种与人类有关。双歧杆菌在大肠中起重要的调节作用。该菌在婴儿、儿童肠道菌群中占很高比例，在婴儿时期尤为突出。只有齿双歧杆菌（*B. dentium*）与龋齿和牙周炎有关。

无芽胞厌氧菌共有 23 个属，其中与人类疾病相关的主要有 10 个属（表 12-1）。

表 12-1　与人类疾病相关的主要无芽胞厌氧菌

革兰氏阴性		革兰氏阳性	
杆菌	球菌	杆菌	球菌
类杆菌属（*Bacteriodes*）	韦荣菌属（*Veillonella*）	丙酸杆菌属（*Propionibacterium*）	消化链球菌属（*Peptostreptococcus*）
普雷沃菌属（*Prevotella*）		双歧杆菌属（*Bifidobacterium*）	
紫单胞菌属（*Porphyromonas*）		真杆菌属（*Eubacterium*）	
梭杆菌属（*Fusobacterium*）		放线菌属（*Actinomyces*）	

一、致病性

（一）致病条件

无芽胞厌氧菌广泛分布于人体皮肤及与外界相通的腔道中，可以为机体提供营养和发挥生理防护功能。但当出现下列条件时，可以成为机会致病菌。致病条件有：①寄居部位改变，如外科手术、拔牙、插管、腔镜检查等导致；②菌群失调，如长期使用抗生素等导致；③机体免疫力降低，如长期使用激素、进行化疗、患肿瘤、糖尿病等；④局部形成厌氧微环境，如局部供血障碍，异物存在，与需氧菌混合感染等。

（二）致病物质

①细菌的表面结构，如菌毛、荚膜等；②多种毒素和胞外酶，如脆弱类杆菌某些菌株产生的肠毒素，产黑色素类杆菌产生的胶原酶、蛋白酶、纤溶酶、DNA 酶、透明质酸酶等；③改变其对氧的耐受性，如类杆菌属中很多菌种能产生 SOD，有利于适应新的致病环境。

（三）感染特征

①无特定病型，大多为化脓性感染，形成局部脓肿或组织坏死，也可侵入血流形成败血症；②内源性感染，多呈慢性过程，感染部位接近黏膜表面，如口腔、鼻窦、鼻咽部、胸腔、腹腔、肛门和会阴周围的炎症及重要器官脓肿；③分泌物或脓液黏稠，呈乳白色、粉红色、血色或棕黑色，有恶臭，有时有气体；④使用氨基糖苷类抗生素治疗无效；⑤脓液、血液等标本直接涂片可见细菌，但普通培养法无菌生长。

（四）所致疾病

1. 败血症　由于抗厌氧菌抗生素的广泛运用，败血症中厌氧菌培养阳性率较低，约 5%。多为脆弱类杆菌引起，其次为消化链球菌。原发病灶多见于肠道和女性生殖道。病死率高达 15% ～ 35%。

2. 女性生殖道和盆腔感染　由于手术或其他并发症引起女性生殖道的一系列严重感染中，如盆腔脓肿、输卵管卵巢脓肿、子宫内膜炎等，厌氧菌是主要病原体。分离的最常见的厌氧菌为消化链球菌属、普雷沃菌属和紫单胞菌等。

3. 腹部感染　阑尾、大肠相关的感染中主要由类杆菌，特别是脆弱类杆菌引起的占厌氧菌的 60% 以上。

4. 口腔感染　大多数源于牙齿及牙龈感染，如齿槽脓肿、急性坏死性溃疡性牙龈炎（奋森咽峡炎）、下颌骨髓炎。主要由厌氧革兰氏阴性杆菌，如消化链球菌、产黑色素杆菌具核梭杆菌（*F. nucleatum*）等引起。约占口腔感染的 50% 以上。

5. 呼吸道感染　厌氧菌可感染上下呼吸道的任何部位，如扁桃体周围蜂窝织炎、吸入性肺炎、坏死性肺炎、肺脓肿和脓胸等。厌氧菌的肺部感染发生率仅次于肺炎链球菌性肺炎。最常见的为普雷沃菌属、坏死梭杆菌（*F. necrophorum*）具核梭杆菌、消化链球菌和脆弱类杆菌等。

6. 中枢神经系统感染　最常见的为脑脓肿，主要继发于中耳炎、乳突炎、鼻窦炎等邻近感染，亦可经直接扩散和转移而形成，以革兰氏阴性厌氧杆菌常见。

7. 其他　无芽胞厌氧菌还可引起皮肤、软组织、心内膜等感染。

二、微生物学检查法

诊断厌氧菌感染主要依靠厌氧菌分离培养及鉴定。

（一）标本采集

由于无芽胞厌氧菌大多数为正常细菌群，因此，为避免污染，应从感染中心处采集标本，可吸取感染深部的渗出物或脓汁，最好是切取或活检的组织标本。因厌氧菌对氧敏感，故标本应立即放入厌氧标本收集瓶中，迅速送检。

（二）直接涂片镜检

将脓液或穿刺液标本直接涂片染色，观察细菌形态特征、染色性、菌量，供初步判断结果时参考。

（三）分离培养与鉴定

证实是否是由无芽胞厌氧菌引起的感染，关键是分离培养及鉴定。标本应立即接种到营养丰富、新鲜、含有还原剂的培养基或特殊培养基、选择培养基中，最常用的培养基是牛心脑浸液为基础的血平板。接种过程最好在厌氧手套培养箱中进行。置37℃厌氧培养2～3天，如无菌生长，继续培养至1周。挑取生长菌落接种到两个血平板，分别置于有氧和无氧环境中培养，在两种环境中都能生长的是兼性厌氧菌，只能在厌氧环境中生长的才是专性厌氧菌。获得纯培养后，再经生化反应进行鉴定。

此外，利用气液相色谱检测细菌代谢终末产物能迅速作出鉴定，需氧菌和兼性厌氧菌只能产生乙酸，而检测出其他短链脂肪酸，如丁酸、丙酸则提示为厌氧菌。亦可用核酸杂交、PCR等分子生物学方法作特异性诊断。

三、防治原则

清洗创面，去除坏死组织和异物，引流，保持局部良好的血液循环，预防局部出现厌氧微环境。正确选用抗生素。95%以上临床厌氧菌对甲硝唑、亚胺培南、哌拉西林、替卡西林、克林霉素等敏感。革兰氏阳性厌氧菌对万古霉素敏感。由于临床耐药菌株的大量出现，如厌氧菌感染中最常见的脆弱类杆菌能产生β-内酰胺酶，可破坏青霉素和头孢菌素，因此，在对一些重要感染，如脑脓肿、骨髓炎、心内膜炎等临床治疗前，最好对临床分离株进行抗生素敏感性测定，以指导正确地选用药物和治疗。

（刘　畅）

第 13 章　放　线　菌

放线菌目由链霉菌科（Sterptomycetaceae）、放线菌科（Actinomycetaceae）、棒杆菌科（Corynebacteriaceae）、分枝杆菌科（Mycobacteriaceae）和诺卡菌科（Nocardiaceae）组成。本章主要叙述对人致病的不含分枝菌酸的放线菌属和含分枝菌酸的诺卡菌属，它们的共同特点是菌丝细长无横隔，主要通过菌丝横向断裂形成分生孢子而进行繁殖。

第一节　放线菌属

放线菌属（*Actinomyces*）正常寄居在人和动物口腔、上呼吸道、胃肠道和泌尿生殖道。致病的有衣氏放线菌（*A. israelii*）、内氏放线菌（*A. naeslundii*）、黏液放线菌（*A. viscouus*）、龋齿放线菌（*A. odontolyticus*）和丙酸蛛网菌（*Arachnia propionica*）等。其中对人致病性较强的主要为衣氏放线菌。放线菌主要是内源性感染，一般不在人与人之间及人与动物之间传播。

一、生物学性状

（一）形态与染色

革兰氏染色呈阳性，非抗酸性丝状菌，菌丝细长，无分隔、有分枝，直径 0.5 ～ 0.8 μm（图 13-1）。菌丝生长 24 小时后断裂成链球状或链杆状，有的很像类白喉杆菌。无动力，无荚膜。在患者病灶组织和窦道流出的脓样物质中，可找到肉眼可见的黄色硫磺状小颗粒，称为硫磺颗粒（sulfur granule），是放线菌在病变部位形成的菌落。将硫磺颗粒制成压片或病理组织切片，在显微镜下可见颗粒呈菊花状，核心部分由分枝的菌丝交织组成，苏木精 - 伊红（H-E）染色，中央呈紫色，末端膨大处为红色（图 13-2）；革兰氏染色后镜检，颗粒的中心部菌丝体染色为革兰氏阳性，分枝状菌丝排列不规则，四周放射状的肥大菌鞘可呈革兰氏阴性”。

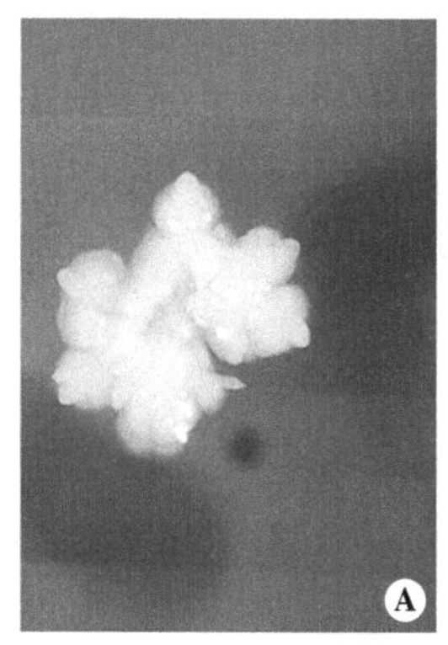

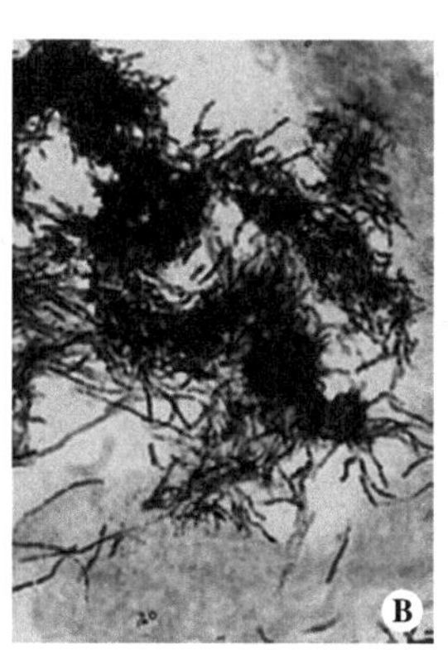

图 13-1　A 放线菌菌落；B 放线菌（×1000）（革兰氏染色）

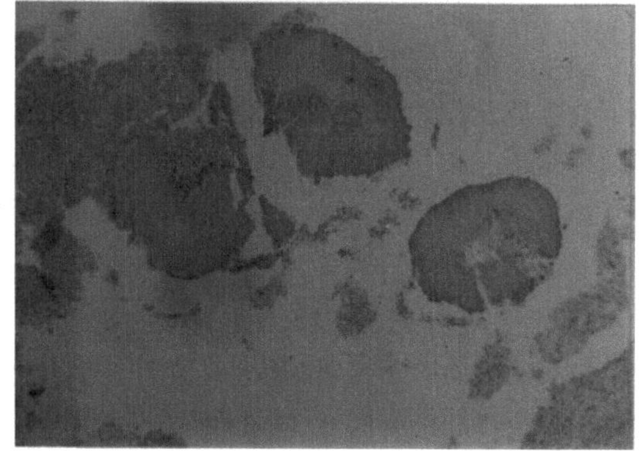

图 13-2　硫磺颗粒（×40）（苏木精 - 伊红染色）（赵蔚等提供）

（二）培养特性

放线菌培养比较困难，厌氧或微需氧。初次分离加 5% CO_2 能促进其生长。在血平板上或脑心浸液琼脂培养基上，24h 后长出直径 <1mm 微菌落，显微镜下呈一片如蛛网样菌丝组成，称为

蛛网样菌落。如继续培养，可形成白色、表面粗糙的大菌落，无气生菌丝。在含糖肉汤中形成球形小团。

（三）生化反应

能分解葡萄糖，产酸不产气，不溶血，不形成吲哚，除黏液放线菌外，其他放线菌触酶试验呈阴性。衣氏放线菌能还原硝酸盐和分解木糖，以此可与牛放线菌区别。

二、致　病　性

放线菌大多存在于正常人口腔、齿垢、齿龈、扁桃体、咽部及与外界相通的腔道，在机体抵抗力减弱、口腔卫生不良、拔牙或外伤时容易引起内源性感染，导致软组织的慢性或亚急性肉芽肿性炎症，病灶中央常坏死形成脓肿，并常伴有多发性窦道形成，排出脓液可见硫磺样颗粒为其特征，称为放线菌病（actinomycosis）。

根据感染途径和涉及的器官不同，临床分为面颈部、胸部、腹部、盆腔和中枢神经系统等感染。若放线菌直接由口腔黏膜创伤侵入，感染多发生于面颈部；若通过吞咽进入胃肠或吸入进入肺部，感染多发生于腹部或胸部，腹部感染也可由腹壁外伤或阑尾穿孔引起，并可继发盆腔感染；外伤或昆虫叮咬可引起原发性皮肤放线菌病；中枢神经系统感染常继发于其他病灶。

放线菌与龋齿和牙周炎有关。将从人口腔分离出的内氏和黏液放线菌接种于无菌大鼠口腔内，可导致龋齿的发生。因为这两种放线菌能产生一种黏性很强的多糖物质 6- 去氧太洛糖，与乳杆菌等一起黏附在牙釉质上，形成菌斑。黏附的细菌分解食物中的糖类产酸腐蚀牙釉质，形成龋齿。

三、免　疫　性

放线菌病患者血清中可测到多种抗体，但抗体对机体无保护作用，亦无诊断价值。机体对放线菌的免疫主要靠细胞免疫。

四、微生物学检查法

最主要和最简单的诊断方法是从脓液或痰中寻找硫磺样颗粒。将可疑颗粒制成压片，在显微镜下检查是否有呈放线状排列的菌丝，必要时取标本作厌氧培养。接种于血琼脂平板或脑心浸液琼脂培养基，置 10% CO_2 的厌氧环境中，37℃培养 24 小时，观察菌落的特点，再经 7 ～ 14 天的培养，观察大菌落的特点，亦可取组织切片染色检查。

五、防治原则

放线菌感染尚无特异的预防方法。注意口腔卫生，牙病及口腔破损应及时治疗。患者的脓肿和窦道应进行外科清创处理，同时应用大剂量青霉素较长时间治疗，也可以用甲氧苄啶 - 磺胺甲恶唑（TMP-SMZ）、克林霉素、红霉素或青霉素等治疗。

第二节　诺卡菌属

诺卡菌属（*Nocardia*）是一群需氧放线菌，其细胞壁含分枝菌酸，广泛分布于土壤中，不是人体的正常细菌群。对人致病的主要有 3 种：星形诺卡菌（*N. asteroids*）、豚鼠诺卡菌（*N. caviae*）和巴西诺卡菌（*N. brasiliensis*）。在我国最常见的为星形诺卡菌。

一、生物学性状

（一）形态与染色

形态与放线菌属相似，但菌丝末端不膨大。革兰氏染色呈阳性。抗酸染色呈弱抗酸性，弱延长脱色时间，即失去抗酸性，以此能与结核分枝杆菌相区别。

（二）培养特性

营养要求不高，为专性需氧菌，能形成气生菌丝。在普通培养基上于室温或37℃均可生长。但繁殖速度慢，一般5～7天始见菌落。菌落可呈干燥或蜡样，有红、粉红、黄、白或紫等不同颜色。在液体培养基中形成菌膜，浮于液面，液体澄清。

二、致病性与免疫性

星形诺卡菌为外源性感染放线菌，常见于T细胞缺陷（如白血病或艾滋病）患者及器官移植使用免疫抑制剂治疗的患者。常侵入肺部，主要引起化脓性炎症和坏死，症状与结核病相似。易通过血行播散，约1/3的患者引起脑膜炎与脑脓肿。巴西诺卡菌可因外伤侵入皮下组织，形成结节、脓肿或慢性窦道。从窦道中可流出许多小颗粒，即诺卡菌的菌落。好发于脚和腿部，称为足菌肿（mycetoma）。诺卡菌属免疫性同放线菌属。

三、微生物学检查法

取脓、痰涂片和压片检查，可见有革兰氏阳性（有时染色性不定）和部分抗酸性分枝菌丝。若见散在的抗酸性杆菌，应与结核分枝杆菌相区别。必要时可用沙保培养基或脑心浸液琼脂平板分离，作生化反应鉴定。

四、防治原则

局部治疗主要为手术清创，切除坏死组织。同时应用磺胺、氨苄西林、红霉素治疗，有时还可加用环丝氨酸。一般治疗时间不少于6周。

（赵俊伟）

第 14 章　棒状杆菌属

棒状杆菌属（*Corynebacterium*）是一群革兰氏染色阳性杆菌。本属细菌的特点是菌体一端或两端膨大呈棒状，菌体染色不均匀，可出现异染颗粒。该菌属无荚膜，无鞭毛，不产生芽胞。种类较多，广泛分布于动、植物。可在人体皮肤、上呼吸道和泌尿生殖道黏膜等处定居。大多为非致病菌或条件致病菌，其中白喉棒状杆菌是能引起人类致病且具较强传染性的菌种。

第一节　白喉棒状杆菌

白喉棒状杆菌（*C. diphtheriae*），俗称白喉杆菌，是白喉的病原菌。白喉是一种急性呼吸道传染病，患者咽喉部黏膜可出现灰白色的假膜。该菌能产生强烈外毒素，进入血液可引起全身中毒症状。

一、生物学性状

（一）形态与染色

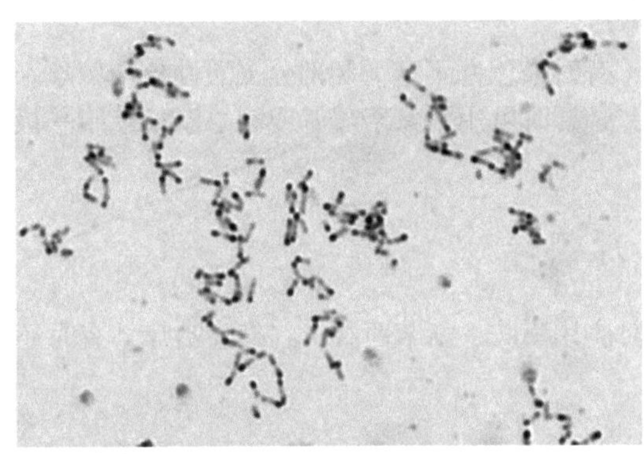

图 14-1　白喉棒状杆菌（异染颗粒，Albert 染色）
（赵蔚等提供）

菌体细长微弯，一端或两端膨大呈棒状，排列不规则，常呈 V、L 等形状，革兰氏染色呈阳性。用亚甲蓝短时间染色菌体着色不均匀，出现深染的颗粒。用 Neisser 或 Albert 等法染色，这些颗粒与菌体着染颜色不同，称为异染颗粒（metachromatic granules）（图 14-1）。颗粒的主要成分是核糖核酸和多偏磷酸盐，在鉴定时有重要意义。但当细菌衰老时异染颗粒被消耗而不明显，细胞壁变薄易被脱色，常造成革兰氏染色不定，有时可表现为在革兰氏染色阴性的菌体中见有阳性颗粒或节段。

（二）培养特性

需氧或兼性厌氧。在血平板上可生长，菌落大小 1 ～ 3 mm，白色，湿润，不透明。在含有凝固血清的吕氏血清斜面上生长迅速，涂片染色异染颗粒明显。分离培养时常用亚碲酸钾血平板作为选择鉴别培养基。

（三）抵抗力

白喉棒状杆菌对湿热抵抗力不强，58℃ 10 分钟或煮沸 1 分钟即死亡。但对寒冷、干燥和日光的抵抗力较其他无芽胞菌强。在衣服、床单、玩具上可存活数天至数周。对常用消毒剂抵抗力较弱，可被 5% 苯酚 1 分钟、3% 甲酚皂（来苏尔）10 分钟处理杀灭。对青霉素、氯霉素等敏感，对红霉素敏感性低。

二、致　病　性

（一）致病物质

白喉棒状杆菌的主要致病物质是白喉毒素。该毒素由 β- 棒状杆菌噬菌体的毒素基因（*tox*）编码，因此只有携带这种噬菌体 DNA 的白喉棒状杆菌才能产生。当 β- 噬菌体侵入白喉棒状杆菌，在溶原阶段 *tox* 基因即可整合到宿主染色体上，原来无毒的菌株则可转换为产毒的菌株。白喉毒素是一种外毒素，毒性强，其化学本质是一种分子量为 62 kDa 的蛋白质，由 A 和 B 两个亚单位经二硫键连接组成。A 亚单位分子量为 24 kDa，可抑制易感细胞蛋白质合成的活性，是白喉毒素的毒性功能区。B 亚单位分子量为 38 kDa，有两个功能区，位于 C 端的是细胞受体结合区，位于 N 端的是嵌入细胞膜，促使 A 亚单位进入细胞质的转位区。许多真核细胞，特别是心肌和神经细胞上都有这种毒素的受体，因此严重的白喉患者可伴有中毒性心肌炎和神经系统症状。白喉毒素是通过 B 亚单位与宿主细胞结合，并经 B 亚单位转位区的介导，使 A 亚单位释放到宿主胞质内的。白喉毒素 A 亚单位进入细胞后可使细胞内的辅酶Ⅰ（NAD）上的腺苷二磷酸核糖（ADPR）与延伸因子 2（elongation factor-2，EF-2）结合，致使 EF-2 失活，影响氨基酸转移至肽链，阻断了宿主细胞蛋白质的合成，导致组织细胞病变和坏死。

（二）所致疾病

白喉棒状杆菌存在于患者及带菌者的鼻咽腔中，因此白喉患者和带菌者是主要的传染源。该菌主要经呼吸道飞沫传播，也可经污染的物品接触传播，最常见的感染部位是咽、喉、气管和鼻腔黏膜，因此临床上有咽白喉、喉白喉、气管白喉和鼻白喉之分。白喉棒状杆菌的易感人群包括各年龄组，但儿童更为易感。感染后细菌在鼻咽喉部黏膜上繁殖并分泌外毒素，引起局部炎症及全身中毒症状。在细菌和外毒素的作用下，局部黏膜上皮细胞产生炎性渗出与坏死。渗出物中含有纤维蛋白，能将白细胞、黏膜坏死组织等凝聚在一起，形成灰白色点状或片状假膜。此假膜在咽部与黏膜下组织紧密粘连而不易拭去。若假膜扩展至气管、支气管黏膜，则很容易脱落而引起呼吸道阻塞，甚至窒息死亡。白喉棒状杆菌一般不侵入血流，但被吸收的外毒素则可通过血液与易感的组织如心肌、外周神经及肾上腺组织细胞结合，引起心肌炎、软腭麻痹、声嘶、肾上腺功能障碍等各种临床表现。约 2/3 患者的心肌受损，多发生在病后 2 ～ 3 周，成为白喉晚期致死的主要原因。此外，该菌偶可侵害眼结膜、外耳道、阴道和皮肤创口等处，亦能形成假膜。

三、免　疫　性

白喉的免疫主要靠抗毒素的中和作用。抗毒素可阻止毒素 B 亚单位与易感细胞结合，使 A 亚单位不能进入细胞。白喉病后、隐性感染和预防接种后均可获得特异免疫力。新生儿从母体被动获得抗毒素而有免疫力，出生后免疫力逐渐消失。3 个月时仅 60% 有免疫力，1 岁时几乎全部易感。以往白喉患者约 50% 在 5 岁以内。近年来由于婴幼儿及学龄前儿童普遍进行预防接种，儿童与青少年发病率有所降低，白喉在人群中的传播日益减少，隐性感染的机会也随之减少，故发病年龄出现推迟现象。

四、微生物学检查法

（一）标本

用无菌棉拭子，从疑为假膜的边缘采集分泌物，未见假膜者或带菌者可采集鼻咽部或扁桃体上的分泌物。

（二）直接涂片镜检

将棉拭子标本直接作涂片，进行革兰氏亚甲蓝或 Albert 法染色后镜检。若找到典型形态的白喉棒状杆菌，结合临床即可作初步诊断。若将棉拭子取材标本接种于吕氏血清斜面培养基，经 37℃ 6 ～ 12 小时增菌培养后作涂片镜检，检出率要比直接涂片法高。白喉的治疗是否及时与死亡率密切相关，故早期快速诊断至关重要。

（三）分离培养

将标本接种于吕氏血清斜面培养基上作常规培养 6 ～ 12 小时，可长出灰白色小菌落。由于吕氏血清斜面常有其他杂菌生长以致白喉棒状杆菌不易查看，因此，可接种于亚碲酸钾血平板上作分离培养。选择可疑白喉棒状杆菌菌落作进一步的生化鉴定和毒力试验。

（四）毒力鉴定

毒力鉴定是鉴别产毒白喉棒状杆菌的重要试验，可分体外与体内两种检测法。

体外法可用 Elek 琼脂平板毒力试验。该法是将一张浸有白喉抗毒素的滤纸条贴在 Elek 琼脂平板（含蛋白胨肉汤或牛肉消化液）中央，然后沿滤纸条垂直方向接种待检菌株和阳性对照的产毒菌株。经常规培养 24 ～ 48 小时，若待检菌株产生白喉外毒素，则类同阳性对照的产毒菌株，在滤纸条与菌苔交界处可观察到毒素和抗毒素相结合而产生的白色沉淀线，而无毒株则不产生沉淀线。此外，还可用对流免疫电泳和 SPA 协同凝集试验。

体内法可用豚鼠作体内毒素中和试验。选体重 250 g 的豚鼠 2 只，其中 1 只于试验前 12 小时由腹腔注射白喉抗毒素 250 ～ 500 单位作为对照。然后 2 只豚鼠均于皮下注射待检菌的培养液 2 mL。若 2 ～ 4 天内试验豚鼠死亡而对照豚鼠存活，表明待检菌能产生白喉毒素。

五、防治原则

对白喉的特异性预防可用人工主动免疫和人工被动免疫。人工主动免疫制剂是白喉类毒素。目前我国应用白喉类毒素、百日咳死菌苗和破伤风类毒素混合制剂（简称白百破三联疫苗）进行人工主动免疫，效果良好。初次接种一般为出生后 3 个月、4 个月和 5 个月连续注射三次，1 岁 6 个月加强注射一次，6 岁时再注射白百破疫苗一次。对密切接触过白喉患者的易感儿童，应肌内注射白喉抗毒素 1000 ～ 3000 单位作紧急预防。为避免用马血清制备的白喉抗毒素引起速发型超敏反应，在注射前应做皮肤试验。

对白喉患者的治疗，除选用青霉素、红霉素等抗生素外，还应注射白喉抗毒素。由于白喉毒素一旦与宿主易感细胞结合，就不能被抗毒素中和，因此抗毒素的治疗应当尽早、足量。根据病情通常用 2 万～ 10 万单位肌内或静脉注射。对白喉抗毒素皮肤试验阳性者可采取少量多次脱敏注射法。

第二节　其他棒状杆菌

除白喉棒状杆菌外，其他棒状杆菌种类较多。这类细菌菌体一般较白喉棒状杆菌粗短，用亚甲蓝或 Albert 等法染色菌体着色较均匀，异染颗粒不典型。大多寄生在人或动物的鼻腔、咽喉、外耳道、外阴、泌尿道黏膜和皮肤等处。不产生外毒素。其中包括溃疡棒状杆菌（*C. ulcerans*），可从类似白喉的溃疡性咽喉病灶中分离出；痤疮棒状杆菌（*C. acnes*），可引起痤疮或粉刺；阴道棒状杆菌（*C. vaginale*），可引起非特异性阴道炎或尿道炎；溶脲棒状杆菌（*C. urelyticum*），可引起泌尿道感染，此菌还能产生大量尿素酶使尿液变碱，易导致结石形成。此外，假白喉棒状杆菌（*C. pseudodiphtheriticum*），常存在于正常人鼻咽腔、咽喉部；结膜干燥棒状杆菌（*C. xerosis*），常寄居于眼结膜；另有一种短小棒状杆菌（*C. parvum*）具有佐剂作用，可作为免疫增强剂。

（赵俊伟）

第 15 章　分枝杆菌

分枝杆菌属（*Mycobacterium*）属于放线菌目，细菌呈杆状、需氧且不形成芽胞。一般不易着色，但加温或延长染色时间着色后能抵抗盐酸乙醇的脱色，故又称抗酸杆菌（acid-fast bacillus）。本属细菌种类较多，其中结核分枝杆菌（*Mycobacterium tuberculosis*）是重要人类病原体，引起结核病；麻风分枝杆菌（*Mycobacterium leprae*）引起麻风病；鸟 - 胞内分枝杆菌（*Mycobacterium avium-intracellulare*），或鸟分枝杆菌复合菌群（*Mycobacterium avium* complex，MAC）和其他非典型分枝杆菌经常感染艾滋病患者，是免疫抑制患者的机会致病菌。

第一节　结核分枝杆菌

结核分枝杆菌（*M. tuberculosis*）俗称结核杆菌，是结核病的病原菌。该菌可侵犯全身各器官，但以肺结核最多见。肺结核是一种古老的传染病，也被称为痨病和“白色瘟疫”，曾经是危害人类的主要杀手，夺去了数亿人的生命。1882 年，罗伯特·郭霍（Robert Koch）发现了结核病的病原体——结核分枝杆菌，从而为以后结核病研究工作提供了重要的科学基础。郭霍因此获得 1905 年诺贝尔生理学或医学奖。

近年来，由于全球对结核病防控的忽视、财政投入的减少、人口的增长、流动人口的增加，特别是世界范围内艾滋病的流行及结核分枝杆菌耐药性日益严重，目前结核病已成为全球重大公共卫生问题。

一、生物学性状

（一）形态与染色

结核分枝杆菌细长略弯曲，大小约 0.4μm×（1～4）μm（图 15-1）。由于结核分枝杆菌细胞壁中含有大量的脂质，不易着色，一旦被碱性染料着色后能够抵抗盐酸乙醇的脱色作用，为抗酸菌（acid-fast bacteria）。常用齐尼抗酸染色法（Ziehl-Neelsen acid-fast stain），以 5% 苯酚复红加温染色后再经 3% 盐酸乙醇脱色，结核分枝杆菌被染成红色，而其他非抗酸菌及背景则被亚甲蓝复染成蓝色。此外，结核分枝杆菌在药物如异烟肼的影响下，亦可变为抗酸染色阴性。

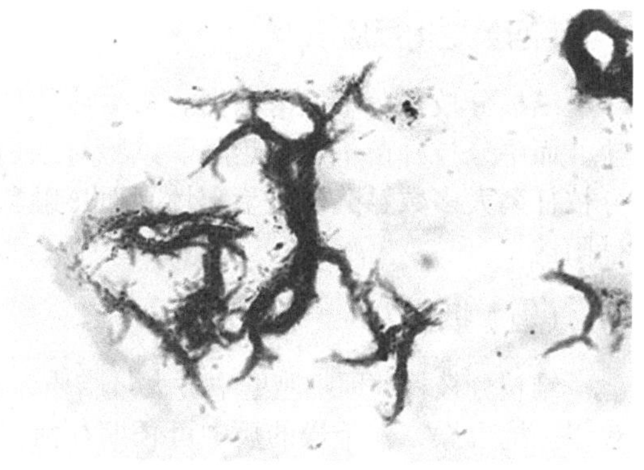

图 15-1　结核分枝杆菌（抗酸染色，×1000）

（二）分枝杆菌细胞壁结构

分枝杆菌的细胞壁为蜡质细胞壁，富含分枝菌酸，并比其他细菌的细胞壁要厚。分枝杆菌具有特殊的细胞壁结构（图 15-2），其最外层为由外脂（outer lipids）与分枝菌酸（mycolic acid）形成的高度疏水的分枝菌酸层，内层为特殊的肽聚糖层，两层之间由阿拉伯半乳聚糖（arabinogalactan）形成的多糖层连接。此外，这种特殊的细胞壁结构赋予了分枝杆菌耐逆境的特性。分枝杆菌细胞壁的生物合成通路也是抗结核新药开发的新靶点。

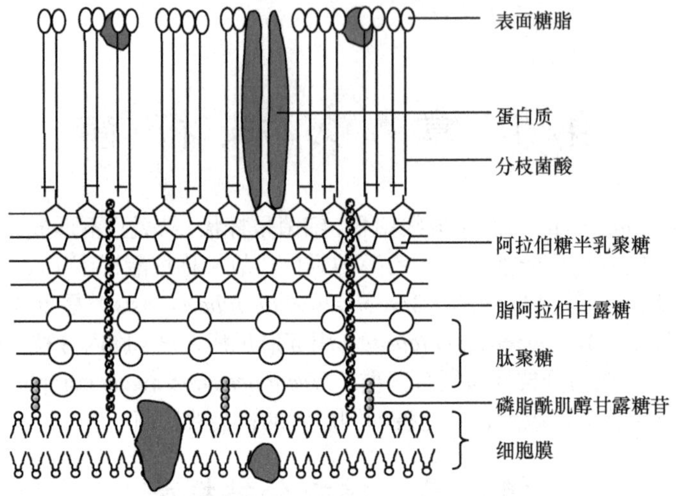

图 15-2　分枝杆菌细胞壁结构模式图

（三）培养和生长特性

结核分枝杆菌为专性需氧菌，最适生长温度为 37℃，最适酸碱度为 pH 6.5 ～ 6.8。由于细胞壁中脂质含量较高，不利于营养的吸收，故生长缓慢且营养要求高，代时约为 18 小时。结核分枝杆菌培养应选用营养丰富培养基，常用的罗氏（Lowenstein-Jensen）培养基内含马铃薯、蛋黄、甘油以及抑制杂菌生长的孔雀绿等物质。接种少量结核患者的样本后，培养 3 ～ 6 周可出现肉眼可见的菌落。菌落为乳白色或米黄色，不透明，表面粗糙呈颗粒、结节或菜花状。

液体培养时，因结核分枝杆菌细胞壁中含大量脂质，疏水性较强，细菌易聚在一起，加之专性需氧，故呈菌膜生长。若加入吐温 -80，可降低细菌表面的疏水性，使细菌分散均匀生长，有利于结核分枝杆菌的初次分离培养和药物敏感试验等。

（四）生化反应

结核分枝杆菌不发酵糖类。与牛分枝杆菌的区别在于结核分枝杆菌可合成烟酸和还原硝酸盐，而牛分枝杆菌不能。热触酶试验对区别结核分枝杆菌和非结核分枝杆菌有重要意义。结核分枝杆菌大多数触酶试验呈阳性，而热触酶试验呈阴性；非结核分枝杆菌则大多数两种试验均呈阳性。

（五）抵抗力

结核分枝杆菌因细胞壁中含大量脂质，表面呈强疏水性和聚集生长，因而对化学物质抵抗力较强。抗干燥，在干燥的痰中可长期存活。对酸和碱耐受，因而，常用酸碱处理标本以杀死杂菌和消化标本中的黏稠物质。对孔雀绿或结晶紫有抵抗力，故在培养基中加入上述染料以抑制杂菌生长。

结核分枝杆菌对乙醇、湿热及紫外线抵抗力较弱。如用 75% 乙醇处理数分钟，62 ～ 63℃加热 15 分钟，或直接日光照射 2 ～ 7 小时均可杀死结核分枝杆菌。后者常用于结核患者的衣物、物品的表面及空气等的消毒。

结核分枝杆菌对异烟肼、利福平、链霉素、乙胺丁醇、卡那霉素、对氨基水杨酸、环丝氨酸等抗结核药物敏感，但易出现耐药性。

（六）变异性

结核分枝杆菌的形态、菌落、毒力及耐药性等均可发生变异。

毒力变异的典型例子是卡介苗（Bacilli Calmette-Guèrin，BCG）的诞生。1908 年，Calmette 和 Guèrin 将致病性的牛分枝杆菌传代 230 次，历时 13 年而获得了减毒活菌株，目前广泛用于人类结核病的预防。

结核分枝杆菌对异烟肼、链霉素、利福平等抗结核药物较易产生耐药性，其机制主要是耐药相关基因突变。如对异烟肼耐药与 *katG* 基因突变或丢失有关；利福平主要作用于 RNA 多聚酶，编码该酶的基因（*rpoB*）突变则引起对利福平的耐药。各种耐药性之间没有相关性，因此联合用药能有效杀灭结核分枝杆菌。但近年由于药物使用不规范，导致耐药结核分枝杆菌呈增多趋势，甚至暴发流行。

二、致　病　性

不同的分枝杆菌引起不同种类宿主的病损的能力明显不同。人类和豚鼠对结核分枝杆菌高度易感，而禽类和家畜则相反。结核分枝杆菌和牛分枝杆菌都对人具有致病性。非典型分枝杆菌（如堪萨斯分枝杆菌）引起的人类疾病难以与结核病区分，其他一些分枝杆菌只引起表面感染或机会感染。

（一）致病物质

1. 脂质　结核分枝杆菌的毒力可能与其所含复杂的脂质成分有关，脂质含量越高，毒力越强。

（1）索状因子（cord factor）：主要成分是 6，6- 双分枝菌酸海藻糖 (trehalose- 6，6-dimycolate)，是分枝菌酸和海藻糖结合的一种糖脂。能使细菌在液体培养基中相互粘连，呈蜿蜒索状排列，与结核分枝杆菌毒力密切相关。它能破坏细胞线粒体膜、影响细胞呼吸、抑制白细胞游走和引起慢性肉芽肿。

（2）磷脂（phosphatide）：能促进单核细胞增生，并使炎症灶中的巨噬细胞转变为上皮样细胞，从而形成结核结节（肉芽肿）。

（3）硫酸脑苷脂（sulfatide）：可抑制吞噬细胞中吞噬体与溶酶体的结合，使结核分枝杆菌能在吞噬细胞中长期存活。

（4）蜡质 D（wax D）：是一种肽糖脂和分枝菌酸的复合物，具有佐剂作用，可激发机体产生迟发型超敏反应。

2. 蛋白质　包括菌体蛋白和生长周期中分泌于胞外的分泌蛋白。很多蛋白质有良好的抗原性，和蜡质 D 结合后能使机体发生超敏反应，引起组织坏死和全身中毒症状，并在结核结节形成中发挥一定作用。

3. 多糖　为分枝杆菌细胞壁中重要的组成物质，由阿拉伯半乳聚糖、阿拉伯甘露聚糖等组成，在细胞中多通过与蛋白质、脂类和核酸类物质结合以复合形式存在。多糖也是重要的抗原性物质，可引发免疫学反应。有研究发现结核分枝杆菌细胞壁表面的多糖物质类似荚膜，能够抵抗吞噬细胞的吞噬作用。

（二）所致疾病

1. 传播与扩散　结核分枝杆菌可经呼吸道、消化道、破损的皮肤黏膜等多种途径进入机体，侵犯多种组织器官，引起相应的结核病。主要通过吸入含菌的飞沫微粒或尘埃进入肺泡，故结核病以肺部感染最多见。结核分枝杆菌在体内主要通过淋巴管、血流、支气管和消化道扩散。初次感染时，菌体通过淋巴管进入局部淋巴结，如进一步扩散至血流，则导致多器官感染；菌体亦可从支气管内坏死组织直接扩散至静脉血流，或可直接侵袭其他部分肺组织。该菌不产生内毒素或外毒素，但可寄生于单核细胞、网状内皮细胞和巨噬细胞内。其致病作用可能与菌体在组织细胞内大量增殖引起炎症反应、菌体成分的毒性作用及机体对某些菌体成分产生的超敏反应有关。

2. 疾病类型、病理改变及致病机制

（1）肺部感染

1）原发感染：结核分枝杆菌初次感染且在肺内发生的病变，称为原发性肺结核。多发生于儿童，现也常发生于先前无结核分枝杆菌感染，结核菌素试验呈阴性的成人。原发感染的主要特点为发生急性渗出性炎症并快速向相邻组织和区域淋巴结扩散及发生干酪坏死，结核菌素试验呈阳性。

当结核分枝杆菌侵入肺泡后被巨噬细胞吞噬，由于菌体含有丰富的脂质，能抵抗巨噬细胞的吞噬杀菌作用而大量繁殖，导致巨噬细胞裂解破坏，释出的结核分枝杆菌再次被吞噬而重复上述过程，引起肺泡渗出性炎症，称为原发灶。原发灶多发于肺上叶下部和下叶上部。此时，人体缺乏对结核分枝杆菌的特异性免疫力，故病灶局部反应轻微。原发灶内的结核分枝杆菌常沿淋巴管扩散到肺门淋巴结，引起肺门淋巴结肿大。原发灶、淋巴管炎和肿大的肺门淋巴结合称为原发综合征。

感染后 3 ～ 6 周，机体产生特异性细胞免疫，同时也出现超敏反应。病灶中结核分枝杆菌细胞壁磷脂一方面刺激巨噬细胞转化为上皮样细胞，后者可相互融合或经核分裂形成多核巨细胞，另一方面抑制蛋白酶对组织的溶解，使病灶组织溶解不完全，产生干酪样坏死。坏死灶周围包着上皮样细胞、淋巴细胞、巨噬细胞和成纤维细胞形成结核结节。结核结节是结核的典型病理特征。

原发感染 90% 以上可经纤维化和钙化自愈。但原发灶内仍有一定量的结核分枝杆菌长期潜伏，使机体处于带菌状态，能刺激机体产生免疫反应，成为潜伏感染。一旦免疫力下降，潜伏的结核分枝杆菌大量繁殖，导致内源性感染。感染后少数患者因免疫力低下，可经血和淋巴系统播散至其他部位，引起相应的结核病。

2）原发后感染：多为原发感染的再活化（reactivation），也可由外界的结核分枝杆菌再次侵入引起外源性再感染。原发后感染多发生于成年人，病灶以肺部多见，也发生于肺外组织。再活化由原发病灶中潜伏的结核分枝杆菌引起。在人体抵抗力下降时，残存的结核分枝杆菌再度大量繁殖而发病。最多发生于肺内通气最好的肺尖部。由于原发感染后机体已建立了对结核分枝杆菌的特异性免疫应答的能力，因此病灶多局限，一般不累及邻近淋巴结，呈慢性组织损害，易发生结核结节、干酪样坏死和纤维化。被纤维素包围的干酪样坏死灶可钙化而痊愈。若干酪样结节破溃，排入邻近支气管，则可形成空洞并释放大量结核分枝杆菌至痰中，称为开放性肺结核。部分患者结核分枝杆菌可进入血液循环引起肺内播散，形成血行播散型肺结核。

近年来常发现病灶中有形态不典型的抗酸菌却未见典型结核结节，称之为“无反应性结核”。用结核分枝杆菌 L 型感染实验动物，也见有同样情况。这是由于结核分枝杆菌 L 型缺少细胞壁脂质成分，不能刺激结节形成，而仅有淋巴结肿大和干酪样坏死。单从病理变化判断，常被误认为慢性淋巴结炎。

（2）肺外感染：当结核分枝杆菌进入血液循环引起肺外播散时，可致肺外结核病，如脑、肾、骨、关节、生殖系统等结核病。在极少数原发感染患儿或免疫力极度低下的个体（如艾滋病患者）中，严重时可形成全身粟粒性结核。痰菌被咽入消化道也可引起肠结核病、结核性腹膜炎等。近年来有研究结果显示，在血中播散的结核分枝杆菌可能部分为 L 型。

三、免疫性与超敏反应

（一）免疫性

在人群中结核分枝杆菌的感染率较高，但发病率较低，这表明人体对结核分枝杆菌有较强的抵抗力。感染结核分枝杆菌或接种卡介苗后，机体可产生对该菌的特异性免疫力。结核分枝杆菌是胞内感染菌，因此主要以细胞免疫为主。此种免疫力的维持，依赖于结核分枝杆菌在体内的存在，这种免疫称感染免疫（infection immunity），或称有菌免疫，一旦体内结核分枝杆菌或其组分全部消失，免疫力也随之消失。被结核分枝杆菌致敏的T淋巴细胞再次接触相应抗原时，可释放多种细胞因子，如IL-2、TNF-α和IFN-γ等，吸引NK细胞、T细胞、巨噬细胞等聚集于炎症部位，并增强这类细胞直接或间接的杀菌活性。

机体对结核分枝杆菌可产生抗体，如结核患者血清中抗结核分枝杆菌蛋白的特异性IgG水平明显升高，但其对机体的免疫保护作用尚不明确。

（二）免疫与超敏反应

在结核分枝杆菌感染时，细胞免疫与迟发型超敏反应同时存在。此种情况可用郭霍现象（Koch's phenomenon）说明。将一定量的结核分枝杆菌初次注入健康豚鼠皮下，10～14天后局部发生坏死溃疡，不易愈合，附近淋巴结肿大，结核分枝杆菌扩散至全身；若以同种等量的结核分枝杆菌再次对已感染过的豚鼠进行感染，则于1～2天内局部迅速产生浅溃烂，易愈合，附近淋巴结不肿大，细菌亦很少扩散。可见再感染时溃疡浅、易愈合、不扩散，表明机体已有一定免疫力。但再感染时溃疡发生快，说明在产生免疫的同时有超敏反应的参与。近年来研究表明结核分枝杆菌诱导机体产生免疫和超敏反应的物质不同。超敏反应主要由结核菌素和蜡质D共同引起，而免疫则由结核分枝杆菌核糖体RNA引起。通过测定机体对结核分枝杆菌有无超敏反应即可判断有无特异性免疫力。

（三）结核菌素试验

结核菌素试验（tuberculin test）是应用结核菌素进行皮肤试验来测定机体对结核分枝杆菌是否能引起超敏反应的一种试验，以判断机体对结核分枝杆菌有无免疫力。

1. 材料 以往用旧结核菌素（old tuberculin，OT），系将结核分枝杆菌接种于甘油肉汤培养基，培养4～8周后加热浓缩过滤制成。目前采用纯蛋白衍化物（purified protein derivative，PPD）。PPD有两种：结核分枝杆菌制成的PPD-C和卡介苗制成的BCG-PPD。每0.1 ml含5单位。

2. 方法 取2种PPD各5单位分别注射于两前臂皮内，48～72小时后观察结果。红肿硬结小于5 mm者为阴性，超过5 mm者为阳性，超过15 mm者为强阳性。若PPD-C侧红肿大于BCG-PPD侧为感染。反之，BCG-PPD侧大于PPD-C侧，可能系卡介苗接种所致。

3. 结果分析 阳性反应表明机体已感染过结核分枝杆菌或卡介苗接种成功，对结核分枝杆菌有迟发型超敏反应及一定的特异性免疫力。强阳性反应则表明可能有活动性结核病。阴性反应表明未感染过结核分枝杆菌，但应考虑以下情况：① 感染初期，因结核分枝杆菌感染后需4周以上才能出现超敏反应；② 老年人；③ 严重结核患者或正患有其他传染病，如麻疹导致的细胞免疫力低下；④ 获得性细胞免疫力低下，如艾滋病或肿瘤患者用过免疫抑制剂。

4. 应用 结核菌素试验用于：①选择卡介苗接种对象及接种效果测定；②作为婴幼儿结核病诊断的参考；③借用其测定肿瘤患者细胞免疫功能；④在未接种过BCG的人群中作结核分枝杆菌感染的流行病学调查。

（四）干扰素体外释放试验

结核分枝杆菌感染机体后，机体可产生具有抗原特异性的致敏T细胞，当机体再次受到结核分枝杆菌抗原刺激后，致敏T细胞可快速活化与增殖，释放出IFN-γ。IFN-γ体外释放试验（TB-IGRA）主要是通过检测特异性IFN-γ的释放来诊断结核病或判定机体是否感染结核分枝杆菌的一种体外诊断方法。与结核菌素试验用的结核菌素不同，这些蛋白质在所有结核分枝杆菌及致病性牛分枝杆菌中特异表达，而在卡介苗和大多数非结核分枝杆菌中不表达。因此，TB-IGRA检测结核分枝杆菌具有较高的敏感度和特异性，目前已作为一种结核病辅助诊断技术而广泛应用。

四、微生物学检查法

结核病的症状和体征往往不典型，可借助 X 线摄片诊断。肺结核的常见 X 线表现包括纤维钙化的硬结病灶、浸润性病灶及干酪样病灶等，然而结核病的确诊仍有赖于细菌学检查。

（一）标本

标本的选择根据感染部位可取新鲜痰、洗胃液、支气管灌洗液、尿、粪便、脑脊液、胸腔积液、腹水、关节液、血液、相应感染部位分泌液或组织等。

（二）直接涂片镜检

标本直接涂片或集菌后涂片，进行 Ziehl-Neelsen 抗酸染色。若找到抗酸阳性菌即可初步诊断。但洗胃液和尿液用该法时因标本中可能混有腐生分枝杆菌而呈假阳性故不推荐。为提高镜检敏感性，也可用金胺荧光素染色法，在荧光显微镜下抗酸性细菌呈现金黄色荧光。直接涂片镜检的敏感性较低，涂片阴性不能排除肺结核，应连续多次检查，提高检出率。

（三）浓缩集菌

先集菌后检查，可提高检出率。培养与动物试验也必须经集菌过程以除去杂菌。痰、支气管灌洗液、尿、粪等污染标本需经消化处理后再离心沉淀。沉淀物用作涂片染色镜检或进一步进行培养或接种动物。脑脊液和胸腔积液、腹水等为无菌部位取材，可直接离心沉淀集菌。

（四）分离培养和鉴定

培养法仍是世界范围内结核病诊断的“金标准”。经集菌的材料可直接接种于罗氏固体培养基进行分离培养。接种物置于 37℃，5% ～ 10% CO_2 条件下培养，每周观察 1 次。结核分枝杆菌生长缓慢，一般需 2 ～ 4 周长成肉眼可见的菌落。取培养物作涂片和抗酸染色进行初步鉴定，并可进一步作生化鉴定及药敏试验。BACTEC 等快速培养及检出系统也应用较广。

区分结核分枝杆菌与非结核分枝杆菌非常重要，传统方法包括生长速度、菌落形态、产生色素能力和生化反应特点（表 15-1）。然而，传统方法仅能鉴定出少部分的分枝杆菌临床分离株。因此，目前多采用快速、敏感和特异的分子探针法进行鉴别，检出率约达 95%。

表 15-1　分枝杆菌的分类及特点

分类	生长速度	菌落和色素产生	代表菌种	致病性
结核分枝杆菌复合群	生长缓慢		结核分枝杆菌、牛分枝杆菌	结核病
非结核分枝杆菌				
Runyon Ⅰ组	生长缓慢	菌落不见光时为淡黄色，光照后则变为黄色或橙色	堪萨斯分枝杆菌（*M. kansasii*）、海分枝杆菌（*M. marinum*）	肺结核样病变；皮肤丘疹、结节与溃疡
Runyon Ⅱ组	在 37℃生长缓慢	在暗处培养时菌落呈橘红色	瘰疬分枝杆菌（*M. scrofulaceum*）	儿童淋巴结炎
Runyon Ⅲ组	40 ～ 42℃下生长慢	通常不产生色素	鸟分枝杆菌（*M. avium*）、胞内分枝杆菌（*M. intracellulare*）、土分枝杆菌（*M. terrae*）	结核样病变，多见于肺与肾
Runyon Ⅳ组	在 25 ～ 45℃快速生长，培养 5 ～ 7 天即可见到菌落	个别种产生色素	偶发分枝杆菌（*M. fortuitum*）	极少致病
麻风分枝杆菌	人工培养基上不生长			麻风病

（五）耐药性检测和监测

药敏试验是选择有效治疗药物的重要辅助手段。标准放射性和荧光检测技术结合肉汤培养基常用于检测一线药物的敏感性。复杂而严格的传统琼脂培养技术通常在一些参比实验室用于一线和二线药物敏感性检测。随着结核分枝杆菌耐药机制的深入研究，新型结核病快速药敏检测技术可望通过耐药基因分析来实现。

（六）动物试验

豚鼠为敏感动物。可将集菌后的材料或结核菌培养物注射于豚鼠腹股沟皮下，3～4周后若局部淋巴结肿大，结核菌素试验呈阳性，即可进行解剖。一般不用于临床诊断。

（七）快速诊断

一般涂片检查菌数需5×（10^3～10^4）cfu/ml，培养需1×10^2 cfu/ml，标本中菌数少于此数时不易获得阳性结果，且培养需时较长。PCR技术应用于结核分枝杆菌DNA鉴定，每毫升中只需含几个细菌，在1～2小时即可获得结果。操作中需注意实验器材的污染问题，以免出现假阳性。

（八）L型细菌

结核分枝杆菌L型可在各种结核患者标本中检出。因L型在机体内潜伏，并可引起结核病的复发和恶化，故结核分枝杆菌L型的检查对诊断菌阴性结核病有重要意义。L型可存于血细胞内或黏附于细胞表面。这种患者往往血沉加快，用低渗盐水溶血后立即接种于高渗培养基上可提高结核分枝杆菌L型的培养阳性率。

五、防治原则

（一）积极发现和治愈传染性肺结核患者（痰涂片阳性）

积极发现和治疗传染性肺结核患者，特别是早期诊断和及时化疗，是当今结核病控制最有效、最符合成本/效益原则的疾病控制干预措施。WHO确立的全球结核病控制策略，即DOTS策略（directly observed treatment，short-course，即直接观察督导下的免费标准短程化疗）包括5项要素：①政府对国家控制结核规划的政治承诺；②通过痰涂片检查发现传染性肺结核是发现患者的主要手段；③在直接观察督导下，给予患者免费、标准短程化疗方案的治疗；④定期不间断地供应抗结核药品；⑤建立和维持一个结核病规划的监测系统。我国自1991年起参加了DOTS计划，并开展了3次全国性的结核病流行病学调查，结果表明我国结核病防治工作取得了长足进步，结核病患病率大幅度下降。

（二）治疗

利福平、异烟肼、乙胺丁醇、链霉素、吡嗪酰胺为一线抗结核药物。治疗原则为早期、联用、适量、规律和全程。利福平与异烟肼合用可以减少耐药性的产生。对严重感染，可以吡嗪酰胺与利福平及异烟肼合用。二线药物是耐多药肺结核治疗的主药，包括氨基糖苷类阿米卡星，多肽类卷曲霉素，硫胺类乙硫异烟胺、丙硫异烟胺，氟喹诺酮类氧氟沙星，左氟沙星，环丝氨酸，对氨基水杨酸钠，利福布汀和卡那霉素等。

（三）耐药性问题

由于临床的不合理用药、治疗管理不善、药物供应不足及间断用药等，目前的结核病耐药性非常严重。我国结核分枝杆菌耐药的特点是总耐药率高、新患者耐药率高、耐药种类多、耐多药率高。耐多药结核病（MDR-TB）是指至少同时对异烟肼和利福平耐药的结核病。此外，较MDR-TB更为严重的泛耐药结核病（XDR-TB）也较为常见，它不仅对抗结核一线药物异烟肼、利福平具有耐药性，而且对抗结核二线药物也具有耐药性。

（四）免疫预防

我国规定新生儿出生后即接种卡介苗。据统计，新生儿时接种卡介苗可使儿童结核病发病率减少，但卡介苗对成年人缺乏保护力。

第二节 非结核分枝杆菌

非结核分枝杆菌（nontuberculous mycobacterium）是指结核分枝杆菌、牛分枝杆菌与麻风分枝杆菌以外的分枝杆菌，又被称为非典型分枝杆菌（atypical mycobacteria）。其特性有别于结核分枝杆菌：抗原与结核分枝杆菌有交叉；对酸、碱比较敏感；对常用的抗结核菌药物较耐受；生长温度不如结核分枝杆菌严格；多存在于环境中。其中部分是条件致病菌，可引起结核样病变而受到关注。

迄今为止已发现有 150 余种非结核分枝杆菌，以鸟分枝杆菌复合菌群和堪萨斯分枝杆菌最常见。根据细菌菌落形态、颜色、光照对其的影响、培养温度及生长速度而将非结核分枝杆菌分群，目前采用最多的是 Runyon 分类法（表 15-1）。

一、致 病 性

非结核分枝杆菌病临床表现与结核病相似，以全身中毒症状和局部损害为主要表现，经常被误诊为结核病。在艾滋病和免疫抑制患者中，非结核分枝杆菌病通常表现为播散性。非结核分枝杆菌病因感染菌和受累器官与组织的不同，其临床表现也不尽相同。

（一）所致疾病

1. 非结核分枝杆菌肺病 是非结核分枝杆菌感染引起的最常见的病变。非结核分枝杆菌引起的肺部病变多呈慢性经过，最常见的引起非结核分枝杆菌肺病的菌群主要包括 MAC 和堪萨斯分枝杆菌等。非结核分枝杆菌肺病类似于肺结核的临床表现，常有咳嗽、咳痰、呼吸困难和发热等慢性病程。轻症患者可无任何临床症状或仅有咯血。病变部位以上叶多见，也可位于中叶。

2. 非结核分枝杆菌淋巴结炎 颈部淋巴结炎多见，耳部、腹股沟、腋下淋巴结、肠系膜淋巴结也可受累。其表现为单侧无痛性淋巴结肿大，并常有窦道形成。多见于儿童。

3. 非结核分枝杆菌皮肤病 非结核分枝杆菌可引起皮肤组织感染。Runyon Ⅳ群的偶发分枝杆菌和龟 - 脓肿分枝杆菌复合菌群多引起局部脓肿，溃疡分枝杆菌（*M. ulcerans*）可感染损伤局部细胞、小血管和皮下脂肪，导致溃疡。Runyon Ⅰ群的海分枝杆菌可引起游泳池肉芽肿和类孢子丝菌病。堪萨斯分枝杆菌、嗜血分枝杆菌（*M. haemophilum*）则可引起皮肤播散性和多中心结节病灶。

4. 非结核分枝杆菌骨病 堪萨斯分枝杆菌和 MAC 可引起滑膜、滑囊、腱鞘、关节、腰椎感染和骨髓感染。

5. 播散性非结核分枝杆菌病 可表现为播散性骨病、肝病、心内膜炎、心包炎及脑膜炎等。

（二）艾滋病与非结核分枝杆菌所致疾病

在艾滋病流行前，引起人类非结核分枝杆菌感染的病原体主要来源于环境。非结核分枝杆菌主要引起肺部、局部淋巴结和皮肤的感染，极少引起全身播散性感染。引起肺部感染的非结核分枝杆菌主要为堪萨斯分枝杆菌、MAC，且各种菌的感染具有一定的地域性。艾滋病在全球流行后，非结核分枝杆菌感染的发病率迅速上升。艾滋病患者或其他免疫力低下的患者，非结核分枝杆菌感染常呈全身播散性。在艾滋病患者之间分枝杆菌感染可通过呼吸道及胃肠道传播。

二、微生物学检查法

具体方法参见结核分枝杆菌的鉴别诊断。

三、防治原则

（一）一般原则

非结核分枝杆菌对大多数广谱抗生素不敏感，因此在治疗和药物选择方面应注意：①非结核分枝杆菌耐药模式有种群差异，治疗前要进行药敏试验；②避免单一用药，主张 4 ～ 5 种药联用至少 12 个月，强化期含 4 ～ 6 种药物，巩固期含 4 种药物；③尽量选择应用破坏细胞壁的药物如乙胺丁醇与其他机制不同的药物如链霉素、利福平、环丙沙星等联用；④抗结核药物可加入脂质体以增加疏水性，克服非结核分枝杆菌细胞壁通透障碍；⑤对于局限性病变可结合外科治疗。

（二）艾滋病患者非结核分枝杆菌感染的预防和治疗

在对艾滋病患者进行非结核分枝杆菌感染的防治时应采取联合化疗。常见化疗方案是根据药敏试验选择一、二种抗结核药物联合一种大环内酯类（罗红霉素、克拉霉素、阿奇霉素）药物来对患者进行治疗。当艾滋病患者外周血的 $CD4^{+}$T 淋巴细胞的计数少于 50 个细胞 /μl 时，推荐用药物预防分枝杆菌继发感染。

第三节　麻风分枝杆菌

麻风分枝杆菌（*M. leprae*），俗称麻风杆菌，可引起麻风病。麻风病是一种慢性传染病，流行广泛。自 1985 年以来全球麻风病病例数已减少约 90%。然而目前在全球 60 个国家或地区麻风仍然是一项公共卫生问题，特别是在印度、巴西、印度尼西亚、缅甸、尼日利亚等国家。为促进麻风病的防控，WHO 决定将每年 1 月的最后一个星期日定为“世界防治麻风病日”。麻风病在我国主要流行于广东、广西、四川、云南及青海等地区，由于积极防治，已得到有效的控制，发病率显著下降。

一、生物学特性

麻风分枝杆菌的形态、染色与结核分枝杆菌相似。细长、略带弯曲，常呈束状排列。革兰氏染色和抗酸染色均为阳性。经治疗后可呈短杆状、颗粒状或念珠状多形性，可能是 L 型变异。未经彻底治愈可导致复发。

麻风分枝杆菌是一种典型的胞内菌，患者渗出物标本涂片中可见大量麻风分枝杆菌存在于细胞内。这种细胞的细胞质呈泡沫状，称麻风细胞。这对与结核分枝杆菌区别有重要意义。

麻风分枝杆菌的体外人工培养至今仍未成功。以麻风分枝杆菌感染小鼠足垫或接种至犰狳，可见麻风分枝杆菌繁殖并能传代。此法可供药物筛选和免疫及治疗研究之用。

二、致病性与免疫性

长期以来人们一直认为麻风分枝杆菌主要通过破损的皮肤和黏膜进入人体。患者的痰、汗、泪、乳汁、精液和阴道分泌物中均可有麻风分枝杆菌，因此以家庭内传播多见。近年来发现未经治疗的瘤型麻风患者早期鼻黏膜分泌物中含有大量麻风分枝杆菌，因此呼吸道也是一个重要的麻风病传播途径。人对麻风分枝杆菌的抵抗力较强，主要靠细胞免疫。根据机体的免疫状态、病理变化和临床表现可将大多数患者分为瘤型和结核型两型。

1. 瘤型麻风（lepromatous type） 瘤型麻风患者有细胞免疫缺损，巨噬细胞功能低下。实验证明麻风分枝杆菌有某种成分可诱导抑制性 T 细胞或干扰巨噬细胞在病灶中的功能，故麻风菌素试验呈阴性，麻风分枝杆菌得以在细胞内大量繁殖。若局部注射 IFN-γ 可引起 T 细胞和巨噬细胞增殖，继而破坏带大量麻风分枝杆菌的巨噬细胞，使病菌明显减少。该型麻风分枝杆菌主要侵犯皮肤、黏膜。鼻黏膜涂片中可见大量抗酸性细菌，此时传染性强，为开放性麻风。若不治疗，将逐渐恶化，累及神经系统。患者的体液免疫正常，血清内有大量自身抗体。自身抗体和受损组织释放的抗原结合，形成免疫复合物，沉淀在皮肤或黏膜下，形成红斑和结节，称为麻风结节（leproma），是麻风的典型病灶。面部结节融合可呈狮面状。

2. 结核样型麻风（tuberculoid type） 该型患者的细胞免疫正常。病变早期在小血管周围可见淋巴细胞浸润，随病变发展有上皮样细胞和巨噬细胞浸润。细胞内很少见麻风分枝杆菌。传染性小，属闭锁性麻风。病变都发生于皮肤和外周神经，不侵犯内脏。早期皮肤出现斑疹，周围神经由于细胞浸润变粗变硬，感觉功能障碍。有些病变可能与迟发型超敏反应有关，病变处常带有大量 T 细胞，也可自行消退。该型稳定，极少演变为瘤型，故亦称良性麻风。

三、微生物学检查法

微生物学检查主要是标本涂片染色显微镜检查。显微镜检查可从患者鼻黏膜或皮损处取材，做抗酸染色。一般瘤型患者标本中可在细胞内找到细菌，有诊断意义。结核样型患者中很少能找到细菌。也可以用金胺染色后以荧光显微镜检查提高检查的阳性率。因与结核菌有交叉反应，麻风菌素试验（lepromin test）对诊断没有重要意义，但可用于麻风的分型和了解预后。

四、防治原则

麻风病目前尚无特异性预防方法。由于麻风分枝杆菌和结核分枝杆菌有共同抗原，曾试用卡介苗来预防麻风并取得了一定效果。该病防治特别要对密切接触者作定期检查，早发现，早治疗。治疗药物主要有砜类、利福平、氯法齐明及丙硫异烟胺。目前多采用两三种药物联合治疗，以防止耐药性产生。

（姚玉峰　陶　晶）

第 16 章　非发酵革兰氏阴性杆菌

第一节　假单胞菌属

假单胞菌属（*Pseudomonas*）是一类革兰氏阴性的小杆菌，无芽胞，有荚膜，多数菌株有鞭毛。假单胞菌属分布广泛，种类繁多，目前已发现200余种，与人类关系较大的有铜绿假单胞菌（*P. aeruginosa*）、荧光假单胞菌（*P. fluorescens*）和恶臭假单胞菌（*P. putida*）等，其中铜绿假单胞菌是主要的致病菌。

铜绿假单胞菌俗称绿脓杆菌，由于其在生长过程中可产生水溶性绿色色素，感染后使脓汁或敷料出现绿色，故而得名。铜绿假单胞菌广泛分布于自然界的水、空气、土壤及医院环境中。该菌存在于人体的正常菌群中，也是一种常见的条件致病菌，常引起医院内感染。

一、生物学特性

（一）形态与染色

革兰氏阴性菌，（0.5 ～ 1.0）μm×（1.5 ～ 3.0）μm 大小的直或微弯曲的杆菌。无芽胞，单端有 1 ～ 3 根鞭毛，运动活泼（图 16-1）。临床分离的菌株常有菌毛和荚膜。

（二）培养与生化反应

专性需氧。最适生长温度为35℃。在4℃不生长而在42℃生长是铜绿假单胞菌的一个特点。普通培养基上生长良好，菌落大小不一，扁平湿润，边缘不整齐，由于能产生带荧光的水溶性色素（青脓素与绿脓素）而使菌落及培养基呈亮绿色，这一特征有鉴别意义（图 16-2）。在血平板上产生透明的溶血环，在液体培养基中呈混浊生长，其表面易形成菌膜。

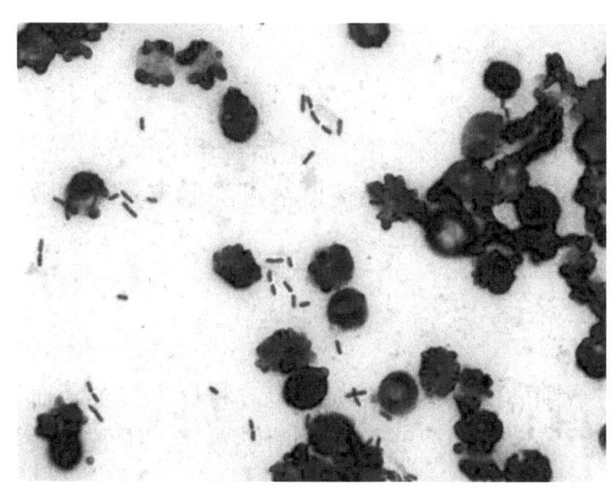

图 16-1　铜绿假单胞菌（×1000）（革兰氏染色）

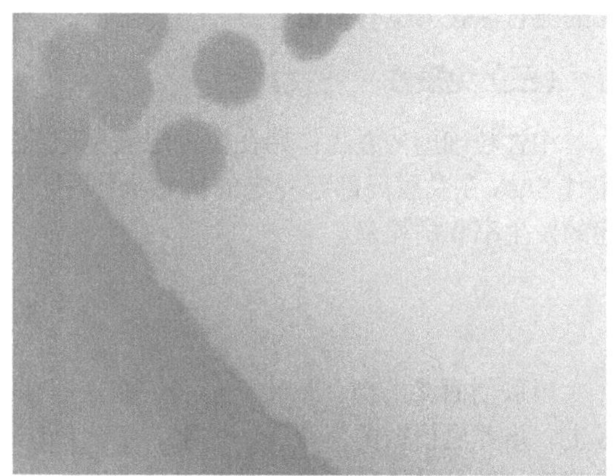

图 16-2　铜绿假单胞菌菌落

铜绿假单胞菌能分解葡萄糖，产酸不产气，但不分解乳糖、甘露醇、麦芽糖和蔗糖。不形成吲哚，氧化酶试验呈阳性。

（三）抵抗力

铜绿假单胞菌抵抗力强，对许多化学消毒剂如醛类、汞类和表面活性剂有一定的抵抗力。对青霉素 G、头孢菌素、红霉素、部分氨基糖苷类等抗生素有天然的抵抗力。在 56℃需 1 小时才能杀死该细菌。

二、致病性与免疫性

（一）致病物质

主要致病物质是内毒素和外毒素 A，此外菌毛、荚膜和多种胞外酶也与其致病性有关（表 16-1）。

表 16-1 铜绿假单胞菌的主要致病物质及其生物学活性

致病物质	生物学活性
内毒素	致发热、休克、弥散性血管内凝血等
神经氨酸酶	分解细胞表面神经氨酸而促进细菌侵入
外毒素 A	抑制蛋白质合成，引起组织坏死和实验动物死亡
胞外酶 S	抑制蛋白质合成
弹性蛋白酶	降解弹性蛋白而损伤血管，抑制中性粒细胞功能，与细菌扩散有关
碱性蛋白酶	损伤组织，抗补体，抑制中性粒细胞功能
磷脂酶 C	分解脂类而损伤组织细胞
杀白细胞素	抑制中性粒细胞功能和淋巴细胞功能
绿脓素	催化超氧化物和过氧化氢产生有毒氧基团，损伤组织细胞

（二）所致疾病

铜绿假单胞菌是人体的正常菌群，也是一种常见的条件致病菌。感染多见于皮肤黏膜受损部位，如烧伤、创伤等，也见于长期化疗或使用免疫抑制剂的患者。在医源性感染中由本菌引起的感染约占 10%，在某些特殊病房中，如烧伤和肿瘤病房等，本菌感染率可高达 30%。

该菌几乎可感染人体的任何组织和部位，经常引起手术切口、烧伤组织感染，表现为局部化脓性炎症。由铜绿假单胞菌引起肺部感染（特别容易感染患囊性纤维化及其他慢性肺部疾病者）、泌尿道感染在临床也常见，此外尚可引起中耳炎、角膜炎、心内膜炎及败血症等。由该菌引起婴儿的流行性腹泻也有报道。

（三）免疫性

中性粒细胞的吞噬作用在抗铜绿假单胞菌感染中起着重要的作用。感染后产生的特异性抗体，尤其 SIgA 在黏膜局部起一定的抗感染作用。应用抗铜绿假单胞菌免疫血清可降低患者继发败血症的发生率和病死率。

三、微生物学检查法

可取创面渗出物、脓汁、尿液、血液等标本进行细菌的分离培养与鉴定。将标本接种于血平板上，培养后根据菌落特征、色素、生化反应等进行鉴定。必要时可作血清学鉴定。绿脓菌素及噬菌体分型可供流行病学、医院内感染追踪调查等使用。

四、防治原则

铜绿假单胞菌 OEP（内毒素蛋白）具有不受菌型限制、保护范围广、毒性低等优点而备受关注。但铜绿假单胞菌型别多，与毒力有关的物质也有多种，因此特异 DNA 疫苗及重组外膜蛋白疫苗是目前研制的方向。

铜绿假单胞菌主要是通过污染的医疗器具及带菌医护人员引起医源性感染，应对医院感染予以重视。治疗可选用庆大霉素、多黏菌素等。应加强医用仪器的消毒，注意避免医护人员之间的交叉感染。本菌能天然抵抗多种抗生素，且治疗过程中细菌还可通过突变发生耐药，因此应做药物敏感试验指导用药，可选用氨基糖苷类和酰胺类抗生素联合治疗。

第二节　不动杆菌属

不动杆菌属（*Acinetobacter*）是一类需氧、革兰氏阴性杆菌。广泛分布于土壤和水中，易在潮湿环境中生存，也存在于健康人的皮肤、咽、结膜、唾液、胃肠道及阴道分泌物中，是引起医院感染的常见菌。不动杆菌属有 25 个种，其中鲍曼不动杆菌（*A.baumanii*）较多见。

一、生物学特性

（一）形态与染色

革兰氏阴性菌。球形或球杆形，无芽胞，无鞭毛。

（二）培养与生化反应

专性需氧菌。营养要求不高，在普通琼脂及麦康凯平板上生长良好。在麦康凯平板上形成粉红色菌落。最适生长温度为 35℃。氧化酶试验呈阴性，不发酵葡萄糖。

（三）抗原构造

本菌属抗原结构复杂，目前已知有 3 种抗原，即菌体抗原、荚膜抗原和 K 抗原。

二、致　病　性

（一）致病物质

该类细菌黏附力极强，易在各类医用材料上黏附，使之可能成为贮菌源。主要毒力因子包括外膜蛋白 A、脂多糖、荚膜多糖和磷脂酶等。

（二）所致疾病

本属细菌为条件致病菌，在非发酵菌中本菌的分离率仅次于铜绿假单胞菌。在医院里，污染的医疗器械及工作人员的手是重要的传播媒介。主要通过接触和空气传播。

三、微生物学检查法

可取血液、脑脊液、痰液、尿液等标本进行细菌的分离培养与鉴定。将标本接种于血平板、麦康凯平板上培养后，挑选可疑菌落作涂片染色及生化反应鉴定。

四、防治原则

该菌携带多种耐药基因，可对多种抗菌药物耐药。治疗可选用庆大霉素、卡那霉素或妥布霉素。

第三节　窄食单胞菌属

嗜麦芽窄食单胞菌（*S. maltophilia*）于 1958 年首先从口腔肿瘤患者咽拭子中分离发现，归属于窄食单胞菌属（*Stenotrophomonas*）。

嗜麦芽窄食单胞菌广泛分布于各种水源、牛奶、冰冻食品、植物根系、人和动物的体表及消化道中，医院环境和医务人员皮肤的细菌分离率更高。其临床分离率仅次于铜绿假单胞菌和鲍曼不动杆菌，是人类重要的机会致病菌和医院感染菌。

一、生物学特性

（一）形态与染色

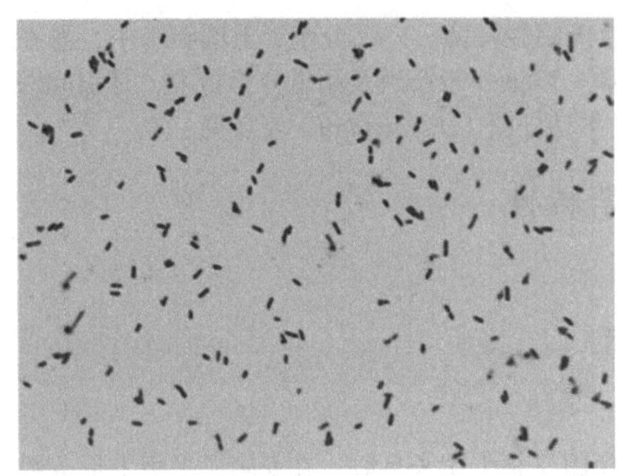

图 16-3 嗜麦芽窄食单胞菌（×1000）（革兰氏染色）

革兰氏阴性杆菌。菌体直或略弯，单个或成对排列（图 16-3），无芽胞，无荚膜，有丛鞭毛。

（二）培养与生化反应

严格的非发酵型需氧菌。营养要求不高，在普通琼脂平板上生长良好，在麦康凯平板上可生长。在血平板上有强的氨味，呈 β 溶血。在普通琼脂平板上显示灰黄色素或无色素，菌落呈针尖状，中央突起。该菌生化反应不活跃，营养谱有限，对葡萄糖只能缓慢利用，但能快速分解麦芽糖而迅速产酸，故得名。还原硝酸盐为亚硝酸盐，氧化酶阴性，DNA 酶阳性，水解明胶和七叶苷，赖氨酸脱羧酶阳性。

二、致 病 性

（一）致病物质

嗜麦芽窄食单胞菌的致病性可能与弹性蛋白酶、脂肪酶、黏多糖酶、透明质酸酶、DNA 酶和溶血素等有关。

（二）所致疾病

可引起肺炎、菌血症、败血症、心内膜炎、脑膜炎、腹膜炎、伤口感染、眼部感染、纵隔炎、牙周炎和骨骼、关节、尿路、消化道及软组织等感染，其感染死亡率高达 43% 以上。被该菌感染的大部分患者有发热、寒战、腹胀、乏力、淡漠等临床表现，同时伴有中性粒细胞数量的减少，病情危重时可出现休克、弥散性血管内凝血、多器官衰竭综合征等并发症。

人类嗜麦芽窄食单胞菌感染的易感因素有机体自身和医源性两类，机体自身因素包括年龄（老年人是高危易感者），基础性疾病如肿瘤、慢性呼吸道疾病、糖尿病、尿毒症、艾滋病等；医源性因素包括抗菌药物用药史、介入性医疗操作（如各种插管、人工瓣膜等）、化疗、放疗、未严格执行消毒措施等。

三、微生物学检查

血液标本先肉汤增菌，尿液、痰液、胸腔积液、伤口等标本直接接种于血平板和麦康凯平板上。培养后，挑选可疑菌落作涂片染色及生化反应鉴定。

四、防治原则

该菌具有多重耐药性，对目前大多数的抗菌药物不敏感；一些最初敏感的抗菌药物在治疗过程中很快产生耐药。因此需要参考药敏试验结果，选择有效的抗生素。

第四节　军团菌属

军团菌属（*Legionella*）是一类需氧、革兰氏染色阴性杆菌。本属细菌目前已有 50 个种和 70 个血清型。从人体分离出的有 19 个种，对人致病的主要是嗜肺军团菌（*L. pneumophila*）。该菌最早发现于1976年7月，在美国费城召开退伍军人大会期间，突然爆发流行性肺炎，与会者149人，有 34 人死亡。从当时死者肺内分离到一种新的细菌，命名为军团菌。我国于 1982 年首次报道该菌的感染病例，之后陆续报道了由多种血清型嗜肺军团菌引起的病例。

一、生物学特性

（一）形态与染色

革兰氏阴性杆菌，大小为（0.3 ～ 0.9）μm×（2 ～ 5）μm，有 1 至数根端生或侧生鞭毛，有菌毛和微荚膜，不形成芽胞（图 16-4）。革兰氏染色菌体不易着色，多用 Dieterle 镀银染色（呈黑褐色）或吉姆萨染色（呈红色）。

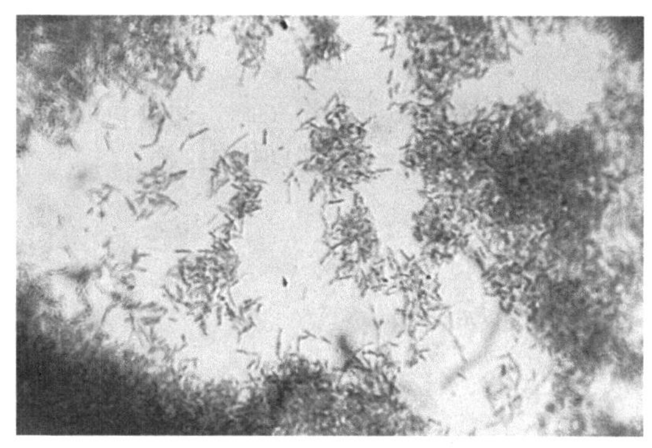

图 16-4　军团菌（×1000）（革兰氏染色）

（二）培养特性

需氧。多数菌株在 2.5% ～ 5% CO_2 环境中生长良好，最适生长温度为 35℃。营养要求特殊，初次分离培养需加入 *L*- 半胱氨酸，培养基中加入铁盐可促进本菌生长。在活性炭 - 酵母浸出液琼脂（buffer charcoal-yeast extract agar，BCYE）培养基中生长良好，3 ～ 5 天才形成 1 ～ 2 mm 的灰白色、圆形凸起、有光泽的菌落。在 F-G（Feeley-Garman）琼脂培养基中，3 ～ 5 天培养后可见针尖大小菌落，紫外线照射下可发出黄色或黄绿色荧光。在富含 L- 酪氨酸 - 苯丙氨酸琼脂平板上可产生棕色的水溶性色素。该菌不分解糖类，触酶试验和氧化酶试验呈阳性，能分解马尿酸盐。

（三）抗原构造与分型

嗜肺军团菌有 O 抗原和 H 抗原，根据 O 抗原可分为 16 个血清型（Lp1 ～ Lp16），我国分离的嗜肺军团菌主要为 1 型（Lp1）和 6 型（Lp6）。Lp1 ～ Lp10 血清型都具有 29kDa 的外膜蛋白抗原，此抗原是机体免疫应答反应的主要免疫原。

（四）抵抗力

本菌普遍存在于天然淡水和人工水域环境中，在 70℃温泉中能够存活，在蒸馏水中可存活 100 天以上。对常用化学消毒剂敏感，如 1% 甲酚皂数分钟即可杀死细菌，2% 甲醛、70% 乙醇、0.03% 戊二醛及 1 ∶ 8000 季铵盐化合物等对本菌都有杀灭作用。本菌对氯的抵抗力比肠道杆菌强，0.1 mg/L 游离氯 1 分钟可杀死大肠埃希菌，而杀死 90% 的嗜肺军团菌则需 40 分钟。

二、致病性与免疫性

（一）致病物质

该菌的主要致病物质包括微荚膜、菌毛、毒素和多种酶类。其中嗜肺军团菌产生的磷酸酶、核酸酶和细胞毒素等，具有抑制吞噬细胞活化、防止吞噬体和溶酶体融合的作用，使被吞噬的细菌不被杀死，反而在胞内生长繁殖，导致吞噬细胞的死亡。此外，菌毛的黏附作用、微荚膜的抗吞噬作用及内毒素的毒性作用也参与致病过程。

（二）所致疾病

嗜肺军团菌主要引起军团病，也可引起医院感染。主要通过呼吸道吸入带菌飞沫或气溶胶而感染。夏秋季发病率高。中老年人、吸烟者及接受免疫抑制剂治疗者、细胞免疫功能低下者易感。军团病为全身性疾患，感染本菌后临床上有三种类型：

1. 流感样型 为轻症感染，临床表现为发热、不适，头痛和全身肌肉痛，一般预后良好。

2. 肺炎型 亦称军团病，此类型起病急骤，患者寒战、高热、咳嗽、胸痛，全身症状明显。可引起以肺部感染为主的多器官损害，最终导致呼吸衰竭。重症军团病发生菌血症时，细菌可随血流播散至全身多部位，如肝、脾、肾、脑、肠道等器官，引起复杂的临床症状，如不及时治疗死亡率可达 15% 以上。

3. 肺外感染型 为继发性感染，出现脑、肝、肾等多脏器感染症状。

（三）免疫性

嗜肺军团菌为胞内寄生菌，机体抗感染以细胞免疫为主。特异性抗体、补体在调理增强巨噬细胞吞噬功能中起一定辅助作用。

三、微生物学检查法

（一）标本

取痰液、气管吸引物、胸腔积液和肺活检组织、血液等。

（二）染色镜检

革兰氏染色检查意义不大。但活检组织可作 Dieterle 镀银染色或涂片进行直接荧光抗体染色镜检，则有一定诊断意义。

（三）分离培养鉴定

将标本接种于 BCYE 培养基上，置于 2.5% CO_2 环境中，在 36℃培养 3 ～ 5 天，根据菌落特征和生化反应及免疫荧光染色法结果可以作出诊断。

（四）血清学诊断

应用免疫荧光法（IFA）和 ELISA 法等检查患者血清中抗军团菌的 IgM 和 IgG 抗体有助于疾病的特异性诊断。

四、防治原则

本菌在自然界广泛存在，尤其在人工管道的水源中常见。空调冷却水、淋浴头等所产生的气溶胶颗粒中常含此菌，因此预防应强调水源的管理，包括对人工管道系统的消毒处理。目前尚无有效的特异性防治疫苗。治疗首选红霉素或克拉霉素。

（柳　燕）

第 17 章 动物源性细菌

动物源性细菌是以动物作为主要传染源，能引起人兽（兽）共患病（zoonosis）的病原菌。该类细菌通常以家畜或野生动物作为储存宿主，人类通过接触病畜及其污染物等途径感染而致病，这些病主要发生在畜牧区或自然疫源地。动物源性细菌主要有布鲁氏菌、鼠疫耶尔森菌和炭疽芽胞杆菌等。有些被用来作为生物战剂。

第一节 布鲁氏菌属

布鲁氏菌属（*Brucella*）现已知有 10 个生物种、23 个生物型，因最早由英国医师 David Bruce 首先分离出，故得名。该属对人致病的有羊布鲁氏菌（*B. melitensis*）、牛布鲁氏菌（*B. abortus*，又称流产布鲁氏菌）、猪布鲁氏菌（*B. suis*）和犬布鲁氏菌（*B. canis*），在我国流行的主要是羊布鲁氏菌病，其次为牛布鲁氏菌病。

一、生物学性状

（一）形态与染色

初次分离呈革兰氏阴性小球杆菌或短杆菌，经传代培养可变成杆状，菌体大小为（0.4 ～ 0.8）μm ×（0.5 ～ 1.5）μm。无芽胞和鞭毛，光滑型菌有微荚膜。

（二）培养特性

需氧菌。营养要求较高，在普通培养基上生长缓慢，若加入血清或肝浸液等可促进生长。最适 pH 为 6.6 ～ 6.8。经 37℃ 培养 48 小时可长出微小、透明、无色的光滑（S）型菌落，经人工传代培养后可转变成粗糙（R）型菌落。在血平板上不产生溶血现象，在液体培养基中生长可使培养液轻度混浊并产生沉淀。牛布鲁氏菌在初分离时需 5% ～ 10% CO_2。

（三）生化反应

大多能分解尿素，产生 H_2S。根据产生 H_2S 的多少和在含碱性染料培养基中的生长情况，可鉴别羊、牛、猪等三种布鲁氏菌。

（四）抗原构造与分型

布鲁氏菌含有两种抗原物质，即 A 抗原和 M 抗原。两种抗原在不同的布鲁氏菌中含量不同，牛布鲁氏菌含 A 抗原多，故 A 抗原又称牛布鲁氏菌抗原（abortus）；羊布鲁氏菌含 M 抗原多，故 M 抗原又称羊布鲁氏菌抗原（melitensis）。由于两种抗原的比例在不同菌种中有差异，如牛布鲁氏菌 A ∶ M=20 ∶ 1，而羊布鲁氏菌 A ∶ M=1 ∶ 20，猪布鲁氏菌 A ∶ M=2 ∶ 1，因此用抗 A 与抗 M 因子血清进行凝集试验可鉴别三种布鲁氏菌（表 17-1）。

表 17-1 主要布鲁氏菌的特性与鉴别

菌种	CO_2 需要	脲酶试验	H_2S 产生	含碱性染料培养基中生长		凝集试验	
				复红（1 ∶ 50 000）	硫堇（1 ∶ 20 000）	抗 A 因子	抗 M 因子
羊布鲁氏菌	−	+/−	−	+	+	−	+
牛布鲁氏菌	+	+	+	+	−	+	−
猪布鲁氏菌	−	+	+/−	−	+	+	+

（五）抵抗力

抵抗力较强，在土壤、乳制品、病畜的毛皮、脏器及分泌物中可生存数周至数月。但在湿热60℃ 20 分钟，日光直接照射 20 分钟可死亡。对常用消毒剂均较敏感，如 3% 甲酚皂作用数分钟可将其杀死。对常用的广谱抗生素也较敏感。

（六）基因组

已测序完成的布鲁氏菌均有大、小两个环状染色体。以羊布鲁氏菌基因组为例，其大染色体为 2.12 Mb，小染色体为 1.18 Mb，G+C 含量为 57.2% ～ 57.3%。不同种的布鲁氏菌染色体 DNA 的相似度高达 87% 左右，其差异主要在于小染色体序列的变化。

二、致病性与免疫性

（一）致病物质

布鲁氏菌的主要致病物质是内毒素。此外微荚膜与侵袭性酶（透明质酸酶、过氧化氢酶、超氧化物歧化酶等）可增强该菌的侵袭力，使细菌能通过完整皮肤、黏膜进入宿主体内，并在机体脏器内大量繁殖和快速扩散入血。

（二）所致疾病

布鲁氏菌的动物宿主广泛，包括家畜、家禽及野生动物等。布鲁氏菌的感染流行与畜牧业的分布有密切关系，在我国以西北、东北和华北地区较为多见。布鲁氏菌感染可引起母畜流产，病畜还可表现为睾丸炎、附睾炎、乳腺炎和子宫炎等。牛、羊、猪等家畜是人类感染布鲁氏菌的主要传染源。病原体可随流产的胎畜和羊水排出，也可经粪便、尿液，甚至乳汁排出而污染环境和食物。人类主要通过皮肤接触感染，也可经消化道、呼吸道等不同途径感染。

布鲁氏菌能抑制吞噬细胞内髓过氧化物酶系统的杀菌作用，因此可以在吞噬细胞内存活而成为胞内寄生菌。细菌可随淋巴液到达局部淋巴结，并生长繁殖形成感染灶。当细菌繁殖达一定数量时侵入血流，出现菌血症，患者可出现发热症状。随后细菌进入肝、脾、骨髓和淋巴结等脏器细胞，发热也渐消退。细菌在细胞内繁殖到一定程度可再度入血，再次出现发热等菌血症症状。如此反复形成的菌血症使患者的热型呈波浪式，临床上称为波浪热（undulant fever）。布鲁氏菌感染的潜伏期为 1 ～ 6 周。临床症状不一，急性期可出现发热、多汗、头痛、全身乏力等流感样症状，严重者也可出现中枢神经系统症状。感染易转化为慢性，可出现肝脾肿大等体征。人类感染布鲁氏菌不引起流产，原因可能是易感动物生殖器官和胎膜中含有大量赤藓醇，而人胎盘组织中不含赤藓醇。

布鲁氏菌的致病过程与该菌引起的超敏反应有关。菌体抗原成分与相应抗体形成的免疫复合物可导致急性炎症和坏死，病灶中有大量中性粒细胞浸润，可能是一种Ⅲ型超敏反应（Arthus 反应）。

（三）免疫性

机体感染布鲁氏菌后可产生免疫力，以细胞免疫为主。也可产生特异性 IgM 和 IgG 型抗体，发挥免疫调理作用，且各菌种和生物型之间有交叉免疫作用。过去认为机体对布鲁氏菌的免疫是有菌免疫，即当机体内有布鲁氏菌存在时，对再次感染才有较强的免疫力。但近来认为随着病程的延续，机体免疫力不断增强，体内病菌不断被杀灭，最终可变为无菌免疫。

三、微生物学检查法

（一）标本

常用血液标本，急性期血培养阳性率可高达 70%。亚急性期、慢性期患者可取骨髓标本作分离培养。病畜的子宫分泌物、羊水，流产动物的肝、脾和骨髓等也可作为分离培养的标本。

（二）分离培养与鉴定

将标本接种于双相肝浸液培养基上置于 5% ～ 10% CO_2 孵箱中培养。由于细菌生长缓慢，菌落大多在 2 ～ 5 天形成，若未见菌生长，一般需经过 3 周培养方可排除。细菌型别鉴定主要根据涂片染色镜检、对 CO_2 的要求、H_2S 产生、染料抑菌试验、玻片凝集等结果确定。

（三）血清学试验

1. 凝集试验 发病 1 ～ 7 天后血清中开始出现 IgM 抗体，将患者血清做倍比稀释，进行玻片凝集试验，抗体效价≥ 1 ∶ 200 有诊断意义。也可用乳胶凝集试验，方法简易可靠。

2. 抗球蛋白试验（Coombs test） 布鲁氏菌感染患者常出现不完全抗体，需用 Coombs 试验才能检出。在病程中凝集效价出现增长者有诊断意义。

3. 补体结合试验 一般发病 3 周后出现 IgG 抗体，由于此抗体能维持较长时间，故对诊断慢性布鲁氏菌病意义较大。此试验特异性高，效价以 1 ∶ 10 为阳性。

4. 酶联免疫吸附试验 以细胞质蛋白作为抗原，检测 IgG、IgA 和 IgM 抗体，其敏感性和特异性均较高。

（四）布鲁氏菌素皮肤试验

布鲁氏菌素皮肤试验是一种迟发型超敏反应皮试，可用于辅助诊断。取布鲁氏菌素（brucellin）或布鲁氏菌蛋白提取物 0.1 ml 作皮内注射，24 ～ 48 小时后观察结果。局部红肿浸润直径 1 ～ 2cm 者为弱阳性，2 ～ 3cm 者为阳性，3 ～ 6cm 者为强阳性。皮试阳性可见于慢性或曾患过布鲁氏菌病者。

四、防治原则

特异性预防可用减毒活疫苗，主要对象是与牲畜接触较多，并且布鲁氏菌素皮试阴性的职业人群。对疫区的牲畜也应进行免疫接种。非特异性预防包括加强对传染源的管理、切断传播途径和控制传播因子等。急性期患者可用多西环素与利福平等抗生素联合治疗。

第二节 耶尔森菌属

耶尔森菌属（*Yersinia*）是一类革兰氏阴性小杆菌。生物学分类属于肠杆菌科，至少有 11 个种，其中鼠疫耶尔森菌、小肠结肠炎耶尔森菌和假结核耶尔森菌等菌种对人类致病。该属细菌通常先引起啮齿类、鸟类和家畜感染，人类通过接触已感染的动物、被节肢动物叮咬或食入污染食物等途径感染。

一、鼠疫耶尔森菌

鼠疫耶尔森菌（*Y. pestis*）俗称鼠疫杆菌，是鼠疫的病原菌。鼠疫是一种自然疫源性的烈性传染病，历史上曾发生过三次有文字记载的世界性大流行，死亡人数以千万计，给人类带来的灾害超过任何一种自然灾害。近数十年来鼠疫的发病率已明显下降，但仍有局部散发流行，目前主要发生于亚洲、非洲和南美洲地区。我国西北等内陆地区偶有散发病例，因此，鼠疫仍是我国重点监控的自然疫源性传染病。

（一）生物学性状

1. 形态与染色 为革兰氏阴性小杆菌，可呈卵圆形，两端有浓染现象。有荚膜，无鞭毛，

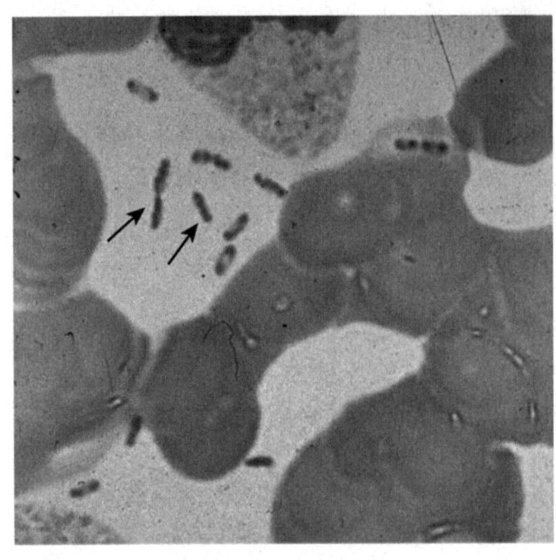

图 17-1 鼠疫耶尔森菌
（血涂片，Wright-Giemsa 染色，图中箭头所指为鼠疫耶尔森菌）

无芽胞（图 17-1）。从死于鼠疫的尸体或动物脏器新鲜标本中观察到的细菌形态比较典型。但在化脓或溃疡性病灶及腐败材料中见到的细菌形态不典型，菌体可膨大成球形，且着色不佳。如在陈旧培养物或生长在含高盐（30 g/L NaCl）的培养基上则呈多形态性，有球形、杆形、棒形和哑铃形等，或仅见到着色极浅的细菌轮廓，称菌影（ghost）。

2. 培养特性 兼性厌氧，最适生长温度为 27 ～ 30℃，pH 为 6.9 ～ 7.2。在含血液或组织液的培养基上生长，24 ～ 48 小时可形成细小、黏稠的粗糙型菌落。在肉汤培养基中开始呈混浊，24 小时后表现为沉淀生长，48 小时后逐渐形成菌膜，稍加摇动菌膜呈“钟乳石”状下沉，此特征有一定鉴别意义。

3. 抗原结构 鼠疫耶尔森菌的抗原结构复杂，至少有 18 种抗原，有的与假结核耶尔森菌等菌种有交叉性。重要的抗原有 F1 抗原、V-W 抗原、外膜蛋白抗原和鼠毒素等，这些抗原多由细菌质粒 DNA 编码产生，与鼠疫耶尔森菌的致病性有关。

4. 抵抗力 对理化因素抵抗力较弱。湿热 70 ～ 80℃ 10 分钟或 100℃ 1 分钟可以将其杀灭，5% 甲酚皂或 1% 苯酚 20 分钟内可将痰液中病菌杀死，但在自然环境的痰液中能存活 1 个月以上，在蚤粪和土壤中能存活 1 年左右。

5. 变异性 鼠疫耶尔森菌通过自发或诱发性突变及基因转移等机制发生变异，其生化特性、毒力、耐药性和抗原构造等均可出现变异菌株。与多数肠道菌光滑（S）型菌落致病性强的特征不同，野生菌株的菌落呈粗糙（R）型，毒力强。经人工传代培养后菌落逐渐变为 S 型，其毒力也随之减弱。鼠疫耶尔森菌的全基因序列测定已经完成，结果表明染色体上含有大约 4 000 个编码序列，此外还有大量的插入序列，因此，鼠疫耶尔森菌的基因组容易发生动态性变化。

6. 基因组 鼠疫耶尔森菌含有一个环状双链 DNA 染色体，大小约为 4.65 Mb，G+C 含量为 47.6%。另外，鼠疫耶尔森菌还含有 3 个质粒：pPCP1、pCD1 和 pMT1。

（二）致病性与免疫性

1. 致病物质 鼠疫耶尔森菌的致病力极强，少数几个细菌即可使人致病。致病物质包括 F1 抗原、V-W 抗原、外膜抗原及鼠疫耶尔森菌产生的毒素等，一般认为鼠疫耶尔森菌的毒力与这些致病物质的综合作用有关。

（1）F1 抗原：为鼠疫耶尔森菌的荚膜成分，是一种不耐热的糖蛋白，具有抗吞噬作用，是该菌重要的毒力成分。F1 的免疫原性强，其相应抗体具有免疫保护作用。

（2）V-W 抗原：V 和 W 抗原同时存在，由毒力质粒 DNA 编码。W 抗原位于菌体表面，是一种脂蛋白；V 抗原存在于细胞质中，为可溶性蛋白。V-W 抗原具有抗吞噬作用，与细菌毒力有关。

（3）外膜蛋白（yersinia outer-membrane protein，YOP）：其编码基因与 V-W 基因存在于同一质粒上。外膜蛋白具有抗吞噬细胞的移动和吞噬作用，也具有抑制血小板的聚集作用，在致病过程中起重要作用。

（4）鼠毒素（murine toxin，MT）：具备外毒素的化学特性和免疫特性。为可溶性蛋白，具有良好的免疫原性，经甲醛处理可制成类毒素，但该毒素只有当细菌自溶后才释放。对小鼠和大鼠的毒性作用很强，对小鼠的半数致死量（LD_{50}）为 0.1 ～ 0.7 μg，它可阻断小鼠 β 肾上腺素能神经，并引起心脏损害，但对豚鼠、家兔等动物的毒性作用却很低，甚至用小鼠中毒量的一万倍剂量也难以使这些动物致死。对人的损伤作用尚不清楚。

（5）内毒素：其性质与肠道杆菌内毒素相似，可致机体发热，产生休克和 DIC 等。

2. 所致疾病 鼠疫是自然疫源性传染病，一般先在鼠类间发病和流行，通过鼠蚤的叮咬而传染人类，尤其当大批病鼠死亡后，失去宿主的鼠蚤转向人群或其他动物（如旱獭、绵羊等）。人患鼠疫后，又可通过人蚤或呼吸道等途径在人群间流行。临床常见有腺型、肺型和败血症型鼠疫。

（1）腺鼠疫（bubonic plague）：以急性淋巴结炎为特点。细菌被吞噬细胞吞噬后能在细胞内生长繁殖，并沿淋巴液到达局部淋巴结，引起严重的淋巴结炎。侵犯的淋巴结多在腹股沟和腋下，引起局部肿胀、化脓和坏死。

（2）肺鼠疫（pneumonic plague）：通过呼吸道吸入感染，也可由腺型或败血症型鼠疫蔓延而继发。患者以高热寒战、咳嗽、胸痛、咯血、呼吸困难、全身衰竭等严重中毒症状为特征，如不及时治疗，多于 2 ～ 4 天内死亡。死者皮肤常呈黑紫色，故有“黑死病”之称。

（3）败血症型鼠疫（septicemic plague）：可继发于重症腺型或肺型鼠疫，系病原菌侵入血流后大量繁殖所致。患者可出现高热、休克、DIC 等全身中毒症状和体征，常并发脑膜炎等中枢神经系统疾病，多迅速恶化而死亡。

3. 免疫性 鼠疫感染后能获得牢固免疫力，再次感染罕见。主要产生针对 F1 抗原、V-W 抗原的抗体等，这些抗体具有调理促吞噬、凝集细菌及中和毒素等作用。持久的免疫则主要依靠细胞免疫作用。

（三）微生物学检查法

1. 标本 按不同病型采取淋巴结穿刺液、痰液、血液等。人或动物尸体取肝、脾、肺、肿大淋巴结和心血等。因鼠疫为我国的法定甲类烈性传染病，传染性极强，除标本采取时要严格无菌操作和控制外，标本必须送到具有严格防护措施的专门实验室检测。

2. 直接涂片镜检 检材直接涂片或印片，分别进行革兰氏染色和亚甲蓝染色，镜检观察典型形态与染色性。也可用免疫荧光染色进行快速诊断。

3. 分离培养与鉴定 将检材接种于血平板上，当分离出可疑菌落时，可作涂片镜检、生化反应鉴定、噬菌体裂解试验和血清凝集试验等进一步鉴定。

4. 血清学试验 可用 ELISA、固相放射免疫分析等方法检测标本中鼠疫耶尔森菌抗原或患者血清中的抗体。对于以前未接种疫苗的患者，若恢复期血清抗体效价≥1 ∶ 16，则有临床参考价值。

5. 分子生物学检测 采用 PCR 快速检测病原菌核酸，可用于鼠疫的流行病学调查和紧急情况下的诊断。

（四）防治原则

鼠疫是自然疫源性传染病，不易彻底消灭。此外，鼠疫耶尔森菌曾被法西斯国家作为生物战剂，也是恐怖分子可能用于制造生物恐怖的细菌之一，因此，对鼠疫的预防控制必须提高警惕。

灭鼠灭蚤是切断鼠疫传播环节、消灭鼠疫源的根本措施。此外，应加强疫区的鼠疫监测工作，加强国境、海关检疫。

对疫区的人群可用无毒株 EV 活菌苗作特异性预防。可用皮下、皮内接种或皮上划痕，免疫力可维持 8 ～ 10 个月。由重组的保护性抗原 rF1 + rV 所构成的亚单位疫苗和 V 抗原 DNA 疫苗等正在研制和试验中。

治疗必须早期足量用药，采用链霉素、氯霉素、庆大霉素及磺胺类药物等均有效。

二、小肠结肠炎耶尔森菌

小肠结肠炎耶尔森菌（*Y. enterocolitica*）有两个亚种，其中小肠结肠炎亚种是引起人类小肠结肠炎的病原菌。本菌可寄居在多种动物体内，如鼠、兔、羊、牛、猪、犬等的体内，人类通过食入污染的食物、饮料等或接触染疫动物而感染。

（一）生物学性状

1. 形态与染色 革兰氏阴性球杆菌，偶见两端浓染，菌体大小为（0.5～1.0）μm×（0.8～3.0）μm。无芽胞，无荚膜，在25℃培养时有周身鞭毛，但在37℃培养时则很少或无鞭毛。

2. 培养特性 兼性厌氧。耐低温，在4℃能生长，最适温度为25℃。在普通琼脂培养基上生长良好。某些菌株在血平板上可出现溶血环，在肠道菌选择培养基上形成不发酵乳糖的无色半透明、扁平的小菌落。

3. 血清型 根据菌体O抗原可分为50多种血清型，但仅几种血清型与致病有关，且致病型别各地区也不同。我国主要为O9、O8、O5和O3等血清型。有毒力菌株大都具有V和W抗原、外毒素蛋白等。

（二）致病性

1. 致病物质 小肠结肠炎耶尔森菌是一种肠道致病菌，具有侵袭性及产毒素性。V-W抗原具有抗吞噬作用。O3、O8、O9等菌株可产生耐热性肠毒素，与大肠埃希菌ST肠毒素相似。另外，某些菌株的O抗原与人体组织有共同抗原，可刺激机体产生自身抗体，引起自身免疫性疾病。

2. 所致疾病 本菌主要引起小肠结肠炎，发病潜伏期3～10天，早期症状包括发热、腹痛和腹泻等，腹泻为黏液或水样便，易与志贺菌痢疾混淆。有些患者可出现阑尾炎、肠系膜淋巴结炎、败血症，甚至伴发结节性红斑和关节炎等。

（三）微生物学检查与防治原则

标本取粪便、血液和可疑食物等，根据该菌嗜冷特性，将标本置于pH 7.4～7.8的磷酸盐缓冲液中，于4℃培养2～3周；再用耶尔森菌专用选择培养基于25℃培养24～48小时，挑取可疑菌落进行鉴定。主要鉴定依据为在25℃培养时动力阳性、嗜冷性、脲酶阳性、H_2S阳性及血清学鉴定结果等。

治疗可选用卡那霉素、庆大霉素和磺胺类等药物。

三、假结核耶尔森菌

假结核耶尔森菌（*Y. pseudotuberculosis*）存在于多种动物的肠道中，人类感染较少，主要通过污染的食物感染。由于该菌在动物感染的脏器中形成粟粒状结核结节，在人的感染部位可形成结核样肉芽肿，故称假结核耶尔森菌。

假结核耶尔森菌的形态特征和培养特性与小肠结肠炎耶尔森菌相似。根据耐热的菌体O抗原将细菌分为6个血清型，引起人类感染的主要是O1血清型。毒力菌株大部分具有V和W抗原。

假结核耶尔森菌对豚鼠、家兔、鼠类等有很强的致病性，患病动物的肝、脾、肺和淋巴结等可形成多发性粟粒状结核结节。人类感染多为胃肠炎、肠系膜淋巴结肉芽肿、回肠末端炎等，后者的症状与阑尾炎相似，多发生于5～15岁的学龄儿童，并易发展为败血症。少数表现为高热、紫癜，并伴有肝脾肿大，类似肠伤寒的症状。也有患者呈结节性红斑等自身免疫病症。

假结核耶尔森菌的微生物学检查法与小肠结肠炎耶尔森菌类同。标本取粪便、血液和可疑食物等，多采用肠道选择性鉴别培养基进行分离培养，于25℃培养48小时后，根据生化反应及动力等，作出初步判断，最后用血清学试验进行鉴定。

第三节 芽胞杆菌属

芽胞杆菌属（*Bacillus*）是一群需氧、能形成芽胞的革兰氏阳性大杆菌。主要的致病菌为炭疽芽胞杆菌，可引起动物和人类炭疽病。其次是蜡样芽胞杆菌，可产生肠毒素引起食物中毒。其他如枯草芽胞杆菌、多黏芽胞杆菌等，大多为腐生菌，主要存在于土壤、水和尘埃中，常造成实验室污染，当机体免疫力低下时，偶可致病。多黏芽胞杆菌能产生多黏菌素（polymyxin）。

一、炭疽芽胞杆菌

炭疽芽胞杆菌（*B. anthracis*）俗称炭疽杆菌，是人类历史上第一个被发现的病原菌。炭疽病是一种典型的人兽（兽）共患病，所感染的动物以牛、羊和马等食草动物多见。人可通过摄食或接触病畜及畜产品等途径感染，大多引起皮肤炭疽，也有肠炭疽、肺炭疽和脑膜炎炭疽等。

（一）生物学性状

1. 形态与染色 炭疽芽胞杆菌是致病菌中最大的革兰氏阳性粗大杆菌，大小为（1 ～ 3）μm×（5 ～ 10）μm，两端截平，无鞭毛。在感染组织的涂片中，常单个或呈短链状，经体外人工培养后，则形成长链，呈竹节样排列（图 17-2）。芽胞在有氧条件下形成，呈椭圆形，位于菌体中央，小于菌体宽度。有毒菌株在人和动物体内或含血清的培养基中可形成荚膜。

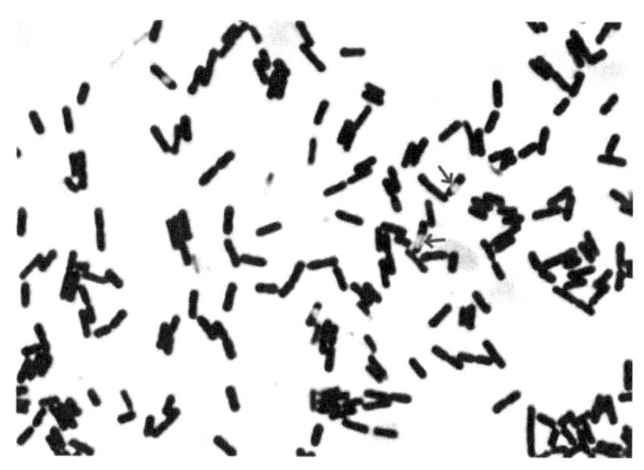

图 17-2 炭疽芽胞杆菌（×1000）（箭头所示为未染上颜色的芽胞）

2. 培养特性 需氧或兼性厌氧。最适温度为 30 ～ 35℃。营养要求不高，在普通琼脂培养基上过夜培养，形成灰白色粗糙型菌落，边缘不整齐，在低倍镜下观察菌落边缘呈卷发状。在肉汤培养基中呈絮状沉淀生长。在明胶培养基中经 37℃培养 24 小时可使表面液化呈漏斗状，细菌沿穿刺线向四周扩散，呈倒杉树状。有毒菌株在含 $NaHCO_3$ 的血平板上，置于 5% CO_2 孵箱过夜培养可产生荚膜，变为黏液型菌落。低浓度青霉素作用于炭疽芽胞杆菌时，菌体可肿大形成圆珠，称“串珠反应”。

3. 抗原结构 炭疽芽胞杆菌抗原包括结构抗原（荚膜、菌体、芽胞等）和炭疽毒素复合物两部分。

（1）荚膜多肽抗原：由 D- 谷氨酸多肽组成，免疫原性较弱，所产生的抗体无免疫保护性。

（2）菌体多糖抗原：由 D- 葡萄糖胺和 D- 半乳糖组成，耐热。此抗原在病畜皮毛或腐败脏器中虽经长时间煮沸仍可与相应抗体发生沉淀反应，称 Ascoli 热沉淀反应，该反应可用于炭疽芽胞杆菌病原的流行病学调查。

（3）芽胞抗原：由芽胞的外膜、皮质等组成，具有免疫原性和血清学诊断价值。

（4）炭疽毒素：是一种由保护性抗原（protective antigen，PA）、致死因子（lethal factor，LF）和水肿因子（edema factor，EF）三个组分所组成的外毒素。

4. 抵抗力 芽胞抵抗力很强，细菌芽胞在干燥土壤或皮革中能存活数十年，牧场一旦被污染，传染性可持续数十年。芽胞对化学消毒剂的抵抗力也很强，如 5% 苯酚需 5 天才能将其杀死。但对碘及氧化剂较敏感，1 ∶ 2500 碘液 10 分钟、3% H_2O_2 1 小时、0.5% 过氧乙酸 10 分钟可将其杀死。用常规的高压蒸汽灭菌法也可将其杀灭。本菌对青霉素类、大环内酯类等抗生素均敏感。

5. 基因组 炭疽芽胞杆菌的染色体为一个环状双链 DNA，大小为 5.23 Mb，含约 5200 个基因，G+C 含量为 35.4%。

（二）致病性与免疫性

1. 致病物质 炭疽芽胞杆菌主要致病物质是荚膜和炭疽毒素。

（1）荚膜：由质粒 pX02 编码产生。有毒菌株产生荚膜，无毒菌株无荚膜，因此与致病性密切相关。荚膜有抗吞噬作用，有利于细菌在宿主组织内繁殖扩散。

（2）炭疽毒素：由质粒 pX01 编码产生。注射给实验动物可出现炭疽病的典型中毒症状，是感染者致病和死亡的主要原因。每个保护性抗原分子与致死因子和水肿因子相连接，可与宿主细胞表面受体结合，并介导致死因子和水肿因子进入细胞内作用。水肿因子与胞内钙调蛋白结合后起到腺苷环化酶作用，能使细胞内 cAMP 升高，导致细胞液体分泌增加而形成水肿。致死因子是一种锌依赖性金属蛋白酶，具有降解细胞内丝裂原激活蛋白酶的作用，导致组织细胞坏死，机体发热、休克甚至死亡。

2. 所致疾病 炭疽芽胞杆菌主要为食草动物（牛、羊、马等）炭疽病的病原菌，可通过多种方式传播，引起人类炭疽。临床类型包括：

（1）皮肤炭疽：是最常见的一种，主要通过接触患病动物或受染毛皮而引起，细菌由颜面、四肢等皮肤小伤口侵入，经一天左右局部出现小痂，继而周围形成水疱、脓疱，最后形成坏死、溃疡并形成特有的黑色焦痂，故名炭疽。

（2）肺炭疽：是吸入含有大量病菌芽胞的尘埃所致。患者出现严重的呼吸道症状，可很快出现全身中毒症状而死亡。

（3）肠炭疽：较少见，是食入未煮熟的病畜肉类、奶或被污染的食物所引起。临床表现不一，患者可出现连续性呕吐、腹泻及血便等消化道症状；也有的患者消化道症状不明显，而以全身中毒症状为主，往往在数天内死于毒血症。

上述三型均可并发败血症，偶见引起炭疽性脑膜炎，死亡率极高。

3. 免疫性 感染炭疽后可获得持久性免疫力，与机体针对保护性抗原产生保护性抗体及吞噬细胞的吞噬功能增强有关。

（三）微生物学检查法

1. 标本 根据炭疽病型采取不同标本。人类皮肤炭疽取水疱、脓疱内容物或血液；肠炭疽取粪便、血液及畜肉等；肺炭疽取痰液、胸腔渗出液及血液等。炭疽动物尸体严禁在室外剖检，以防形成芽胞污染环境，一般在无菌条件下割取动物耳尖或舌尖组织送检。

2. 直接涂片镜检 取标本涂片进行革兰氏染色，发现有荚膜的呈竹节状排列的革兰氏阳性大杆菌，或用特异性荧光抗体染色镜检、免疫组织化学染色技术等，结合临床症状可作出初步诊断。

3. 分离培养与鉴定 检材接种于血平板和 $NaHCO_3$ 琼脂平板上，孵育后观察菌落，用青霉素串珠试验、噬菌体裂解试验等进行鉴定。

必要时可将培养物接种小鼠或豚鼠体内，作致病力鉴定试验。

另外，也可采用免疫荧光法检测荚膜抗体，ELISA 检测炭疽毒素，PCR 检测病原菌核酸等。本菌与其他需氧芽胞杆菌的鉴别见表 17-2。

表 17-2 炭疽芽胞杆菌与其他需氧芽胞杆菌的鉴别

性状	炭疽芽胞杆菌	其他需氧芽胞杆菌
荚膜	+	−
动力	−	+
血平板	不溶血或微溶血	多为迅速而明显溶血
$NaHCO_3$ 琼脂平板	黏液型菌落（有毒株）	粗糙型菌落
青霉素串珠试验	+	−
噬菌体裂解试验	+	−
动物致病力试验	+	−/+

（四）防治原则

炭疽的预防重点应放在家畜感染的防治和牧场的卫生防护上。病畜应严格隔离或处死深埋，杜绝在无防护条件下现场剖检取材，死畜严禁剥皮或煮食，必须焚毁或深埋于 2m 以下。由于炭疽芽胞杆菌具有很强的致病性，因此，必须提高警惕，加强对炭疽的预防控制。

特异性预防用炭疽减毒活疫苗，皮上划痕接种，免疫力可持续一年。接种对象主要是疫区牧民、屠宰牲畜人员、兽医和制皮革工人等。必要时对易感家畜进行预防接种。治疗首选青霉素，也可选用其他广谱抗生素。

二、蜡样芽胞杆菌

蜡样芽胞杆菌（*B. cereus*）为革兰氏阳性大杆菌，在普通琼脂平板上生长良好，菌落较大，表面粗糙似熔蜡状，故名。本菌广泛分布于土壤、水、尘埃、淀粉制品、乳和乳制品等中，可引起人类食物中毒和机会性感染。

蜡样芽胞杆菌引起食物中毒必须达到一定的感染量即食物中含菌量达 10^5/g 以上才能发病。所引起的食物中毒分两种类型。①呕吐型：由耐热的肠毒素引起，于进食 1 ～ 6 小时后发病，主要症状是恶心、呕吐，仅少数有腹泻。类似于葡萄球菌的食物中毒，病程平均不超过 24 小时。②腹泻型：由不耐热肠毒素引起，该肠毒素作用机制类似于肠产毒型大肠埃希菌的 LT 毒素。常于进食 6 小时后发生，主要症状为腹痛、腹泻，偶有呕吐和发热，病程可持续 20 ～ 30 小时。此外，该菌还可引起外伤后全眼球炎、心内膜炎、脑膜炎和败血症等。

发生食物中毒时采取可疑食物或收集粪便及呕吐物进行检验。除进行分离培养外，须作活菌计数，因暴露于空气中的食物会在一定程度上受本菌污染，故不能因分离出蜡样芽胞杆菌就认为其是食物中毒的病原菌，须根据形态、染色性、菌落特征及生化型、血清型和噬菌体分型作鉴定。

第四节　弗朗西斯菌属

弗朗西斯菌属（*Francisella*）是一类呈多形性的革兰氏阴性小杆菌，本属有土拉弗朗西斯菌（*F. tularensis*）、新凶手弗朗西斯菌（*F. novicida*）、蜃楼弗朗西斯菌（*F. philomiragia*）和诺神弗朗西斯菌 *F. noatunensis* 四个种，其中土拉弗朗西斯菌对人类致病。

土拉弗朗西斯菌首先是在美国加利福尼亚州土拉地区黄鼠中分离出的，并由 Edward Francis 作了系统研究，故名。本菌分 A、B 两个生物型，所引起的疾病称为土拉热，可引起一些野生动物的感染，特别常见于野兔中，故由该菌引起的疾病又称野兔热，人类常因接触野生动物或病畜而感染得病。

一、生物学特性

通常为形态微小的球杆状，经人工培养后呈显著多形态性，有两极浓染现象。无芽胞、无动力，在动物组织内形成荚膜。需氧，在普通培养基上不易生长，常用含氯高铁血红素的巧克力琼脂培养基、改良的 Thayer-Martin 琼脂培养基、胱氨酸血琼脂培养基和缓冲碳酵母浸膏琼脂等培养基，在 35 ～ 37℃有 CO_2 条件下孵育 2 ～ 5 天形成灰白色、细小、光滑、略带黏性的菌落。对热敏感，56℃ 5 ～ 10 分钟即死亡。对一般化学消毒剂敏感。但对低温有很强的耐受力，在 20 ～ 25℃水中可存活 1 ～ 2 个月，在 4℃水中或湿土中可存活 4 个月，在 0℃以下可存活 9 个月。

二、致病性与免疫性

土拉弗朗西斯菌的储存宿主主要是家兔和野兔（A 型）及鼠类等啮齿动物（B 型）。A 型主要经蜱、蚊、蚤、虱等吸血节肢动物叮咬传播，而被啮齿动物污染的地表水是B型的重要传染源。家禽也可能为本菌的储存宿主。人类对土拉弗朗西斯菌易感，可通过直接接触患病的动物或被动物咬伤、节肢动物叮咬、食入污染食物等途径感染，亦可经呼吸道感染。

土拉弗朗西斯菌的致病物质主要是荚膜和内毒素。侵入力很强，能穿过完整的皮肤和黏膜。人通过皮肤或呼吸道吸入10～50个细菌即可致病。但经口感染则需要大量的细菌才能发病。此外，菌体多糖抗原引起的速发型超敏反应，蛋白质抗原引起的迟发型超敏反应等也参与致病。

人感染后潜伏期一般为2～10天，发病较急，临床表现为发热、剧烈头痛、关节痛等，重者出现衰竭与休克。在节肢动物叮咬处，以局部溃疡、淋巴结肿大为特征。

病后可获得较为持久的免疫力，土拉弗朗西斯菌为细胞内寄生菌，抗感染以细胞免疫为主。

三、微生物学检查法与防治原则

取患者血液、组织穿刺液或活检组织检查。分离培养较困难，可接种于卵黄培养基或胱氨酸葡萄糖血琼脂培养基上，37℃孵育至少需3周。除观察典型菌落外，可取培养物用本菌的抗血清做玻片凝集试验进行鉴定。由于该菌具有很强的感染性，在实验操作过程中尤其要注意防止实验室感染。血清学试验是土拉热诊断最常用的方法，在病程中血管凝集效价呈4倍或以上增长或单份血清效价达1∶160才有诊断意义。但与布鲁氏菌有交叉反应，应注意假阳性的出现。

预防可用减毒活疫苗经皮肤划痕接种。可用链霉素或庆大霉素等治疗。

第五节　巴斯德菌属

巴斯德菌属（*Pasteurella*）属巴斯德菌科，常寄生于哺乳动物和鸟类体内，尤其是家猫和犬的口腔中，是这些动物正常菌群的一部分。现发现对人类致病的有多杀巴斯德菌（*P. multocida*）、嗜肺巴斯德菌（*P. pneumotropica*）、溶血巴斯德菌（*P. haemolytica*）、犬巴斯德菌（*P. canis*）等十余种。该菌属为革兰氏阴性球杆菌，常呈两极浓染，无鞭毛，无芽胞，有荚膜。营养要求较高，需在含血的培养基上生长，在血平板上形成白色、不溶血的半透明小菌落。

该菌属为动物源性细菌。人类感染主要是由家猫和犬等动物咬伤引起，其感染率约为25%。其特点是感染潜伏期短，通常在咬伤后24小时内发病，伤口常合并其他需氧菌或厌氧菌感染。少数患者可继发骨髓炎、脑膜炎、腹膜炎等，此外也可通过接触染病的动物而引起肺部感染。致病物质为荚膜与内毒素。

实验室检查应采取患者血液、痰液、脑脊液或脓液等直接涂片染色镜检，并接种于血平板上作分离培养。根据菌落特征和形态染色的结果，再作生化反应和血清学试验进行鉴定。此外，应用PCR扩增*toxA*基因可为确诊本病提供依据。治疗上可选择青霉素G、四环素或喹诺酮类抗生素。

（刘伯玉）

第 18 章　鲍特菌属和嗜血杆菌属

第一节　鲍特菌属

鲍特菌属（*Bordetella*）是一类革兰氏阴性球杆菌，鲍特菌属一共包含 9 个菌种，根据感染宿主的差异主要分为两大类，第一类属于典型鲍特菌属，包括百日咳鲍特菌（*Bordetella pertussis*）、副百日咳鲍特菌（*B. parapertussis*）和支气管鲍特菌（*B.branchiseptica*）。这 3 种细菌中，主要感染哺乳动物呼吸道的鲍特菌属病原菌被研究得较深入。百日咳鲍特菌和副百日咳鲍特菌是本属的主要致病菌。百日咳鲍特菌是专一感染人从而导致百日咳的致病菌，主要感染 1 ～ 10 岁儿童，不能感染动物。常见症状是阵发性咳嗽，持续 6 ～ 8 周，百日咳因此而得名。副百日咳鲍特菌是人和绵羊的兼性感染菌，症状和百日咳鲍特菌一样，但较百日咳鲍特菌为轻。而支气管炎败血鲍特菌具有广泛的宿主范围，宿主包括犬、羊、树袋熊等多种哺乳动物，不过一般很少感染人，偶尔引起免疫功能严重低下的艾滋病患者咳嗽。百日咳鲍特菌和感染人的副百日咳杆菌亲缘关系非常近，可能与支气管鲍特菌来源于同一个祖先。除了百日咳毒素外，大部分毒力因子，如丝状血凝素、黏着素、菌毛凝集原 2 和 3、气管细胞毒素、腺苷酸环化酶溶血素和皮肤坏死毒素等在 3 种菌中都存在。然而这 3 种菌同时也存在明显的差异，如基因组大小和组成、宿主范围的特异性、疾病的严重程度、持续感染能力等。第二类包括鸟鲍特菌（*B. avium*）、欣氏鲍特菌（*B. hinzii*）、霍氏鲍特菌（*B. holmesii*）、创口鲍特菌（*B. trematum*）和彼氏鲍特菌（*B. petrii*）。其中鸟鲍特菌和欣氏鲍特菌是鸟类的致病菌，鸟鲍特菌能引起鸟类和家禽的鼻炎，一般不对人类致病；而霍氏鲍特菌是从患者的血液或痰液中分离得到的，也能引起人类呼吸道感染的鲍特菌属一个新物种；彼氏鲍特菌是从环境中分离得到。本节重点介绍百日咳鲍特菌。

一、生物学特性

（一）形态与染色性

百日咳鲍特菌为革兰氏阴性球杆菌，大小为（0.2 ～ 0.5）μm×（0.5 ～ 2.0）μm。无芽胞和鞭毛，光滑型菌株有荚膜和菌毛。多次传代后可呈现多形性（图 18-1）。

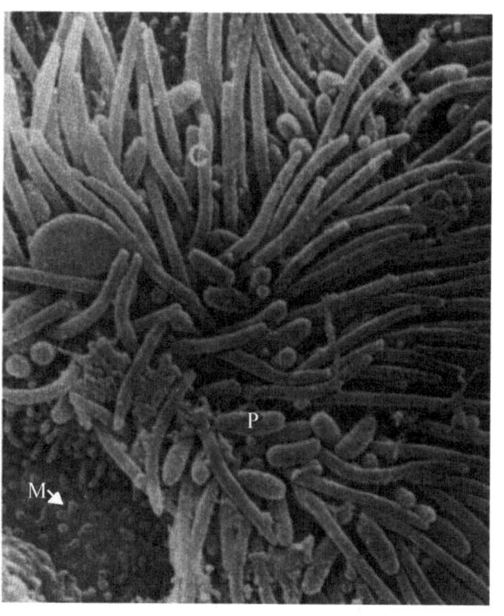

图 18-1　百日咳鲍特菌

（扫描电镜，可见百日咳鲍特菌正在侵袭纤毛细胞）

C. 纤毛细胞；M. 微绒毛；P. 百日咳鲍特菌

（二）培养与生化反应

需氧。营养要求高，初次分离培养需用含有甘油、马铃薯、血液的鲍 - 金（Bordet-Gengou）培养基。经 35 ～ 37℃培养 3 ～ 5 天后，形成细小、光滑、隆起、有珠光色泽的菌落，菌落周围可有不明显的狭窄溶血环。在培养过程中本菌易发生光滑型（强毒力）到粗糙型（无毒力）的相变异。一般新从患者标本中分离的有荚膜和菌毛的百日咳鲍特菌株菌落为光滑型，称为 I 相菌，有毒力。多次传代培养后常发生变异，表现为荚膜和菌毛逐渐消失，其形态、溶血性及抗原结构等也发生变异，毒力消失。Ⅱ相、Ⅲ相为过渡相，Ⅳ相即为粗糙型菌落的无毒株。生化反应能力弱，不发酵糖类。

（三）抗原构造与分型

百日咳鲍特菌有两种抗原：

1. 耐热菌体抗原 化学成分为脂多糖，为鲍特菌的共同抗原。

2. 不耐热 K 抗原 也称 K 凝集原，本菌有多种 K 抗原。K 抗原 1 是种特异抗原，为百日咳鲍特菌所共有。依据 K 抗原可将百日咳鲍特菌分为 4 个血清型。

（四）抵抗力

百日咳鲍特菌在体外抵抗力很弱，56℃ 30 分钟或日光照射 1 小时均可杀死本菌，对干燥及多种消毒剂敏感。对青霉素不敏感，培养基中加入青霉素可抑制杂菌生长。

二、致病性与免疫性

（一）致病物质

日本科学家在 1983 年报道百日咳鲍特菌致病物质有 25 种之多。目前已知的毒力因子，包括丝状血凝素（filamentous hemagglutinin，FHA）、黏附素（pertactin，PRN）、菌毛凝集原 2 和 3 以及毒素如气管细胞毒素（tracheal cytotoxin，TCT）、百日咳毒素（pertussis toxin，PT）、腺苷酸环化酶溶血素（adenylate cyclase-hemolysin）、皮肤坏死毒素（dermonecrotic toxin，DNT）、血清抗性蛋白（serum resistance protein）和脂多糖等；还有一些未知的致病蛋白需要进一步的鉴定。目前这些致病因子在致病机制中的作用还不是完全清楚。百日咳鲍特菌最重要的五种致病因子包括：

1. 丝状血凝素 主要成分为蛋白质，可分泌至细胞外。该毒素能促进细菌对宿主纤毛上皮细胞的黏附。

2. 气管细胞毒素 是本菌唯一能使气管纤毛细胞受到破坏的毒素。对气管纤毛上皮细胞有特殊亲和力，低浓度能抑制纤毛的活动，高浓度则可使细胞坏死。

3. 百日咳毒素 为外毒素，是百日咳的主要毒力因子，与细菌附着纤毛上皮细胞及引起阵发性咳嗽有关，此外，该毒素还具有促进淋巴细胞增殖、增强胰岛素分泌和使 ADP- 核糖基化（ADP-ribosylation）的活性。有类似于霍乱肠毒素的作用机制，能使细胞内 cAMP 增加，诱导细胞的凋亡作用。

4. 腺苷酸环化酶毒素 可催化真核细胞内 ATP 转化为 cAMP，抑制白细胞的趋化、吞噬及杀伤作用，抑制巨噬细胞的氧化活性，抑制 NK 细胞的杀细胞作用。

5. 皮肤坏死毒素 不耐热，引起外周血管收缩及白细胞渗出，局部组织缺血坏死。

（二）所致疾病

该菌引起百日咳。人是该菌唯一的宿主。百日咳是一种具有高度传染性的上呼吸道疾病。早期患者和隐性成年带菌者是重要传染源。5 岁以下小儿易感。6 个月以下的幼儿感染后病情较重。百日咳鲍特菌对支气管纤毛上皮细胞明显有亲嗜性，其黏附作用由菌毛、FHA、PT 及 PRN 介导。细菌黏附于呼吸道纤毛上皮细胞并迅速繁殖，产生毒素等致病物质，抑制纤毛的正常运动，引起上皮细胞坏死。呼吸道黏稠的炎性分泌物刺激支气管黏膜的感觉神经末梢，反射性地引起阵发性痉挛性咳嗽。百日咳潜伏期为 7 ～ 14 天，病程分为三期：①卡他期，主要症状是上呼吸道，尤其是鼻腔黏液性分泌物增多，还有一些类似于普通感冒症状，如低热、咳嗽、喷嚏等，此期持续 1 ～ 2 周。呼吸道飞沫中含有大量细菌，传染性最强。②痉挛期，出现阵发性剧咳，由于支气管痉挛可伴有吸气时高音调如鸡鸣样吼声，患儿可同时伴有呕吐、呼吸困难、发绀等症状。此期易出现肺炎、中耳炎、出血及中枢神经系统合并症。此期经 2 ～ 6 周，进入恢复期。③恢复期，2 ～ 3 周，痉挛性阵咳减轻，鸡鸣样吼声消失。由于整个病程较长，未经治疗的患者病程可持续两三个月，故名百日咳。

（三）免疫性

新生儿对百日咳也易感，提示母体血清 IgG 抗体没有为新生儿提供有效的保护作用，因此认为对百日咳鲍特菌感染的免疫主要是以局部黏膜免疫为主。感染后可获得持久的免疫力。

三、微生物学检查法

百日咳的诊断多根据临床表现，早期诊断以分离百日咳鲍特菌为主。卡他初期检菌阳性率高，取鼻咽拭或咳碟法将标本接种于鲍 - 金培养基上，在 37℃培养 3 ～ 5 天，取可疑菌落进行涂片染色镜检、生化反应鉴定，或与Ⅰ相免疫血清作玻片凝集试验进行鉴定。

四、防治原则

我国选用有荚膜的Ⅰ相百日咳鲍特菌死菌苗或化学提纯的脱毒百日咳毒素、FHA、PRN 和菌毛等成分与白喉类毒素及破伤风梭菌的类毒素混合，制成了“白百破”（DPT）三联全细胞或无细胞疫苗进行人工主动免疫，效果较好。

第二节　嗜血杆菌属

嗜血杆菌属（*Haemophilus*）是一类革兰氏阴性小杆菌，常呈多形态性。无鞭毛、无芽胞、需氧或兼性厌氧。仅能定植在人或动物的黏膜上。对氯霉素、四环素和磺胺等抗生素敏感。营养需求较高，人工培养时需加入新鲜血液才能生长，因此称为嗜血杆菌。新鲜血液中含有本属细菌生长所需的两种生长因子，即 X 因子和 V 因子，X 因子是一种高铁血红素（hematin），V 因子是辅酶Ⅰ或辅酶Ⅱ（NAD 或 NADP）。根据对 X 因子和 V 因子的需求不同，将本属分为 17 个种。对人致病的有流感嗜血杆菌、埃及嗜血杆菌、杜克嗜血杆菌等（表 18-1），本节重点介绍流感嗜血杆菌。

表 18-1　常见嗜血杆菌的生长需求及致病性

菌种	致病性	生长需要			溶血
		X 因子	V 因子	CO_2	
流感嗜血杆菌	原发性化脓感染、继发性肺炎	+	+	−	−
埃及嗜血杆菌	眼结膜炎	+	+	−	−
杜克嗜血杆菌	软性下疳	+	−	+	+/−
副流感嗜血杆菌	细菌性心内膜炎	−	+	−	−
嗜沫嗜血杆菌	细菌性心内膜炎	+	−	+	−
溶血性嗜血杆菌	很少致病	+	+	−	−
副嗜沫嗜血杆菌	呼吸道的急性感染	+	−	+	−
猪嗜血杆菌	猪格拉瑟氏病病变	+	+	−	−
鸡嗜血杆菌	鸡呼吸道病和鼻炎	+	−	+	−
副溶血性嗜血杆菌	猪胸膜肺炎	+	−	−	+

流感嗜血杆菌（*H. influenzae*）俗称流感杆菌，是小儿急性脑膜炎的主要病原菌之一，还可以引起小儿和成年人的上呼吸道化脓性感染。该菌 1892 年由波兰细菌学家 Pfeiffer 首先从流行性感冒患者鼻咽部分离出，当时被误认为是引起流感的病原菌。直至 1933 年流感病毒被分离成功，才确定了流感的真正病原体，但流感嗜血杆菌这一错名却仍沿用至今。

一、生物学特性

（一）形态与染色

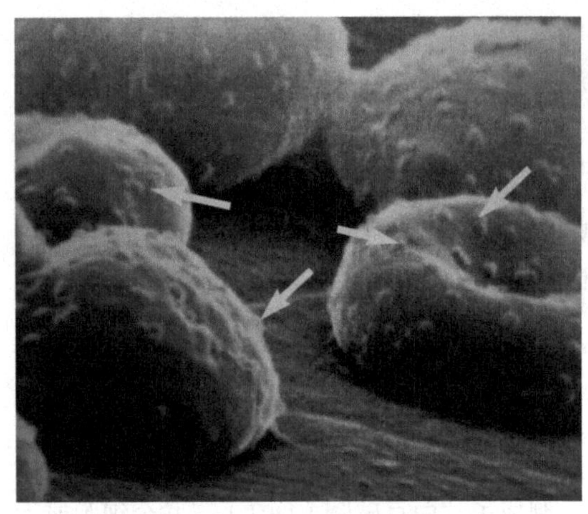

图 18-2 流感嗜血杆菌（扫描电镜）

流感嗜血杆菌吸附在红细胞膜上（箭头所示）

革兰氏阴性小杆菌，大小为（0.3 ～ 0.4）μm ×（1.0 ～ 1.5）μm。在急性感染标本中多为短小杆菌，在恢复期病灶或经长期人工传代培养后常呈多形性，如球杆状、长杆状和丝状等（图 18-2）。无鞭毛和芽胞，多数菌株有菌毛，有毒株在营养丰富的培养基上经 6 ～ 18 小时培养后可出现明显荚膜，陈旧培养物中细菌荚膜常消失。

（二）培养特性

本菌为需氧或兼性厌氧菌。最适生长温度为 33 ～ 37℃。生长需要 X 和 V 因子。X 因子是血红素及其衍生物，是细菌合成过氧化氢酶、过氧化物酶、细胞色素氧化酶等呼吸酶的辅基。X 因子对热抵抗力强，120℃ 30 分钟不被破坏。V 因子是辅酶Ⅰ或Ⅱ，在细胞呼吸中起递氢作用。V 因子耐热性较差，120℃ 15 分钟可被破坏。血液中的 V 因子通常处于被抑制状态，若血液被加热到 80 ～ 90℃ 10 分钟，则可破坏红细胞膜上的不耐热抑制物使 V 因子释放出来。故流感嗜血杆菌在巧克力色平板上生长较佳。在 35℃培养 18 ～ 24 小时，可形成直径 0.5 ～ 1.0 mm 的灰白色、光滑型菌落。有荚膜菌株的菌落呈轻度黏稠。金黄色葡萄球菌能合成 V 因子，当流感嗜血杆菌与金黄色葡萄球菌在血平板上共同孵育时，金黄色葡萄球菌菌落周围生长的流感嗜血杆菌的菌落较大，远离金黄色葡萄球菌菌落的则较小，此称为卫星现象（satellite phenomenon）。这有助于对流感嗜血杆菌的鉴定。

（三）抗原构造与分型

流感嗜血杆菌主要有两类抗原：①荚膜多糖抗原，具有型特异性。根据该抗原将有荚膜的流感嗜血杆菌分成 a、b、c、d、e、f 等 6 个型，其中 b 型致病力最强，f 型最弱。b 型是引起小儿原发性感染的常见菌型。流感嗜血杆菌与肺炎链球菌的荚膜多糖有共同抗原，如 b 型与肺炎链球菌 6 型、29 型、15A 型和 35B 型之间有交叉反应。②菌体抗原，主要指外膜蛋白抗原，在流行病学调查中有意义。

（四）抵抗力

该菌抵抗力弱，对热、干燥和消毒剂均较敏感，50 ～ 55℃ 30 分钟即死亡，在干燥痰中生存时间不超过 48 小时，本菌易产生耐药性变异。

二、致病性与免疫性

（一）致病物质

主要致病物质包括荚膜、菌毛与内毒素。荚膜是主要的毒力因子，具有抗吞噬作用，菌毛能介导细菌黏附于人类口咽部上皮细胞。某些致病力强的菌株还产生 IgA 蛋白酶，能分解破坏 SIgA。脂多糖是内毒素主要成分，同时也是重要的毒力因子。

（二）所致疾病

流感嗜血杆菌主要在人的上呼吸道定植，健康人群鼻咽部无荚膜菌株的带菌率为25%～80%，有荚膜的b型株定植者不多。流感嗜血杆菌引起的感染分为原发性和继发性两种类型。

原发性（外源性）感染多通过飞沫由有荚膜的强毒力b型菌株引起，表现为急性化脓性炎症，如脑膜炎、肺炎、鼻咽炎、咽喉会厌炎、中耳炎、关节炎、心包炎、败血症等，以5岁以下小儿多见。

继发性（内源性）感染大多由无荚膜菌株引起，常继发于流行性感冒、麻疹、百日咳、结核病等。临床表现为慢性支气管炎、中耳炎、鼻窦炎等，多见于成年人。

（三）免疫性

以体液免疫为主，抗荚膜多糖抗体能增强吞噬作用，并能活化补体产生溶菌作用，抗外膜蛋白抗原的抗体也可促进补体介导的吞噬作用。

三、微生物学检查法

采取脑脊髓液、鼻咽分泌物、痰液、脓汁和血液标本，直接涂片染色镜检，结合临床症状作初步诊断，能快速诊断化脓性脑膜炎、关节炎和下呼吸道感染等。若在脑脊液离心沉淀物中发现可疑菌时，可直接用型特异血清作荚膜肿胀试验进行鉴定，阳性者可快速作出诊断。分离培养时常用巧克力色平板，在35℃培养24～28小时，根据菌落形态、生化反应（X和V因子试验）及卫星现象等特征加以确定，亦可同时用型特异血清进行荚膜肿胀试验和免疫荧光检测荚膜抗原快速鉴定。

四、防治原则

B型流感嗜血杆菌的荚膜多糖疫苗，只能预防B型流感嗜血杆菌而不能预防其他型别流感嗜血杆菌引起的疾病。对1.5～2.0岁以上儿童有较好的抗体反应。对1.5～2.0岁以上儿童有较好的抗体反应，1年内保护率在90%以上。治疗可选用广谱抗生素或磺胺类药物。

（朱泳璋）

第 19 章 支 原 体

支原体（mycoplasma）是一类缺乏细胞壁、呈高度多形性、能通过滤菌器、在无生命培养基中能生长繁殖的最小的原核细胞型微生物。此类微生物最初由 Noccard 和 Roux 于 1898 年从牛肺疫的病灶中分离出来，当时命名为胸膜肺炎微生物（pleuopneumonia organism，PPO），直到 1967 年才被正式命名为支原体。

第一节 概 述

支原体没有细胞壁，归属于柔膜体纲（Mollicute）支原体目（Mycoplasmatales）支原体科（Mycoplasmataceae），下分 2 个属：支原体属（*Mycoplasma*）和脲原体属（*Ureaplasma*），其中支原体属有 134 个种，脲原体属有 7 个种。从人体中分离出的支原体共有 16 个种，其中对人类有致病性的主要有肺炎支原体（*M. pneumoniae*，Mp）、人型支原体（*M. hominis*，Mh）、生殖支原体（*M. genitalium*，Mg）和嗜精子支原体（*M. spermatophilum*）；另外，解脲脲原体（*U. urealyticum*，Uu）、微小脲原体（*U. parvum*，Up）、发酵支原体（*M. fermentans*）、穿透支原体（*M. penetrans*，Mpe）、梨支原体（*M. pirum*，Mpi）、唾液支原体（*M. salivarium*，Ms）和灵长类支原体（*M. primatum*，Mpr）属于机会致病性支原体。

一、生物学性状

（一）形态与结构

支原体大小为 0.3 ～ 0.5 μm，其基因组为环状双链 DNA，全长 600 ～ 2 200 kb（约为大肠埃希菌的 1/5），G+C 含量较低，仅 25% ～ 40 %。支原体没有细胞壁，呈高度多形性，有球形、杆形、丝状和分枝状等多种形态。革兰氏染色为阴性，但不易着色，一般以吉姆萨染色较佳，被染为淡紫色。支原体的细胞膜厚 7.5 ～ 10 nm，可分外、中、内三层，内外两层均由蛋白质和糖类组成，中层为脂类，以磷脂为主，位于磷脂分子之间的胆固醇有利于保持细胞膜的完整性。有些支原体如穿透支原体在细胞膜外有由多聚糖构成的荚膜或微荚膜，具有抗吞噬作用；有些支原体如肺炎支原体具有一种特殊的顶端结构，与支原体黏附并侵入宿主上皮细胞有关，因而与其致病性相关。

（二）培养特性

支原体对营养物质的要求高于一般细菌，培养基中需加入 10% ～ 20% 的人或动物血清，以提供胆固醇与其他长链脂肪酸。多数支原体还需添加酵母浸液、组织浸液、核酸提取物、辅酶等才能生长。

大部分支原体适宜的 pH 为 7.6 ～ 8.0，低于 7.0 易死亡，但解脲脲原体最适的 pH 为 5.5 ～ 6.5。支原体兼性厌氧，但大多数寄生性支原体在 37℃、微氧环境（含 5% CO_2 和 90% N_2）中生长最佳。

支原体的繁殖方式多样，除二分裂繁殖外，还有分节、断裂、出芽或分枝等方式。繁殖时胞质分裂往往落后于基因组的复制，故可形成多核丝状体。大部分支原体繁殖速度比细菌慢，在合适环境中繁殖时其代时为 3 ～ 4 小时，在琼脂含量较少的固体培养基上，2 ～ 7 天长出直径 10 ～ 600μm 的典型的“油煎蛋”样菌落（图 19-1）。低倍显微镜下观察菌落呈圆形，中心致密隆起，深入琼脂，外周由薄薄的颗粒包绕。在液体培养基中支原体增殖量一般不超过 10^6 ～ 10^7CCU/ml（颜色变化单位，color changing unit，CCU，即将支原体接种在一定量的鉴别培养基中，能分解底物并使指示剂变色的最小支原体量），故液体清亮。

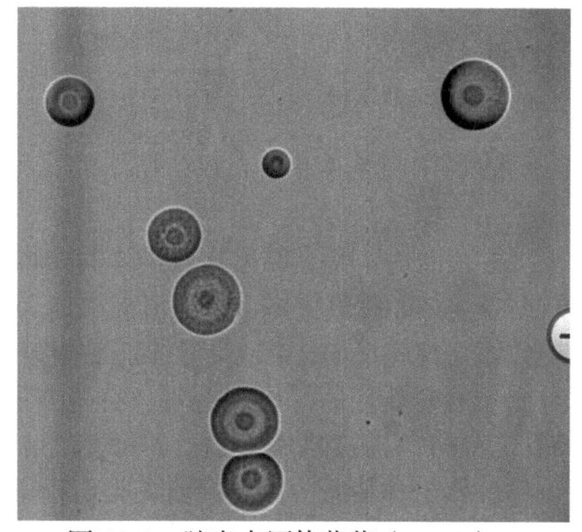

图 19-1 肺炎支原体菌落（×500）

（肖家祁等提供）

支原体有许多特性与 L 型细菌相似，如无细胞壁、呈多形性、能通过滤菌器、对低渗敏感、“油煎蛋”样菌落，但 L 型细菌在无抗生素等诱导因素作用下易返祖为原菌，支原体则无此现象。

（三）生化反应

根据支原体分解葡萄糖、精氨酸和尿素的能力来鉴别支原体（表 19-1）。

表 19-1 人类主要支原体的生化反应与生物学特性

支原体	葡萄糖	精氨酸	尿素	pH	吸附细胞
肺炎支原体	+	-	-	7.5	红细胞
人型支原体	-	+	-	7.3	-
生殖支原体	+	-	-	7.5	红细胞
嗜精子支原体	-	+	-	7.5	-
发酵支原体	+	+	-	7.5	-
穿透支原体	+	+	-	7.5	红细胞，$CD4^+$T 淋巴细胞
解脲脲原体	-	-	+	6.0	泌尿生殖道上皮细胞、红细胞[a]

a：仅血清 3 型。

（四）抗原结构

支原体细胞膜上的抗原结构由蛋白质和糖脂组成。各种支原体均有其特异的抗原，交叉反应较少，可用于支原体的鉴定。用补体结合试验可检测糖脂类抗原，用 ELISA 试验可检测蛋白质类抗原。支原体的特异性抗体可用于生长抑制试验（growth inhibition test，GIT）和代谢抑制试验（metabolic inhibition test，MIT）以鉴定支原体，特异性与敏感性高。GIT 的操作步骤与药敏试验的纸片法相似，将含有特异性抗体的纸片贴于接种有支原体的固体培养基表面，若两者相对应，则纸片周围生长的菌落受到抑制。MIT 是将支原体接种在一个含有抗体与酚红的葡萄糖培养基中，若抗体与支原体相对应，则支原体的生长、代谢受到抑制，培养基颜色不发生改变。应用这两种方法还可对某些支原体进行分型，如解脲脲原体可分为 14 型。

（五）抵抗力

支原体因无细胞壁，对理化因素的抵抗力比细菌弱。对重金属盐和常用消毒剂如乙醇、酚、甲醛等敏感，但对结晶紫、乙酸铊、亚碲酸钾有抵抗力，在培养基中加入适当浓度的上述物质可作为防止杂菌污染的抑制剂；支原体对影响细胞壁合成的抗生素如 β- 内酰胺类天然耐药；支原体细胞膜中含有胆固醇，因此作用于胆固醇的物质，如皂素、毛地黄苷、两性霉素 B 等均能破坏支原体细胞膜而致其死亡；支原体对干扰蛋白质合成的抗生素如交沙霉素和作用于 DNA 旋转酶而阻碍 DNA 复制的喹诺酮类药物如左氧氟沙星敏感。

二、致病性与免疫性

（一）致病性

支原体广泛存在于人和动物体内，大多不致病。对人致病的支原体主要通过以下机制引起细胞损伤：

1. 侵袭力 是支原体突破机体的防御功能，在体内定居、繁殖和扩散的能力，包括：①黏附素，有些支原体（肺炎支原体、生殖支原体等）具有黏附素，能黏附于呼吸道或泌尿生殖道上皮细胞，导致宿主细胞损伤；穿透支原体能黏附并侵入 $CD4^+$ T 淋巴细胞，导致免疫损伤。②荚膜或微荚膜，具有抗吞噬作用。③侵袭性酶，有些支原体能产生与其代谢或侵袭相关的某些酶类物质，如 Uu 能产生尿素酶和 IgA 蛋白酶；Mpe 和 Uu 的质膜上含有的磷脂酶 C 能破坏宿主细胞膜。

2. 毒素样物质 如脂聚糖（类似于细菌的脂多糖），是支原体主要致病因素之一，另外，支原体产生的神经毒素、过氧化氢和超氧离子等均能引起宿主黏膜上皮细胞或红细胞的病理损伤。

3. 超抗原（superantigen）有些支原体如关节炎支原体具有超抗原，能刺激细胞分泌 IL-1β、IL-6 和 TNF-α 等细胞因子，从而引起组织损伤。

4. 免疫病理损伤 机体感染支原体后针对其产生的特异性体液免疫和细胞免疫在发挥抗感染免疫的同时，也可能对机体产生免疫病理损伤。

（二）所致疾病

不同支原体感染机体的部位不同，因而可引起不同类型的疾病（表 19-2）。

表 19-2　人类致病支原体的感染部位与所致疾病

支原体	感染部位	所致疾病
肺炎支原体	呼吸道	上呼吸道感染、非典型肺炎、支气管炎、肺外症状（皮疹、心血管和神经系统症状）
人型支原体	生殖道、呼吸道	附睾炎、盆腔炎、产褥热、慢性羊膜炎，新生儿肺炎、脑炎、脑脓肿
生殖支原体	生殖道、呼吸道	尿道炎、宫颈炎、子宫内膜炎、盆腔炎、不育、呼吸系统感染、协同 HIV 致病
嗜精子支原体	生殖道	不孕、不育
发酵支原体	呼吸道、生殖道	流感样疾病、肺炎、协同 HIV 致病
解脲脲原体	生殖道	尿道炎、子宫内膜炎、尿路结石、不育等
穿透支原体	生殖道	协同 HIV 致病

（三）免疫性

机体感染支原体后可产生特异的细胞免疫和体液免疫。针对支原体膜蛋白的抗体（包括 IgM、IgG 和 SIgA）在抗支原体感染中发挥主要作用，SIgA 能在局部黏膜阻止支原体感染；细胞免疫主要是特异性 $CD4^+$T 淋巴细胞分泌细胞因子 IL-2、TNF-α、IFN-γ 和 GM-CSF，活化巨噬细胞以清除支原体感染。

第二节　主要致病性支原体

一、肺炎支原体

（一）生物学性状

菌体大小为 0.2 ～ 0.3 μm，呈高度多形性，如球形、球杆状、棒状、分枝状和丝状等。基因组大小为 835 kb，G+C 含量为 38.6 %。初次分离应接种于含足量血清和新鲜酵母浸出液的培养基中，一般 10 天左右长出呈致密圆形、深入琼脂、无明显边缘的菌落，多次传代后可长出“油煎蛋”样菌落。肺炎支原体能发酵葡萄糖，不能利用精氨酸与尿素，能产生过氧化氢，对豚鼠红细胞呈

现 β 溶血，对亚甲蓝、乙酸铊和青霉素不敏感。

（二）致病性与免疫性

肺炎支原体主要经飞沫传播，一年四季都可发病，但大多数发生于夏末秋初，以 5 ～ 15 岁的青少年发病率最高。

肺炎支原体依靠其顶端结构中的 P1 蛋白（170 kDa）和 P30 蛋白（30 kDa）黏附并定植于呼吸道上皮细胞，进入细胞间隙繁殖后，产生的代谢产物过氧化氢使宿主细胞的触酶失去活力，纤毛运动减弱、停止乃至消失，RNA 及蛋白质合成减少，功能受损以致死亡脱落。肺炎支原体还具有超抗原作用。

肺炎支原体感染引起的病理改变以间质性肺炎为主，又称原发性非典型性肺炎（primary atypical pneumonia），临床症状较轻，以咳嗽、发热、头痛、咽喉痛和肌肉痛为主。5 ～ 10 天后症状消失，但肺部 X 线改变可持续 4 ～ 6 周。有时并发支气管肺炎，个别患者可见呼吸道外的并发症，如皮疹、心血管和神经系统症状，这可能与免疫复合物和自身抗体引起的免疫病理损伤有关。

机体感染肺炎支原体后可产生特异性 IgM、IgG、SIgA 抗体和致敏的淋巴细胞，但很难获得牢固的免疫力；呼吸道局部黏膜产生的 SIgA 对防止再感染有较强的保护作用；肺炎支原体感染机体后还可引起 IgE 介导的 I 型超敏反应，促使哮喘病急性发作。婴儿可通过胎盘从母体获得抗体，以后逐渐消失。

（三）微生物学检查法

1. 分离培养 取可疑患者的痰液或咽拭子接种在含血清和酵母浸液的琼脂培养基或 SP-4 培养基上，在含 5% CO_2、90% N_2 的环境中于 37℃培养 1 ～ 2 周，挑选可疑菌落经形态、糖发酵、溶血性、血细胞吸附等试验进行初步鉴定，用 GIT 与 MIT 可进行进一步鉴定。肺炎支原体的分离培养阳性率不高，且耗时长，故不适宜用于临床快速诊断。

2. 血清学检查 临床上常用冷凝集试验（即用患者血清与人 O 型血 RBC 或自身 RBC 混合，在 4℃过夜时可发生凝集，而在 37℃时其凝集又分散开）进行初步鉴定，但仅 50% 左右的患者出现阳性结果。此反应为非特异性，感染呼吸道合胞病毒、腮腺炎病毒、流感病毒等也可出现冷凝集现象。

3. 快速诊断 目前临床快速诊断倾向于抗原和核酸检测。方法有：①应用 P1 蛋白和 P30 蛋白的单克隆抗体通过 ELISA 检测患者痰液、鼻洗液或支气管灌洗液中的肺炎支原体抗原；②用 PCR 技术从患者痰液标本中检测肺炎支原体的 16S rRNA 基因或 P1 蛋白基因，此法快速、特异、敏感，适用于大量临床标本检查。

（四）防治原则

肺炎支原体减毒活疫苗和 DNA 疫苗在动物实验中有一定的预防效果，但在人群中的应用尚未见报道。目前肺炎支原体感染多采用大环内酯类药物如罗红霉素、克拉霉素、阿奇霉素或喹诺酮类药物如氧氟沙星、司帕沙星等治疗。

二、人型支原体

（一）生物学性状

人型支原体呈球杆状，基因组大小为 700kb，G+C 含量为 33.7 %。能分解精氨酸，不分解尿素和葡萄糖。最适 pH 为 7.2 ～ 7.4。对 1 ： 2000 的乙酸铊与红霉素（100 mg/L）不敏感，对四环素与林可霉素敏感。在液体培养基中，人型支原体能分解精氨酸产生氨，当 pH 增至 7.8 以上时会致其死亡。在固体培养基上，形成 200 ～ 300 μm 的较大菌落，呈典型的“油煎蛋”样。

（二）致病性与免疫性

人型支原体是寄居于泌尿生殖道的一种支原体，主要通过性接触传播，在男性可引起附睾炎，女性主要引起盆腔炎、慢性羊膜炎和产褥热；也可引起生殖道外感染，如创伤感染、支原体血症等；新生儿经产道感染可引起肺炎、脑炎及脑脓肿。

（三）微生物学检查法

人型支原体实验室检查最好的方法是分离培养与核酸检测。

1. 分离培养 取泌尿生殖道标本 0.1 ～ 0.2 ml 接种于含有精氨酸和酚红的液体培养基上，培养 24 ～ 48 小时，当培养基由黄色变为淡红色时，再取 0.2 ml 培养物转种于固体培养基上，在含 5% CO_2 和 90% N_2 的环境中经 37℃培养 24 ～ 48 小时，用低倍镜观察菌落；取可疑菌落经形态、锰盐氧化试验和生化反应做初步鉴定，进一步鉴定需用特异抗血清做 GIT 与 MIT。

2. 核酸检测 用 PCR 法检测患者泌尿生殖道标本中的 16S rRNA 基因。此法快速、特异、敏感，适用于大批量标本检测。

（四）防治原则

加强宣传教育，注意性卫生以切断传播途径。人型支原体对大环内酯类抗生素不敏感，感染者可用喹诺酮类药物进行治疗。

三、生殖支原体

生殖支原体基本形态为烧瓶状、球状或鸭梨状，菌体长 0.6 ～ 0.7μm，底宽 0.3 ～ 0.4μm，顶宽 0.06 ～ 0.08μm，有一明显的颈部，宽约 7 nm。基因组大小为 580 kb，G+C 含量为 32%。生殖支原体能发酵葡萄糖和其他碳水化合物使培养基变酸性，不分解尿素和精氨酸。在普通支原体培养基中不生长，须在不含乙酸铊的 SP-4 培养基中生长，但生长缓慢，菌落呈典型的“油煎蛋”样。生殖支原体的顶端结构有黏附素 MgPa，其分子量为 140 kDa，与肺炎支原体 P1 黏附蛋白有较高的同源性，二者在血清学上有明显的交叉反应。

生殖支原体能通过性接触传播，黏附在人类泌尿生殖道上皮细胞，引起非淋菌性尿道炎、宫颈炎、子宫内膜炎和盆腔炎，且与男性不育有关；也可引起呼吸系统感染和协同人类免疫缺陷病毒（HIV）致病，是一种艾滋病相关支原体。

该支原体较难培养，生长慢，不适宜常规实验室分离培养。实验室最好的诊断方法是核酸检测，包括 PCR 和特异性 DNA 探针杂交。目前已用于 PCR 检测的基因有 16S rRNA 和 MgPa 基因，此方法特异性和敏感性均高。

四、穿透支原体

穿透支原体的形态为杆状或长烧瓶状，宽 0.2 ～ 0.4 μm，长 0.8 ～ 2.0μm。一端为特殊的顶端结构，具有黏附与穿入细胞的作用。基因组大小为 1358 kb，G+C 含量为 30.5%。穿透支原体能发酵葡萄糖，分解精氨酸，不分解尿素，四氮唑盐还原试验呈阳性，具有磷脂酶活性。在 SP-4 培养基上生长较慢，形成典型的“油煎蛋”样菌落。

目前认为穿透支原体是一种条件致病菌，可能是艾滋病发病的一个辅助因素。该菌依靠顶端结构黏附于人尿道上皮细胞、单核细胞、$CD4^{+}T$ 淋巴细胞，并能穿过细胞膜进入细胞内繁殖，导致宿主细胞受损或死亡。

五、解脲脲原体

（一）生物学性状

解脲脲原体直径 0.05 ～ 0.3 μm，多为单个或成双排列。基因组大小为 750 kb，G+C 含量为 27.5% ～ 28.5%。生长除需要胆固醇外，还须添加酵母浸液。在固体培养基上培养 48 小时后长出直径 15 ～ 30 μm 的“油煎蛋”样菌落。解脲脲原体能分解尿素，不分解糖类和精氨酸，磷脂酶阴性，四唑氮盐还原试验呈阴性。最适 pH 为 5.5 ～ 6.5。对 1 ： 2 000 的乙酸铊不敏感。在液体培养基中生长分解尿素产生 NH_3，使 pH 上升而死亡。

根据细胞膜多带抗原（MB-Ag）不同，将解脲脲原体分为 14 个血清型，2 个生物型，1 生物型（2、4、5、7、8、9、10、11、12、13 型）均有 16 kDa 和 17 kDa 多肽；2 生物型（1、3、6、14 型）仅有 17 kDa 多肽。根据 16S rRNA 基因和 16S ～ 23S rRNA 间区将 14 个血清型分为 2 个种，即解脲脲原体和微小脲原体（*Ureaplasma parvum*）。

（二）致病性与免疫性

解脲脲原体为条件致病菌，主要通过性接触传播，引起非淋菌性尿道炎、附睾炎、慢性前列腺炎和尿路结石。其致病物质及机制主要包括以下几个方面：①黏附于宿主细胞表面，从宿主细胞膜吸取脂质与胆固醇，引起细胞膜损伤；②产生毒性代谢产物如 NH_3，对宿主细胞有急性毒性作用；③具有人 IgA 特异蛋白酶，能降解 IgA1，使黏膜屏障受损；④产生磷脂酶，能分解宿主细胞膜上的卵磷脂导致宿主细胞膜受损；⑤吸附在精子头部，影响精子与卵子的结合，且与人类精子膜存在共同抗原而导致精子的免疫性损伤，可引起男性不育。

机体感染解脲脲原体后可产生 IgM、IgG 和 SIgA 类抗体。在急性期，有 83% 患者的 IgM 升高，这对早期诊断有一定意义。IgG 只能用作流行病学调查，SIgA 对防止再感染有保护作用。

（三）微生物学检查与防治原则

解脲脲原体的检测方法与防治原则和人型支原体相同，核酸检测可从患者泌尿生殖道标本中检测尿素酶基因、多带抗原（MB-Ag）基因和 16S rRNA 基因。

（曾焱华）

第 20 章　螺　旋　体

螺旋体（spirochete）是一类细长、柔软、螺旋状、运动活泼的细菌。在自然界和动物体内广泛存在，种类很多。螺旋体目（Spirochaetales）可分为四个科，14 个属。能引起人类有关疾病的螺旋体主要分布在螺旋体科（Spirochaetaceae）的密螺旋体属、疏螺旋体属和钩端螺旋体科（Leptospiraceae）的钩端螺旋体属（表 20-1）。

表 20-1　致病性螺旋体及其所致疾病

螺旋体	传播媒介	储存宿主	所致疾病
螺旋体科			
密螺旋体属（*Treponema*）			
苍白密螺旋体苍白亚种（*T. pallidum subsp. pallidum*）		人	梅毒
苍白密螺旋体地方亚种（*T. pallidum subsp. endemicum*）		人	地方性梅毒
苍白密螺旋体极细亚种（*T. pallidum subsp. pertenue*）		人	雅司病
品他密螺旋体（*T. carateum*）		人	品他病
疏螺旋体属（*Borrelia*）			
伯氏疏螺旋体（*B. burgdorferi*）	硬蜱	人、动物	莱姆病
杜通疏螺旋体（*B. duttonii*）	钝缘蜱	人	蜱传回归热
回归热疏螺旋体（*B. recurrentis*）	虱	人	虱传回归热
钩端螺旋体科			
钩端螺旋体属（*Leptospira*）			
问号钩端螺旋体等（*Leptospira interrogans*）		啮齿类动物、家畜	钩端螺旋体病

第一节　密螺旋体属

密螺旋体的螺旋细密、规则、两端尖，数目较多，包括致病性和非致病性两大类。对人致病的密螺旋体有苍白密螺旋体（*T. pallidum*）和品他密螺旋体（*T. carateum*）两个种。苍白密螺旋体又分 3 个亚种：苍白亚种（subsp. *ecies pallidum*）、地方亚种（subsp. *endemicum*）和极细亚种（subsp. *pertenue*），它们分别引起人类梅毒、非性传播梅毒（地方性梅毒）和雅司病。品他密螺旋体引起人类品他病。梅毒（syphilis）是人类性传播疾病中危害性较严重的一种。

一、苍白密螺旋体苍白亚种

苍白密螺旋体苍白亚种，俗称梅毒螺旋体。人是其唯一宿主。

（一）生物学性状

1. 形态与染色　直径 0.1 ～ 0.2 μm，波幅 0.3 μm，波长约 1 μm，长 6 ～ 20 μm。有 8 ～ 14 个致密而规则的小螺旋，两端尖直（图 20-1）。运动活泼。

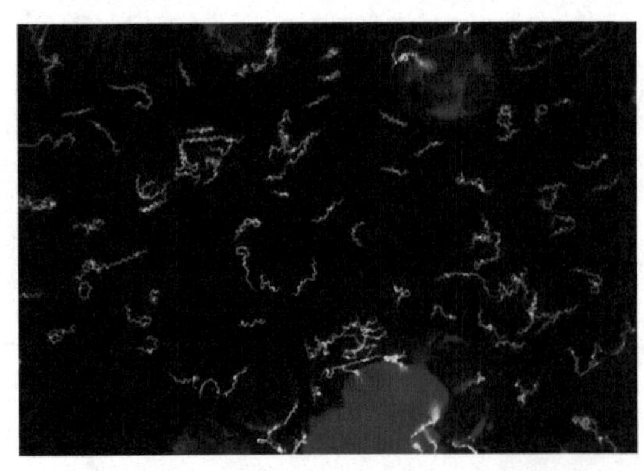

图 20-1　苍白密螺旋体（×1000）（直接荧光抗体试验）

电镜下观察，梅毒螺旋体基本结构由外至内分别为外膜、细胞壁、两端各具有的 3 ～ 4 根内鞭毛（endoflagella）、细胞膜包绕的柱形原生质体。内鞭毛紧绕在圆柱体上，也称轴丝或周浆鞭毛（periplasmic flagella），内鞭毛与梅毒螺旋体的运动有关。梅毒螺旋体运动方式多样，有移行、屈伸、滚动等。

革兰氏染色呈阴性，但不易着染。Fontana 镀银染色法可将螺旋体染成棕褐色，在光镜下易于查见。新鲜标本不用染色，在暗视野显微镜下，可观察其形态和运动方式。

2. 基因组特征 苍白密螺旋体基因组大小为 1.138 Mb，G+C 占 52.8%，共有 1 041 个 ORF，占整个基因组的 92.9%。

3. 培养 苍白密螺旋体苍白亚种不能在无活细胞的人工培养基中生长繁殖。有毒株（Nichols 株）能够通过接种在家兔睾丸中或眼前房内进行缓慢繁殖，并保持毒力。若转种至加有多种氨基酸的兔睾丸组织碎片中，在厌氧环境中培养虽能生长繁殖，但丧失致病力，此种菌株称为 Reiter 株。Nichols 株和 Reiter 株已被广泛用作多种梅毒血清学的诊断抗原。1981 年，Fieldsteel 等在前人研究基础上，对苍白密螺旋体进行体外人工培养，获得成功。他采用棉尾兔（Cotton-tail rabbit）单层上皮细胞，在微需氧条件下，于 33℃培养梅毒螺旋体，其可生长繁殖并保持毒力。

4. 抵抗力 苍白密螺旋体苍白亚种的抵抗力极弱。对温度和干燥特别敏感。加热至 41.5℃经 1 小时即死亡，在 50℃时 5 分钟即死亡；血液中的苍白亚种螺旋体，在 4℃置 3 天后可死亡，因此在 4℃血库存放 3 天以上的血液无传染梅毒的危险。离体后干燥 1 ～ 2 小时或者 50℃加热 5 分钟即死亡。对常用化学消毒剂亦敏感，在 1% ～ 2% 苯酚内数分钟就死亡。对青霉素、四环素、红霉素或砷剂均敏感。

（二）致病性与免疫性

1. 致病物质 苍白密螺旋体苍白亚种具有很强的侵袭力，但尚未证明其有内毒素和外毒素，其毒力因子和致病机制仍不清楚。

（1）荚膜样物质：为菌体表面的黏多糖和唾液酸，可阻止抗体等大分子物质与菌体结合，抑制补体激活及补体溶菌作用，干扰单核 - 巨噬细胞吞噬作用，有利于梅毒螺旋体在宿主内存活和扩散。梅毒患者长期出现免疫抑制现象被认为与荚膜样物质有关。

（2）黏附因子：一些梅毒螺旋体的外膜蛋白可与宿主细胞表面发生黏附作用，其相应受体为靶细胞胞外基质（ECM）中的纤维连接蛋白（FN）和层粘连蛋白（LN）。

（3）透明质酸酶：可分解组织、细胞基质、血管基底膜中的透明质酸，有利于梅毒螺旋体的扩散。

梅毒螺旋体还能以宿主细胞的纤维连接蛋白覆盖于自身表面，以保护菌体免受宿主吞噬细胞的攻击。梅毒中出现的组织破坏和病灶，主要是患者对该螺旋体感染的免疫损伤所致。

2. 所致疾病 自然情况下，苍白密螺旋体苍白亚种只感染人类，人是梅毒的唯一传染源。梅毒有先天性和获得性两种，前者从母体通过胎盘传染胎儿，后者主要经性接触传播。

获得性梅毒，临床上分为三期。

（1）Ⅰ期（初期）梅毒：感染后 2 ～ 10 周在螺旋体侵入部位出现无痛性硬下疳（hard chancre）。多见于外生殖器，也可见于肛门、直肠和口腔。其溃疡渗出液中有大量苍白亚种螺旋体，感染性极强。一般 4 ～ 8 周后，硬下疳常自愈。进入血液中的梅毒螺旋体潜伏于体内，经 2 ～ 3 个月无症状潜伏期后进入第Ⅱ期。

（2）Ⅱ期梅毒：全身皮肤、黏膜常有梅毒疹，全身淋巴结肿大，有时亦累及骨、关节、眼及其他脏器。在梅毒疹和淋巴结中，存在大量苍白亚种螺旋体。初次出现的梅毒疹经过一定时间后会自行消退。Ⅱ期梅毒患者未经治疗，3 周至 3 个月后症状可消退，可发展成Ⅲ期梅毒。从出现硬下疳至梅毒疹消失后 1 年的Ⅰ、Ⅱ期梅毒，又称为早期梅毒，传染性强，但破坏性较小。

（3）Ⅲ期（晚期）梅毒：发生于感染 2 年以后，亦可见潜伏期长达 10 ～ 15 年的患者。病变可波及全身组织和器官。基本损害为慢性肉芽肿，局部因动脉内膜炎所引起的缺血而使组织坏死。Ⅲ期梅毒损害常进展和消退交替出现。皮肤、肝、脾和骨骼常被累及，病损内螺旋体少但破坏性大。若侵害中枢神经系统和心血管系统，可危及生命。

先天性梅毒，又称胎传梅毒。系母体苍白亚种螺旋体通过胎盘进入胎儿体内所致，多发生于妊娠 4 个月之后。苍白亚种螺旋体经胎盘进入胎儿血流，并扩散至肝、脾、肾上腺等处大量繁殖，引起胎儿的全身性感染，导致流产、早产或死胎；或产出梅毒儿，呈现马鞍鼻、锯齿形牙、间质性角膜炎、先天性耳聋等特殊体征。

3. 免疫性 梅毒的免疫是感染性免疫，即有苍白亚种螺旋体感染时人体才有免疫力，一旦螺旋体被杀灭，其免疫力亦随之消失。例如，Ⅰ期梅毒时，硬下疳未经治疗自愈后，患者再次感染时，不再形成硬下疳。此时螺旋体已经入血呈菌血症状态，感染仍存在，只是处于潜伏状态。若硬下疳一经发现，即用有效药物及时治疗，杀死患者体内的全部螺旋体，这样，局部和血液中都不存在螺旋体，亦即感染与免疫同时终止。如此时患者再次感染，则其病程重新从Ⅰ期硬下疳开始。

苍白亚种螺旋体侵入机体后，可被中性粒细胞和巨噬细胞吞噬，但通常不被杀死。梅毒患者可产生两种抗体：特异性抗菌体多肽抗体和非特异性抗心磷脂抗体，即反应素（reagin）。特异性抗体在补体协同下，杀伤和溶解菌体。近来研究表明，在梅毒免疫中，细胞免疫比体液免疫重要。从实验资料发现，Ⅰ、Ⅱ期梅毒病变中的细胞因子类型呈现典型的 Th1 细胞免疫应答，同时亦有 $CD8^+$ CTL 参与。

（三）微生物学检查法

1. 标本 Ⅰ期梅毒取硬下疳渗出液，Ⅱ期梅毒取梅毒疹渗出液或局部淋巴结抽出液。

2. 病原学检查 新鲜标本可加盖玻片后，立即在暗视野显微镜下检查。苍白亚种螺旋体呈现活泼的运动，如沿其长轴滚动、屈伸、旋转、前后移行等。亦可将标本与荧光标记的苍白亚种螺旋体抗体结合后，在荧光显微镜下观察。

3. 血清学诊断 人体感染苍白亚种螺旋体后，除产生特异性抗体外，还产生一种称为反应素的抗体。反应素的来源有两种假说：①苍白亚种螺旋体表面存在的脂质所引起；②苍白亚种螺旋体破坏宿主细胞，由细胞释放的脂质所引起。因此，梅毒血清学试验有非密螺旋体抗原试验和密螺旋体抗原试验两类。

（1）非密螺旋体抗原试验：用正常牛心肌的心脂质（cardiolipin）作为抗原，测定患者血清中的反应素（抗脂质抗体）。最常用的有 VDRL 试验和 RPR 试验。

VDRL（venereal disease research laboratory）试验是 1946 年美国性病研究实验室创建的，故以该实验室命名之。其是神经性梅毒唯一的血清学诊断方法。原理是以胆固醇为载体，包被上心脂质，构成 VDRL 抗原微粒。当其与血清中的反应素结合，就相互黏附形成凝集，为阳性反应；不发生凝集者，为阴性反应。试验在玻片上进行，可以定性或半定量，结果需用 10×10 低倍显微镜观察。

RPR（rapid plasma reagin）试验是 VDRL 试验的改良。原理是用未经处理的活性炭颗粒（直径 3 ～ 5 μm）吸附 VDRL 抗原。此颗粒若与待检血清中的反应素结合，便形成黑色凝集块，肉眼即可识别，不需低倍镜观察。试验在专用纸卡的反应圈（内径 18 mm）内进行，亦可以定性或半定量。

VDRL 和 RPR 两种试验适宜大量筛查时使用。由于它们采用的是非密螺旋体抗原，而反应素亦可在非密螺旋体患者血清中出现，如风疹、水痘等病毒性感染，类风湿关节炎、系统性红斑狼疮等自身免疫病，麻风、疟疾，吸毒者，妊娠者甚至个别健康人也可呈生物学假阳性。因此，对这类敏感性高、特异性差的非密螺旋体抗原试验的结果分析和判定时，必须结合临床资料。

（2）密螺旋体抗原试验：采用 Nichols 株螺旋体作为抗原，测定血清中的螺旋体特异抗体，特异性强，可用作梅毒证实试验。常用的有 FTA-ABS 试验和 MHA-TP 试验等。

FTA-ABS（fluorescent treponemal antibody-absorption）试验是一种间接荧光抗体检测方法。原理是先用 Reiter 株螺旋体结合掉患者血清中可能存在的螺旋体杂抗体后，滴加到已吸附有 Nichols 株螺旋体的玻片反应圈内；然后再加入异硫氰酸荧光素标记的抗人 IgG（FITC- 抗人 IgG）。若待检血清中有密螺旋体抗体，就会结合在玻片上固着的 Nichols 株螺旋体上；随后加入的 FITC- 抗人 IgG，又与结合在螺旋体上的抗体作用。因而在荧光显微镜下可观察到发荧光的 Nichols 株螺旋体。

MHA-TP（microhemagglutination assay for antibodies to *Treponema pallidum*）试验是一种微量间接血凝试验。原理是先用 Reiter 株螺旋体结合患者血清中非密螺旋体抗体后，以 Nichols 株螺旋体提取物致敏的羊或鸡红细胞加入之。若待检血清中有密螺旋体抗体存在，则致敏红细胞与之结合后，在微量血凝板上形成散在的红细胞凝集细片，是为阳性反应。反之，待检血清中不存在特异抗体时，致敏红细胞不发生凝集，这些未凝集的红细胞沉降于血凝板孔底部，呈现致密小红斑，则为阴性反应。

密螺旋体抗原试验的特异性虽强，但仍不能区分雅司病、品他病和地方性梅毒，且脓皮病、痤疮、真菌病、银屑病、类风湿关节炎、系统性红斑狼疮、妊娠、吸毒者等也可出现生物学假阳性。因此，这些试验的结果判定，仍需结合临床资料来分析。

诊断先天性梅毒，应取脐血标本进行检测。当脐血的梅毒抗体效价明显高于母体时，应怀疑婴儿感染，之后若效价恒定上升，则提示新生儿感染梅毒。神经梅毒应检测脑脊液有无梅毒抗体的存在。

近来，也可用 PCR 技术检测苍白亚种螺旋体的特异 DNA 片段，或用免疫印迹法测定与苍白亚种螺旋体特异抗原组分发生反应的特异抗体。

（四）防治原则

梅毒是一种性病，应加强性卫生教育和社会管理。梅毒确诊后，宜用青霉素等药物及早予以彻底治疗。

二、其他密螺旋体

密螺旋体属中与人类有关的尚有苍白密螺旋体地方亚种、极细亚种，以及品他密螺旋体，它们分别引起地方性梅毒、雅司病和品他病。这些非性传播疾病大多发生于经济较落后地区的儿童。

地方性梅毒，也称 Bejel 病（非性病性梅毒）。人与人间通过直接接触或污染的食具传播。临床表现与梅毒很相似。Ⅰ期口腔病灶不易察觉。Ⅱ期损害有口咽部黏膜斑、口角开裂性丘疹、骨膜炎和局部淋巴结肿大等。Ⅲ期病变有皮肤和骨的慢性肉芽肿，可造成鼻的破坏性毁形。心血管和中枢神经系统罕有累及。可用青霉素治疗。

雅司病在儿童中多通过直接接触感染患者的皮肤渗出液而感染。临床表现类似梅毒。病程分三期，也有反复隐伏和再发的特点。Ⅰ、Ⅱ期主要是皮肤发生杨梅状丘疹，全身都有，以四肢和头部为多。Ⅲ期是皮肤、淋巴结和骨的破坏性病变。一般不侵犯心血管和中枢神经系统。诊断和治疗过程类似于梅毒。

品他病（pinta）主要危及皮肤，是与病损皮肤的直接接触而感染。1 ～ 3 周潜伏期后，皮肤出现小的瘙痒性丘疹，遍及面、颈、胸、腹和四肢。继而扩大、融合，表面脱屑，是为Ⅰ期品他疹。3 ～ 12 个月后，出现Ⅱ期品他疹，色素变深。Ⅲ期品他疹常在感染后 1 ～ 3 年发生，主要表现为皮损部位色素减退，甚至消失呈白瓷色斑，最后皮肤结痂、变形。品他病不累及黏膜，无全身症状，晚期也不影响心血管和中枢神经系统。诊断和治疗过程同样类似于梅毒。

上述三种疾病的微生物学检查法，可从皮肤标本中取样，直接在暗视野显微镜下观察有无密螺旋体的存在。也可用梅毒血清学试验检测血清中有无相应抗体的存在。由于苍白密螺旋体地方亚种、极细亚种和品他密螺旋体与苍白密螺旋体苍白亚种（梅毒病原体），在形态、抗原结构，甚至 DNA 同源性方面基本相同，无法将它们各个区别。因此，除微生物学检查法中查见密螺旋体并梅毒血清试验阳性可辅助诊断为密螺旋体感染外，还必须结合临床表现才能确定是哪一种密螺旋体感染。

第二节　疏螺旋体属

疏螺旋体属（*Borrelia*），亦称包柔螺旋体属。长 10 ～ 30 μm，宽 0.3 μm。有 3 ～ 10 个稀疏而不规则的螺旋，呈波状波长 2 ～ 4μm。其中部分对人类、哺乳动物或禽类有致病性。对人致病的主要有伯氏疏螺旋体、回归热疏螺旋体，它们均通过吸血昆虫媒介而分别导致莱姆病（Lyme disease）和回归热。

一、伯氏疏螺旋体

伯氏疏螺旋体（*B. burgdorferi*）是莱姆病的病原体。莱姆病最初于 1977 年在美国康涅狄格州的莱姆镇发现，故名。5 年后由 Willy Burgdorfer（1925—2014）自硬蜱体内分离出，并从患者体内分离培养证实。1985 年我国在黑龙江省林区首次发现该病，1988 年从患者血液中分离出病原体。迄今，我国已有 20 多个省级行政区证实有莱姆病存在。

（一）生物学性状

1. 形态与染色　疏螺旋体，长 8 ～ 30 μm，宽 0.2 ～ 0.5 μm，两端稍尖（图 20-2）。运动活泼，有扭转、翻滚、抖动等多种方式。在培养基中，数个螺旋体可不规则地缠绕在一起，呈卷圈状。超微结构中，根据菌种不同，周浆鞭毛数 7 ～ 20 根不等。周浆鞭毛与运动有关。革兰氏染色呈阴性，但不易着染。酸性染料、苯胺类染料及银染法染色均佳。

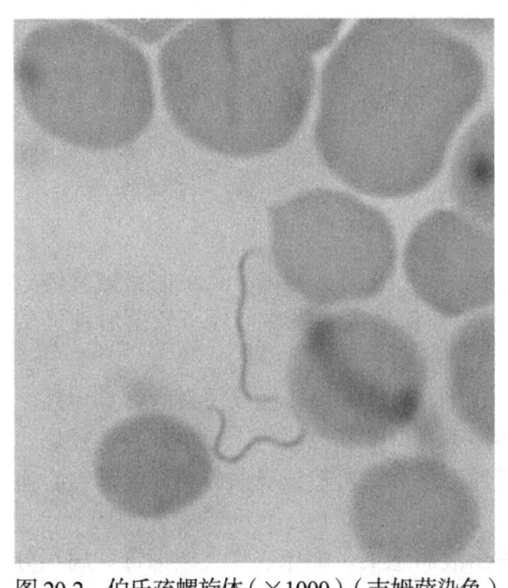

图 20-2　伯氏疏螺旋体（×1000）（吉姆萨染色）

2. 基因组特征　伯氏疏螺旋体的基因组比较特殊，包括 1 个线状染色体和 20 余个线状或环状质粒（表 20-1）。

3. 培养　营养要求高，培养基需含有长链饱和与不饱和脂肪酸、葡萄糖、氨基酸和牛血清蛋白等。微需氧，5% ～ 10% CO_2 促进其生长。适宜温度为 35℃。生长慢，在液体培养基中分裂 1 代需 18 小时，一般需培养 2 ～ 3 周才能观察到生长情况。在 1% 软琼脂固体培养基中常生长在近表面，呈细小、边缘整齐，直径 0.40 ～ 0.45 mm 的菌落。

4. 分类　在动物和人类中引起莱姆病的疏螺旋体至少有 11 个种，对人致病的有 3 个种，且它们在各地的分布不尽相同：①伯氏疏螺旋体，主要在美国和欧洲；②伽氏疏螺旋体（*B. garinii*），主要在欧洲和中东亚；③埃氏疏螺旋体（*B. afelii*），亦主要在欧洲和中东亚。

有学者应用 SDS-PAGE 分析了伯氏疏螺旋体国际代表株 B31 的蛋白图谱，将世界各地分离的莱姆病菌株与之比较。结果发现美国分离的菌株与 B31 株主要蛋白表型一致，而欧洲分离的绝大多数菌株明显不同于美国分离株。例如，美国分离株都有外膜蛋白 OspA，而欧洲分离株极少有 OspA。研究表明，我国分离的大部分菌株的蛋白图谱更接近于欧洲分离株。

有学者按不同菌株在基因组上的异质性，将常见的伯氏疏螺旋体分为3个基因种(genospecie)：①基因种Ⅰ（代表株为*B. burgdorferi* sensu stricto，B31）；②基因种Ⅱ（代表株为*B. garinii* sp.nov，20047）；③基因种Ⅲ（代表株为*B. afelii* Vs461）。

又有学者应用单克隆抗体，对莱姆病病原体外膜蛋白OspA的不同表位进行血清型分类，认为可分成4种，除日本疏螺旋体（*B. japonica*）不感染人外，另3种伯氏疏螺旋体、伽氏疏螺旋体和埃氏疏螺旋体均可引起莱姆病。伯氏疏螺旋体属于OspA血清1型；*B. afelii*属于OspA血清2型；而伽氏疏螺旋体有明显的异质性，分属于OspA血清3～7型。另有学者以其外膜蛋白OspC来分型，将莱姆病分离株分成至少13个OspC血清型。

鉴于莱姆病病原体存在着异质性，其分类尚未取得统一，现一般以伯氏疏螺旋体作为莱姆病病原体的统称。

（二）致病性与免疫性

莱姆病是一种自然疫源性传染病。储存宿主主要是野生和驯养的哺乳动物。啮齿类是主要传染源，在我国报告的鼠类有白足鼠、黑线姬鼠、褐家鼠、大林姬鼠等。畜类中的鹿也是重要传染源。主要传播媒介是硬蜱，已确定的有美国的丹敏硬蜱、太平洋硬蜱，欧洲的蓖子硬蜱和我国的全沟硬蜱和嗜群血蜱。病原体主要在蜱的中肠生长繁殖。当蜱叮咬宿主时，可通过感染病原体的肠内容物反流、唾液或粪便而致宿主罹患莱姆病。

1. 致病物质 伯氏疏螺旋体未发现有外毒素，其致病物质目前尚不清楚。

伯氏疏螺旋体具有黏附并侵入某些组织细胞的能力。将该螺旋体加至人皮肤成纤维细胞，可观察到螺旋体黏附、穿入并在成纤维细胞的胞质内生存。螺旋体也能黏附到人脐带静脉内皮细胞，并可被多价特异免疫血清或特异OspB单克隆抗体抑制。表明伯氏疏螺旋体表面存在有黏附和入侵功能的物质，但其结构尚未完全确定。

伯氏疏螺旋体的新分离株对小鼠毒力强，在人工培养基中传代多次后可丧失毒力。同时发现螺旋体的抗吞噬能力也大为减弱，外膜蛋白OspA亦随之消失。OspA可能与抗吞噬有关。

2. 所致疾病 人被疫蜱叮咬后，伯氏疏螺旋体在局部繁殖。经3～30天潜伏期，在叮咬部位可出现一个或数个慢性移行性红斑（erythema chronic migrans，ECM）。开始时为红色斑疹或丘疹，随后逐渐扩大形成一片大的圆形皮损，外缘有鲜红边界，中央呈退行性病变，故似一红环；也可在皮损内形成几圈新的环状红圈，似枪靶形。皮损逐渐扩大，直径可达5～50 mm。一般经2～3周，皮损自行消退，偶留有瘢痕与色素沉着。早期可有乏力、头痛、发热、肌痛等。未经治疗的莱姆病患者，约80%可发展至晚期，时间快慢不一，快的在发病后1周内出现，慢的可超过2年。晚期主要表现为慢性关节炎、慢性神经系统或皮肤异常。莱姆病患者的个体差异明显，轻者可为亚临床感染或仅累及一个系统，重者可同时出现皮肤、神经系统、关节、心脏等多脏器损害。任何一个系统的受累均可呈暂时性、再发性和慢性化特点。不同地区可有不同临床特征，如在美国，关节炎较多见，而欧洲则以神经系统改变更常见，这可能与不同菌株有关。

3. 免疫性 当移行性红斑形成后，皮损中的伯氏疏螺旋体数量不多，这已由分离培养和PCR技术予以证实。在晚期，临床标本亦难以分离出螺旋体。因此，菌量如此少却能使病程持续进展，这一现象深受学者关注。

伯氏疏螺旋体进入宿主后，能激发巨噬细胞等使之产生IL-1、IL-6和TNF等细胞因子；亦能活化补体替代途径，释放C3a、C5a等炎症介质。这均促使炎症的发生，既造成机体的损伤，但亦有对宿主有益的免疫防御作用。

伯氏疏螺旋体的抗原性比较稳定，在体内形成特异性抗体是清除它们的主要免疫机制。特异性细胞免疫的保护作用尚有争议。

（三）微生物学检查法

由于伯氏疏螺旋体在莱姆病的整个病程中数量较少，因此直接镜检和分离培养一般不做，主要依靠血清学试验和分子生物学技术来诊断莱姆病。

使用最广泛的是免疫荧光法（immunofluorescence assay，IFA）和 ELISA。IgM 在移行性红斑出现后 2 ～ 4 周产生，6 ～ 8 周达峰值，一般在 4 ～ 6 个月后恢复正常。在持续性感染患者体内，IgM 保持高水平。IgG 出现较迟，其峰值在发病后 4 ～ 6 个月，并持续至病程的晚期。若脑脊液中查有特异抗体，表示中枢神经系统已被累及。

ELISA 阳性时，需用蛋白印迹法分析其特异性。IgM 的主要靶抗原是 41 kDa 的鞭毛抗原，IgG 的靶抗原则为 31 kDa 的 OspA、34 kDa 的 OspB、21 kDa 的 OspC 和 60 kDa 的热休克蛋白。

由于伯氏疏螺旋体与苍白密螺旋体等在抗原结构上有共同部分，生物学假阳性难以避免；又因为引起莱姆病的螺旋体不止一种，特异靶抗原随不同菌株而异。因此，ELISA 和蛋白印迹分析所得结果，仍需结合临床资料判定。近年来也有应用特异的 PCR 技术检测疏螺旋体特异 DNA 进行莱姆病的诊断。

（四）防治原则

疫区工作人员要加强个人保护，避免硬蜱叮咬。1992 年化学灭活疫苗已获准在美国家犬中使用。尚处于研制中的人用候选疫苗主要是重组单一蛋白疫苗。研究最多的伯氏疏螺旋体 OspA 和 OspC，存在的问题是 OspA 变异多。缺乏 OspA 和 OspB 的伯氏疏螺旋体突变株，在动物实验中亦可产生保护性免疫。

早期患者可口服多西环素、阿莫西林或红霉素。晚期患者一般用青霉素联合头孢曲松静脉滴注。

二、回归热疏螺旋体

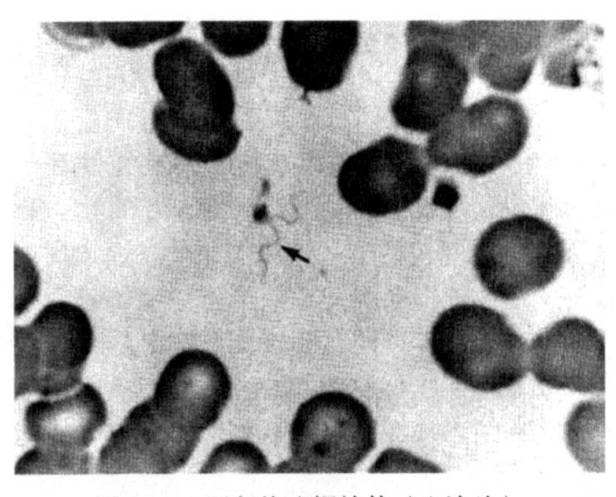

图 20-3　回归热疏螺旋体（血涂片）

回归热是由多种疏螺旋体引起的急性传染病。其临床特点为急起急退的高热，全身肌肉酸痛，1 次或多次复发，肝脾肿大，重症可出现黄疸和出血倾向。根据回归热传播媒介昆虫的不同，可分为两类。一类为虱传回归热，或称流行性回归热，其病原体为回归热疏螺旋体（*B. recurrentis*）（图 20-3）。另一类为蜱传回归热，又称地方性回归热，其病原体多至 15 种，如杜通疏螺旋体（*B. duttonii*）、赫姆斯疏螺旋体（*B. hermsii*）等。亚洲和中国流行的回归热主要是波斯疏螺旋体（*B. persica*）和拉氏疏螺旋体（*B. latyschewii*）。

流行性回归热主要通过人体虱在人类中传播。当虱吸吮患者血液后，螺旋体从中肠进入血和淋巴大量繁殖，不进入唾液或卵巢。人被虱叮咬后，因抓痒将虱压碎，螺旋体经皮肤创伤进入人体。螺旋体在人血流中大量繁殖，数量可高达 10 万条 /ml。患者高热，持续 3 ～ 4 天后，热退；隔 1 周左右，又高热。如此反复发作 3 ～ 9 次，亦有多达 14 次者。其机制是螺旋体外膜蛋白易发生变异。

蜱传回归热主要通过软蜱传播，储存宿主是啮齿类动物。螺旋体在蜱的体腔、唾液、粪便内均可存在，且经卵传代。故蜱叮咬人后，病原体可直接从皮肤创口注入体内。蜱传回归热的病程和临床表现与虱传型相似，只是病程较短、症状较轻。

回归热的免疫机制主要是以特异性抗体为主的体液免疫。第一次高热消退前，患者血清中已出现特异的IgM类抗体。这些抗体与补体协同作用可裂解螺旋体，清除血流中的螺旋体。但隐匿在内部组织的螺旋体，其外膜蛋白可因编码基因重排形成新的突变株，逃逸初次感染病原体特异抗体的攻击。当这些突变株繁殖至一定数量，则引起第二次高热。如此多次，直至螺旋体的突变类型不再超越宿主产生的多种特异性抗体的范围为止。

回归热的微生物学检查主要采集发热期患者血液，直接涂片后进行吉姆萨或瑞氏染色，在光镜下可查见比红细胞长数倍的螺旋体。

三、奋森疏螺旋体

奋森疏螺旋体（*B. vincentii*）的形态与回归热疏螺旋体类似。正常情况下，与梭形梭杆菌（*Fusobacterium nucleatum*）寄居于人类口腔牙龈部。当机体免疫功能下降时，这两种菌大量繁殖，协同引起奋森咽峡炎、牙龈炎、口腔坏疽等。采集局部病变材料，直接涂片，革兰氏染色镜检，可观察到螺旋体和梭杆菌并存，两者均呈革兰氏阴性反应。

第三节 钩端螺旋体属

钩端螺旋体隶属于螺旋体目（Spirochaetales）钩端螺旋体科（Leptospiraceae）钩端螺旋体属（*Leptospira*）。钩端螺旋体的螺旋较密螺旋体的更多、更细密而规则，一端或两端弯曲成钩状，故名。钩端螺旋体病，简称钩体病，又称为Weil's病（Weil's disease），最早在1886年由Adolf Weil报道为一种急性传染性黄疸病。该病的病原体在1915年被日本科学家Inada和Ido发现。钩端螺旋体病是全球性分布的人兽共患病，我国是受钩体病危害较严重的国家之一。近年来，该病的发生率在一些发达国家和地区有所上升，引起了世界各国科学家的重视。

一、生物学性状

（一）形态与染色

钩端螺旋体大小为（0.1～0.2）μm×（6～12）μm。螺旋细密、规则，形似细小珍珠排列的细链。一端或两端呈钩状。运动活泼，常使菌体呈C形、S形或8字形（图20-4）。

钩端螺旋体的最外层为外膜，其内为螺旋状的肽聚糖层和细胞膜包绕的圆柱状原生质。在外膜与肽聚糖层间有两根周浆鞭毛，每根各自菌体一端伸展至中央但不重叠。

革兰氏染色呈阴性，但不易着染。常用Fontana镀银染色法，钩端螺旋体被染成棕褐色。

（二）基因组特征

钩端螺旋体基因组大约4.7 Mb，由大小两个环状染色体及0～3个60～70 kb的质粒组成。

（三）培养特性

需氧或微需氧。营养要求复杂，常用含10%兔血清的Korthof培养基或EMJH培养基培养。血清除促进钩端螺旋体生长外，尚能中和其代谢过程中产生的毒性物质。适宜生长温度为28～30℃，若在11～13℃能生长则为非致病的双曲钩端螺旋体。最适pH为7.2～7.6，pH＜6.5时死亡，最高能耐受pH为8.4。

钩端螺旋体在人工培养基中生长缓慢。在液体培养基中，分裂一次需6～8小时；经28℃培养1～2周，可呈半透明云雾状生长。在固体培养基上，经28℃孵育1～8周，可形成透明、不规则、直径＜2 mm的扁平细小菌落。

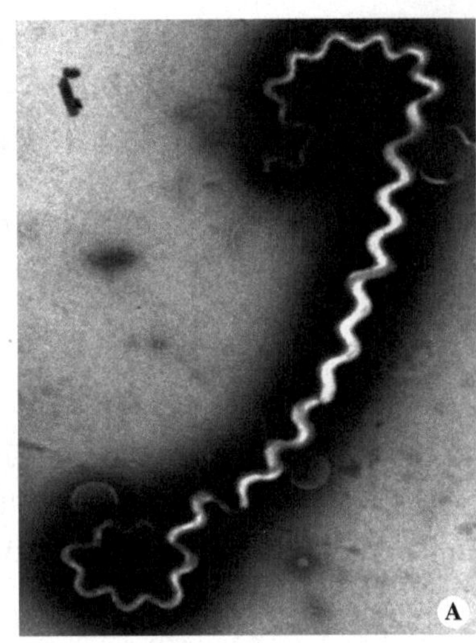

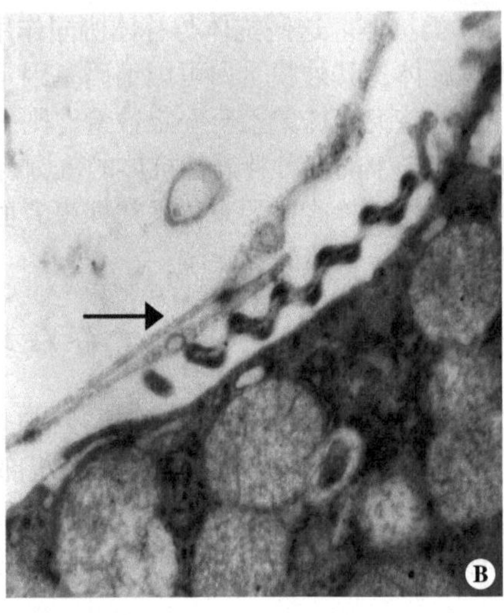

图 20-4　钩端螺旋体

A. 体外培养的钩端螺旋体（扫描电镜，×20 000，何平提供）；B. 组织中的钩端螺旋体（透射电镜，×15 000，杨宏亮提供）

（四）抵抗力

钩端螺旋体对热抵抗力弱，60℃ 1 分钟即死亡。0.2% 甲酚皂、1 ∶ 2000 氯化汞、1% 苯酚经 10 ～ 30 分钟即被杀灭。对青霉素敏感。在湿土或水中可存活数月，这在传播上有重要意义。

（五）抗原构造

1. 属特异性抗原（genus-specific protein antigen，GP-AG）只存在于钩端螺旋体属中，细丝体属无此抗原。故 GP-AG 有助于钩端螺旋体病的血清学诊断，也可用于钩端螺旋体科的分类。

2. 群特异性抗原（serogroup-specific antigen）系菌体类脂多糖复合物。

3. 型特异性抗原（serovar-specific antigen）系表面抗原，为多糖蛋白复合物。

（六）分类

按基因组特征可将钩端螺旋体属分为基因种，目前已知的有 21 个种。

应用显微镜凝集试验（microscopic agglutination test，MAT）和凝集素吸收试验（agglutination absorption test，AAT），可将钩端螺旋体属进行血清群和血清型的分类。目前致病性钩端螺旋体至少可分为 25 个血清群、273 个血清型。迄今，我国已发现的致病性钩端螺旋体至少有 19 个血清群、75 个血清型（表 20-2），是发现血清型最多的国家。

表 20-2　我国已发现的钩端螺旋体血清群和血清型

血清群	血清型
黄疸出血（*L. icterohaemorrhageae*）	赖 *、哥本哈根、黄疸出血、纳姆、红河 *、南溪 *
爪哇（*L. javanica*）	爪哇、德宏 *、勐腊 *、勐润 *、雅安 *、镇康 *、勐玛 *
犬（*L. canicola*）	犬、频德吉、琼斯、渡口 *
拜伦（*L. ballum*）	拜伦、广东 *
致热（*L. pyrogenes*）	致热、阿不赖姆斯、蔡升尼、孟连 *
秋季热（*L. autumnalis*）	秋季、斑金南、福特 - 布拉格、摩尔斯、拉赫马特、苏门答腊、南腊 *
大洋洲（*L. australis*）	大洋洲、乳山 *
波摩那（*L. pomona*）	昆明 *、波摩那
流感伤寒（*L. grippotyphosa*）	临海、两广 *、流感伤寒
七日热（*L. hebdomadis*）	七日热、曼庄 *、龙南 *、南定 *

续表

血清群	血清型
赛罗（*L. sejroe*）	巴尔干、溶血、哈焦、棉兰、萨可斯可宾、屈林台德、乌尔夫、金 *
巴达维亚（*L. bataviae*）	巴叶赞、巴达维亚
曼耗（*L. manhos*）	清水 *、绿水 *、曼耗 *、临沧 *、黎川 *
明尼（*L. mani*）	明尼、云南 *、河口 *、南定 *
萨明（*L. sarmin*）	威维里
赛尔东尼（*L. celledoni*）	恩霍、海南 *、怀特康、勐定 *
塔拉索夫（*L. tarassovi*）	哥埃达、摩尔达维亚、培拉索夫、云县 *、宁夏 *、版纳 *、耿马 *、勐棒 *
蛙（*L. ranarum*）	平昌 *
四川（*L. sichuna*）	四川 *

* 为我国分离的新血清群或血清型，均按国际标准鉴定。

二、致病性与免疫性

（一）致病物质

钩端螺旋体的致病物质尚不能完全确定。研究认为一些潜在的毒力因子如运动和趋化相关蛋白、溶血素、LPS 等可能在钩端螺旋体的致病机制中起一定作用。在动物感染模型中发现钩端螺旋体存在于肝脏间质和肾脏间质内。钩端螺旋体可以黏附在细胞基质如胶原蛋白Ⅰ型、Ⅳ型，粘连蛋白和纤连蛋白上。钩端螺旋体表面 36 kDa 蛋白可与纤连蛋白结合，其次发现 Lsa24、Lsa21、LigA 和 LigB 蛋白可以黏附到粘连蛋白和纤连蛋白上。最近发现，钩端螺旋体 LenA 蛋白可以和人纤溶酶原结合，并激活纤溶酶原为纤溶酶，降解纤维蛋白原。钩端螺旋体可能通过 LenA 蛋白而获得纤溶酶，以帮助钩端螺旋体扩散到全身。

（二）所致疾病

钩端螺旋体病是一种人兽共患传染病。我国已从 50 多种动物中检出有致病性的钩端螺旋体，其中鼠类和猪为主要储存宿主，蛇、鸡、鸭、鹅、蛙、兔等亦可能是储存宿主。

动物感染钩端螺旋体后，大多呈隐性感染，不发病。但钩端螺旋体在肾脏中长期存在，随尿持续不断排出，污染水源和土壤。人与污染的水或土壤接触而感染。

钩端螺旋体纤细、运动极为活泼，能穿透完整的黏膜或经皮肤破损处进入人体。病原体进入人体后，即在局部迅速繁殖，并经淋巴系统或直接入血引起菌血症。由于钩端螺旋体的血清型不同、毒力不一，宿主免疫水平有差异，临床表现轻重相差甚大。轻者似感冒，仅出现轻微的自限性发热；重者可有明显的肝、肾、中枢神经系统损害，肺大出血甚至死亡。钩端螺旋体病的特点是起病急、高热、乏力、全身酸痛、眼结膜充血、腓肠肌压痛、表浅淋巴结肿大等。

（三）免疫性

致病性钩端螺旋体进入人体后，中性粒细胞不能吞噬病菌，而单核 - 巨噬细胞可以吞噬。若病菌数量少、毒力低，病菌完全或大部分被杀灭，则感染不形成或呈隐性感染状态。发病后 1 ～ 2 周，随着特异性抗体的产生并逐渐增多，使吞噬细胞的吞噬和杀伤效率大为加强，血循环中的钩端螺旋体迅速被清除。但抗体等对侵入肾脏的病菌作用较小，它们能在肾小管等组织中继续保持一定程度的繁殖和经尿排菌，一般排菌时间在半年左右。

三、微生物学检查法

（一）病原体检测

发病10天内取血液；1周后取尿液，有时可长达3个月；有脑膜刺激征者取脑脊液进行检测。

1. 直接镜检 将标本离心集菌后做暗视野检查，或用Fontana镀银法染色后镜检。也可用免疫荧光法或免疫酶染色法检查。

2. 分离与鉴定 将标本接种至Korthof培养基上，置28℃孵育。多数阳性标本在2周内可见培养液呈轻度混浊，然后以暗视野显微镜检查有无钩端螺旋体存在。若有，则用已知诊断血清诊断鉴定其血清群和血清型。分离培养标本应连续观察4周，仍无生长者始判定为阴性。

3. 动物接种 是分离钩端螺旋体的敏感方法，尤其适用于有杂菌污染的标本。方法是将标本接种于幼龄豚鼠或金地鼠腹腔。接种3～5天后，取肝脏组织研磨后可用暗视野显微镜检查；若动物发病后死亡，解剖可见皮下、肺部等有大小不等的出血斑，肝、脾、肾脏中有大量钩端螺旋体存在。

4. 分子生物学方法 PCR扩增的敏感性优于培养法，但目前尚无理想可用于检测的方法。

（二）血清学诊断

应采取病程早、晚期双份血清，一般在病初和发病后第3～4周各采一次。有脑膜刺激症状者采取脑脊液检测特异抗体。

1. 显微镜凝集试验（MAT） 为最常用和经典的检测方法。这一方法的原理为检测患者血清与活的致病性钩端螺旋体凝集的能力。钩端螺旋体与相应的特异性抗体结合，可发生凝集现象，在暗视野显微镜下明显可见，一般凝集反应在感染5～7天后出现。以当地常见的流行血清群、血清型致病性钩端螺旋体作为抗原，与不同疑似钩端螺旋体病患者的稀释血清混合后孵育，在暗视野显微镜下检查有无凝集现象。感染患者的单份血清凝集效价在1 ∶ 200以上或双份血清凝集效价升高4倍及以上有诊断意义。MAT有较高的特异性和敏感性，但需用不同血清型的活钩端螺旋体来作为已知抗原进行检测，且操作烦琐，通常也不适用于早期诊断。

2. 间接凝集试验 以乳胶（聚苯乙烯）或活性炭微粒为载体，吸附钩端螺旋体可溶性抗原作为指示物。当这些以特异抗原致敏的载体与患者血清中的相应抗体结合后，就出现凝集现象，是为阳性反应。间接凝集试验结果可用肉眼直接观察。炭粒凝集效价＞1 ∶ 8、乳胶凝集效价＞1 ∶ 2，可判定为阳性。若第2次采血测定凝集效价呈4倍或以上增长者，临床意义更大。

四、防治原则

钩端螺旋体病是一种人兽共患病，要做好防鼠、灭鼠工作，以及加强对带菌家畜的管理。

在常年流行地区，对易感人群和与疫水接触者宜接种包含当地流行株在内的多价钩端螺旋体疫苗。目前沿用的是多价全细胞死疫苗，只要疫苗株的血清型与流行株的一致，即有预防效果。但其接种量大、接种需多次，且全菌中带有与免疫预防无关的组分，因而不良反应较大等。为此，国内外均在研究新一代的钩端螺旋体疫苗。

我国研制的钩端螺旋体外膜疫苗，经过动物保护试验、毒力试验和安全试验，皆获得满意结果。经志愿者试验，接种后无反应或反应极为轻微。免疫后1～3个月，血清特异抗体水平明显上升，持续时间长。在第1代外膜疫苗研究基础上，对培养基和生产工艺改进制成了第2代外膜疫苗。动物试验表明，接种100 μg该疫苗即可获得保护作用。人体接种后，不良反应轻微，一次免疫后特异抗体水平明显升高，免疫后3个月，抗体下降水平慢于全疫苗，提示第2代钩端螺旋体外膜疫苗可替代传统的全疫苗，成为预防钩端螺旋体的较理想的新一代疫苗。

其他研究中的钩端螺旋体新疫苗，尚有以其 LPS 或 LPS 与白喉类毒素偶联物作为免疫原的。豚鼠实验发现两者免疫后第 4 周出现特异性抗体，6 ～ 8 周时抗体效价达峰值，但 LPS 与白喉类毒素偶联物产生的抗体效价要比单独 LPS 的高 15 ～ 100 倍。表明钩端螺旋体 LPS 或与白喉类毒素偶联后，亦有可能成为预防钩端螺旋体病的候选新疫苗，值得进一步深入研究。

治疗首选青霉素或氨苄西林，接触感染动物或疫水者的预防可口服多西环素。

（秦金红）

第 21 章　立克次体及柯克斯体、巴通体

立克次体 richettsia 是一类与节肢动物关系密切的严格细胞内寄生菌。美国病理学家 Howard T.Ricketts（1871—1910）于 1909 年发现落基山斑点热的病原体并在实验动物中培养，之后在研究斑疹伤寒时不幸献身，人们为了纪念他而将这一类细菌称为立克次体。其中，立克次体属（*Rickettsia*）、东方体属（*Orientia*）、无形体属（*Anaplasma*）的一些成员可引起斑疹伤寒、恙虫病、人粒细胞无形体病等传染病。

柯克斯体和巴通体以前被归入立克次体，但根据 16S rRNA 基因序列遗传进化分析，在分类上现已不属于立克次体，分别被归入军团菌目和根瘤菌目，但为了方便起见，仍在本章阐述。

这类病原体的分类、所致疾病和流行环节见表 21-1。

表 21-1　常见立克次体及柯克斯体、巴通体的分类、所致疾病和流行环节

属	群	种	所致疾病	传播媒介	储存宿主
立克次体属	斑疹伤寒群	普氏立克次体（*R. prowazekii*）	流行性斑疹伤寒	人虱	人、鼯鼠
		斑疹伤寒立克次体（*R. typhi*）	地方性斑疹伤寒	鼠蚤	鼠
	斑点热群	立氏立克次体（*R. rickettsii*）	落基山斑点热	蜱	犬和野鼠等
		西伯利亚立克次体（*R. sibirica*）	北亚蜱传染斑疹伤寒	蜱	野兽和鸟
		康氏立克次体（*R. conorii*）	地中海斑点热	蜱	啮齿类、犬
		小蛛立克次体（*R. akari*）	立克次体痘	螨	野鼠
东方体属		恙虫病东方体（*O. tsutsugamushi*）	恙虫病	螨	野鼠等
无形体属		嗜吞噬细胞无形体（*A. phagocytophilum*）	人粒细胞无形体病	蜱	野鼠、马、犬和鹿等
埃立克体属		查菲埃立克体（*E. chaffeensis*）	人粒细胞埃立克体病	蜱	啮齿类
柯克斯体属		贝纳柯克斯体（*C. burnetii*）	Q 热	蜱	野生小动物、牛和羊等
巴通体属		五日热巴通体（*B. quintana*）	战壕热、杆菌性血管瘤	人虱	人
		汉赛巴通体（*B. henselae*）	猫抓病	—	猫和犬

立克次体的共同特点：①许多是人兽共患病的病原体；②以节肢动物为传播媒介（巴通体除外），引起人类发热出疹性疾病；③体积小，形态以球杆状或杆状为主，革兰氏染色呈阴性，光学显微镜下可见；④专性细胞内寄生的细菌，因酶系统不够完善，故不能独立生活；⑤以二分裂方式繁殖；⑥对多种抗生素敏感。

这类病原体所致疾病绝大多数为自然疫源性疾病，动物受染后一般不出现症状。人类因生产劳动、资源开发等活动偶然遭到嗜血节肢动物的侵袭而受染。流行性斑疹伤寒、地方性斑疹伤寒和 Q 热呈世界性分布；斑点热主要流行于北美洲和北亚等地区；人粒细胞埃立克体病在北美洲、欧洲、亚洲均有报道；恙虫病主要流行于东南亚和西南太平洋等地区。这些疾病在我国均有发生。

常见立克次体和柯克斯体的主要生物学性状见表 21-2。

表 21-2　常见立克次体和柯克斯体的主要生物学性状

立克次体种类	培养特性	二分裂	生长分布的位置	灭活温度（℃）	灭活时间（分钟）	外斐反应
普氏立克次体	活细胞内增殖	+	分散细胞质内	56	30	OX_{19}+++，OX_2+，OX_K −
斑疹伤寒立克次体	活细胞内增殖	+	分散细胞质内	56	30	OX_{19}+++，OX_2+，OX_K −
立氏立克次体	活细胞内增殖	+	细胞质和核质区	56	30	OX_{19}+++，OX_2+，OX_K −
恙虫病东方体	活细胞内增殖	+	近核处成堆	56	30	OX_{19} −，OX_2 −，OX_K+++
贝纳柯克斯体	活细胞内增殖	+	吞噬溶酶体内	100	10	OX_{19} −，OX_2 −，OX_K −

第一节　立 克 次 体

一、普氏立克次体

普氏立克次体（*R. prowazekii*）是流行性斑疹伤寒（或称虱传斑疹伤寒）的病原体，用为研究斑疹伤寒而献身的捷克科学家 von Prowazek 的姓氏命名。

（一）生物学性状

1. 形态结构与染色　普氏立克次体呈多形态性，以短杆状为主，长 0.6 ～ 2.0 μm，宽 0.3 ～ 0.8μm，在胞质内呈单个或短链状存在。革兰氏染色呈阴性，但着色较淡。常用吉姆萨染色，菌体呈紫色或蓝色；Giménez 染色，菌体呈鲜红色。

2. 结构与抗原构造　普氏立克次体的结构与其他革兰氏阴性菌相似，有细胞壁和细胞膜。细胞壁由肽聚糖、脂多糖、蛋白和外膜组成。菌体表面有多糖组成的微荚膜样黏液层。细胞膜由脂质双层构成，含有大量的磷脂。细胞质中的核糖体由 50S 和 30S 大小两种亚基组成，双链 DNA 构成的核质区位于中央。

普氏立克次体细胞壁有两类抗原，一类为群特异性的可溶性抗原，可能是细胞壁的脂多糖成分，耐热；另一类为种特异性抗原，为细胞壁外膜蛋白，不耐热。

立克次体的脂多糖成分与变形杆菌某些 X 株菌体抗原有共同成分，可引起交叉反应。根据这一原理，用易于制备的变形杆菌 O 抗原代替相应立克次体抗原建立一种非特异性直接凝集试验，称外斐反应（Weil-Felix reaction），用于检测患者体内是否有抗立克次体抗体，其可作为一种辅助诊断斑疹伤寒、斑点热和恙虫病的方法。

3. 培养特性　立克次体均为专性活细胞内寄生菌，只有在活的细胞内才能生长，以二分裂方式繁殖，繁殖一代需要 6 ～ 10 小时，生长缓慢。培养立克次体的方法有动物接种、鸡胚接种和细胞培养。动物接种可采用豚鼠和小鼠，包括普氏立克次体在内的多种病原性立克次体在豚鼠和小鼠体内生长繁殖良好。亦可接种于鸡胚卵黄囊内培养。目前常用鸡胚成纤维细胞、L929 细胞和 Vero 细胞进行立克次体的分离、鉴定和培养，最适培养温度为 37℃。立克次体的培养须在相应级别的生物安全实验室进行。

4. 抵抗力　普氏立克次体对理化因素的抵抗力较弱，对热敏感，56℃ 30 分钟即可被杀死，在水溶液中 4℃ 24 小时失去活性；耐低温和干燥，在干虱粪中能保持活性 2 个月左右。0.5% 苯酚和甲酚皂 5 分钟可灭活。对四环素类和氯霉素类抗生素敏感。磺胺可刺激其增殖。

（二）致病性与免疫性

1. 感染途径　普通患者是普氏立克次体的储存宿主和传染源，人虱传播媒介。主要感染方式是虱—人—虱—人。人虱叮咬患者，立克次体进入虱体内，在肠管上皮细胞内生长繁殖，破坏肠管上皮细胞，并随粪便排出体外，虱在感染 7 ～ 10 天后死亡。当感染的人虱叮咬健康人时，立克次体随粪便排泄于人的皮肤上，皮肤由于瘙痒而被抓伤，立克次体便可从破损的皮肤侵入人体内致病（图 21-1）。由于立克次体能在干燥的虱粪中存活 2 个月左右，亦有可能通过呼吸道或眼结膜发生感染。

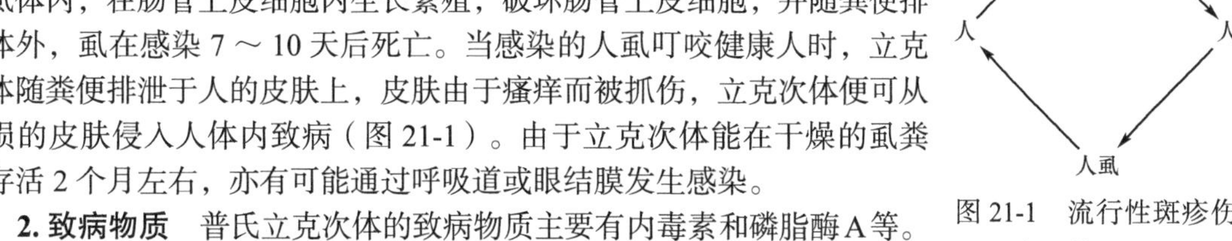

图 21-1　流行性斑疹伤寒的传播方式

2. 致病物质　普氏立克次体的致病物质主要有内毒素和磷脂酶 A 等。内毒素的化学成分为脂多糖，具有与肠道杆菌内毒素相似的多种生物学活性。可刺激单核 - 巨噬细胞产生 IL-1 和 TNF-α，引起发热；TNF-α 还可引起血管内皮细胞损伤、微循环障碍、中毒性休克和 DIC 等。磷脂酶 A 能溶解宿主细胞膜或吞噬体膜，有利于立克次体进入宿主细胞质内生长繁殖。此外，微荚膜样黏液层有利于立克次体黏附宿主细胞，并具有抗吞噬作用。

3. 所致疾病　普氏立克次体所致疾病为流行性斑疹伤寒。当普氏立克次体侵入皮肤后，与局部淋巴组织或小血管内皮细胞表面特异性受体结合而被吞入细胞内，依靠磷脂酶 A 溶解吞噬体膜的甘油磷脂进入细胞质内大量增殖，最终导致细胞裂解，释放出立克次体，引起第一次菌血症。立克次体经血流扩散至全身组织器官的小血管内皮细胞，在其中大量增殖并释放入血，导致第二次菌血症。普氏立克次体通过大量增殖破坏宿主细胞；菌体崩解释放内毒素等毒性物质，形成毒血症，损害血管内皮细胞，使其肿胀和坏死，血管通透性增强，血浆渗出，有效循环血量下降。其主要病理改变为血管内皮细胞增生、血管壁坏死、血栓形成。可造成皮肤、心、肺和脑等血管周围的广泛性病变。

流行性斑疹伤寒的潜伏期为 10 ～ 14 天，临床特征为发病急、高热、剧烈头痛和周身疼痛，4 ～ 7 天后出现皮疹。在 40 岁以上的患者中，疾病较严重，死亡率较高。在流行期，死亡率可达 6% ～ 30%。

4. 免疫性　普氏立克次体严格在细胞内寄生，抗感染以细胞免疫为主，体液免疫为辅。CTL 溶解杀伤感染立克次体的血管内皮细胞，Thl 细胞释放细胞因子 IFN-γ 增强 MΦ 的吞噬和杀伤功能；B 细胞产生的群和种抗体可促进吞噬细胞的吞噬作用，中和细胞外立克次体的感染性和毒性物质。与此同时，免疫作用也增加了对机体的病理性损害。由于二次菌血症，病后可获得牢固免疫力，与斑疹伤寒立克次体的感染有交叉免疫力。

（三）微生物学检查法

微生物学检查法主要为分离和鉴定，对临床确诊和流行病学调查有意义。

1. 标本采集　一般在发病期或急性期尚未用抗生素之前无菌采血以提高阳性分离率。流行病学调查常采取野生小动物、家畜脏器或节肢动物的组织悬液。

2. 分离培养　标本中普氏立克次体含量常不高，直接镜检阳性率低。可将标本尽快接种在雄性豚鼠的腹腔内，接种后若体温＞ 40℃或阴囊有红肿，表示已发生感染；若无阴囊红肿而体温超过 40℃，可取脾组织接种于鸡胚卵黄囊内，如卵黄囊膜涂片查见细菌，可根据细菌形态、在细胞内的部位及免疫荧光法等进行鉴定。

3. 血清学检测

（1）间接荧光抗体试验：抗体滴度≥ 1 ∶ 80 或早、晚期双份血清效价呈 4 倍及以上增长者有诊断意义。

（2）补体结合试验：用普氏立克次体可溶性（群特异）抗原进行的补体结合试验可区别斑疹伤寒和其他群的立克次体感染，而要区别普氏与斑疹伤寒立克次体还需用种特异性抗原。

（3）外斐反应：（变形杆菌 OX_{19} 抗原）抗体滴度≥ 1 ∶ 160 或恢复期抗体滴度比早期增高≥ 4 倍者可诊断为斑疹伤寒，但要结合临床症状，排除外斐反应假阳性。

4. 分子生物学检测　可应用 PCR 或核酸探针检测。

（四）防治原则

1. 预防原则　流行性斑疹伤寒的预防主要应改善生活条件，讲究个人卫生，消灭体虱，加强个人防护。

特异性预防采用灭活鼠肺疫苗和鸡胚疫苗等接种高危人群，免疫力可持续一年左右。

2. 治疗原则　氯霉素和四环素类抗生素对普氏立克次体和其他立克次体均有效，可缩短病程，降低死亡率。禁用磺胺类药物治疗。

二、斑疹伤寒立克次体

斑疹伤寒立克次体（*R. typhi*）或称莫氏立克次体（*R. mooseri*）是地方性斑疹伤寒（亦称鼠

型斑疹伤寒）的病原体。1931 年，Mooser 等分别从该疾病流行的墨西哥的鼠脑和美国的鼠虱中分离出来。地方性斑疹伤寒可在世界各地散发，而主要发生在非洲和南美洲。

（一）生物学性状

斑疹伤寒立克次体大小形态同普氏立克次体，但链状排列少见。其染色性、结构、抗原构造、培养特性、抵抗力及易感细胞、易感动物等与普氏立克次体相似（图 21-2）。

（二）致病性和免疫性

1. 感染途径 斑疹伤寒立克次体的主要储存宿主和传染源是鼠，主要传播媒介是鼠蚤和鼠虱，感染的自然周期是鼠—蚤—鼠。立克次体长期寄生于隐性感染鼠体，鼠蚤吸疫鼠血后，立克次体进入其消化道并在肠上皮细胞内繁殖，细胞破裂后释出立克次体，混入蚤粪中，在鼠群间传播。鼠蚤只在鼠死亡后才离开鼠转向叮吮人血，而使人感染。此外，带有立克次体的干燥蚤粪还可经口、鼻及眼结膜进入人体而致病（图 21-3）。

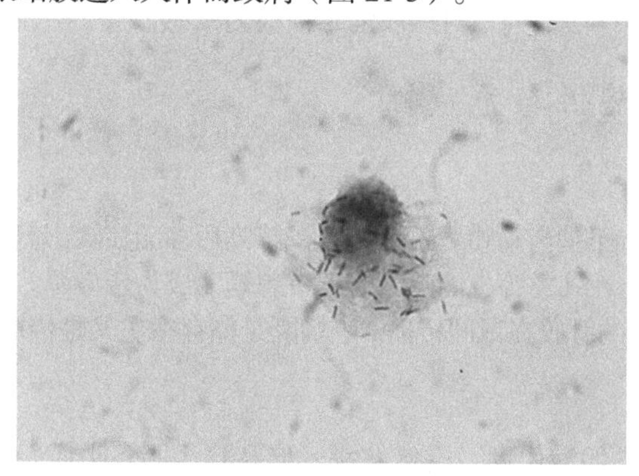

图 21-2 斑疹伤寒立克次体（×1000）（Giménez 染色）

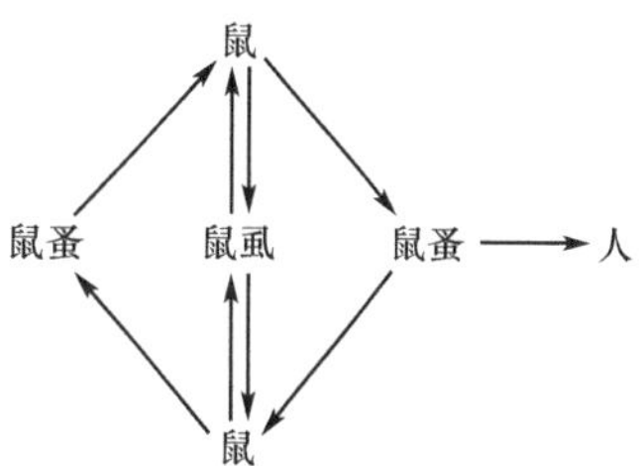

图 21-3 斑疹伤寒立克次体的传播方式

2. 所致疾病 致病物质同普氏立克次体，所致疾病为地方性斑疹伤寒，其临床症状与流行性斑疹伤寒相似，但发病缓慢，常经过 8 ～ 12 天的潜伏期后出现发热和皮疹，病情较轻，很少累及中枢神经系统和心肌，病死率不超过 1%。

3. 免疫性 斑疹伤寒立克次体的免疫性与普氏立克次体相似，与普氏立克次体感染有交叉免疫力。

（三）微生物学检查法

接种于雄性豚鼠腹腔内，若有斑疹伤寒立克次体的感染可出现发热，同时伴有明显的阴囊红肿和鞘膜反应（Neill-Mooser reaction）。其余同普氏立克次体。

（四）防治原则

预防措施主要是改善居住条件，讲究个人卫生，灭虱、灭蚤和灭鼠。治疗原则同流行性斑疹伤寒。

第二节 东 方 体

恙虫病东方体（*O. tsutsugamushi*）（以前称为恙虫病立克次体，*R. tsutsugamushi*）是恙虫病（或称丛林斑疹伤寒）的病原体。我国早在晋代的葛洪就描述过恙虫病。1920 年日本学者 Hayashi 等首先发现其病原体。恙虫病主要流行于东南亚、西南太平洋岛屿、日本和我国的东南地区。

一、生物学性状

（一）形态、染色与结构

恙虫病东方体呈球状或短杆状，多成对排列，平均长 1.2 μm（很少超过 1.5 μm）、宽 0.5 μm，多在细胞质近核处成堆排列。染色特性与普氏立克次体相似。细胞壁的结构和抗原成分与立克次体属不同，菌体表面无黏液层，无微荚膜，无肽聚糖和脂多糖，与变形杆菌 OX_K 有交叉抗原。

（二）培养特性

小鼠易感，对豚鼠不致病，可在鸡胚卵黄囊和组织细胞中生长繁殖。

（三）抵抗力

在外环境中的抵抗力较其他立克次体低，56℃处理 10 分钟即被杀灭；37℃保温 2 ～ 3 小时后，其活力大为下降，低温可长期保存，−20℃能存活 5 周；对一般消毒剂极为敏感。

二、致病性与免疫性

（一）感染途径

恙虫病是一种自然疫源性疾病，主要流行于啮齿动物。野鼠和家鼠感染后多无症状，但体内长期保留病原体，故为主要传染源。此外，兔类、鸟类等也能感染或携带恙螨而成为传染源。东方体寄居在恙螨体内，可经卵传代，并借助于恙螨的叮咬在鼠间传播，恙螨既是储存宿主又是传播媒介。

（二）所致疾病

人若被恙螨叮咬后，经 7 ～ 10 天或更长的潜伏期，突然发病，伴高热、剧烈头痛。于叮咬处出现红斑样皮疹，形成水疱，破裂后发生溃疡，周围红润，上覆黑色痂皮（称为焦痂），是恙虫病的特征之一。

（三）免疫性

以细胞免疫为主，病后获得较持久的免疫力。

三、微生物学检查法

（一）病原体分离

取急性期患者血液接种于小鼠腹腔内，濒死时取腹膜或脾脏作涂片，经吉姆萨染色或荧光抗体染色后镜检。

（二）血清学检查

1. 间接免疫荧光试验 可测定血清抗体，于起病第 1 周末出现抗体，第 2 周末达高峰，阳性率高于外斐反应，抗体可持续 10 年，对流行病学调查意义较大。

2. 补体结合试验 应用当地代表株或多价抗原，特异性高，抗体持续时间长，可达 5 年左右。效价 1 ∶ 10 以上为阳性。

3. 外斐反应 患者单份血清对变形杆菌 OX_K 凝集效价在 1 ∶ 160 以上或早、晚期双份血清效价呈 4 倍及以上增长者有诊断意义。

四、防治原则

在流行区要加强个人防护，防止恙螨幼虫叮咬，灭鼠除草，加快疫苗研制。治疗同普氏立克次体。

第三节　无　形　体

嗜吞噬细胞无形体（*A. phagocytophilum*）引起的人粒细胞无形体病，是一种经蜱传播的人兽共患传染病，自 1994 年美国报告首例病例以来，在欧洲及包括我国在内的亚洲一些国家和地区相继有报道发生。

一、生物学性状

嗜吞噬细胞无形体呈多形性，以球状为主，直径 0.4 ～ 1.5 μm，其染色特性与普氏立克次体相同。在宿主细胞胞质中膜包裹的空泡内生长繁殖，许多细菌聚集形成桑葚状包涵体。嗜吞噬细胞无形体细胞壁中无成型的肽聚糖、无脂多糖，但细胞膜中含有来源于宿主细胞的胆固醇成分。

嗜吞噬细胞无形体在外界环境中抵抗力较弱，离开宿主细胞仅能存活数小时。

二、致病性与免疫性

嗜吞噬细胞无形体通过蜱的叮咬在脊椎动物间传播，在自然界宿主动物中引起持续性感染，储存宿主主要是野鼠及一些牧养动物。当蜱叮咬感染动物后，嗜吞噬细胞无形体可进入蜱并在其中肠和唾液腺中生长繁殖，人偶然被携带病原体的蜱叮咬而感染。

嗜吞噬细胞无形体通过蜱叮咬进入患者体内，经微血管或淋巴管进入血流和脏器，主要寄生于中性粒细胞，引起疾病。潜伏期一般为 7 ～ 14 天。急性起病，主要临床症状为发热、寒战、乏力、头痛、肌肉痛，有些患者有恶心、呕吐、腹泻、腹痛等症状，很少出现皮疹。实验室检查外周血白细胞减少、血小板降低，氨基转移酶升高。严重者可发展为多器官功能衰竭、DIC 甚至死亡。发病高峰时间与当地蜱活动活跃时期一致，我国多集中在 5 ～ 10 月。高危人群为疫区接触蜱的人群。

无形体免疫以细胞免疫为主。

三、微生物学检查法

取急性期患者全血或白细胞接种 HL-60 细胞，经染色镜下可观察到细胞内细菌形成的桑葚状包涵体。患者的外周血标本亦可直接涂片染色，检查中性粒细胞内细菌的包涵体，早期阳性检出率在 25% ～ 75%。可采用 PCR 进行分子生物学检测。可采集患者急性期、恢复期双份血清，进行间接免疫荧光试验，检测特异性抗体滴度，恢复期血清抗体滴度较急性期有 4 倍及以上升高者有诊断意义。

四、防治原则

预防主要是在流行区加强个人防护，防止蜱的叮咬。尚无疫苗。治疗首选多西环素，其他四环素类药物亦有效。

第四节　柯克斯体

贝纳柯克斯体（*C. burnetii*）亦称 Q 热柯克斯体，是 Q 热（query fever）的病原体。Q 热即疑问热，指原因不明的发热，如此命名是因为当初在调查澳大利亚屠宰场工人中的暴发时，未鉴定出病原体。Q 热在全世界范围内流行。

一、生物学性状

（一）形态与染色

贝纳柯克斯体具有高度多形性，呈小的球杆或短杆状。长 0.2 ～ 1.0μm，宽 0.2 ～ 0.4μm。革兰氏染色多为阴性，其他染色特性同普氏立克次体。于鸡胚卵黄囊中生长旺盛，能在多种细胞中繁殖。

（二）抗原结构

贝纳柯克斯体有抗原相的变异，发生变异的主要成分为脂多糖。新分离的病原体为 I 相，毒力强，含有完整的抗原组分；经人工传代后失去 I 相中的表面抗原而成为毒力弱的Ⅱ相。Ⅱ相又可通过动物接种恢复至 I 相。

（三）抵抗力

贝纳柯克斯体抵抗力较强。耐热，需煮沸 10 分钟以上才能将其杀死；耐干燥；1% 甲醛需 48 小时才能将其灭活。

二、致病性与免疫性

贝纳柯克斯体受染家畜多数无症状，却是主要传染源，乳汁、尿、粪中可长期带有病原体，由消化道或呼吸道接触而感染人。贝纳柯克斯体还可通过蜱在家畜等动物间传播，蜱叮咬可传染给人。

Q 热的潜伏期一般为 14 ～ 28 天，症状类似流感或原发性非典型肺炎，发病突然，高热寒战，常有剧烈头痛、肌肉疼痛和食欲减退，很少出现皮疹。轻者可自愈，重症病例可并发肝炎、心内膜炎。急性 Q 热可发展为慢性，在免疫力低下的患者中，病情严重。病后可获得一定免疫力，且以细胞免疫为主。

三、微生物学检查法

1. 病原体分离 可采血进行豚鼠腹腔接种，发热后取脾脏做涂片染色检查。还可选用鸡胚卵黄囊或细胞培养。

2. 血清学检测 如果外斐试验呈阴性，可用补体结合试验或凝集试验检查血中有无特异性抗体以辅助诊断。一般急性患者只产生Ⅱ相抗体。若 I 相抗体持续维持较高水平，说明感染仍然存在，为慢性或隐性感染。

四、防治原则

预防重点在于消除家畜的感染，对可疑乳制品严格消毒。对易感人群可接种用 I 相菌株制成的灭活或减毒疫苗，有一定效果。对牛、羊也可接种疫苗。治疗用四环素和氯霉素。

第五节 巴 通 体

汉赛巴通体（*B. henselae*）是猫抓病（cat scratch disease，CSD）的主要病原体。

一、生物学性状

汉赛巴通体形态多样，主要为杆状，大小为 1μm×0.5 μm 左右。革兰氏染色阴性，吉姆萨染色呈蓝紫色，镀银染色呈棕黄色。营养要求高，生长缓慢。由临床新鲜标本中分离出的汉赛巴通体有菌毛，而经实验室传代后可丧失。其生化反应不活泼，不发酵各种糖类。

二、致病性与免疫性

（一）感染途径

传染源主要为猫和犬，尤其是幼猫。90% 以上的患者与猫或犬有接触史，75% 的病例有被猫或犬抓伤、咬伤的历史，猫口腔、咽部的病原体经伤口或通过其污染的毛皮、脚爪侵入而传播，多发于学龄前儿童及青少年。

（二）所致疾病

近年来养宠物者增多，猫抓病病例增加。病原体从抓伤处进入体内，局部皮肤出现丘疹或脓疱，多呈自限性，有些继而发展为以局部引流淋巴结肿大为特征的临床综合征，出现发热、厌食、肌痛、脾大等，可持续数周甚至数月。常见的临床并发症是结膜炎伴耳前淋巴结肿大（Parinaud 眼淋巴腺综合征），系猫抓病的重要特征之一。

汉赛巴通体尚可使免疫功能低下的患者，如 HIV 感染者、肿瘤或器官移植的患者，罹患杆菌性血管瘤 - 杆菌性紫癜（bacillary angiomatosis-bacillary peliosis，BAP），主要表现为皮肤损害和内脏器官小血管增生。杆菌性血管瘤可发生在体内任何实质性器官，而杆菌性紫癜则多见于肝脏、脾脏。

三、微生物学检查法

可取病灶组织（淋巴结、皮肤、肉芽肿等）作超薄切片，进行组织病理学检查。此外，还可用血平板或巧克力色平板等培养基，或采用原代或传代细胞，对新鲜组织标本培养和鉴定。

四、防治原则

对宠物定期检疫。与猫、犬接触时避免被抓伤或咬伤，若被抓、咬伤后，可用碘酊局部消毒。可采用环丙沙星、红霉素、利福平等治疗感染猫或患者。

（葛　艳）

第22章　衣原体

衣原体（chlamydia）是一类严格在真核细胞内寄生，有独特的发育周期，能通过细菌滤器的原核细胞型微生物。

衣原体的共同特性：①革兰氏阴性，圆形或椭圆形，大小为 0.2 ～ 0.5μm；②具有细胞壁，以二分裂方式繁殖，并有独特的发育周期；③严格真核细胞内寄生，在宿主细胞提供 ATP 能量的情况下进行多种代谢；④同时含有 DNA 和 RNA 两种核酸；⑤有核糖体；⑥对多种抗生素敏感。

目前衣原体科下有衣原体属（*Chlamydia*）和嗜衣原体属（*Chlamydophila*）2 个属 9 个种，广泛寄生于人类、哺乳动物及禽类体内，对人致病的主要是：沙眼衣原体（*C. trachomatis*）、肺炎衣原体（*C. pneumoniae*）、鹦鹉热衣原体（*C. psittaci*）和兽类嗜衣原体（*C. pecorum*），多引起眼、泌尿道和呼吸道感染。现将 4 种致病性衣原体比较如下（表 22-1）：

表 22-1　四种衣原体的主要特性

性状	沙眼衣原体	肺炎衣原体	鹦鹉热衣原体	兽类嗜衣原体
自然宿主	人、小鼠	人	鸟类、低等哺乳类	牛、羊
主要人类疾病	沙眼 性传播疾病 幼儿肺炎	肺炎 呼吸道感染	肺炎 呼吸道感染	呼吸道感染
原体形态	圆、椭圆	梨形	圆、椭圆	圆
包涵体糖原	+	−	−	−
血清型	19	1（TWAR）	不明	3
DNA 同源性				
与相同衣原体种	＞ 90%	＞ 90%	14% ～ 95%	88% ～ 100%
与不同衣原体种	＜ 10%	＜ 10%	＜ 10%	
对磺胺的敏感性	敏感	不敏感	不敏感	不敏感

注：TWAR 即 Taiwan acute respiratory。

第一节　概　　述

一、生物学性状

（一）发育周期与形态染色

衣原体在宿主细胞内繁殖，具有独特的发育周期，呈现两种不同的形态结构，代表发育的两个时期（图 22-1）。

1. 原体（elementary body，EB）　小球形、椭圆形或梨形，直径 0.2 ～ 0.4 μm。电镜下可见到致密的类核结构和少量的核糖体，有胞壁，是发育成熟的衣原体，吉姆萨染色呈紫色，Macchiavello 染色呈红色。原体在宿主细胞外较稳定，无繁殖能力，但具有高度的感染性（图 22-2）。当进入易感细胞后，在细胞膜包绕形成的空泡即吞噬体中逐渐发育，体积增大进入增殖状态，形成始体。

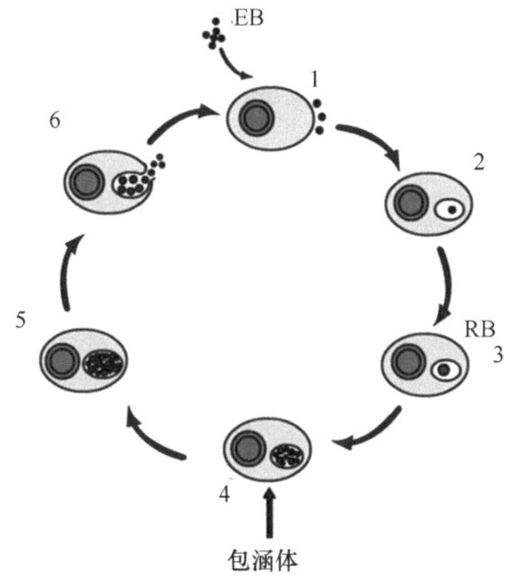

图 22-1　衣原体的发育周期

1. EB 吸附；2. EB 被吞入；3. 8 小时后发育成 RB；4. 24 小时，RB 增殖；5. 30 小时，RB 分化成 EB，包涵体形成；6. 48 小时，细胞破裂，释放 EB

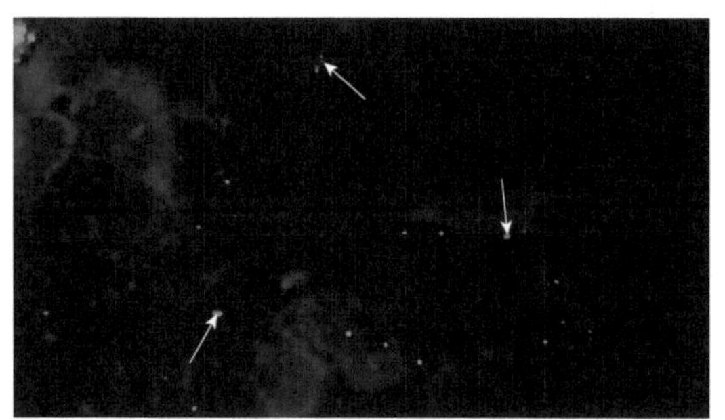

图 22-2　原体（箭头所指）（荧光染色）

2. 始体（initial body）　大球形，直径 0.5 ～ 1.0 μm。无致密核质，但有纤细网状结构，故又称网状体（reticulate body，RB），无胞壁，吉姆萨和 Macchiavello 染色均呈蓝色。始体在细胞外很快死亡，故不具感染性，但在细胞内代谢活泼，经二分裂方式繁殖，形成含有繁殖始体和子代原体聚集的空泡即包涵体（inclusion body）。始体在包涵体内逐渐成熟为子代原体，然后被从破坏的感染细胞中释出；再感染新的易感细胞，开始新的发育周期。每个发育周期为 48 ～ 72 小时，即：

原体→吸附→吞噬体（空泡）→在吞噬体内形成始体→二分裂繁殖→形成包涵体→在包涵体内成熟为原体→释放

原体和始体的主要性状比较见表 22-2。

表 22-2　原体和始体的性状比较

性状	原体	始体
大小（直径，μm）	0.2 ～ 0.4	0.5 ～ 1.0
细胞壁	+	–
胞外稳定性	+	–
感染性	+	–
繁殖能力	–	+
毒性	+	–

（二）基因组特征

衣原体基因组大小在 1.04 ～ 1.23 Mb。其中沙眼衣原体 D 血清型基因组 1.04 Mb，G+C 占 41.3%，另有 1 个 7 493 bp 的质粒。整个基因组有 894 个编码蛋白的基因，存在特别强的 DNA 修复和重组系统，未发现前噬菌体基因。

（三）培养特性

衣原体营专性细胞内寄生。绝大多数衣原体常用 6 ～ 8 日龄鸡胚或鸭胚卵黄囊接种法培养，可在卵黄囊膜内找到包涵体、原体和网状体颗粒。某些衣原体经一定接种途径可使小鼠感染，如鹦鹉热衣原体接种于小鼠腹腔内；沙眼依原体性病淋巴肉芽肿亚种接种于小鼠脑内。

衣原体可用 HeLa-299、BHK-21、McCoy 或 HL 等细胞培养，比鸡胚培养更敏感。可通过离心使更多的衣原体吸附到易感细胞表面，在细胞培养中加入代谢抑制物或用 X 线照射细胞，提高分离培养阳性率。

（四）抗原结构

根据细胞壁的不同成分，可分为属、种、型特异抗原。

1. 属特异抗原 位于胞壁的共同抗原，为脂多糖，类似革兰氏阴性菌的脂蛋白 - 脂多糖复合物。用补体结合试验检测。

2. 种特异抗原 大多数衣原体的种特异抗原位于主要外膜蛋白（major outer membrane protein，MOMP）上。用补体结合试验和中和试验检测。

3. 型特异抗原 为 MOMP 抗原中可变区不同氨基酸序列形成的抗原特异性成分。常用检测的方法是单克隆抗体微量免疫荧光试验（MIF）。

4. 抗原变异 MOMP 抗原表位易发生变异，并易形成新的亚种。

（五）抵抗力

衣原体对热敏感，在 60℃仅能存活 5 ～ 10 分钟。耐冷，在 -70℃可保存数年，冷冻干燥可保存 30 年以上。75% 乙醇 0.5 分钟或 2% 甲酚皂 5 分钟均可将其杀死。红霉素和多西环素等有抑制衣原体繁殖的作用。

二、致病性与免疫性

（一）致病性

不同衣原体因 MOMP 等不同，其组织嗜性不同，致病性也不同。有些只引起人类疾患，如肺炎衣原体和沙眼衣原体中的沙眼生物亚种、LGV；有些是人畜共患病病原体，如鹦鹉热衣原体中的部分菌株；有些只引起动物疾病，如沙眼衣原体中的鼠亚种、鹦鹉热衣原体中的大多数菌株和兽类衣原体。

衣原体的致病机制尚不完全清楚。具有感染性的原体借助脂多糖和蛋白质吸附于易感的杯状或黏膜上皮细胞，进入胞内形成吞噬体，也可进入单核 - 吞噬细胞。MOMP 阻止吞噬体与溶酶体融合，衣原体不被杀灭，而利于其在吞噬体内繁殖并破坏宿主细胞。衣原体还能产生类似革兰氏阴性菌的内毒素样物质，抑制宿主细胞代谢，直接破坏宿主细胞。受染机体产生迟发型超敏反应，造成组织细胞的免疫病理损伤。MOMP 还可促进单核细胞产生 IL-1 等细胞因子，而 IL-1 是炎症和瘢痕形成的重要因素，沙眼衣原体感染易生成瘢痕可能与此有关。

不同衣原体的传播途径也不同，所致疾病主要有沙眼、包涵体结膜炎、泌尿生殖道感染（非淋菌性尿道炎、宫颈炎等）、性病淋巴肉芽肿及肺炎等。

（二）免疫性

机体感染衣原体后，体内能产生型特异性的细胞免疫和体液免疫，以细胞免疫为主。但免疫力不强，维持时间也短，因此易造成衣原体的持续感染和反复感染。同时，免疫应答还可造成免疫病理损伤。

第二节　主要致病性衣原体

一、沙眼衣原体

沙眼衣原体（*C. trachomatis*）主要的自然宿主是人类，也是最常见的对人致病的衣原体。根据致病性和某些生物学特性的不同，沙眼衣原体可分为三个亚种，即沙眼亚种（*Biovar trachoma*）、性病淋巴肉芽肿亚种（*Biovar lympogranuloma venereum*，LGV）和鼠亚种（*Biovar mouse*）（表 22-3）。

表 22-3 沙眼衣原体三个亚种的比较

	沙眼亚种	LGV	鼠亚种
自然宿主	人	人	鼠
易感组织细胞	鳞状上皮细胞	淋巴组织和单核 - 吞噬细胞	—
McCoy 细胞培养的阳性率	70% ～ 80%	＜ 50%	不详
血清型（个）	14	4	不详
小鼠：脑内接种致死	—	+	—
灵长类：滤泡性结膜炎	+	—	—

（一）生物学特性

1. 形态与染色 圆形或椭圆形，原体直径约 0.3 μm，吉姆萨染色呈紫红色，Macchiavello 染色呈红色，原体能合成糖原，渗入沙眼包涵体的基质中，故被碘溶液染成棕褐色。网状体直径为 0.5 ～ 1.0 μm，吉姆萨染色为深蓝或暗紫色。

2. 培养特性 常用鸡胚卵黄囊接种和细胞培养沙眼衣原体。我国学者汤飞凡（1897—1958）在 1955 年采用鸡胚卵黄囊接种法，在世界上首次分离出沙眼衣原体。

3. 抗原 根据MOMP抗原差别，采用MIF将沙眼亚种分为14个血清型，LGV分为4个血清型。

（二）致病性与免疫性

1. 沙眼亚种所致疾病 应用 MIF 可将其分为 A、B、Ba、C、D、Da、E、F、G、H、I、Ia、J 及 K 14 个血清型，可引起不同的疾病。

（1）沙眼：由沙眼亚种 A、B、Ba 和 C 血清型引起。主要通过眼—眼或眼—手—眼的途径传播，传播媒介主要有玩具、公用毛巾和洗脸盆等。沙眼的早期症状是流泪、有黏液脓性分泌物、结膜充血及滤泡增生。后期出现结膜瘢痕、眼睑内翻、倒睫及角膜血管翳引起的角膜损害，虽病程缓慢，但影响视力或致盲，是目前世界上致盲的首位病因。

（2）包涵体结膜炎：由沙眼亚种 B、Ba、D、Da、E、F、G、H、I、Ia、J 及 K 血清型引起。包括婴儿型及成人型两类，均可引起滤泡性结膜炎，其分泌物内含大量衣原体，病变类似沙眼，但不侵犯角膜，不形成结膜瘢痕，一般经数周或数月痊愈。前者系婴儿通过产道时受染，成人感染可因性接触经手传染至眼，亦可因污染的游泳池水而感染。

（3）泌尿生殖道感染：血清型与包涵体结膜炎相同。经性接触传播引起的非淋菌性泌尿生殖道感染，有 50% ～ 60% 系沙眼衣原体所致，是男性尿道炎最常见的病因，未经治疗者多数转变成慢性，周期性加重，或可合并附睾炎、前列腺炎和 Reiter's 综合征。在女性可引起尿道炎、宫颈炎、输卵管炎、盆腔炎等。输卵管炎可造成输卵管瘢痕、不孕和异位妊娠。泌尿生殖道感染还常与淋病奈瑟菌混合感染。

（4）沙眼衣原体肺炎：由沙眼亚种 D 至 K 血清型引起婴儿沙眼衣原体肺炎。

2. LGV 所致疾病 由沙眼 LGV 的 L1、L2、L2a 和 L3 血清型引起性病淋巴肉芽肿。通过性接触在人类中传播。衣原体引起感染部位病变，常侵犯周围淋巴组织，侵犯男性腹股沟淋巴结，引起化脓性淋巴结炎和慢性淋巴肉芽肿，常形成瘘管；侵犯女性会阴、肛门和直肠，可形成肠 - 皮肤瘘管，或引起会阴 - 肛门 - 直肠狭窄和梗阻。

机体感染沙眼衣原体后可产生特异性体液免疫和细胞免疫，由于沙眼衣原体为胞内寄生菌，故以细胞免疫为主，主要由 MOMP 活化的 $CD4^+$ T 细胞释放细胞因子激活单核 - 巨噬细胞清除感染或未感染的黏膜细胞，产生病理性损害。

但沙眼衣原体型别多、MOMP易变异，体液免疫和细胞免疫不强和不持久，故常有反复再感染。

（三）微生物学检查法

急性期沙眼或包涵体结膜炎患者以临床诊断为主，对不能进行明确诊断的患者根据不同的疾病采取不同部位的标本。如取结膜刮片或眼穹隆部及眼结膜分泌物作涂片；泌尿生殖道感染者可采用泌尿生殖道拭子、宫颈刮片、精液或尿液。LGV 所致疾病采集淋巴结脓肿、脓液等。

若要做分离培养，在标本的采集和实验室操作过程中须最大限度地减少室外暴露时间以保持其最强的感染活性，常置于含蔗糖、抗生素等的运送培养基 2SP 培养基，4℃保存，快速送检。4℃保存，快速送检。

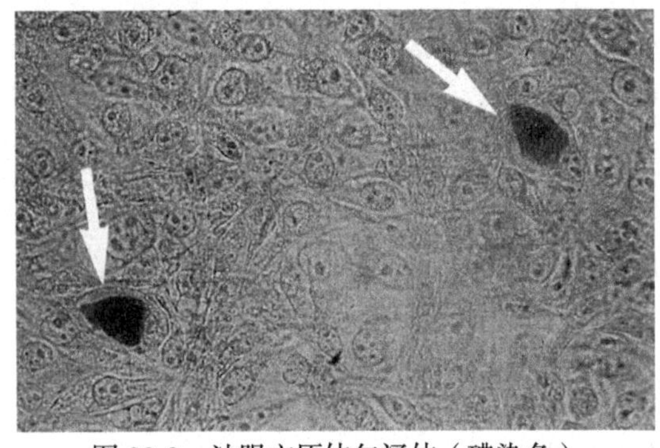

图 22-3 沙眼衣原体包涵体（碘染色）

1. 直接涂片镜检 采用吉姆萨、碘液或荧光抗体染色镜检，检查上皮细胞内有无包涵体（图 22-3）。其中免疫荧光的单克隆抗体法是检测组织中沙眼衣原体包涵体最敏感的方法。

2. 分离培养 将标本接种于鸡胚卵黄囊或传代细胞中，35℃培养 48 ～ 72 小时。用直接免疫荧光法或 ELISA 法可以检测标本中的衣原体。

3. 抗原检测 常用直接免疫荧光法和 ELISA 法，即用荧光素或酶标记的抗 MOMP 抗体检测沙眼衣原体的抗原。

4. 核酸检测 采用核酸探针和 PCR 检测衣原体核酸，可得到高度敏感性和特异性的诊断。

5. 血清学试验 应用最广泛的是补体结合试验（CF）。双份血清，抗体滴度增加 4 倍或更高可用于诊断肺炎衣原体和 LGV 感染。

（四）防治原则

目前，沙眼尚无特异性的预防方法，重在注意个人卫生，不使用公共毛巾、浴巾和脸盆，避免直接或间接的接触传染。预防泌尿生殖道的衣原体感染应广泛开展性病知识宣传，提倡健康的性行为，积极治愈患者和带菌者。治疗药物可选用磺胺、红霉素、阿奇霉素等。

二、肺炎衣原体

肺炎衣原体（*C. pneumoniae*）只有 TWAR 一个血清型。1965 年自一名台湾小学生眼结膜中分离出一株衣原体（Taiwan-183，TW-183）；1983 年自美国大学生急性呼吸道感染者咽部分离出另一株衣原体（acute respiratory-39，AR-39），因两株衣原体的血清型完全相同，以这两株的字头合并后，称作 TWAR。

（一）生物学特性

（1）原体平均直径为 0.38 μm，在电镜下呈梨形，并有清晰的周浆间隙，原体中无质粒 DNA。

（2）肺炎衣原体与鹦鹉热衣原体、沙眼衣原体的 DNA 同源性＜ 10%，而不同来源的肺炎衣原体都具有 94% 以上的 DNA 同源性。

（3）肺炎衣原体只有 TWAR 一个血清型，外膜蛋白序列分析完全相同，98 kDa 蛋白为特异性抗原。其单克隆抗体与沙眼衣原体及鹦鹉热衣原体无交叉反应。

（4）肺炎衣原体用 HEp-2 和 HL 细胞系较易分离和传代，但在第一代细胞内很少能形成包涵体。

（二）致病性与免疫性

肺炎衣原体只感染人类而无动物宿主，是呼吸道疾病重要的病原体，通过飞沫或呼吸道分泌物传播，潜伏期平均30天左右，其感染具有散发和流行交替出现的特点。在感染人群中流行可持续6个月左右。

肺炎衣原体主要引起较大儿童、青少年和成人急性呼吸道感染，30～40岁年龄组流行程度为40%～50%，感染后表现为咽炎、支气管炎和轻度肺炎，起病缓慢，表现为咽痛、声音嘶哑等症状。近年来血清流行病学调查表明，肺炎衣原体感染与冠状动脉粥样硬化和脑血管疾病的发生有关，其机制尚待研究。

其免疫性以细胞免疫为主，体液免疫为辅，建立的免疫力相对稳定。

（三）微生物学检查法法

1. 病原学检查 用HL和HEp-2细胞培养较易生长，用McCoy细胞及其他传代细胞培养较困难，痰标本对细胞有毒性作用，通常取咽拭标本或支气管肺泡灌洗液较好。标本最好用滤菌器除去杂菌，不加抗生素。痰液和咽拭均先涂片，再以ELISA或直接免疫荧光法检测肺炎衣原体是否存在。

2. 血清学方法 应用微量免疫荧光试验检测血清中的特异性IgM和IgG。凡双份血清抗体滴度增高4倍或以上；单份血清IgM抗体滴度≥1∶16，或IgG抗体滴度≥1∶512，可确诊为肺炎衣原体感染。

3. 分子生物学检测 采用PCR进行检测。

（四）防治原则

目前尚无有效的预防方法，主要是隔离患者，避免直接接触感染人群，可选用红霉素等大环内酯类抗生素和诺氟沙星等喹诺酮类抗生素治疗。

三、鹦鹉热衣原体

鹦鹉热衣原体（*C. psittaci*）首先从鹦鹉体内分离出来，以后陆续从鸽、鸭、海鸥等100余种鸟类体内分离出来，人的鹦鹉热通常因接触感染的鸟类而引起。

鹦鹉热衣原体为圆形或椭圆形，在鸡胚卵黄囊、HeLa细胞株和猴肾细胞中均可生长，动物以小鼠易感。

鹦鹉热衣原体感染是比较常见的，鸟类感染常累及肠道。病原体随粪便排出，污染环境，人通过呼吸道吸入或接触引起感染。潜伏期1～2周。临床表现多为急剧发热、寒战、咳嗽和胸痛，所致疾病为肺炎，亦称鹦鹉热（psittacosis）或鸟疫（ornithosis）。一般不会发生人与人之间的传播。

（葛 艳）

第二篇 医学病毒学

第 23 章 病毒的基本性状

病毒（virus）是形态最微小、结构最简单的微生物。病毒形态微小表现为绝大多数必须用电子显微镜放大几万至几十万倍后方可观察；结构简单表现为无完整的细胞结构，以 RNA 或 DNA 作为其遗传物质。为保护其核酸不被核酸酶等破坏，病毒外围有蛋白质衣壳或更复杂的包膜。因此，病毒可被看作是"一包基因"。病毒必须在活细胞内方可显示其生命活性。与其他专性细胞内寄生的微生物不同的是，病毒进入活细胞后，不是类似细菌那样进行二分裂繁殖，而是根据病毒核酸的指令，使细胞改变其一系列的生命活动，大量地复制出病毒的子代，并可导致细胞发生多种改变。由于病毒必须在活细胞内显示其生命活性，以及无完整的细胞结构，病毒被列为一个独立的生物类型。

病毒在医学微生物中占有十分重要的地位。在微生物引起的疾病中，由病毒引起的约占 75%。常见的病毒性疾病有肝炎、流行性感冒、腹泻、艾滋病等，不仅传染性强、流行广泛，而且缺乏特效药物。除急性传染病外，病毒还可引起持续性感染，有的病毒还与肿瘤及自身免疫病的发生密切相关。因此，病毒已成为多学科关注的热点。研究病毒的生物学特性、致病机制与免疫应答，研发控制和消灭病毒性传染病的制品，是医学微生物学的重要任务。

第一节 病毒的形态与结构

一、病毒的大小与形态

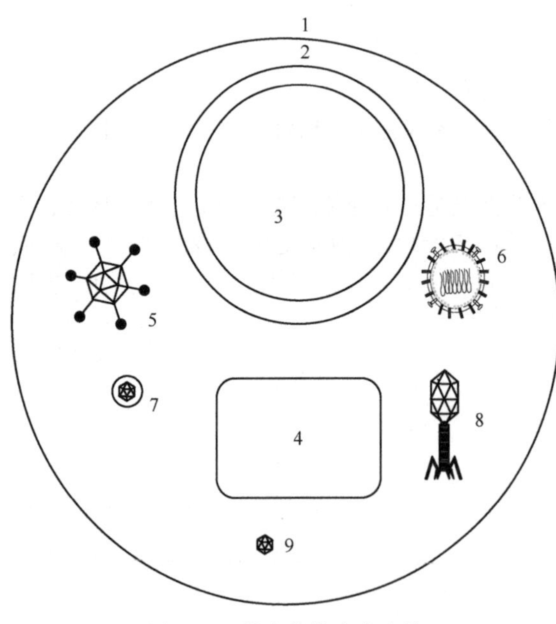

图 23-1 微生物的大小比较

1. 葡萄球菌；2. 立克次体；3. 衣原体；4. 痘病毒；5. 腺病毒；6. 流感病毒；7. 乙脑病毒；8. 大肠埃希菌噬菌体；9. 脊髓灰质炎病毒

完整的、成熟的、具有感染性的病毒颗粒称为病毒体（virion），是病毒的细胞外结构形式，具有典型的形态、结构和感染性。病毒体的大小与形态可通过电子显微镜（超薄切片和磷钨酸盐负染技术）、分级超过滤技术和 X 线晶体衍射等技术来观察和测量。

病毒体大小的测量单位为纳米（nanometer，nm，为 1/1000 μm）。各种病毒体大小差别很大，已知最大的医学病毒为直径达 300 nm 的痘病毒，最小的医学病毒为直径仅 18 nm 的细小病毒（非医学中的巨型病毒，如 *Pandoravirus*，直径可达 1000nm 左右）；多数病毒体直径小于 150nm。除最大病毒体经适当染色后可在光学显微镜下观察到外，其他病毒体均须应用电子显微镜放大几万至几十万倍才能看见。病毒体与其他微生物大小的比较见图 23-1。

多数动物病毒呈球形或近似球形，少数可

为杆状、丝状、子弹状、砖块状，噬菌体大多呈蝌蚪状。经磷钨酸负染后，在电子显微镜下可见到病毒表面的微细结构。简单的病毒可在结晶后用 X 线衍射分析其超微结构，根据 X 线衍射图可用数学方式处理而推导病毒体的分子构型。病毒的大小及形态在病毒分类中有重要的参考价值，当标本中病毒含量很高，检测的病毒又有形态学特征时，观察病毒形态及大小可有重要发现。

二、病毒的结构

病毒体的结构包括核心（core）、衣壳（capsid）和包膜（envelope）。病毒核心和衣壳构成核衣壳（nucleocapsid）。一些病毒只有核心和衣壳，无包膜，称为裸露病毒（naked virus）。还有些病毒的核衣壳外面还有包膜包裹，称为包膜病毒（enveloped virus）。包膜上有钉状突起，称为刺突（spike）（图 23-2）。图 23-3 显示了几种不同病毒体的形态与结构模式。

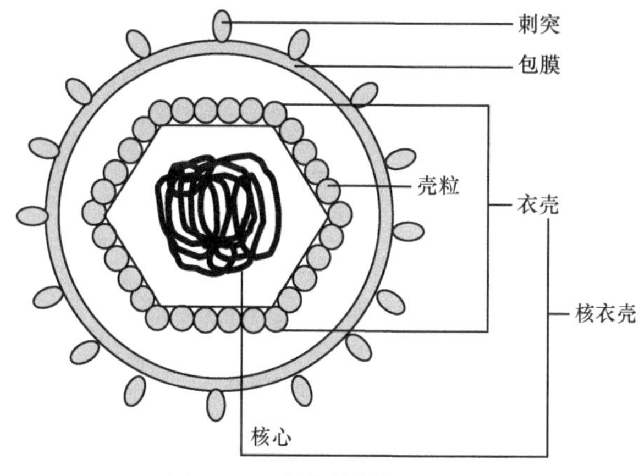

图 23-2　病毒体结构模式图

（一）病毒核心

病毒体核心是以核酸为主形成的结构，构成病毒基因组，是决定病毒遗传、变异和复制的物质。

病毒核酸的化学成分为 DNA 或 RNA，借此可分为 DNA 病毒和 RNA 病毒两大类。病毒核酸的存在形式具有多样性，有线形或环形（闭环或缺口环），可为双链或单链，还有的分节段。因此，可将病毒分为双链 DNA（dsDNA）、单链 DNA（ssDNA）、双链 RNA（dsRNA）、单链 RNA（ssRNA）及分节段 RNA 等病毒类型。ssRNA 病毒依据核酸的作用不同又分为两组：病毒基因组 RNA 的碱基序列与 mRNA 完全相同者，称为单正链 RNA 病毒（+ssRNA），该病毒 RNA 可直接起病毒 mRNA 的作用，如从此类病毒颗粒中提纯 RNA，注入适宜的细胞时具有感染性，故称为感染性核酸；病毒 RNA 的碱基序列与 mRNA 互补者，称为单负链 RNA 病毒（-ssRNA），这种病毒的颗粒中含有依赖 RNA 的 RNA 聚合酶，可催化合成互补链，成为病毒 mRNA，翻译病毒蛋白，从 -ssRNA 病毒颗粒中提取出的核酸无感染性。一般而言，动物和人类病毒以线形的 dsDNA 和 ssRNA 为主，植物病毒多为 ssRNA，噬菌体多为线形 dsDNA。

病毒基因组大小差别很大，细小病毒（parvovirus）基因组仅由 5 kb 组成，而最大的痘类病毒基因组则由约 4 Mb 组成。基因组的大小和病毒的复杂程度直接相关，基因组越大意味着病毒能合成越多的蛋白质，从而可以形成更为复杂的结构。除此之外，基因组的大小也和病毒本身功能密切相关，有较大基因组的病毒能够合成更多相关的转录酶，而不是依靠宿主细胞提供，所以能够更独立地完成转录和翻译。病毒核酸作为模板还可在细胞内复制合成子代病毒的基因组，并最终形成完整的子代病毒。

DNA病毒

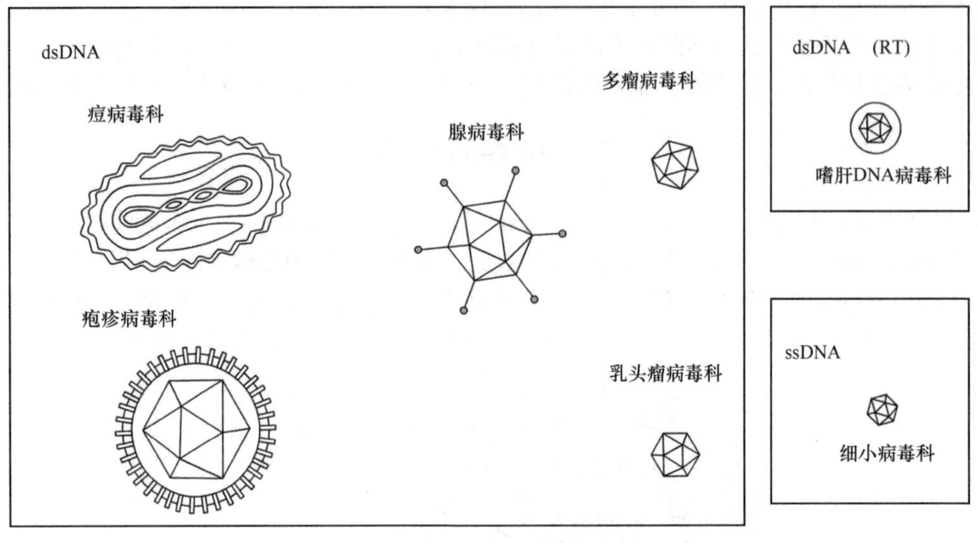

RNA病毒

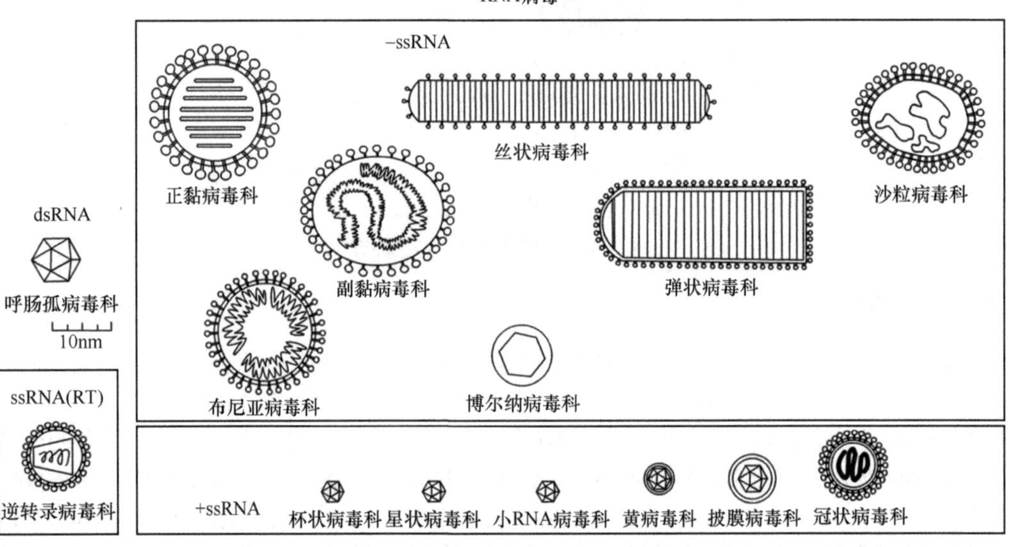

图 23-3 病毒体的形态与结构模式图

（二）病毒衣壳

病毒核酸外包有蛋白衣壳，具有维持病毒体的形态、保护病毒核酸免受核酸酶等不利因素破坏的作用；还能介导病毒进入宿主细胞，决定病毒的亲嗜性；同时具有抗原性，是病毒体的主要抗原成分。

衣壳是由一定数量的壳粒（capsomere）所组成。在电镜下可见壳粒的形态，每个壳粒由一个或多个多肽分子组成，称为一个形态亚单位（morphologic subunit）。不同病毒的衣壳所含壳粒的数量和排列方式不同，可作为病毒分类和鉴定的依据。根据壳粒的排列方式不同，所形成的病毒形态可有以下 3 种立体对称型（图 23-4）。

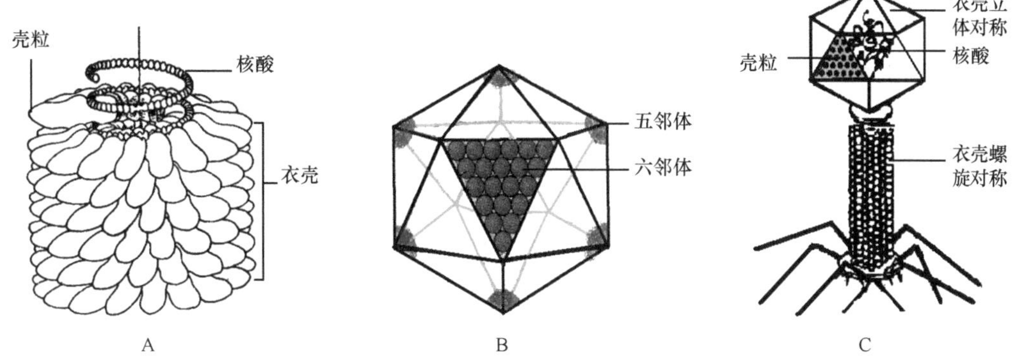

图 23-4　病毒体衣壳对称排列模式图

A. 螺旋对称型；B. 二十面体立体对称型；C. 复合对称型

1. 螺旋对称型（helical symmetry）　壳粒沿着螺旋形的病毒核酸链排列而成。见于大多数杆状病毒、弹状病毒。

2. 二十面体立体对称型（icosahedral symmetry）　核酸浓集成球形或近似球形，外周的壳粒呈二十面体立体对称型排列。二十面体的每个面都呈等边三角形，由许多壳粒镶嵌组成。大多数病毒体的二十面体顶角的壳粒被 5 个相同的壳粒包围，称为五邻体（penton）；而在三角形面上的壳粒，周围都有 6 个壳粒包围，称为六邻体（hexon）。二十面体立体对称型常见于球形病毒，如腺病毒。

3. 复合对称型（complex symmetry）　病毒体结构较复杂，既有螺旋对称又有二十面体立体对称形式，如噬菌体等。

经测定，二十面体立体对称型的衣壳最为坚固，并且其内部空间容积最大。螺旋对称型的衣壳则相对不够坚固。

（三）病毒包膜

包膜是病毒核衣壳在成熟过程中穿过宿主细胞以出芽方式向细胞外释放时获得的，化学组成为脂质、蛋白质和少量糖类。其中脂质和多糖成分来源于细胞的膜结构（质膜、核膜、内质网膜、高尔基体膜等）。包膜中镶嵌着病毒编码的跨膜蛋白（多为糖蛋白），形成钉状突起，称为刺突（spike），能被宿主细胞膜表面的相应受体所识别，介导病毒吸附和侵入宿主细胞内，引起感染。此外，某些包膜病毒在核衣壳外层和包膜内层之间还有基质蛋白存在，多具有跨膜和锚定（anchor）的功能，与子代病毒在细胞内的装配释放和维持病毒的稳定性有关。

病毒衣壳、包膜和基质中的蛋白质是病毒结构中的重要组分，称为结构蛋白。了解病毒的形态结构及化学组成，不仅对病毒的分类和鉴定有重要意义，同时也有助于理解病毒的宿主范围、致病作用及亚单位疫苗的研制。

病毒基因组还编码多种酶类，可存在于病毒体内，也可不存在于病毒体内，不直接参与病毒颗粒结构形成，而仅在感染细胞内表达，称为非结构蛋白。例如，抑制细胞生物合成的蛋白质或抑制病毒抗原经组织相容性抗原提呈的蛋白质等。各种具有酶功能的蛋白质，如逆转录酶、蛋白酶、DNA 聚合酶、胸腺嘧啶核苷激酶等，已作为抗病毒药物作用靶点而备受重视。研究病毒的非结构蛋白，对阐明病毒本质、揭示其致病机制和防治病毒性疾病具有重要意义。

第二节　病毒的复制

病毒的结构简单，不具备独立进行生物合成的结构和酶系统，在细胞外处于无活性状态，只有在活细胞内，借助宿主细胞的生物合成原料、能量及场所才能进行增殖。同时病毒进入活细胞时还要求该细胞表面具有相应的病毒受体，这种具有相应受体的细胞称为该病毒的易感细胞。病毒在易感活细胞内，以其基因为模板，借 DNA 聚合酶或 RNA 聚合酶及其他必要因素，复制病毒的核酸，并借助宿主细胞的核糖体翻译病毒的蛋白质，再经过装配，最终释放出子代病毒，这一过程称为病毒的复制周期（replication cycles）。病毒的复制过程可大致分成吸附和穿入（adsorption and penetration）、脱壳（uncoating）、生物合成（biosynthesis）、装配与释放（assembly and release）四个连续步骤，又称感染周期（infectious cycle）。

一、复制周期

（一）吸附和穿入

吸附（adsorption）是指病毒附着于宿主细胞的表面，启动病毒感染的过程。吸附通常可分成两个阶段：首先是病毒与细胞之间通过随机碰撞和离子间的电荷吸引，使病毒与细胞相互接触，这种吸附易受环境中的 pH 和 Na^{+}、Mg^{2+} 及 Ca^{2+} 等阳离子浓度的影响，是不稳定且可逆的，称其为可逆性吸附；病毒吸附的第二阶段主要是通过病毒吸附蛋白（virion attachment protein，VAP）与细胞表面的相应受体结合，因发生化学反应，且伴有病毒体结构上的改变，使吸附不可逆，称为特异性吸附。

VAP 是病毒体表面的结构蛋白。无包膜病毒的 VAP 往往是衣壳的组成部分，如脊髓灰质炎病毒的 VP1 分子；有包膜病毒的 VAP 多为包膜糖蛋白，如流感病毒包膜表面的血凝素。能够灭活或破坏 VAP 的蛋白酶、中和抗体及病毒基因突变使 VAP 的抗原结构发生变异等，均可影响 VAP 与受体的相互作用，从而影响病毒的感染性。

病毒受体（viral receptor，VR）是指细胞膜上能识别 VAP 并与之特异性结合的分子复合物，是决定病毒入侵途径、扩散方式及宿主发病特点的主要因素。病毒受体通常为细胞膜表面的正常成分，化学组成多为蛋白质和多糖。一种病毒可有不止一种细胞受体，同时，还有不少病毒的受体尚未被确定。病毒须与其特定受体结合才能造成宿主细胞的感染，因此，病毒受体与病毒感染的宿主范围和组织嗜性密切相关，如 HBV 只对人和黑猩猩有感染性，且主要侵犯肝组织。亲和性反映病毒受体与病毒结合的稳定程度，与受体的高度亲和是病毒侵入细胞进行复制的前提。某些病毒吸附靶细胞除依赖特定受体外，还需要另外的细胞膜分子协助，这些细胞表面分子称为辅助受体或共受体（coreceptor），如人类免疫缺陷病毒包膜糖蛋白 gp120 除与宿主细胞表面的 CD4 分子结合外，还须与辅助受体 CCR5 或 CXCR4 分子共同作用才能进入细胞开始其复制过程。了解和研究病毒受体有助于明确病毒感染的宿主范围、组织和细胞嗜性，从分子水平上阐明病毒的致病机制及在体内的播散方式；也有助于揭示 VAP 的结构和功能，为设计新型的抗病毒疫苗和抗病毒药物提供理论依据。

穿入（penetration）指病毒与受体结合后，穿过细胞进入细胞质，开始病毒感染的细胞内期。主要有三种方式：①融合（fusion），通常为有包膜病毒的包膜与细胞膜融合，病毒的核衣壳进入细胞质，如麻疹病毒、腮腺炎病毒包膜上有融合蛋白，带有一段疏水氨基酸，介导细胞膜与病毒包膜的融合；②胞吞（endocytosis），当病毒与易感细胞表面受体结合后，在细胞膜的特殊区域与病毒一起内陷使整个病毒被吞饮入胞内形成吞噬泡，是裸病毒穿入细胞的常见方式；③直接进入，某些无包膜病毒，如脊髓灰质炎病毒与受体接触后，衣壳蛋白的多肽构型发生变化并对蛋白酶敏感，病毒核酸可直接穿越细胞膜进入细胞质中，而大部分蛋白衣壳仍留在细胞膜外，这种进入的方式较为少见。

（二）脱壳

病毒在细胞内必须脱去衣壳，其核酸方可在宿主细胞中发挥指令作用。多数病毒在穿入时已在细胞的溶酶体酶作用下脱壳并释放出病毒的基因组。少数病毒的脱壳过程较复杂。

（三）生物合成

病毒核酸一旦从衣壳中释放后就进入生物合成阶段。在此阶段，用血清学方法和电镜检查，不能从细胞内检出病毒体，故称隐蔽期（eclipse period）。各种病毒的隐蔽期长短不一，如脊髓灰质炎病毒只需 3 ～ 4 小时，而腺病毒则需 16 ～ 17 小时。隐蔽期实际上是在病毒基因控制下进行病毒核酸和蛋白质合成但尚未组装成子代病毒的阶段。

病毒生物合成部位因病毒种类而异，多数 DNA 病毒在细胞核内复制其核酸，在细胞质内合成其蛋白质；多数 RNA 病毒的核酸及蛋白质均在细胞质中合成。

病毒的生物合成包括病毒核酸复制及病毒蛋白质合成两个方面，其中蛋白质合成又可分成早期蛋白质合成与晚期蛋白质合成两个阶段。通常早期蛋白质为具有酶活性的非结构蛋白，而晚期蛋白质则为结构蛋白。由于病毒基因组类型复杂多样，因而病毒生物合成的方式也比较复杂，一般根据病毒基因组的类型可分成六大类，即 dsDNA 病毒、ssDNA 病毒、dsRNA 病毒、+ssRNA 病毒、−ssRNA 病毒及逆转录 RNA 病毒。不同基因组类型的病毒在生物合成中，除核酸复制方式的差异外，其 mRNA 的转录亦不相同。图 23-5 为病毒转录 mRNA 的 6 种基本形式。

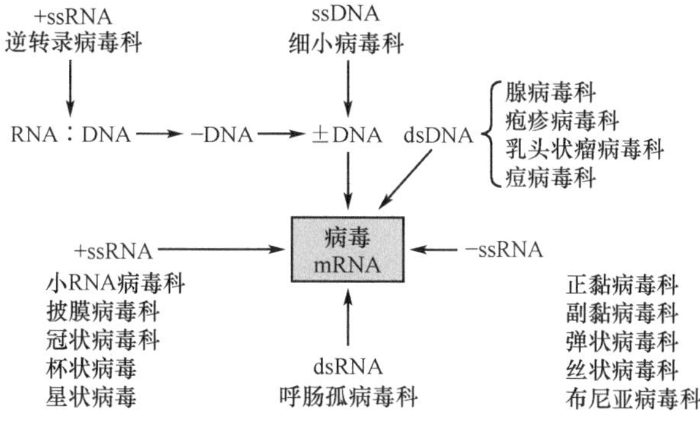

图 23-5　病毒转录 mRNA 的基本形式

1. DNA 病毒复制　人和动物的 DNA 病毒基因组大多数为 dsDNA，如疱疹病毒、腺病毒。它们在细胞核内合成 DNA，在胞质内合成病毒蛋白。但痘病毒例外，因其本身携带 DNA 聚合酶，DNA 和蛋白质都在细胞质内合成。

双链 DNA 病毒的复制一般可分为早期及晚期两个阶段，早期阶段病毒先利用依赖 DNA 的 RNA 聚合酶，转录出早期 mRNA，再在细胞质内由核糖体翻译成早期蛋白质。这些早期蛋白主要为合成病毒子代 DNA 所需要的 DNA 聚合酶和脱氧胸腺嘧啶激酶及多种调控病毒基因组转录和抑制宿主细胞代谢的酶，为病毒核酸的复制提供酶和条件。晚期阶段则为病毒双链 DNA 通过解链后，利用早期转录、翻译的酶等分别以正链 DNA 和负链 DNA 为模板，复制出子代 DNA。同时病毒 DNA 转录的 mRNA 可进入细胞质翻译出病毒的结构蛋白，包括衣壳蛋白及其他结构蛋白。从 DNA 病毒复制的全过程，可见随病毒基因组转录和翻译的不同阶段，需要不同种类的蛋白质参与调控，因此需有不同的 mRNA 转录与翻译，从而使这一过程可有效并有序地进行。生物合成中，由病毒 DNA 编码的酶与细胞所提供的酶不同，因此已成为抗病毒药物所针对的“靶”。

单链 DNA 病毒种类很少。其生物合成需先合成另一条互补链，与亲代单链 DNA 形成 DNA 双链的复制中间体，双链 DNA 中间体既是转录的模板也是病毒子代单链 DNA 复制的模板。

2. RNA 病毒复制　人与动物 RNA 病毒的基因组大多为单链 RNA。RNA 病毒的生物合成是极其独特的，因其他生物体的基因组均为 DNA。绝大多数 RNA 病毒的生物合成并不需要 DNA 参与，用去核的细胞进行实验，发现 RNA 病毒仍可进行生物合成，因此 RNA 病毒只需在宿主细胞质内合成子代 RNA 及病毒蛋白质。例外的是流感病毒及个别副黏病毒，它们需要有一个细胞核内的生物合成阶段。实验证明细胞核的 mRNA 对流感病毒的转录有启动作用。

单链 RNA 病毒分为单正链 RNA 病毒与单负链 RNA 病毒。单正链 RNA 病毒的 RNA 基因组具有 mRNA 的功能，可直接附着于细胞质的核糖体，翻译出病毒蛋白，包括酶和衣壳蛋白等。单负链 RNA 病毒的基因组 RNA 不能直接作为 mRNA 翻译病毒所需的蛋白质，因此单负链 RNA 病毒体内必须携带有依赖 RNA 的 RNA 聚合酶，通过该酶先转录出与亲代基因组互补的正链后，才能在核糖体上翻译出相应的蛋白质。单正链或单负链 RNA 病毒在复制子代病毒 RNA 前都需合成另一互补链，该互补链是子代病毒基因组的复制模板。多数 RNA 病毒的合成不进入细胞核内，因此不会出现 RNA 病毒的整合（逆转录病毒例外），且宿主细胞中无依赖 RNA 的 RNA 聚合酶，故该酶可作为抗病毒作用的“靶”位。

3. 逆转录病毒复制 以 HIV 为例，其基因为双份拷贝的单正链 RNA，其生物合成过程完全不同，需要通过逆转录来完成。因病毒体带有逆转录酶，能以病毒亲代 RNA 为模板合成互补的 DNA 链，从而构成了 RNA ：DNA 中间体。其中亲代 RNA 由逆转录酶的 RNA 酶 H 水解去除，并进一步以之前合成的 DNA 链为模板合成新的互补 DNA 链而成为 dsDNA 分子。这一过程称为逆转录。这一 dsDNA 分子整合入细胞的染色体 DNA 上，成为前病毒（provirus），并可随宿主细胞的分裂而存在于子代细胞内。前病毒还可在核内经细胞的依赖 DNA 的 RNA 聚合酶转录出子代病毒的 RNA 与 mRNA。后者可在细胞质核糖体上翻译出子代病毒蛋白质。

DNA 逆转录病毒则很少见，目前发现感染人类的仅有乙肝病毒，其复制过程详见肝炎病毒一章。

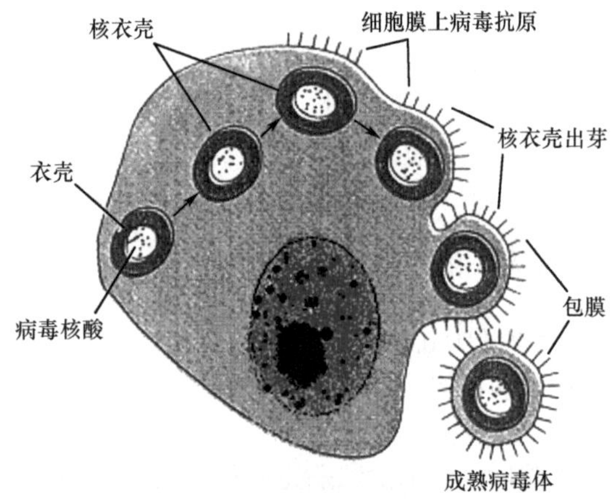

图 23-6 包膜病毒的出芽释放模式

（四）装配与释放

病毒的种类不同，在宿主细胞内复制出的子代病毒的核酸与蛋白质的装配部位也不同，分别可在细胞核内、细胞质内、核膜及胞质膜上进行装配。无包膜病毒装配成的核衣壳即为成熟的病毒体，随宿主细胞破裂全部释放到周围环境中；有包膜的病毒，装配成核衣壳后以出芽方式或通过胞吐作用释放，释放时可包有核膜或胞质膜而成为成熟病毒体（图 23-6）。包膜上的脂类来自细胞，可因在不同细胞内增殖而有所不同，但包膜的蛋白质（包括糖蛋白）则由病毒编码，故具有病毒的特异性与抗原性。

二、病毒增殖的细胞效应

一些病毒在复制过程中阻断或抑制宿主细胞的正常代谢，可致细胞损伤裂解而释放出大量的子代病毒（如脊髓灰质炎病毒等），此时可形成病毒增殖的细胞病变效应（cytopathic effect，CPE）和细胞裂解（cytolysis）。另一些病毒不直接裂解细胞，而以出芽的方式释放病毒（如疱疹病毒等）。有些病毒（如巨细胞病毒）的子代病毒很少释放至细胞外，而是通过细胞间桥，或通过细胞融合方式侵入新的细胞。逆转录病毒则一方面可以出芽方式释放子代病毒，另一方面还可通过整合有病毒基因的细胞分裂，而将病毒基因传递给子代细胞。还有一些病毒感染后能在宿主细胞内表达与宿主内源性细胞周期蛋白同源的类似物，即病毒编码的细胞周期蛋白（virus encoded cyclins，v-cyclins），编码 v-cyclins 的基因具有癌基因特性，因而可促进细胞转化（cell transformation）。

当两种病毒同时感染同一细胞时，可发生一种病毒的增殖抑制另一种病毒增殖的现象，称为干扰现象。有时同种病毒的不同型或不同株之间也可发生干扰现象。对这一现象产生机制的研究首先考虑的是第一种病毒感染后，宿主细胞表面的受体被结合或细胞发生了代谢途径的变化，从而阻止了另一种病毒的吸附、穿入细胞或生物合成。进一步研究发现，经灭活的病毒也具有干扰作用，这就难以用代谢途径变化来解释。后续研究证实，灭活病毒在细胞中可诱导细胞产生抑制病毒复制的一组蛋白质，称为干扰素（interferon，IFN）。干扰素的发现启动了一系列细胞抗病毒作用及病毒免疫的研究。

三、病毒的异常增殖

病毒进入宿主细胞后，可因病毒本身基因组不完整或发生了变化，而不能在细胞内完成增殖的全过程和复制出有感染性的病毒体。另外，如宿主细胞缺乏病毒复制所需的酶、能量等条件，病毒也不能复制和装配释放成熟病毒体。

（一）缺陷病毒

带有不完整基因组或基因变异的病毒，称为缺陷病毒（defective virus）。缺陷病毒不能单独完成复制，但当和野生型病毒或辅助病毒（helper virus）共同感染，且这些病毒可弥补缺陷病毒的基因不足时，缺陷病毒可以完成复制。如腺病毒伴随病毒，是一种单链 DNA 病毒，必须有腺病毒的辅助方可增殖。

（二）顿挫感染

因细胞条件不合适，或病毒本身基因缺陷，病毒虽可进入细胞但不能完成完整复制周期的感染过程称为顿挫感染（abortive infection），亦称流产感染。当某种细胞不能为病毒复制提供所有必需的条件时，这种细胞被称为非容纳性细胞（non-permissive cells），而能支持病毒完成正常增殖的细胞则被称为容纳性细胞。在非容纳性细胞表面可具有病毒黏附的受体，病毒可以入侵但不能完成正常增殖周期。

第三节　理化因素对病毒的影响

病毒受理化因素作用后，丧失其感染性称为灭活（inactivation）。灭活病毒仍能保留其他生物学特性，如抗原性、红细胞吸附、血凝及细胞融合等。病毒的灭活可能是理化因素直接破坏病毒核酸的结果；也可能是理化因素改变了病毒蛋白质或脂类的结构或组成，使其发生变性，致使病毒不能进入宿主细胞所致。研究并掌握理化因素对病毒的影响，不仅对指导实施消毒，而且也对病毒疫苗的制备和临床实践有重要意义。

一、物理因素的影响

（一）温度

大多数病毒耐冷不耐热，室温下存活时间不长，加热至 56℃ 30 分钟或 100℃几秒钟即可被灭活。但有些病毒如乙型肝炎病毒较耐热，加热至 60℃ 4 小时尚能耐受，100℃ 10 分钟以上才被灭活。热对病毒的灭活作用，主要是使病毒的衣壳蛋白和包膜病毒的糖蛋白刺突发生变性，因而阻止病毒吸附于宿主细胞。热也能破坏病毒复制所需的酶，但热对病毒的灭活作用受周围环境因素的影响，有蛋白质或 Ca^{2+}、Mg^{2+} 存在时常可提高病毒对热的抵抗力，如正黏病毒和副黏病毒在 1mol/L $MgSO_4$ 溶液中较稳定而不易灭活，此作用称为阳离子稳定作用，常用于实验室保存某些标本。

（二）射线

电离辐射（包括 α、β、γ 射线和 X 射线等）与紫外线均可使病毒灭活，但所需剂量大于细菌。射线可破坏或改变病毒核酸的分子结构，使之丧失生物活性导致病毒灭活，但病毒体仍保留免疫原性，长时间的紫外线照射也能使病毒蛋白变性而失去免疫原性。

（三）干燥

病毒在常温中干燥条件下易被灭活，但若冷冻后再进行真空干燥，则可使病毒长期存活，故常用于保存病毒毒种或制备冻干活疫苗。

（四）酸碱度

大多数病毒在 pH6.0 ～ 8.0 的范围内比较稳定，而在 pH 5.0 以下或 pH 9.0 以上迅速被灭活，病毒实验室常用酸性或碱性消毒剂消毒病毒污染的器材和用具，如用 1% ～ 3% 盐酸溶液浸泡消毒等。

二、化学因素的影响

（一）脂溶剂

乙醚、氯仿、去氧胆酸盐等脂溶剂可使包膜病毒的脂质溶解而灭活病毒。在脂溶剂中对病毒包膜破坏作用最大的是乙醚，所以乙醚灭活实验可鉴别有包膜和无包膜病毒。

（二）醛类

甲醛对病毒蛋白质和核酸都有破坏作用，可使病毒失去感染性，是常用的灭活剂。甲醛也可与蛋白质氨基酸发生反应，但对蛋白质的构型作用不强，因此对免疫原性影响不大，故常用于病毒灭活疫苗的制备。

（三）氧化剂、卤素及其化合物

病毒对过氧化氢、漂白粉、高锰酸钾、碘和碘化物及其他卤素类化学物质都很敏感，这些均为有效的病毒灭活剂。70% 乙醇能使大多数病毒灭活。次氯酸盐、过氧乙酸等对肝炎病毒等有较好的消毒作用。

（四）抗生素与中草药

抗生素对病毒无效，但可抑制待检标本中的细菌，利于病毒的分离。近年来研究证明，某些中草药如大青叶、板蓝根、贯众、大黄等对某些病毒有一定的抑制作用。

第四节　病毒遗传与变异

病毒基因组较简单，基因组很小，为充分利用其核酸，基因组中的基因可以重叠的形式存在。病毒基因的转录与翻译均需在细胞内进行，其基因结构往往具有真核细胞基因组的结构特点，如含有内含子序列、具有转录后剪切和加工过程等。病毒处于持续的变异和进化中，病毒的变异具有一些不同于其他生物的特征，主要表现如下：

1. 病毒复制产生的子代病毒数量巨大，增加了病毒变异的基数。

2. RNA 病毒中复制病毒基因组的 RNA 聚合酶及逆转录病毒中的逆转录酶缺乏纠错活性，复制的保真性差，导致病毒变异率高。

3. 同种或近缘病毒共同感染宿主后，病毒间的遗传物质通过重组（recombination）和重配（reassortment）方式进行交换，这两种方式为病毒之间遗传物质的交换提供了无限可能。

4. 病毒基因组与宿主细胞基因组的整合，主要发生在逆转录病毒和 DNA 病毒的感染中。基因整合可使病毒获得宿主的基因片段，也可使宿主获得病毒的遗传信息。

病毒的变异可造成病毒的表型改变。常见的病毒基因变异和表型变化有以下几种类型。

（一）突变

病毒基因组碱基序列发生改变，导致其表型性状改变的毒株称为突变株（mutant）。当突变株能稳定地在相应的宿主或细胞中传代与存活时，则称为变异株（variant）。突变可自然产生，也可诱导出现，突变株通常可从自然界分离，或用紫外线、亚硝酸等理化因子诱发而获得。常见的突变株多具有容易检测与识别的生物学特性，可用核酸测序等分子遗传学方法和表型分析鉴定技术来确定。如温度敏感（temperature sensitive，ts）突变株是指在28～35℃下可以复制，但当温度升至37～40℃时则不能复制的突变株；此外还有抗原性突变株、致病性减弱突变株及耐药性突变株等。

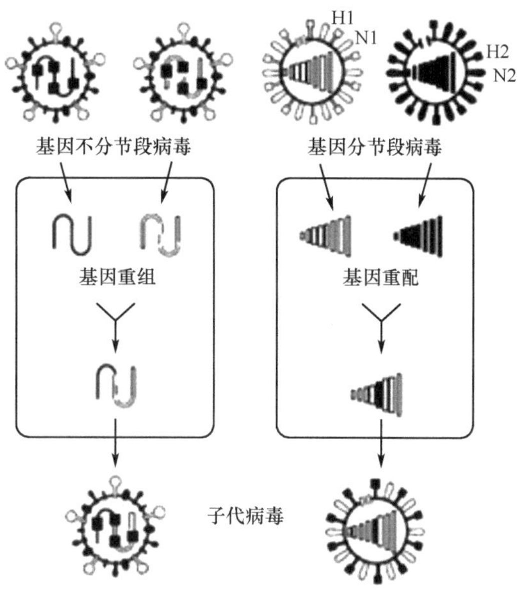

图23-7　基因重组与重配模式图

（二）重组与重配

两种或两种以上有亲缘关系但生物学性状不同的毒株感染同一种细胞时，可发生核酸水平上的互换和重新拼接，从而产生兼有两亲代特性的子代，这种由于核酸间的互换而形成子代的过程称为重组。重组时病毒核酸分子断裂、交叉连接，从而引起核酸分子内部重新排列。DNA或RNA病毒均可发生基因重组。对于基因分节段的RNA病毒，如流感病毒、轮状病毒等，通过交换RNA节段而进行的重组称为重配（图23-7）。基因分节段的病毒发生重配的概率高于基因组为单一分子的病毒。

（三）互补与表型混合

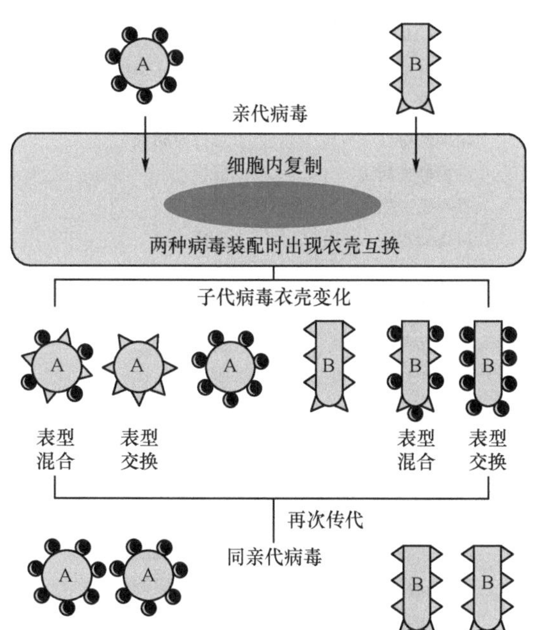

图23-8　病毒的表型混合与表型交换

某些病毒在细胞中单独培养时不能产生子代病毒，但当用不同毒株混合感染时，通过两种病毒基因产物之间的相互作用则可完成复制产生子代病毒，称为互补作用（complementation）。互补可在辅助病毒与缺陷病毒之间、两种缺陷病毒之间或活病毒与灭活病毒之间发生。

由于病毒增殖过程中，复制核酸与转录、翻译合成病毒蛋白分别在细胞的不同部位进行，因此有时两株病毒共同感染时，并未发生核酸的交换。但当一种病毒核酸被另一种病毒核酸所编码的蛋白衣壳包裹后，也会发生一些生物学特征（如耐药性、嗜细胞性）的改变。若包裹的衣壳或包膜中镶嵌有两种病毒的衣壳蛋白或包膜糖蛋白，称为表型混合（phenotypic mixing）；若只是一种病毒的衣壳或包膜包裹另一种病毒的基因组，则称为表型交换（图23-8）。

互补作用、表型混合与表型交换所产生的子代病毒的基因组并未改变，这种变异不稳定，为非遗传性变异，经再次传代后，子代病毒的特性将恢复亲代原有的表型。因此在获得有新生物学特性的病毒株时，应通过传代考验新特性的稳定性，以区别重组体与表型混合。

第五节　病毒的分类

病毒分类是病毒学中一个基础研究领域。国际病毒分类委员会（International committee on taxonomy of viruses，ICTV）对病毒分类的原则采用了综合病毒多种性状的分类法，包括：①核酸类型与结构（RNA、DNA、双链、单链、线状、环状、是否分节段）；②病毒体的形态结构（衣壳的对称型、有无包膜）；③生物学性质（增殖方式等）。依据分类原则，将病毒分为目、科、属、种。2017 年国际病毒分类委员会的分类报告中将病毒分为 9 目（order），133 个科（family），43 亚科（subfamily）和 866 属（genus）。

由结构、性状相关和亲缘关系相近的病毒成员组成病毒属，属名后用后缀 -virus，如 *Enterovirus*（肠道病毒属）；由结构、性状相关和有亲缘关系的病毒属组成病毒科，科名后用后缀 -viridae，如 Picornaviridae（小 RNA 病毒科）。与人类疾病相关的重要病毒科见表 23-1。

表 23-1　感染人类的重要病毒分类

病毒科名	包膜	衣壳对称	核酸	重要病毒	疾病
细小病毒科（*Parvoviridae*）	无	二十面体对称	ssDNA	细小病毒 B19	传染性红斑
乳头状瘤病毒科（*Papovaviridae*）	无	二十面体对称	dsDNA	人乳头瘤病毒（HPV）	疣、宫颈癌
腺病毒科（*Adenoviridae*）	无	二十面体对称	dsDNA	腺病毒	呼吸道感染、胃肠炎、结膜炎等
疱疹病毒科（*Herpesviridae*）	有	二十面体对称	dsDNA	单纯疱疹病毒（HSV）	单纯疱疹
				水痘 - 带状疱疹病毒（VZV）	水痘、带状疱疹
				EB 病毒等	Burkitt 淋巴瘤、鼻咽癌等
痘病毒科（*Poxviridae*）	有	复合对称	dsDNA	天花病毒	天花
小 RNA 病毒科（*Picornaviridae*）	无	二十面体对称	+ssRNA	脊髓灰质炎病毒	脊髓灰质炎
				肠道病毒 71 型、柯萨奇病毒、埃可病毒	手足口病、心肌炎等
				甲型肝炎病毒	肝炎
				鼻病毒	上呼吸道感染
杯状病毒科（*Caliciviridae*）	无	二十面体对称	+ssRNA	诺如病毒	急性胃肠炎
黄病毒科（*Flaviviridae*）	有	二十面体对称	+ssRNA	丙型肝炎病毒	肝炎
				日本脑炎病毒	脑炎
披膜病毒科（*Togaviridae*）	有	二十面体对称	+ssRNA	风疹病毒	风疹
冠状病毒科（*Coronaviridae*）	有	螺旋对称	+ssRNA	冠状病毒	呼吸道感染
正黏病毒科（*Orthomyxoviridae*）	有	螺旋对称	−ssRNA 分节段	流感病毒	流感
副黏病毒科（*Paramyxoviridae*）	有	螺旋对称	−ssRNA	麻疹病毒	麻疹
				腮腺炎病毒	腮腺炎
				呼吸道合胞病毒	肺炎
弹状病毒科（*Rhabdoviridae*）	有	螺旋对称	−ssRNA	狂犬病毒	狂犬病
丝状病毒科（*Filoviridae*）	有	螺旋对称	−ssRNA	埃博拉病毒	出血热
布尼亚病毒科（*Bunyaviridae*）	有	螺旋对称	−ssRNA 分节	汉坦病毒	肾综合征出血热
呼肠孤病毒科（*Reoviridae*）	无	二十面体对称	dsRNA 分节	轮状病毒	婴幼儿腹泻
嗜肝 *DNA* 病毒科（*Hepadnaviridae*）	有	二十面体对称	不完 dsDNA	乙肝病毒	肝炎
逆转录病毒科（*Retroviridae*）	有	二十面体对称	2 条相同 +ssRNA	人类免疫缺陷病毒	艾滋病

自然界还存在一些比一般病毒更小，结构更简单的微生物，称为亚病毒（subvirus），包括卫星病毒（satellite virus）、类病毒（viroid）和分类学上尚未确定归属的朊粒（prion）。

1. 卫星病毒　多数与植物病毒相关，少数与噬菌体或动物病毒相关。卫星病毒可分为两大类，一类可编码自身的衣壳蛋白，另一类为卫星病毒 RNA 分子，曾被称为拟病毒（virusoid），需利用辅助病毒的蛋白衣壳，其特点为由 300 ～ 400 个核苷酸构成 ssRNA，被辅助病毒所包裹。拟病毒必须通过辅助病毒才能复制。单独的辅助病毒或拟病毒都不能使植物受到感染。

2. 类病毒　均为植物病毒，由 250 ～ 400 个核苷酸组成单链环状的 RNA 分子，有二级结构，不含蛋白质，无包膜或衣壳。在细胞核内增殖，利用宿主细胞的 RNA 聚合酶Ⅱ进行复制。

3. 朊粒　无核酸，仅由一种耐蛋白酶 K 的蛋白质分子组成，具有传染性，与动物和人类传染性海绵状脑病有关，如库鲁病（Kuru）、克雅病（CJD）等。经近年深入研究，不少学者认为不宜将朊粒列入病毒范畴，故其生物学地位待定。

（潘　卫）

第 24 章　病毒的感染与免疫

病毒通过与宿主受体相互作用入侵易感细胞，在细胞内复制、表达并装配成新的病毒颗粒，释放至细胞外，进而在宿主机体中扩散，该过程称为病毒感染（viral infection）。病毒感染的基本过程是病毒在宿主细胞完成其部分或完整的复制周期。细胞对病毒感染的反应可表现为：细胞病变或细胞死亡、无明显细胞病变、细胞过度增殖。宿主对感染的病毒产生相应的免疫应答（immune response），包括固有免疫应答和适应性免疫应答。病毒感染与机体相应的免疫应答之间的抗衡可导致不同的感染结局。病毒感染后在细胞内大量复制，引起细胞正常代谢功能失衡；当受损细胞到达一定数量时即导致组织损伤；而组织损伤积累至一定程度时，机体则出现相应的体征和症状。病毒感染的临床表现可从轻症到重症。多数情况下，病毒感染者不表现临床症状，但病毒仍在体内复制增殖并排出到体外，通过该类感染仍可激发适应性免疫应答。

感染的临床表现取决于病毒种类和宿主机体状况（包括年龄、性别、生理和免疫状态等）：麻疹病毒感染后的发病率为 99%，而大多数病毒的显性感染率低于 10%，如脊髓灰质炎病毒的显性感染率仅为 0.1% ～ 1.0%。由于病毒与机体免疫应答等相互作用的动态消长，不同病毒感染或同一病毒在不同宿主中感染的持续时间各不相同。由此可见，病毒感染过程与机体免疫应答是决定感染是否引起疾病的重要环节，了解并掌握其基本特征及机制，有助于探索有效预防和控制病毒感染的策略。

第一节　病毒的感染

病毒感染在宿主中能否导致疾病取决于病毒种类、感染剂量、传播方式、进入途径、病毒在体内增殖和播散、病毒逃避宿主免疫防御的能力及机体免疫应答等多方面因素，从而可导致不同的感染类型。

一、病毒的传染源、传播方式与感染途径

（一）病毒传染源

病毒的传染源主要包括患者、隐性感染者和慢性感染者。隐性感染者的体内病毒仍在复制并向外排出，因无症状，不易引起注意，是疾病的重要传染源，如脊髓灰质炎病毒、甲型肝炎病毒隐性感染的比例高达 90% 以上；慢性感染者可向体外排毒几个月或几年，如先天感染风疹病毒的新生儿、慢性乙型 / 丙型肝炎患者或病毒携带者、HIV 感染者等。

患病动物也可作为病毒的传染源。人兽共患病近年来已受到极大关注。该类病毒通常在动物间传播并延续，但随着人类社会行为的改变、环境的改变、入侵自然疫源地、动物源性病毒跨物种的传播导致人类新现病毒性感染疾病越来越多，如禽流感病毒、SARS 病毒、中东呼吸综合征病毒、埃博拉病毒和寨卡病毒等。

（二）病毒传播方式

根据传染源的不同，病毒侵入人体可有人—人直接传播、动物—人传播、虫媒—人传播等形式。流行病学上将病毒在人群中的传播途径分为水平传播和垂直传播两类。水平传播（horizontal transmission）指病毒在不同个体之间的传播（包括由媒介、动物参与的传播），主要通过呼吸道、消化道或皮肤黏膜等途径进入人体，导致感染。垂直传播（vertical transmission）则指病毒经胎盘、

产道或产后哺乳途径由母亲传播给子女的方式。已知有十多种病毒可引起垂直感染，其中以乙型肝炎病毒、巨细胞病毒、单纯疱疹病毒 -2、人类免疫缺陷病毒、风疹病毒和寨卡病毒等多见。垂直感染可致死胎、流产、早产或先天畸形，子代也可不表现任何症状而成为病毒携带者。

（三）病毒感染途径

病毒感染后会从患者机体排出，导致病毒的传播，常见的排出途径有呼吸道、唾液、皮肤、尿液、精液和乳汁等。

病毒侵入机体的方式和途径常决定感染的发生和发展。机体与外界相通的皮肤、口腔、鼻咽腔及泌尿生殖道等是病毒入侵机体的门户，所以病毒主要通过皮肤和黏膜（眼结膜、呼吸道、消化道或泌尿生殖道）传播。但在特定条件下，病毒可直接进入血液循环而感染机体，如输血 / 液、注射、器官移植、手术、文身、昆虫叮咬或机械损伤及动物咬伤等（表 24-1）。

表 24-1　病毒感染机体的途径

主要感染途径	传播方式和途径	常见病毒种类
呼吸道		
上呼吸道	空气、飞沫、痰、唾液或皮屑	流感病毒、鼻病毒、柯萨奇病毒、冠状病毒、沙粒病毒、汉坦病毒、副流感病毒 1 ～ 4 型、呼吸道合胞病毒，人腺病毒
下呼吸道		呼吸道合胞病毒、副流感病毒 1 ～ 3 型、流感病毒、SARS 冠状病毒等
侵入呼吸道后再全身播散		风疹病毒、沙粒病毒、汉坦病毒、腮腺炎病毒、麻疹病毒、水痘 - 带状疱疹病毒、痘病毒等
消化道	污染的水或食物	脊髓灰质炎病毒、其他肠道病毒、呼肠孤病毒、人腺病毒、冠状病毒、轮状病毒、甲型肝炎病毒、戊型肝炎病毒等
泌尿生殖道	接触、性交	人类免疫缺陷病毒、乙型肝炎病毒、单纯疱疹病毒 -2、人乳头瘤病毒
眼		肠道病毒 70 型、腺病毒
破损皮肤	吸血昆虫（蚊子、跳蚤）叮咬及感染病毒动物的咬伤，机械损伤等	乳头瘤病毒、乙型脑炎病毒、黄热病病毒、登革病毒、汉坦病毒、狂犬病病毒、布尼亚病毒、寨卡病毒等
血液	输血、注射、器官移植、手术等	乙型肝炎毒、丙型肝炎病毒、人类免疫缺陷病毒、巨细胞病毒等
经胎盘、产道等	宫内、分娩产道、哺乳等	人类免疫缺陷病毒、巨细胞病毒、风疹病毒、乙型肝炎病毒、丙型肝炎病毒等

二、病毒在机体内的播散

病毒通过侵入门户进入机体后，既可在局部复制和繁殖，又可进一步扩散至其他组织和器官，称为病毒播散（viral spread or dissemination），如病毒扩散至多个组织和器官，则称为全身播散（systematic dissemination）。

（一）病毒播散的形式

病毒引起疾病的必然过程：吸附于机体的易感细胞→局部增殖→扩散（局部或全身）→再感染易感细胞并增殖，如病毒能逃逸机体免疫系统的清除可发生再次扩散，感染最终靶细胞导致组织损伤并可传播至新的易感宿主。不同病毒在宿主体内的播散形式不同，可分为三种形式。

1. 局部播散（local spread）　外界病毒入侵机体后，首先在局部复制和增殖，增殖至一定数量后，感染邻近细胞，这类感染往往局限于同一个组织和器官，称为局部播散。许多病毒可在侵入的局部黏膜上皮细胞中复制，继而向相邻组织细胞扩散产生炎症，但病毒不入血流或扩散至深部组织或全身，如鼻病毒仅在上呼吸道黏膜细胞内增殖而引起普通感冒；轮状病毒在肠道黏膜细胞内增殖而引起腹泻。病毒仅在入侵部位感染细胞、增殖并产生病变，称为局部感染（local infection）或浅表感染。

2. 血源性播散（hematogenous spread）　有些病毒在入侵部位增殖后，可经血液向全身播散，感染远离入侵部位的远端组织，造成全身感染（systemic infection）。病毒进入机体血液系统称病毒血症（viremia）。

某些病毒在入侵部位增殖后，通过淋巴液进入血流，形成第一次病毒血症。此时如果病毒逃逸免疫清除，可随血液循环进入易感组织，特别是在肝脏、脾脏或淋巴结中的巨噬细胞和血管内皮细胞内进一步增殖后，再次进入血流引起第二次病毒血症，全身播散到达靶器官并引起感染。因病毒感染的最终靶器官不同，患者可表现出不同的临床症状，如麻疹病毒、脊髓灰质炎病毒、脑炎病毒等所致感染的症状各有不同。

3. 神经性播散（neural spread） 某些病毒具有嗜神经的特性，可经感染部位的神经末梢侵入神经细胞，其所致疾病的临床表现体现出沿神经移行的特点，如水痘-带状疱疹病毒在其原发感染（水痘）发生后，潜伏于脊髓后根神经节或脑神经的感觉神经中，再发时病毒沿感觉神经分布产生带状疱疹。

某些病毒仅造成局部感染，而其他病毒则造成全身感染，其机制可能与病毒和宿主的遗传特性及宿主的免疫力有关。一般情况下，浅表感染诱导的免疫应答持续时间短暂，而全身感染诱导的免疫应答强而持久。

（二）病毒播散的靶组织

病毒通过侵入门户进入机体后，可在局部复制和增殖后进一步扩散至多个组织和器官，引发全身的播散。病毒是否感染靶细胞与其表面是否存在相应的病毒受体有关。

1. 皮肤 皮肤是病毒感染最常见的靶组织之一，许多急性病毒感染因病毒直接作用或免疫复合物的参与可出现出疹现象。病毒侵入皮肤毛细血管和小静脉内皮细胞，导致局部血管扩张，形成红斑；如再伴有水肿和细胞浸润，即形成丘疹。麻疹病毒、风疹病毒，还有某些埃可病毒、柯萨奇病毒、腺病毒、微小病毒B19等的感染，均形成斑丘疹。如病毒感染表皮上皮细胞并伴有单核细胞的渗出，此即水疱疹，如单纯疱疹病毒的感染。

2. 中枢神经系统 嗜神经性病毒首先在其他细胞内复制和增殖，然后其子代病毒通过支配感染部位的神经末梢进入神经细胞，继而在中枢神经系统或脑组织中扩散，如狂犬病毒、单纯疱疹病毒等的感染。某些病毒虽然可侵入神经细胞，但须经血播散进入中枢神经系统，如脊髓灰质炎病毒。而HIV可经带有前病毒的免疫细胞播散。侵犯神经细胞的病毒通过损伤某些中枢神经细胞，可引起脑膜炎、脑炎、脊髓灰质炎等，如脊髓灰质炎病毒可破坏脊髓前角运动神经元。

3. 肝脏 某些病毒可在肝细胞中增殖并侵袭肝实质，如甲、乙、丙、丁、戊型肝炎病毒、黄热病毒、单纯疱疹病毒、巨细胞病毒和风疹病毒等。这些病毒损伤肝细胞而引起急慢性肝炎、肝硬化和肝癌等疾病。

4. 免疫系统 某些病毒可入侵免疫系统导致宿主免疫功能缺损或逃逸免疫清除，如EB病毒感染B淋巴细胞，HIV感染$CD4^+$ T细胞和巨噬细胞等。

5. 其他 其他的病毒靶组织包括唾液腺、乳腺、横纹肌和心脏等，被感染后可引发相应器官疾病。

三、病毒感染的类型

侵入机体后病毒在易感细胞内增殖，产生的子代病毒可再感染其他易感细胞，导致组织或器官功能受损，机体表现出相应的临床症状。因此病毒感染的类型可从细胞水平和整体水平两个层面进行分类。

（一）细胞水平的病毒感染类型

因病毒特性及易感细胞特性（容纳性细胞、非容纳性细胞）的差异，病毒感染后细胞的结局不同，可分为溶细胞感染和非溶细胞感染两种。溶细胞感染（lytic infection），感染细胞裂解死亡，一次性释放大量子代病毒；非溶细胞感染（nonlytic infection），其特征为病毒感染后细胞不立即死亡，可表现为稳定感染、整合感染、潜伏感染和转化性感染。细胞水平的研究可揭示病毒对细胞的致病性、病毒与宿主细胞相互作用的分子机制及细胞抗病毒的固有免疫应答，但这类研究具有局限性，所获结论须在整体水平上进行验证。

1. 溶细胞感染　病毒感染容纳性细胞（permissive cell）（该类细胞可以为病毒复制提供必要的条件，支持病毒复制），在胞内复制成熟后，一次释放大量子代病毒，细胞裂解死亡，多见于无包膜病毒，如脊髓灰质炎病毒、腺病毒等。其作用机制主要有：①阻断细胞大分子合成，在感染早期合成的病毒早期蛋白可阻断宿主细胞核酸和蛋白质的合成，使细胞的代谢功能紊乱，致细胞死亡；②病毒蛋白的毒性作用，如腺病毒颗粒表面的衣壳蛋白和纤维蛋白突起可使细胞死亡；③细胞的溶酶体酶释放，病毒感染后可导致细胞溶酶体结构和通透性改变，释放出溶酶体酶，引起细胞自溶；④细胞器的损伤，病毒感染早期有细胞核、细胞膜、内质网、线粒体和核蛋白体等的损伤；⑤病毒感染引起细胞凋亡。

2. 非溶细胞感染　非溶细胞感染可归纳为以下数种类型。

（1）稳定状态感染（steady state infection）：多见于包膜病毒，如正黏病毒、副黏病毒等。该类病毒以出芽的方式从细胞中逐步地释放出成熟的子代病毒颗粒，在感染过程中对细胞的正常代谢功能影响不大，有时感染的细胞还可增殖。复制过程中，病毒编码的某些蛋白插入细胞膜，可造成细胞膜特性和抗原性的改变，可能会诱发自身免疫应答，导致宿主细胞的损伤。病毒稳定状态感染的细胞在病毒长期复制后最终仍会死亡。

（2）整合感染（integrated infection）：某些 DNA 病毒或逆转录病毒的基因组或部分基因在病毒的复制过程中整合（integration）至细胞染色体中。整合的病毒核酸可随细胞的分裂传给子代细胞，不一定产生子代病毒颗粒。病毒核酸的整合可导致细胞遗传特性的改变：如细胞表面出现新抗原或细胞发生转化等。细胞特性的改变取决于病毒的复制特性、病毒核酸整合于染色体的部位等。

（3）潜伏感染（latent infection）：一些病毒在初次感染后，以休眠状态潜伏在宿主细胞内，以基因组的形式存在于某些组织的细胞内，不产生感染性病毒颗粒，不引起宿主细胞的裂解。在某些情况下，病毒可被激活而复制，引起裂解性感染，复制子代病毒并释放到细胞外。单纯疱疹病毒等可引起潜伏感染。

（4）转化性感染（transformation infection）：转化性感染是一种特殊的持续性感染。某些 DNA 病毒或逆转录病毒感染后，细胞表现出生长特性的改变，其增殖速度快于未感染细胞，失去接触性抑制，成为转化性细胞，可无限制生长。转化性细胞常伴随病毒基因的整合，但不一定产生病毒颗粒。转化性细胞可在实验动物中形成肿瘤，因此转化性感染与致癌性（oncogenic）有关。

（二）整体水平的病毒感染类型

病毒感染后如引起整个组织或器官的细胞被破坏，机体会显现症状。从病毒入侵机体到临床症状出现会有一段间隔期，称为潜伏期（incubation period）。根据病毒感染后是否出现临床症状，分为隐性感染和显性感染；根据病毒感染进程的时间长短，可分为急性感染（acute infection）和持续性感染（persistent infection）两种类型。持续性感染又分为潜伏感染、慢性感染和慢发病毒感染。

1. 隐性感染　病毒侵入机体并增殖但不引起临床症状的感染称为隐性感染（inapparent infection）或亚临床感染。其原因可能是病毒毒力弱或机体免疫力强，致使病毒不能大量增殖，组织细胞没有被破坏或损伤轻微且迅速被修复或损伤程度不影响其组织功能的发挥；也可能是病毒最终未到达靶器官，故不呈现或极少呈现临床症状。如脊髓灰质炎病毒感染时，大多数人表现为隐性感染，这与病毒极少到达中枢神经系统有关。隐性感染者虽无临床症状，但病毒仍在体内复制并排出体外，可作为传染源。故隐性感染在流行病学上具有十分重要的意义。通过隐性感染，机体可获得特异性抗病毒免疫力。

2. 显性感染　病毒感染宿主后大量复制，引起细胞正常代谢功能失衡，细胞死亡。当受损细胞到达一定数量时即导致组织损伤，组织损伤积累至一定程度时，机体出现相应的体征和症状，称为显性感染（apparent infection）。显性感染可表现为局部感染（local infection）（如单纯疱疹），也可表现为全身感染（systemic infection）（如麻疹）。根据病毒在体内滞留的时间长短，显性感染还可分成急性感染及持续性感染两种类型。

（1）急性感染（acute infection）：病毒感染后潜伏期短，发病急，病程为数日或数周，短时间内即被清除或导致机体死亡，一旦疾病恢复后，机体内不再检测到病毒，如流行性感冒、急性病毒性肝炎等。

（2）持续性感染（persistent infection）：病毒感染后，不能快速被机体免疫系统清除，可在体内持续存在数月、数年、数十年甚至终身，在此期间病毒感染者可出现症状或不出现症状。这类感染者可长期排出病毒，为重要的传染源。持续性感染根据临床表现的差异，可分成三种类型：

1）慢性感染（chronic infection）：感染后病毒持续存在于体内，并可排出体外，症状时轻时重，病程可长达数月甚至数十年。在慢性感染过程中，可持续检测到病毒，如乙型肝炎病毒、丙型肝炎病毒等引起的慢性感染。

2）潜伏感染（latent infection）：一些病毒在急性或隐性感染后，病毒没有被清除，而是以基因组的形式存在于某些组织的细胞内，不产生感染性病毒颗粒，感染者不表现出临床症状。在某些情况下，病毒被激活而复制，引起症状。在病毒潜伏状态时，普通方法检测不到病毒，只有在病毒激活复制引起症状时方可检测到病毒，如单纯疱疹病毒、水痘 - 带状疱疹病毒等均可引起潜伏感染。

3）慢发病毒感染（slow infection）：病毒（或致病因子）感染后，潜伏期长，达数月、数年至数十年。待疾病出现后，其发展呈亚急性、进行性，最终导致机体死亡。这类感染因子可分为：①常见病毒，如麻疹病毒引起亚急性硬化性全脑炎（subacute sclerosing panencephalitis，SSPE），该病在儿童期急性感染麻疹病毒后，至青春期才发病，表现为亚急性进行性中枢神经系统疾病；②朊粒（prion），如引起 Kuru 病、JC 病（Jakob-Creutafeld disease）、疯牛病（BSE）的致病因子。

四、病毒的致病机制

病毒复制与宿主细胞的生命活动过程密切相关。病毒具有严格的细胞内寄生性，必须进入特定的细胞，借助于宿主细胞的大分子生物合成系统及能量进行复制增殖。病毒的复制过程或其编码的某些产物可直接或间接地改变宿主细胞的结构或代谢功能，导致细胞损伤或产生其他变化，当病毒扩散至多数细胞后则可形成组织器官乃至全身损伤或功能障碍。同时，在机体免疫清除病毒的过程中，会造成细胞和组织损伤。因此，病毒感染致病机制可分为两个方面：一是病毒对宿主细胞的直接作用，二是病毒感染诱导的免疫损伤。

（一）病毒对宿主细胞的直接作用

正常细胞在生长的各个阶段，细胞内分子的合成和降解处于有序的平衡状态中。病毒增殖可打破细胞内分子的平衡状态，影响细胞的代谢功能，可直接杀伤细胞或使细胞发生病变。不同的病毒对细胞的损伤作用有明显区别，某些病毒显示高度的杀细胞作用；而有些病毒则表现为稳定感染，以出芽方式释放，不引起明显的细胞病变。病毒也可与细胞处于共生状态，形成潜伏感染；也可使细胞转化或永生化。

1. 病毒杀细胞或致细胞病变的机制 病毒感染细胞后可对细胞代谢造成影响，引起细胞死亡或病变，主要机制有：

（1）细胞死亡：病毒感染后可通过阻断细胞的大分子合成影响细胞的正常功能、损伤细胞器、引起溶酶体酶释放等导致细胞死亡，细胞裂解时往往会释放子代病毒。

（2）病毒诱导的细胞凋亡（apoptosis）：病毒及其产物既能通过各种机制抑制细胞凋亡，

也能破坏细胞的正常生理功能而诱导细胞的凋亡，很多病毒在感染的末期就直接利用细胞凋亡裂解细胞并释放子代病毒。病毒诱导的细胞凋亡是许多病毒引起疾病的重要原因之一。已知疱疹病毒、逆转录病毒、微小病毒、副黏病毒、正黏病毒、甲病毒和小 RNA 病毒等在体外细胞培养中均可致细胞凋亡。此外，有些病毒还能直接诱导免疫细胞的凋亡。免疫细胞的凋亡有利于病毒逃避免疫清除，建立病毒的持续感染。

虽然细胞凋亡有利于病毒释放和扩散，但在感染早期细胞死亡会降低病毒的产量。因此某些病毒编码拮抗细胞凋亡的产物，抑制细胞凋亡而有利于病毒复制。

（3）细胞融合（cell fusion）：有包膜病毒编码的某些糖蛋白在细胞内表达并插入细胞膜表面，可促进细胞膜的融合，形成多核巨细胞（multinucleated giant cells），称为细胞融合。病毒可通过融合细胞在细胞之间扩散，如麻疹病毒和副流感病毒感染的细胞易与邻近正常细胞融合，形成多核融合细胞，有利于病毒的扩散。

（4）细胞膜特性的改变：病毒（尤其是包膜病毒）编码蛋白的表达可使感染细胞具有原来所没有的特性或抗原性，如流感病毒感染细胞在出芽释放病毒时，细胞膜上由病毒基因编码的血凝素可产生吸附红细胞的能力。病毒感染的细胞表面带有病毒特异性抗原，激活的 T 杀伤细胞可特异性杀伤病毒感染的靶细胞。在某些病毒感染后可使细胞内部抗原暴露或使细胞抗原发生改变，成为自身抗原，诱发自身免疫病。

病毒感染后可增加细胞膜对离子的通透性，如钠离子等。在某些病毒感染的细胞培养中可见到细胞肿大或形成数处突起的“气球样”变化，这可能与细胞膜通透性改变相关。

（5）细胞骨架的改变：病毒感染后，病毒自身或其产物在细胞内的聚集可以破坏细胞骨架，从而影响细胞的正常形态，细胞变成圆形并积聚是病毒感染后常见的细胞病变之一。

（6）包涵体（inclusion body）的形成：光学显微镜下，在某些病毒感染的细胞内，可见到细胞质或细胞核内嗜酸性或嗜碱性、大小和数量不等的斑块性结构，称为包涵体。病毒复制或转录过程中形成的复合物、病毒装配过程中出现的中间体及核衣壳等均可在宿主细胞中进行积累而形成包涵体。包涵体的部位往往反映了病毒复制的部位，具有一定的病毒种属特异性，如疱疹病毒和腺病毒感染的细胞所形成的包涵体位于细胞核，而狂犬病毒感染后脑组织神经细胞胞质内出现嗜酸性圆形或椭圆形的包涵体（Negri body），其具有诊断价值。包涵体在细胞内的形成可以改变细胞正常的组成成分或功能，从而导致细胞病变。

（7）影响宿主细胞的大分子合成：病毒感染宿主细胞后经脱衣壳释放出病毒核酸，病毒基因组指令性地抑制或促进细胞核酸及蛋白质的合成，并使细胞的生物合成系统转向合成病毒的核酸及蛋白质。病毒在核酸复制、转录、蛋白质合成等过程中与宿主细胞的生物合成系统相互作用，使细胞的正常代谢紊乱，改变细胞的功能或最终导致细胞死亡。

2. 病毒基因组在宿主细胞内的维持　在病毒持续性感染中，病毒基因组必须持续存在于宿主细胞中：病毒基因组或前基因组整合到宿主细胞染色体中。或病毒基因组（如 EB 病毒的基因组）以染色体外环状分子（附加子，episome）的形式存在于感染的细胞内。

病毒基因整合到宿主细胞染色体中主要分为两个类型：一类是逆转录病毒式整合。在逆转录病毒基因组侧翼具有反向重复序列整合信号，几乎每一轮病毒复制周期均有前病毒基因的整合。另一类是病毒感染中出现的部分病毒基因偶然整合入细胞染色体，称为失常（aberration）式整合。这类病毒不带有整合酶，整合是随机的，无特异病毒 DNA 序列，也无特异细胞 DNA 位点，整合依赖于病毒基因组和感染细胞基因组之间的同源性片段。整合病毒基因的细胞在一定条件下持续增殖，可扩增出克隆细胞，并可能通过激活细胞内的癌基因或使抑癌基因失活而引起肿瘤。然而，必须指出的是病毒基因整合仅是一个先导过程，病毒基因整合不一定会导致细胞转化或引起肿瘤。

3. 病毒引起细胞转化（transformation）或永生化　某些病毒感染细胞后可引起细胞的转化。细胞转化或永生化是指细胞受外界因素影响后由原来的二倍体核型变成多倍体核型，细胞的生长特性也随之发生改变而获得永生化，失去接触抑制，可无限繁殖传代，有利于肿瘤细胞的形成。

细胞的转化常是肿瘤形成的第一步。病毒基因组的整合或其编码的某些产物可导致细胞转化。病毒感染引起细胞转化或永生化的机制包括：①病毒感染宿主细胞后产生的病毒蛋白可导致关键抑癌基因异常失活；②病毒蛋白可通过激活宿主细胞基因组原癌基因的表达、调节细胞周期蛋白及抑制细胞凋亡等不同机制作用于细胞，导致细胞恶性转化及肿瘤形成；③病毒携带原癌基因；④病毒在宿主细胞基因组上的整合，引起插入突变导致宿主细胞关键抑癌基因异常失活或癌基因异常激活；⑤病毒感染导致免疫抑制等。已知的与人类肿瘤相关的病毒见表 24-2。然而，细胞的恶变是多因素、多步骤的过程，其他因素如环境、宿主的遗传特性、内分泌和免疫状态均对肿瘤的形成有重大影响。

表 24-2　人类肿瘤相关病毒

病毒	肿瘤
DNA 病毒	
人乳头瘤病毒	宫颈癌和喉癌
EB 病毒	Burkitt 淋巴瘤、B 细胞淋巴瘤
人类疱疹病毒 8 型	Kaposi 肉瘤
乙肝病毒	原发性肝癌
RNA 病毒	
人类嗜 T 细胞病毒	成人 T 淋巴细胞性白血病
HIV	B 细胞淋巴瘤
丙肝病毒	原发性肝癌

（二）病毒感染诱导的免疫损伤

在病毒感染对宿主造成损伤的过程中，除病毒的直接致细胞病变效应作用外，针对病毒抗原的免疫应答也会对机体造成间接的损伤，称为免疫病理损伤（immunopathologic injury）。免疫病理损伤是病毒性感染疾病的重要发病机制之一，尤其在病毒持续性感染和病毒感染相关的自身免疫性疾病中。免疫病理损伤包括特异性细胞免疫和体液免疫病理损伤，不同病毒其免疫病理损伤的机制有所不同。

1. T 淋巴细胞介导的免疫病理损伤　特异性细胞免疫应答是清除病毒感染细胞的主要手段。在清除病毒感染靶细胞的同时，$CD8^+$ T 淋巴细胞或 $CD4^+$ T 淋巴细胞可损伤宿主细胞，影响细胞的正常功能，导致疾病。

（1）$CD8^+$ T 淋巴细胞介导的免疫病理损伤：主要为 $CD8^+$ T 淋巴细胞杀伤病毒感染的靶细胞所致。在 HIV、HBV、柯萨奇病毒感染中，常发生 $CD8^+$ T 淋巴细胞介导的免疫病理损伤。例如，HBV 感染引起的严重肝损伤由 $CD8^+$T 淋巴细胞介导的免疫反应造成：$CD8^+$T 淋巴细胞识别并结合受感染的靶细胞，释放穿孔素、颗粒酶等，直接破坏靶细胞膜，还可通过 Fas 配体（F）诱导细胞凋亡；$CD8^+$ T 淋巴细胞也可释放细胞因子使中性粒细胞和单核细胞等效应细胞聚集到肝脏中，进一步破坏病毒感染的细胞。

（2）$CD4^+$ T 淋巴细胞介导的免疫病理损伤：激活的 $CD4^+$ T 淋巴细胞可产生更多的细胞因子和趋化因子，能使非特异性效应细胞聚集和活化，引发炎症反应，称为迟发型超敏反应（delayed-type hypersensitivity response）。在麻疹病毒、登革病毒感染性疾病发生过程中常发生 $CD4^+$ T 淋巴细胞介导的免疫病理损伤。

2. 抗体介导的免疫病理损伤　当病毒大量复制，而未被免疫系统及时清除时，病毒可与特异性抗体结合形成复合物，激活补体引起免疫复合物型超敏反应，又称Ⅲ型超敏反应。病毒 - 抗体复合物会沉积在毛细血管中引起免疫病理损伤，如乙型肝炎病毒相关性肾炎。抗体除了能与病毒形成复合物诱导免疫病理损伤外，有时还可增强病毒的感染，称为抗体依赖增强作用（antibody-dependent enhancement），如登革病毒感染时，非中和抗体能通过 Fc 受体促进病毒被巨噬细胞吞噬，并能在宿主细胞内复制，使感染更严重。

3. 病毒感染与自身免疫病　病毒感染导致自身免疫病的机制，包括：①病毒感染使一些原隐藏的细胞抗原暴露，免疫系统识别这些抗原产生自身免疫反应。②分子模拟（molecular mimicry）机制，病毒抗原与宿主组织抗原含有共同的抗原决定簇，当宿主的免疫系统对共同的抗原决定簇产生免疫反应时，引发自身免疫疾病。③病毒感染后可致免疫应答功能紊乱，失去识别自身与非自身抗原的功能，而产生对自身细胞或组织的细胞免疫或抗体应答，导致自身免疫病。这类患者体内可检测到针对自身组织细胞（如肝细胞膜抗原、脑组织髓鞘抗原）的抗体或特异性细胞免疫应答。例如，慢性肝炎患者中，有部分患者体内存在针对肝细胞蛋白的自身抗体或细胞免疫；在麻疹、腮腺炎病毒感染后期发生的脑炎，可能因病毒改变了脑组织抗原，从而诱发自身免疫应答，造成脑组织损伤。

4. 病毒感染导致的免疫抑制　许多病毒感染可引起机体暂时性免疫应答降低或免疫抑制，如麻疹患儿对结核菌素皮肤试验应答降低或由阳性转为阴性。免疫应答低下与病毒侵犯免疫细胞有关。HIV 侵犯并杀伤巨噬细胞或 T 辅助性细胞（$CD4^{+}$T 细胞），使 T 辅助性细胞数量大量减少而发生艾滋病。由于机体细胞免疫功能低下，极易发生条件致病性微生物的感染。病毒入侵免疫细胞后，不仅因影响机体的免疫功能（如吞噬功能降低、抗体产生水平低下等）致难以清除病毒；免疫细胞中的病毒还可逃避抗体、补体等的作用，随免疫细胞播散至体内其他脏器。病毒感染所致的免疫抑制是病毒持续性感染的机制之一，免疫应答低下的机体易出现后续感染而使疾病复杂化，也可导致体内潜伏病毒的激活或肿瘤的发生。

5. 病毒超抗原（viral superantigen）某些病毒编码的蛋白质具有超抗原特性，与Ⅱ类主要组织相容性蛋白（MHC-Ⅱ）及 T 细胞受体（TCR）结合，激活 T 细胞，释放大量细胞因子，引发疾病。例如，狂犬病毒的核蛋白及 EB 病毒、巨细胞病毒、埃博拉病毒等编码的一些蛋白质均具有超抗原特性，参与病毒的致病机制。

第二节　抗病毒的免疫

机体抗病毒免疫应答可分为固有免疫（非特异性免疫）及适应性免疫（特异性免疫）两方面，但在体内这两方面不可分割并协同发挥作用。机体接触病毒后，首先通过固有免疫进行清除。若病毒突破了机体固有免疫的防护，可导致感染，同时诱发机体产生适应性免疫应答以清除感染的病毒，并在再次感染中发挥作用，然而免疫反应也可对机体造成一定程度的病理损害。

一、固有免疫

完整的皮肤、黏膜、血脑屏障、血胎屏障等生理屏障可阻止病毒侵入机体。固有免疫是机体抵御病毒感染的第一道防线：细胞因素主要有吞噬细胞、自然杀伤细胞（natural killer cell，NK 细胞）和树突状细胞；体液因素则主要有细胞因子如干扰素和防御素等。固有免疫在病毒感染的早期即发挥抗病毒效应，能抑制早期感染的细胞内病毒复制。在此过程中，可诱生多种具有免疫调节活性的细胞因子，通过活化并增强吞噬细胞和 NK 细胞的功能、诱生其他细胞因子及募集 T、B 细胞等，有效地增强特异性抗病毒免疫应答。

（一）参与非特异性抗病毒免疫应答的重要细胞

参与非特异性抗病毒免疫的细胞主要包括单核 - 吞噬细胞系统、NK 细胞、树突状细胞等，其本身具有抗病毒作用，而且还能产生多种细胞因子发挥抗病毒效应并活化其他免疫细胞。

1. 吞噬细胞　吞噬细胞在固有免疫抗病毒应答中发挥极为重要的作用。巨噬细胞可吞噬和杀灭病毒感染细胞和游离病毒，抗体和补体与病毒结合后能促进巨噬细胞的吞噬功能，而一般认为中性粒细胞在抗病毒感染中作用不大。巨噬细胞可提呈抗原给 T 细胞，激发适应性免疫应答。肝脏和脾脏中巨噬细胞能迅速滤过血液中的病毒，如果巨噬细胞功能受损，则易引起病毒血症。

2. NK 细胞 NK 细胞是病毒感染早期，适应性免疫尚未建立前的机体抗病毒免疫的重要细胞之一。在病毒感染早期，NK 细胞发挥杀伤被病毒感染的细胞的效应，体内 4 小时即可出现杀伤效应。在病毒感染后，NK 细胞可通过多种途径被活化，特别是干扰素的激活。病毒感染细胞后，细胞 MHC- Ⅰ分子的表达下调，使 NK 细胞与该细胞接触后抑制信号减弱，致 NK 细胞活化，释放穿孔素、颗粒酶等裂解病毒感染细胞。此外，活化的 NK 细胞可产生多种细胞因子如 IFN-γ 等，发挥抗病毒作用。

3. 树突状细胞 树突状细胞是具有抗原提呈功能的专职抗原提呈细胞，具有摄取、处理和提呈抗原至 T 细胞的功能，在免疫应答的诱导中发挥关键作用。其中浆细胞样树突状细胞（plasmacytoid dendritic cell，pDC）在病毒感染的刺激下可分泌大量的Ⅰ型干扰素，发挥抗病毒作用；其次还具有多种免疫调节功能，能够诱导、激活、刺激免疫细胞发挥抗病毒作用。

（二）参与非特异性抗病毒免疫应答的重要分子

多种免疫分子参与了机体的非特异性抗病毒免疫应答，主要有细胞因子和趋化因子，近年发现防御素也具有抗病毒作用。在此仅重点介绍细胞因子的抗病毒活性。

细胞因子（cytokine）可由多种细胞如单核 - 吞噬细胞系统、NK 细胞、树突状细胞或活化的成纤维细胞、内皮细胞等产生，包括 IFN-α、IFN-β、IFN-γ、TNF、IL-1α、IL-1β、IL-6、IL-10、IL-12 等。在此，我们仅介绍在抗病毒感染中发挥非常重要作用的干扰素。干扰素是 Isaacs 等（1957 年）在研究灭活病毒干扰活病毒增殖现象时发现的一种由细胞产生的具有抗病毒活性的糖蛋白。RNA 病毒（复制中可形成双链 RNA）、细菌内毒素、人工合成的双链 RNA（多聚肌苷酸与多聚胞嘧啶的多聚物，poly I：C）等均可诱导细胞产生干扰素。巨噬细胞、淋巴细胞及体细胞均可产生干扰素。干扰素具有抗病毒、调节免疫、抑制肿瘤细胞生长和控制细胞凋亡等活性。

干扰素的种类：根据其抗原性不同，可将干扰素分为 α、β、γ、λ 3 种，每种又根据其氨基酸序列不同再分为若干亚型。α 干扰素（IFN-α）和 β 干扰素（IFN-β）主要由白细胞、成纤维细胞和病毒感染细胞产生；而 γ 干扰素（IFN-γ）由活化的 T 细胞和 NK 细胞产生，又称免疫干扰素，属Ⅱ型干扰素。Ⅰ型干扰素的抗病毒活性优于Ⅱ型干扰素，而Ⅱ型干扰素调节免疫和抑制肿瘤细胞生长的作用比Ⅰ型干扰素强。除Ⅰ型和Ⅱ型干扰素外，λ 干扰素被归为Ⅲ型干扰素，其活性与 IFN-α 类似，在抗流感病毒中起重要作用。

干扰素抗病毒作用的特点：①广谱性，干扰素对所有病毒的复制均有一定的抑制作用；②间接性，干扰素不直接作用于病毒，而是通过诱导细胞产生抗病毒蛋白，间接发挥抗病毒作用；③相对种属特异性，即一种动物所产生的干扰素一般在同种细胞中的活性最高；④即刻性，在病毒感染宿主细胞的几小时内，细胞即产生Ⅰ型干扰素（IFN-α、IFN-β），在早期抗病毒感染中具有重要意义。干扰素对热比较稳定，4℃可保存很长时间，−20℃可长期保持其活性。

干扰素的抗病毒机制：通过诱导细胞产生抗病毒蛋白，使细胞建立抗病毒状态。Ⅰ型和Ⅱ型干扰素与细胞表面的干扰素受体结合后，经信号转导，激活多种干扰素刺激基因的转录和表达。其中一部分蛋白具有抗病毒的功能，作用于病毒复制的各个环节。已知的干扰素抗病毒的两种重要途径分别为：①干扰素诱导 2′，5′- 寡腺苷酸合成酶的表达，生成 2′，5′- 寡腺苷酸，从而激活 RNaseL 以降解病毒 mRNA，抑制病毒蛋白质的合成；②干扰素诱生蛋白激酶 PKR，可使翻译起始因子 eIF-2 的 α 亚基磷酸化，抑制其活性，从而阻断病毒蛋白的翻译。

此外，干扰素可激活 NK 细胞和辅助活化 $CD8^{+}$T 细胞，增强其对病毒感染细胞的杀伤作用。

目前干扰素制剂和干扰素诱生剂已用于治疗一些病毒性疾病，如慢性乙型肝炎、单纯疱疹病毒性角膜炎、水痘 - 带状疱疹等，均取得较好的疗效。但尚存在仅对部分患者有效、停药后复发等缺点。近年来人们试图采用不同种干扰素或干扰素与抗病毒药物联合使用，或改变干扰素剂型，如聚乙二醇（PEG）化干扰素来提高疗效。

二、适应性免疫

病毒的结构蛋白在病毒感染过程中，可经抗原加工与提呈，活化 T 细胞及 B 细胞。体液免疫中的抗体通过识别游离的病毒和病毒感染的细胞，可中和胞外游离的病毒，在再次病毒感染时发挥预防保护作用，也可通过与病毒感染细胞的表面抗原结合，在补体或抗体依赖的细胞介导的细胞毒作用（antibody dependent cell ular cytotoxicity）参与下发挥杀伤病毒感染细胞的作用。细胞免疫中的细胞毒性 T 细胞（CTL）、辅助性 T 细胞和调节性 T 细胞等，通过杀伤病毒感染的靶细胞，释放细胞因子调节巨噬细胞和 T 细胞的功能，为机体清除病毒的主要细胞。此外，活化的 T 细胞所分泌的多种细胞因子如 IFN-α、TNF 等也有利于病毒的清除，调节性 T 细胞则在调控细胞免疫水平方面发挥重要作用。

（一）抗病毒体液免疫

病毒感染后，最先是 IgM 类特异抗体出现，随后是 IgG 类抗体，并随不同的病毒感染类型而持续时间长短不等。经黏膜感染并在黏膜上皮细胞中复制的病毒可诱生局部 IgA 类抗体。特异性抗体可用于诊断。中和抗体可中和胞外游离的病毒体。

1. 中和抗体（neutralizing antibody）　是一类可与病毒结合并使之不能感染易感细胞的抗体。中和抗体的作用机制：与游离病毒结合（作用于病毒表面与细胞受体相互作用的蛋白表位），通过阻断病毒吸附、穿入或脱衣壳等而阻止病毒对易感细胞的感染。

血清中和抗体的抗病毒保护效率主要取决于病毒是否经病毒血症到达靶器官。血流中存在的抗体在病毒到达靶细胞前可中和病毒。感染前或暴露后立即给予特异性抗体对一些病毒感染如麻疹、甲型肝炎、乙型肝炎和水痘等可发挥保护作用。

2. 非中和抗体　病毒感染后，某些病毒抗原诱导的抗体无中和作用，即不能阻断病毒侵入易感细胞，称非中和抗体。如有包膜病毒的基质或核蛋白、病毒复制酶等诱生的抗体。非中和抗体可通过补体结合反应检测，故又称补体结合抗体，对病毒性感染疾病有时具有诊断价值。

非中和抗体也具有抗病毒作用：抗体与病毒形成免疫复合物，经调理吞噬作用易被巨噬细胞吞噬清除；抗体与包膜病毒表面抗原结合后，激活补体裂解病毒感染的靶细胞；或通过 ADCC 杀伤靶细胞等。

（二）抗病毒细胞免疫

机体主要依赖细胞免疫清除病毒感染的靶细胞。通过杀伤性 T 细胞直接杀伤靶细胞，或通过 Th1 细胞释放细胞因子而发挥作用，维持细胞免疫的平衡。

1. 细胞毒性 T 细胞　CTL 的杀伤作用具有特异性，一般出现于病毒感染后 7 天左右，当 CTL 活性出现时，NK 细胞活性已逐步降低。CTL 杀伤病毒感染的靶细胞受 MHC- Ⅰ类分子的限制。CTL 通过 TCR 特异性识别病毒抗原肽 -MHC- Ⅰ分子复合物。CTL 激活后释放穿孔素和颗粒酶（granule enzyme）。穿孔素的作用类似补体中的 C9，可致靶细胞出现许多小孔；颗粒酶可激活靶细胞内的凋亡相关酶，可使细胞自身裂解或发生凋亡。在多数病毒感染中，CTL 是使病毒感染恢复的主要免疫细胞。

2. 辅助性 T 细胞（Th cell）　在控制病毒感染中 $CD4^+$T 淋巴细胞的 Th1 反应比 Th2 反应更为重要。$CD4^+$ Th1 细胞可促进 B 淋巴细胞的生长与分化，活化巨噬细胞，并促进 CTL 的增殖和分化。Th1 细胞与抗原提呈细胞表面的相应抗原肽 -MHC- Ⅱ类分子复合物结合后激活，释放 IL-2、TNF-β 和 IFN-γ 等细胞因子，使淋巴细胞、单核细胞和巨噬细胞聚集在病毒感染的部位，更有效地发挥吞噬和杀灭病毒作用。此外，IFN-γ 可活化巨噬细胞增强其杀伤力。IFN-γ 还能促进 IgG 的生成，IgG 通过调理作用和激活补体系统促进吞噬细胞的吞噬和杀伤能力。IL-2、IFN-γ 亦可增强 NK 细胞杀伤靶细胞的活性，抑制病毒增殖，阻止病毒扩散和清除病毒感染。

（三）病毒免疫逃逸

在机体通过免疫系统清除病毒的同时，病毒也会借助于多种方式逃避机体免疫监视、免疫激活或阻断免疫应答的作用，引起持续性感染。不同的病毒，其免疫逃逸（viral immune escape or immune evasion）的机制不同，现将主要机制归纳入表 24-3。

表 24-3 病毒免疫逃逸的主要机制

免疫逃逸机制	作用方式	举例
病毒抗原变异	逃避 CTL 和抗体的识别和清除（RNA 病毒因 RNA 合成酶缺乏校正功能，易发生变异，变异频率高等）	如 HIV、HCV、流感病毒
病毒感染宿主的免疫豁免部位（如感染中枢神经系统，直接感染 $CD4^+$ T 淋巴细胞等）	逃避宿主免疫系统的监视和清除 $CD4^+$ T 淋巴细胞数量减低及功能下调，导致免疫系统功能低下	HSV、VZV、HIV 等
细胞间病毒扩散	细胞融合	副黏病毒（麻疹病毒等）
逃逸干扰素作用		
病毒小 RNAs	阻断激活蛋白激酶（PKR），抑制干扰素抗病毒的功能	腺病毒
vIFN 受体	可溶性 vIFN 受体可与细胞的 IFN 结合，从而抑制 IFN 的功能	痘病毒（B18R 蛋白）
vIL-10	病毒编码的 IL-10，抑制 IFN 的产生；诱导 Th2 细胞应答，抑制 T 淋巴细胞应答	EBV（BCRF-1）
干扰素表达下调	抑制干扰素的转录	HBV
抑制病毒抗原提呈		
MHC 分子表达下调	病毒抑制感染细胞 MHC 分子的转录，从而抑制病毒抗原呈递；阻断 MHC 转运至细胞表面	腺病毒（E3 早期蛋白）、CMV
干扰抗原肽 -MHC- Ⅰ类分子复合体的形成	病毒蛋白与转运蛋白结合后阻断抗原肽转入内质网，抑制抗原肽 -MHC- Ⅰ类分子复合体形成	HSV（ICP47 早期蛋白）
	阻断已进入内质网的抗原肽与 MHC- Ⅰ类分子形成复合体，导致病毒抗原不能有效提呈给淋巴细胞	CMV（H301 蛋白）
干扰 T 细胞的功能	下调 CTL 丝氨酸蛋白酶的表达从而部分抑制 CTL 的杀伤功能	Ⅱ型副流感病毒
抑制抗体的功能	病毒编码的蛋白（gE/gl）可与抗体的 Fc 结合，阻断抗体的功能	HSV-1
抑制免疫应答	病毒与宿主细胞受体相互作用，导致 IL-12 表达下调，Th2 细胞因子（IL-4、IL-10）表达上调，抑制 NK 细胞和 T 细胞的应答	麻疹病毒

（瞿　涤）

第 25 章　病毒感染的检查方法与防治原则

第一节　病毒感染的检查方法

通过病毒感染的检查，明确临床标本中是否存在某些特定的病毒，可为临床诊断提供有力的证据，还可指导临床制定正确的治疗方案。同时，病毒感染的检查结果提供了相应疾病的发病状态信息，能够帮助流行病学制定有效的预防措施。病毒感染的实验室检查包括病毒分离与鉴定、病毒的形态学、免疫学、分子生物学检测。临床医师根据流行病学资料、疾病的症状与体征综合判断可能为何种病毒感染，留取适宜的标本送检。

病毒感染的诊断需要医生和实验室之间的良好沟通，实验室诊断的质量很大程度上取决于样本的质量和临床提供的信息。病毒感染的实验室检查方法的选择与感染所处的阶段密切相关（表 25-1）。例如，抗体测试需要在适当的时间间隔抽取样本，并且往往到疾病恢复期才能明确诊断。

表 25-1　检测标本中病毒和特异性抗体的存在与病程阶段的关系

病程阶段	可检测到病毒	可检测到特异性抗体
潜伏期	少	无
前驱症状	有时	无
发病	经常	有时
急性期	经常	经常
恢复期	少	经常

注：接受疫苗注射人群也常可检测到特异性抗体。

目前，基于核酸扩增技术的病毒感染诊断方法正在取代部分病毒培养诊断方法。但仍需特别关注适当的样品采集和正确的结果解释。有些病毒在人体中长期存在，因此，从尚未明确诊断的患者身上分离出疱疹病毒、埃可病毒或柯萨奇病毒不能证明这些病毒便是致病源。许多病毒在发病的最初几天最容易被分离，在此基础上，病毒分离和抗体存在的相关性有助于做出诊断。

一、标本的采集与送检

（一）供病毒分离、核酸及抗原检测的标本采集原则

1. 标本采集时间　在发病初期（急性期）采集标本，较易检出病毒，随着标本采集日期的推后，病毒分离的阳性率逐渐降低。例如，麻疹病毒分离标本必须在出疹前三天或出疹后五天内采集；而流感病毒分离标本在发病的前 3（不超过 7 天）采集。

2. 标本类型　最好在感染部位采取。例如，呼吸道感染采取鼻咽洗漱液、咽拭子、鼻拭子等；肠道感染采集粪便标本；脑内感染采取脑脊液；皮肤感染采取病灶组织，如疱疹液体；有病毒血症时采取血液；对某些病毒，尿液标本的分离率也比较高。

（二）供血清学检测的标本采集原则

检测特异性抗体需要采取急性期与恢复期双份血清，第一份尽可能在发病后立即采取，第二份在发病后 1 个月时采集。血清标本应在 −20℃保存，试验前血清标本以 56℃ 30 分钟处理去除非特异性物质及补体。无菌性脑炎患者也可取脑脊液检测特异性 IgM。

（三）标本的运输、处理与储存

1. 标本运输 病毒是细胞内寄生物，脱离活体后在室温下很易丧失感染能力。标本采集后，应放入装有冰块的冷藏包内尽快运送到实验室，标本在处理、接种前切忌反复冻融，病变组织则应保存于50%的甘油缓冲盐水中。除了呼吸道合胞病毒和其他一些病毒外，在进行病毒培养之前，样本可最多冷藏24小时。

2. 标本的处理与储存 采集标本时要注意无菌操作，应尽量避免外界污染。收到标本后，应尽快处理并保存标本。处理前，包膜病毒的临床标本可加入高浓度的青霉素、链霉素、万古霉素等；无包膜病毒的临床标本可加入一定量的氯仿。标本中加入抗生素或氯仿的目的是杀灭标本中可能存在的细菌、支原体、真菌等病原体。处理后的标本要加入一定量的标本保存液（例如，含2%胎牛血清的MEM、DMEM、PBS等），并及时接种，如不能当时接种，标本应保存于-70℃低温冰柜或液氮中。

二、病毒的形态学检查

1. 光学显微镜检查法（optical microscopy） 光学显微镜是病毒诊断的辅助方法之一，借助染色技术可以直接观察病毒产生的核内或胞质内包涵体和病毒感染细胞的具体形态。某些受病毒感染的细胞内，可形成与正常细胞结构和着色不同的斑块，称为包涵体。应用光学显微镜检查包涵体，根据不同病毒包涵体的形态、染色、存在部位的差异，可辅助诊断某些病毒性疾病。例如，从病犬大脑海马发现胞质中嗜酸性包涵体（内基小体），即可确诊为狂犬病；在麻疹病毒感染的细胞核内及胞质内可找到一个或多个鲜红色的圆形、椭圆形或不规则形态的包涵体，被称为麻疹病毒包涵体。

2. 电镜（electron microscopy，EM）**和免疫电镜检查** 电子显微镜技术可直接观察病毒的大小、形态、结构及病毒在细胞内增殖的动态过程。制作电镜标本的方法主要有超薄切片（厚度为100nm左右）法、磷钨酸负染法等。超薄切片法也称正染法，将细胞固定、脱水、包埋、切片、染色，然后观察病毒颗粒，可显示病毒形态及形态发生过程。负染色法敏感性低，通过浓集病毒的办法使样品含有高浓度病毒颗粒（10^6 ～ 10^7/ml），经磷钨酸负染后直接用于电镜检查，可显示病毒的结构。这种方法有助于诊断难以在细胞培养中增殖的病毒，如从患者粪便标本中观察是否有轮状病毒的感染。

3. 免疫电镜（immune electron microscopy，IEM） 是将抗原抗体反应的特异性与电子显微镜的高分辨力相结合，在亚细胞和超微结构水平上对抗原物质进行定位分析的一种高度精确、灵敏的方法。特异性抗体用电子致密物质，如铁蛋白、胶体金等标记后，使之与抗原结合，在电镜下观察到标记物所在位置，即为抗原抗体反应的部位。在难以分辨病毒颗粒与其外周伴随的结构的情况下，若将病毒样品制成悬液，加入特异性抗体，可使样品中的病毒颗粒凝聚成团，再用电镜观察可提高病毒的检出率。利用这种方法从痘病毒、疱疹病毒感染的疱疹液中，以及疑为轮状病毒感染的粪便或HBV感染者血清中均可快速检出典型的病毒颗粒，能帮助早期诊断。采用传统技术检测不到的病毒用敏感性更高的IEM法可能可以观察到。IEM可用于检测引起肠炎、腹泻的病毒，而这些病毒常常不能通过细胞培养法进行检测。

三、病毒的分离培养

病毒的微生物学分离和鉴定是诊断许多病毒感染性疾病的实验室诊断金标准。培养方法主要有细胞培养、动物接种和鸡胚接种。无菌采集的液体样本如脑脊液、全血、血浆或白细胞可直接培养或以pH7.6的PBS缓冲液稀释后培养。鸡胚或动物接种通常在专门的病毒分离实验室进行。

如果待测样本（咽漱液、粪便、尿液、受感染组织）中含有细菌，必须在接种前进行杀灭或去除。最常用的杀菌剂是抗生素，在培养肠道病毒时，也可加入 10% ～ 15% 的乙醚除菌。此外，还有机械方法除菌，如过滤器除菌、差速离心除菌等。

（一）细胞培养

细胞培养（cell culture）技术广泛用于临床标本的病毒分离，是目前最常用的分离病毒的方法。病毒在培养细胞中增殖时，产生的生物学效应（如细胞病变效应、病毒干扰现象、产生血凝素）可用于病毒的判定。培养液常包含平衡盐溶液和各种生长因子（如血清、葡萄糖、氨基酸、维生素等），通过显微镜观察细胞的生长情况。

细胞培养需要一定的实验设备、条件及合格的工作人员，所需时间长、步骤多，但在确定病原体上是“金标准”。如欲提高病毒感染细胞培养的敏感性，可将病毒接种于内有盖玻片的细胞培养瓶，经低温离心后，增加病毒与细胞接触的概率。再将盖玻片进行培养，并用单克隆抗体染色，借以通过检测病毒的早期抗原进行诊断。

1. 细胞培养类型　按细胞的来源、染色体特征及传代次数可分为原代细胞、二倍体细胞与传代细胞培养等 3 种基本类型。

（1）原代细胞培养（primary cell culture）：用胰蛋白酶将人胚（或动物）组织分散成单细胞，加入一定培养液，37℃孵育 1 ～ 2 天后逐渐在培养瓶底部长成单层细胞。常用的有人胚肾、猴肾、鸡胚等原代细胞。原代细胞对病毒的敏感性高。同时，原代细胞均为二倍体细胞，可用于生产病毒疫苗，如兔肾细胞生产风疹疫苗，鸡成纤维细胞生产麻疹疫苗，猴肾细胞生产脊髓灰质炎疫苗。因原代细胞不能持续传代培养，故不便用于诊断。

（2）二倍体细胞培养（diploid cell culture）：原代细胞只能传 2 ～ 3 代细胞后就会发生退化，在多数细胞退化时，少数细胞能继续传下来，且保持染色体数为二倍体，称为二倍体细胞。二倍体细胞生长迅速，并可传 50 代而保持二倍体特征，通常是胚胎组织的成纤维细胞（如 WI-38 细胞系）。二倍体细胞一经建立，应尽早将细胞悬浮于 10% 二甲基亚砜中，大量分装安瓿贮存于液氮（−196℃）内，供以后传代用。目前多用二倍体细胞系制备病毒疫苗，也用于病毒的实验室诊断。

（3）传代细胞培养（continuous cell culture）：传代细胞由癌细胞或二倍体细胞突变而来，染色体数为非整倍体，细胞生长迅速，可无限传代，在液氮中能长期保存。常用的传代细胞有 HeLa（宫颈癌）细胞、KB（口腔癌）细胞、Hep-2（喉癌）细胞、Vero（非洲绿猴肾）细胞等。由于传代细胞系能规律地持续传代，容易保存（−196 ～ −70℃）且对某些病毒易感，因此，在诊断、科研等非疫苗生产的项目中常被采用。传代细胞用于病毒的实验室诊断时，需要根据病毒对细胞的亲嗜性选择敏感的细胞系。

（4）淋巴细胞培养（lymphocyte culture）：正常成熟的淋巴细胞不经特殊处理不能在体外传代培养。然而 EB 病毒（EBV）感染的 B 淋巴细胞却能在体外持续传代，这是病毒转化细胞的例证，也是分离出 EBV 的标志。T 淋巴细胞在加入 T 细胞生长因子（IL-2）后可在体外培养，为研究人类逆转录病毒［HIV、人类嗜 T 细胞病毒（HTLV）］提供了条件，HIV 在 T 淋巴细胞培养物中增殖可形成多核巨细胞。

2. 细胞培养中病毒的鉴定

（1）病毒在细胞内增殖的指征

1）细胞病变效应（cytopathogenic effect，CPE）：病毒在细胞内增殖引起细胞退行性变，表现为细胞皱缩、变圆、出现空泡、死亡和脱落（图 25-1）。某些病毒产生特征性 CPE，普通光学倒置显微镜下可观察到，如呼吸道合胞病毒的特点是产生多核巨细胞，而腺病毒是产生葡萄串状排列的大圆形细胞。将 CPE 结合临床表现可作出预测性诊断。有些病毒（如风疹病毒），不会产生直接的细胞病变，但它们会干扰随后感染的病毒的细胞病变效应。

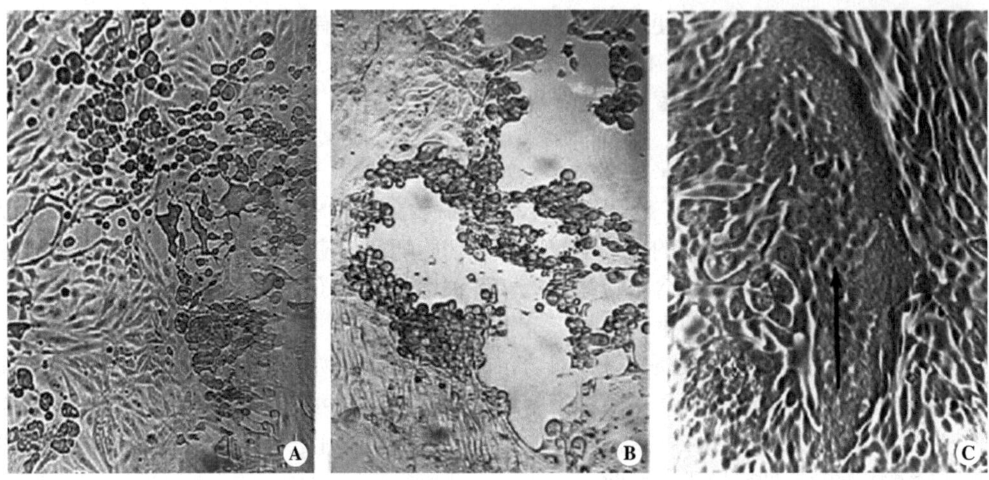

图 25-1 病毒致细胞病变效应（CPE）

A. 肠道病毒；B. 疱疹病毒；C. 副黏病毒

2）红细胞吸附现象（hemadsorption phenomenon）：流感病毒和某些副黏病毒感染细胞后24 ～ 48 小时，在细胞膜上出现病毒的血凝素，能吸附豚鼠、鸡等动物及人的红细胞，发生红细胞吸附现象。若加入相应的抗血清，可中和病毒血凝素、抑制红细胞吸附现象的发生，称为红细胞吸附抑制试验。这一现象不仅可作为这类病毒增殖的指征，还可作为初步鉴定。

3）干扰现象（interference phenomenon）：一种病毒感染细胞后可干扰另一种病毒在该细胞中的增殖，这种现象叫干扰现象。前者为不产生 CPE 的病毒（如风疹病毒），但能干扰以后进入的病毒（如埃可病毒）增殖，使后者进入宿主细胞不再产生 CPE。

（2）病毒感染性的定量测定

1）空斑形成单位（plaque-forming unit，PFU）测定：这是一种测定病毒感染性比较准确的方法。将适当浓度的病毒悬液接种到生长单层细胞的玻璃平皿或扁瓶中，当病毒吸附于细胞上后，再在其上覆盖一层熔化的半固体营养琼脂，待凝固后，孵育培养。当病毒在细胞内复制增殖后，每一个感染性病毒颗粒在单层细胞中产生一个局限性的感染病灶，病灶逐渐扩大，若用中性红等活性染料着色，在红色的背景中显出没有着色的“空斑”，清楚可见。由于每个空斑由单个病毒颗粒复制形成，所以病毒悬液的滴度可用每毫升空斑形成单位（PFU）来表示。

2）50% 致死量（LD_{50}）或 50% 组织细胞感染量（$TCID_{50}$）测定：本法可估计所含病毒的感染量。方法是测定病毒感染鸡胚、易感动物或组织培养后，引起 50% 死亡或发生病变的最小病毒量，即将病毒悬液做 10 倍连续稀释，接种于上述鸡胚、易感动物或组织中，一定时间后，观察细胞或鸡胚病变，如绒毛尿囊膜上产生痘斑或尿囊液有血凝特性，或易感动物发病而死亡等，经统计学方法计算出 50% 感染量或 50% 组织细胞感染量，可获得比较准确的病毒感染性滴度。

3）病毒形态与结构的观察：病毒悬液经高度浓缩和纯化后，借助磷钨酸负染及电子显微镜可直接观察到病毒颗粒，根据大小、形态可初步判断病毒属于哪一科。

（二）动物接种

动物接种（animal inoculation）是最原始的病毒分离方法，目前已很少应用。常用小鼠、大鼠、豚鼠、家兔和猴等动物，接种途径根据各病毒对组织的亲嗜性而定，有鼻内、皮内、脑内、腹腔及静脉接种等。要注意有些动物对人类病毒不敏感，或感染后症状不明显。此外，也应防止将动物体内的潜在病毒当作真正的病原体。

（三）鸡胚接种（chick embryo inoculation）

鸡胚是正在发育中的机体，有些人及动物病毒能在鸡胚中增殖，因此鸡胚培养是一种分离某些病毒的有效方法。如有病毒增殖，则鸡胚发生异常变化或羊水、尿囊液出现红细胞凝集现象。按病毒种类不同，可使用不同胚龄的鸡胚，接种于不同部位（图 25-2）。常用的接种部位有：绒毛尿囊膜用于天花病毒、痘苗病毒及 HSV 等的培养；尿囊腔用于流感病毒及腮腺炎病毒的培养；羊膜腔用于流感病毒的初次分离培养；卵黄囊用于某些嗜神经病毒的培养。需要注意的是很多病毒在鸡胚中不生长。

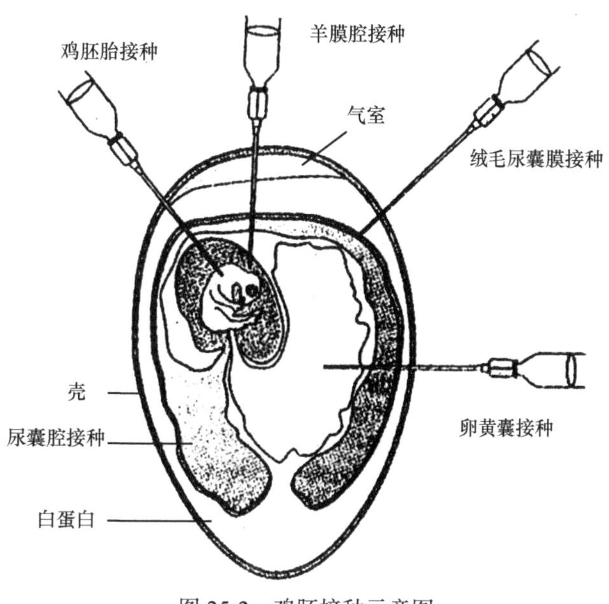

图 25-2　鸡胚接种示意图

四、病毒感染的免疫学检查

（一）病毒感染的抗原检查

对一些血清型别不多或在常规细胞培养系统中不能成功培养的病毒，直接检测病毒抗原是快速而简单的方法。病毒感染抗原检查的常用方法有免疫荧光法、酶联免疫吸附法或乳胶凝集法等。这些方法具有快速、敏感、准确、操作简便等优点，适宜在临床病毒检测中应用。必须指出，部分病毒性疾病的样本直接镜检是有意义的。例如，狂犬病毒、单纯疱疹病毒感染及水痘 - 带状疱疹病毒的皮肤感染，其中大脑涂片的免疫荧光镜检是狂犬病的常规诊断方法。

病毒抗原检测已广泛用于病毒学诊断，已有商业试剂盒可检测许多病毒，包括单纯疱疹病毒Ⅰ和Ⅱ型、甲型流感和乙型流感病毒、呼吸道合胞病毒、腺病毒、副流感病毒、轮状病毒、巨细胞病毒等。

1. 免疫荧光法（immunofluorescent assay，IFA）　根据抗原抗体特异性结合的反应特点，将荧光色素与待检病毒的特异性抗体以化学方法结合起来成为荧光标记抗体，并在特定条件下浸染标本，使抗体与标本中的抗原（病毒）发生结合反应。细胞内的病毒或抗原可被荧光素标记的特异性抗体着色，在荧光显微镜下可见斑点状黄绿色荧光，根据所用抗体的特异性判断为何种病毒感染。免疫荧光法鉴定病毒具有快速、特异的优点。此方法主要包括直接免疫荧光法、间接免疫荧光法及在间接免疫荧光法的基础上发展而成的补体结合法。

2. 酶联免疫吸附试验（enzyme-linked immunosorbent assays，ELISA）　使用病毒特异性抗体检测标本中的病毒抗原。ELISA 法鉴定病毒具有简便、快速、特异的优点。

（二）病毒感染的抗体检查

通常情况下，病毒感染引起的免疫反应针对一个或多个病毒抗原，对其细胞免疫反应和体液免疫反应的检测都可用于诊断病毒感染。细胞免疫检测包括皮试、淋巴细胞转化、细胞毒性测试；而应用更广泛的病毒感染免疫学诊断方法是体液免疫反应检测即抗体检测。检测抗体用的病毒抗原可以是基因工程表达的重组抗原，也可以是根据编码基因片段推导的合成肽。目前该方法已用于风疹病毒、乙型脑炎病毒、流行性出血热病毒、甲型肝炎病毒和丙型肝炎病毒等感染的早期诊断。

抗体检测包括IgG和IgM检测两种。IgM抗体出现于病毒感染早期，可用于快速诊断病毒感染。IgG抗体出现较迟，在血清中存在的时间也较长，因此IgG类抗体用于临床诊断必须具有早期和恢复期双份血清，两次标本中抗体的效价须有4倍或以上的升高才有诊断价值。ELISA或免疫印迹法可检测血清中针对某种病毒抗原亚单位的抗体，该法已用于HIV抗体的确证试验。其他常用的方法还包括：

1. 中和试验（neutralization assays） 中和试验是病毒在活体内或细胞培养中被特异性中和抗体作用而失去感染性的一种试验，可用来检查患者血清中抗体的消长情况，也可用来鉴定未知病毒或研究病毒的抗原结构。中和抗体特异性高，维持时间长，因此流行病学检查常用此法。

2. 补体结合试验（complement fixation assays） 常用病毒内部可溶性抗原检测血清中IgM类抗体，因同种异型间常有交叉反应发生，故本试验特异性较中和试验低。但因体内补体结合抗体产生早、消失快，常用于病毒早期感染的诊断。

3. 血凝抑制试验（hemagglutination inhibition assays） 许多病毒能凝集鸡、豚鼠、人等的红细胞，称血凝现象。这种现象能被相应的抗血凝素抗体所抑制，称血凝抑制。检测血凝抑制抗体的试验为血凝抑制试验。本试验简便、快速，且特异性高，常用于流感病毒及乙型脑炎病毒等有血凝素病毒感染的诊断及流行病学调查，也可用于鉴定病毒的型及亚型。

五、病毒感染的分子生物学检查

由于大多数病毒的基因均已克隆并知道其核苷酸序列，因此可利用病毒的基因作为探针（probes）进行杂交以检测标本中有无相应的病毒核酸，或针对病毒的序列设计相应的引物，作聚合酶链反应（polymerase chain reaction，PCR）。近年来随着技术的进步，已研制出多种高通量的检测病毒核酸的技术。

（一）核酸杂交技术

核酸杂交技术（nucleic acid hybridization technique）是病毒诊断领域中发展较快的一项新技术，主要分为Southern杂交和Northern杂交两大类。其基本原理是双链DNA（或RNA）在加热或碱处理下，变性解开成单链，然后用一条已知核苷酸序列的特异性单链DNA，以同位素或非放射性核素标记后制成探针与固态支持物上的变性单链DNA进行杂交，再用放射自显影技术或生物素-亲和素系统进行检查，以确定待测核酸中有无与探针DNA同源的DNA存在。

核酸杂交技术的方法包括斑点核酸杂交、细胞内原位杂交、DNA印迹杂交和RNA印迹杂交等。核酸杂交技术检测病毒感染具有高度敏感性和特异性。样本点在硝酸纤维素膜上，碱变性固定样本中的病毒核酸，然后用带有标记的病毒核酸片段进行杂交。轮状病毒包含双链RNA，斑点核酸杂交法比酶免疫法更敏感。

（二）PCR技术

近年来发展了一系列以PCR为基础的体外核酸扩增技术，用于检测不易感或不能培养的病毒。PCR是体外酶促进合成特异DNA片段的一种方法，主要由高温变性（denaturation）、低温退火（annealling）和适温延伸（extension）三个步骤反复的热循环构成。即在高温（93～95℃）下，待扩增的靶DNA双链受热变性成两条单链DNA模板；而后在低温（37～60℃）下，两条人工合成的寡核苷酸引物与互补的单链DNA模板结合，形成部分双链；在*Taq*酶或其他DNA聚合酶的最适温度（72℃）下，以引物3′端为合成的起点，以单核苷酸为原料，沿模板以5′→3′方向延伸，合成DNA新链。这样，每一条双链DNA模板，经过一次变性、退火、延伸三个步骤的热循环后就成了两条双链DNA分子。如此反复进行，每一次循环所产生的DNA均能成为下一次循环的模板，每一次循环都使两条人工合成的引物间的DNA特异区段拷贝数扩增一倍，PCR产物得以2^n的指数迅速扩增。经过25～30个循环后，将扩增产物进行电泳，经溴化乙锭染色，在紫外灯（波长 254nm）照射下可见到 DNA 的特异扩增区带。此法特异性强、敏感性高、简便快速，已成功用于 HBV、HIV、CMV、HPV 等多种病毒性感染的临床检测中。由于 PCR 技术十分敏感，可检出飞克（fg）水平的病毒核酸，故操作时应注意 PCR 产物的气溶胶污染以防出现假阳性。此外，病毒核酸检测阳性并不等于标本中存在有感染性的活病毒。

随着 PCR 技术的广泛应用，派生出了一系列的新技术和新方法，根据不同的检测目的可选用相应的技术方法。例如，利用实时定量 PCR（real time quantitative PCR）法检测病毒载量（viral load）；利用原位（in situ）PCR 法定位检测细胞或组织中的病毒感染；利用巢式（nested）PCR 法可提高 PCR 的敏感性和特异性，等等。其中，荧光实时定量 PCR 技术发展迅速，TaqMan 水解探针法、杂交探针法和分子信标法等技术被应用于荧光实时定量 PCR 检测，并得到了广泛的临床应用。此技术除了能准确定量患者体液中病毒载量外，还可用于检测病毒的耐药突变，因此主要被用于临床疗效的考核和病毒耐药的监测。

已有多种基于 PCR 等技术的试剂盒可用于检测病毒核酸，正逐渐取代传统的病毒培养和抗原检测技术，成为标准的病毒学诊断方法。该类方法可以进行病毒的定性和定量检测。用定量分析的数据可指导多种病毒性疾病的抗病毒药物治疗，如 HIV 感染 / 艾滋病等。

（三）高通量的病毒核酸检测技术

近年由于对突发传染病病原体快速鉴定的需求，国内外已研制出基于不同技术原理的高通量病毒核酸检测技术，如 DNA 芯片技术，以便快速准确地筛查出导致传染病暴发流行的病原体。DNA 芯片技术随着人类基因组计划应运而生，其原理是将已知的成千上万特异的基因探针，高密度有序地排布于小块硅片等载体上，产生二维 DNA 探针阵列（microarray），然后与标记的待测样品进行杂交。芯片上的信号通过共聚焦显微镜（confocal microscope）或者激光扫描仪（laser scanner）进行扫描检测，由计算机记录杂交结果，然后对杂交位点及其信号强弱进行分析，并与探针阵列的位点进行比较，就可以得到待测样品的遗传信息，从而判断标本中的特异性病原体的存在。目前基因芯片主要有两种，一种是 DNA 合成芯片，在芯片的特定部位原位合成寡核苷酸；另一种是 DNA 微集芯片，将克隆基因或 PCR 扩增的基因片段有序地显微打印到芯片上。DNA 芯片技术的优点是一次性可以完成大量样品 DNA 序列的检测和分析，最新研发的高密度病原体基因芯片能检测 1700 多种人类病毒。DNA 芯片技术解决了传统核酸杂交技术的许多不足，在病毒诊断和流行病学调查方面有着广阔的应用前景。

六、新发病毒筛查和鉴定

对于未知病毒及可能出现的新病毒，近年采用代表性差异分析、基于保守序列的 PCR、cDNA 文库的筛选等方法已发现多个新的病毒种，如 HCV、庚型肝炎病毒（HGV）、新型汉坦病毒等。

在新发突发传染病病原体的诊断中需要快速病原体筛查技术以便尽快确认暴发流行的病毒，传统的抗原抗体检测方法仅能在一次实验中检测一种病原体，不能在短时间内筛查到致病原。高通量病毒抗原抗体检测技术可以在一次实验中完成十几甚至几十个病毒的检测。例如，蛋白液相芯片技术，把针对不同病毒的抗原或抗体以共价方式结合到特定颜色的微球上，一种颜色对应一种病毒。应用时，先把几十种不同颜色的微球混合，再加入患者体液标本中（被测物为血清中病毒抗原或抗体）孵育，并加上荧光标记，然后微球成单列通过激光扫描，数据经电脑处理后可直接用来判断结果。此法已初步应用于呼吸道病毒的高通量筛查中，实践证明其检测敏感度和检测速度均优于 ELISA 法。

综合利用传统病毒分离培养、形态学检查、免疫学和分子生物学等方法除了快速诊断或排除病毒感染外，也可成功地鉴定出未知新病毒，严重急性呼吸综合征（SARS）冠状病毒（coronavirus）的发现就是一个典型的例子。研究人员把 SARS 患者的咽拭子标本与 Vero 6 细胞共孵育，通过病毒培养可在光镜下观察到明显的细胞病变效应，进一步电镜观察发现增殖的病毒具有冠状病毒的外部形态结构特征，同时免疫组化和免疫荧光检测发现这种病毒与冠状病毒组 I 的抗血清有交叉反应，提示这种病毒与冠状病毒有亲缘关系，可能为冠状病毒家族成员之一。继续利用冠状病毒保守序列引物扩增病毒基因片段，得到一长约 405bp 的 PCR 产物，测序后确认为是一种不同于已知冠状病毒的冠状病毒家族新成员，被命名为 SARS 冠状病毒。

第二节　病毒感染的免疫预防

免疫预防（immune prevention），是通过人工接种生物制剂从而达到预防疾病、控制和消灭人类传染病的目的。20 世纪人类通过全面实施人工免疫预防，使得许多传染性疾病得到很好的控制，乃至消灭。用牛痘苗预防天花是免疫预防最早的成功实例，1979 年 10 月 26 日，WHO 宣布世界上已经完全消灭了天花。与之相对，人类用于控制病毒感染的治疗药物还十分有限，因此对病毒感染的免疫预防显得尤为重要。

抗病毒感染的基础是病毒颗粒和体液、黏膜等部位的特异性免疫反应。对于包膜病毒，最重要的抗原是表面糖蛋白。抗体对病毒颗粒的核心蛋白或参与病毒复制的蛋白质的免疫反应在抗病毒感染中作用有限。同时，宿主的黏膜免疫力（SIgA）是很重要的，如对鼻病毒、流感病毒、轮状病毒、麻疹病毒等感染的预防。

一种有效的疫苗能否控制疾病，与它的管理和预防接种的普及程度密切相关。主要应关注学龄前儿童、老人、医务工作者及其他特殊人群；此外，还应关注的是疫苗的接种程序和时间间隔，以避免不同疫苗相互影响接种效果。有些病毒感染属于人兽共同感染，这也给预防和控制带来了困难。

一、人工主动免疫

应用抗原性物质的人工免疫称为人工主动免疫。病毒疫苗的目的是利用宿主的免疫反应来预防病毒感染性疾病。疫苗接种是预防严重病毒感染的最具成本效益的方法。

新疫苗的研制需要分子生物学和现代生物技术相结合。许多方案避免在最终产品中纳入病毒核酸以提高疫苗的安全性。这包括：①利用重组 DNA 技术将感兴趣的蛋白质编码基因插入无毒的病毒基因组得到疫苗。②组分疫苗，只有需要激发保护性抗体的病毒抗原成分，可最大限度地减少不良反应的发生。③基因工程疫苗，如重组乙肝病毒疫苗，由酵母细胞合成病毒蛋白。④通过化学方法合成肽疫苗，没有病毒核酸，不会有毒力回复。⑤食用疫苗、转基因疫苗的发展，即转基因植物合成病毒抗原。

目前，预防病毒感染的人工主动免疫生物制品主要有以下几类。

（一）减毒活疫苗

减毒活疫苗（live attenuated vaccines）是选用毒力下降的病毒突变株作疫苗株。实际上是利用病毒突变体，其抗原与野生型抗原重叠，而失去致病能力。目前，多数减毒活疫苗的毒力衰减原理仍然未知。

由于疫苗为活病毒株，具有病毒的性质，可在原位繁殖，所以减毒活疫苗的优点是可以自然感染方式接种。疫苗株可在体内增殖，通过类似自然感染的方式，从体液免疫和细胞免疫两个层面刺激机体产生免疫力；能保持长时间的免疫力；接种量与接种次数均较灭活疫苗少。但减毒活疫苗保存与运输均应冷藏，室温下易灭活；减毒活疫苗存在遗传危险性，在人群中有毒力回复突变的可能。因而对有免疫缺陷，尤其是细胞免疫功能低下者或使用免疫抑制剂的患者应选用灭活疫苗或提纯的蛋白疫苗。常用的减毒活疫苗有 Sabin 脊髓灰质炎疫苗、风疹疫苗、麻疹疫苗、水痘疫苗、腮腺炎疫苗、乙型脑炎疫苗、甲型肝炎疫苗等。

（二）灭活疫苗

灭活疫苗（inactivated vaccine）是通过理化方法将有毒力的病毒灭活后制成的疫苗。由于病毒株经过灭活过程，该种疫苗失去感染性但仍保持原病毒的抗原性。因此灭活疫苗的优点是稳定、使用安全，但需要注射较大剂量才能诱发出有效的免疫力，且不能诱导产生黏膜免疫和细胞免疫。在免疫过程中常需多次注射疫苗，一定时间内还需加强注射。因此灭活疫苗的使用不如活疫苗经济方便，且免疫力维持时间也较活疫苗短。常用的灭活疫苗有 Salk 脊髓灰质炎疫苗、狂犬病疫苗、流行性乙型脑炎疫苗和流感疫苗等。

灭活病毒疫苗最常用甲醛（福尔马林）处理，对于有些疾病，灭活疫苗是唯一可用的选择。有些灭活疫苗无法“模拟”天然病毒的感染。

灭活疫苗与减毒活疫苗的特点比较见表 25-2。

表 25-2　灭活疫苗与减毒活疫苗的特点比较

特点	灭活疫苗	减毒活疫苗
免疫持续时间	较短	较长
保护力（与自然感染接近程度）	较低	较高
免疫球蛋白产生	IgG	IgA 和 IgG
黏膜免疫产生	低	有
细胞介导免疫产生	低	有
毒力回复	无	可能
疫苗病毒运输和使用中的扩散	无	可能
受宿主其他病毒干扰	无	可能
室温稳定性	高	低

（三）基因工程疫苗

基因工程疫苗（recombinant protein vaccines）是通过应用重组 DNA 技术，运用载体将编码病毒特异性保护抗原的基因片段插入酵母或大肠埃希菌的基因组中，从而表达出病毒的特异性抗原。通过注射纯化后的病毒抗原，引发机体的免疫反应。由于基因工程疫苗表达的是病毒蛋白，根据其结构可分为亚单位疫苗和多肽疫苗。由于只使用病毒的亚单位或肽段作为疫苗，所以可避免活病毒感染，在生产疫苗的过程中也不需要活病毒的复制。但是由于酵母及大肠埃希菌的蛋白修饰有异于人类，导致其免疫原性较差。常见的乙肝疫苗即是通过在酵母中真核表达乙肝表面抗原（HbsAg）所获得。

此外，通过基因工程技术，传统疫苗生产开发的技术得到提高。例如，传统的疫苗减毒过程常常需要通过长期传代筛选获得减毒株，因此开发新疫苗的时间长、成本高，通过反向基因技术，可对病毒毒力基因直接修改，再运用基因重组技术获得重组减毒株。该方法已运用于包括流感病毒在内的一些呼吸道病毒的疫苗开发中。

（四）核酸疫苗

核酸疫苗（nucleic acid vaccine）是通过在真核细胞中表达的载体（如质粒 DNA）编码病原体有效免疫原基因重组而成。广义的核酸疫苗还包括模拟病毒表位的合成肽疫苗、抗独特型疫苗、表达多种病毒表位的联合多价疫苗等。核酸疫苗包括 DNA 疫苗和 RNA 疫苗两类，因实验技术问题研究最多的是 DNA 疫苗。核酸疫苗接种后，会在所进入的细胞内表达重组 DNA 疫苗核酸所编码的病毒的抗原蛋白，从而刺激机体产生体液免疫和细胞免疫。

基因疫苗的优点在于不同疫苗具有共同的理化特性，可将含有不同抗原基因的质粒混合进行联合免疫；质粒载体没有免疫原性，因此可反复使用；基因疫苗在宿主细胞内表达，加工处理及抗原提呈过程与病原体的自然感染相似，可诱导产生细胞免疫和体液免疫；外源基因在体内不断表达外源蛋白，持续给以免疫系统刺激，能够使机体产生较强和较持久的免疫应答。但核酸疫苗在小动物中与在大动物中诱导免疫应答的效果不完全一致。此外若用于人体，注射的核酸量极大，且存在潜在安全问题，如引起自身免疫应答，发生病毒核酸基因整合等。

核酸疫苗现在还处于研究阶段，有些病毒的核酸疫苗，在人体已作为预防性疫苗进行了临床研究；在动物模型中已证实核酸疫苗具有一定的治疗效果。现在投入临床试验的核酸疫苗主要集中在使用传统手段无法获得有效疫苗的病毒，如 HIV、HCV 等。

二、人工被动免疫

人工被动免疫（artificial passive immunization）是指注射含有抗病毒中和抗体的免疫血清、丙种球蛋白和 IL-2，以及与细胞免疫有关的转移因子、干扰素等，使机体立即获得特异性免疫力。由于这些免疫物质不是机体自己产生的，而是被动得到的，故称为“被动免疫”。人工被动免疫的生物制剂注入机体后可立即生效，可用于某些急性传染病的应急性预防和治疗，但因这些免疫物质不是患者自己产生的，故免疫力维持时间短，约 3 周。如果宿主已受到感染，采用人工主动免疫便为时已晚，此时应该进行人工被动免疫。

（一）普通免疫球蛋白

普通免疫球蛋白（“normal”immune globulin）主要是来源于健康人静脉血和胎盘血的免疫球蛋白的复合物。由于健康人在生长发育过程中曾有过许多隐性感染，故血清中含有相应的多样抗体，因而有增强机体抵抗力以预防感染的作用。其血清（或胎盘）中可含有多种病原体的抗体。因为该类制剂不是针对某一特定病原体的特异抗体，所以它们的免疫效果不如专门的特异免疫球蛋白抗体制品，也不能预防一些特殊的病毒感染如 HIV、SARS 病毒等。丙种球蛋白主要用于免疫缺陷病及传染性肝炎、麻疹、水痘、腮腺炎、带状疱疹等病毒感染性疾病。

（二）抗病毒血清

抗病毒血清是直接将微生物接种于实验动物，当动物获得免疫力后，把含有抗体的血清精制后得到的产品。由于抗病毒血清来自异种动物，可能会引起强烈的全身生理反应如 I 型超敏反应。在乙型肝炎病毒感染中，高效价的含抗乙肝病毒的人特异性免疫球蛋白（HBIg）的血清具有被动保护作用，在预防乙型肝炎的母婴传播中可与疫苗联合使用，有显著效果。常用的抗病毒血清有抗狂犬病的血清和抗乙型脑炎的血清等。

（三）免疫调节剂

免疫调节剂主要指一大类能够增强、促进和调节免疫功能的生物制品。免疫调节剂对于免疫功能健全的生物体作用并不大，但是对于艾滋病患者和某些免疫功能较弱的个体却有较好的治疗效果。不过此类制剂本身具有生理活性，应用时常伴有相应的头痛、发热等不良反应，其反应程度也因人而异。常用的免疫调节剂包括转移因子、白细胞介素、胸腺素、干扰素等。

第三节　抗病毒治疗

虽然人类通过使用疫苗有效地控制了包括天花、乙型肝炎在内的多种疾病病毒的蔓延，但是对大多数病毒尚无有效的疫苗预防，仍需抗病毒药物来抗击病毒的体内复制。常见的抗病毒治疗（antiviral therapy）分为抑制病毒复制和提高机体免疫力两个方面，即一方面选用抑制病毒复制的化学药物或制剂，另一方面提高机体的免疫应答，促进自身消灭病毒感染的细胞效能。

抗病毒药物的研发较抗菌药物的研发主要有如下难点：一是多数病毒感染如麻疹等都为急性

转归，而病毒复制多发生在潜伏期，在症状出现之前病毒已蔓延，待发现疾病时，病毒往往已被机体清除而无须使用药物；二是由于病毒的生命周期依赖于宿主的生理功能，所以干扰病毒复制增殖的化合物常常对机体也有不良反应；三是病毒较细菌有更为专一的种属特异性，如乙型肝炎病毒、麻疹病毒等都没有理想的动物模型；四是有些病毒的变异速度更快，使得对药物的敏感性也更易发生变化。

一、化学治疗

病毒的复制循环由病毒的黏附侵入及脱衣壳、病毒 mRNA 合成翻译及修饰、病毒基因组的复制及病毒的包装释放等步骤组成。理论上抑制病毒复制的药物可以针对上述提到的每一个步骤，抑制病毒复制的化学治疗（chemotherapy）也常以此分类。

（一）抑制病毒穿入、脱壳及病毒释放

病毒的吸附和包装释放是病毒感染的最初和最终环节，抑制这些环节能阻止病毒在体内的进一步传播。早在 20 世纪 60 年代，研究者就发现金刚烷胺在体内外对甲型流感病毒具有抑制作用。其机制主要是影响病毒的吸附，并影响其与宿主细胞膜的融合及脱衣壳。在临床应用中，数据提示其能对流感起到一定的预防作用。但是由于金刚烷胺不良反应较大，未被临床广泛采用。近年来对病毒（尤其是 HIV）的新药研发也有是针对这个步骤。据报道，针对包膜蛋白 GP120 中结合 CD4 的保守序列设计的抑制两者结合的小分子药物能起到阻止病毒感染的作用。在预防禽流感中应用的磷酸奥司他韦是针对流感病毒神经氨酸酶设计的，该药可有效地抑制神经氨酸酶介导的细胞间扩散。磷酸奥司他韦作为预防使用，效果可达 90% 以上。

（二）抑制病毒核酸复制及 mRNA 合成

1. 核苷类似物（nucleoside analogs）　核苷类似物是临床应用最广泛的抗病毒药物之一。该类药物是针对病毒的聚合酶所设计的特异性药物，可干扰病毒核酸的合成，从而影响病毒的基因组复制。因核苷类似物是以前药的形式存在，所以其发挥作用时需要被磷酸化。各核苷类似物针对聚合酶的特异性的毒性差别较大，如阿昔洛韦几乎没有毒性，而齐多夫定毒性非常高。此外，核苷类似物血浆半衰期很短，只有 1 ～ 4 小时。

目前常用的有：①阿昔洛韦（无环鸟苷，acyclovir，ACV），因其能选择性地作用于疱疹病毒而较少产生不良反应，对抗疱疹病毒有着强大的效用。其作用机制是阿昔洛韦在感染细胞中通过三磷酸激酶转化，成为具有抗病毒活性的三磷酸阿昔洛韦。在非感染的细胞中其转化为一磷酸阿昔洛韦，因此阿昔洛韦的治疗具有特异性。经测定，阿昔洛韦抑制单纯疱疹病毒 I 型的复制与抑制宿主细胞生长的浓度相差约 3000 倍。除局部使用外，也可用于注射，因此可减少疱疹病毒脑炎的死亡率并延长患者生命。②齐多夫定（azidothymidine，AZT），最早用于抗肿瘤的治疗，在 1987 年被批准为第一个用于 HIV 治疗的药物。AZT 对病毒逆转录酶的抑制比对细胞 DNA 聚合酶的抑制强 100 倍，故 HIV 感染者使用后，能有效降低艾滋病的发病率与病死率。但在治疗 6 个月后，已发现有耐药毒株的出现。此外，该药会导致细胞间三磷酸胸腺嘧啶的耗竭，故而选择性较 ACV 低，存在严重的不良反应。③拉米夫定（lamivudine，双脱氧硫代胞嘧啶核苷，简称 3TC），该药早期主要用于艾滋病的治疗，而近年来在临床应用于乙型肝炎的治疗。临床发现该药可迅速抑制慢性乙型肝炎患者体内 HBV 的复制，使血清 HBV DNA 转阴，促进 HBeAg 血清转换，使血清丙氨酸氨基转移酶（alanine amino-transferase，ALT）水平正常。但是该药停止使用后会存在病毒载量的反弹。长期使用该药，会发现病毒耐药株的存在而导致治疗失败。④利巴韦林（3-氮唑核苷，ribavirin），也是需在细胞酶作用下磷酸化的药物。可使细胞和病毒复制所必需的鸟嘌呤核苷减少，故可抑制多种 RNA 和 DNA 病毒复制。主要用于 RNA 病毒感染的治疗，如呼吸道合胞病毒感染引起的毛细支气管炎、流行性出血热等。但因其对细胞核酸也有抑制作用，故不

良反应较多。⑤碘苷（5′- 碘 -2- 脱氧尿苷，idoxuridine，IDU），常用于眼疱疹病毒感染的治疗。⑥阿糖腺苷（adenine arabinoside，Ara-a），可用于治疗疱疹性角膜炎及疱疹病毒脑炎。

核苷酸类似物与核苷类似物不同，有一个附加的磷酸基团。它们有能力在细胞中持续很长一段时间，增加了效力，如西多福韦。

2. 非核苷类似物 是一类非竞争性抑制剂，较之核苷类似物其特征是不需要经过磷酸化，针对逆转录病毒的逆转录过程。以 HIV 为例，其机制是通过与 HIV-1 的逆转录酶的活性中心或附近部位结合，从而抑制逆转录酶的活性。该类药物能高度专一地抑制 HIV-1 的逆转录酶，对 HIV-2 及其他逆转录病毒的逆转录酶抑制作用很低或无作用。非核苷类似物与核苷类似物联用对 HIV-1 复制的抑制有协同作用。这类药物主要有奈韦拉平（nevirapine）、德拉韦拉定（delaviradine）及吡啶酮（pyridone）等。奈韦拉平是第一个非核苷类似物成员，属于逆转录酶抑制剂，它直接结合逆转录酶和破坏酶的催化部位。这类药物出现耐药突变迅速。

（三）抑制病毒蛋白的修饰

许多病毒需要通过其自身编码的特异性蛋白酶将翻译后生成的多聚蛋白质切割成具有功能活性的肽段。如 HIV 的 *pol* 基因编码的蛋白酶是在产生成熟颗粒的过程中所必需的，它通过自身切割从 Gag-Pol 前体多聚蛋白上脱离，将剩余部分分割成不同肽段，形成独立的六个蛋白（MA、CA、P2、NC、P1 和 P6）和三个酶（蛋白酶、逆转录酶和整合酶）。因此，有一类药物针对蛋白酶的空间结构，从分子水平研究其构象设计并研制出病毒蛋白酶所对应的特异性抑制剂，称为病毒蛋白酶抑制物（protease inhibitors）。应用该类抑制剂可使病毒前体多聚蛋白不被酶解，使得感染细胞只能产生非感染性病毒颗粒，从而阻止病毒在细胞间传播。现已在 HIV 中设计出针对蛋白酶活性位点的抑制剂，并应用于临床，可有效降低病毒载量，增加 $CD4^+$ 细胞计数，主要用于 HIV 晚期感染者。该类药单药疗效不佳，常与核苷类药物联用。美国科学家 David Ho 用核苷类和(或)非核苷类逆转录酶抑制剂加蛋白酶抑制剂组成二联或三联疗法治疗 HIV 感染，被称为“鸡尾酒”治疗方案，可较长期抑制病毒复制，推迟病情发展，延长患者寿命，主要药物包括萨喹那韦（saquinavir）、英迪那韦（indinavir）及瑞托那韦（ritonavir）等。萨喹那韦是第一个批准用于治疗 HIV 感染的蛋白酶抑制剂。这种药物在复制周期的后期抑制病毒蛋白酶，导致产生非感染性病毒颗粒。

二、免疫治疗

病毒的化学治疗并不直接引起病毒性疾病的痊愈及病毒的清除。无论何种化学药物都只能抑制病毒，并不能彻底清除病毒。机体依靠免疫应答在化学药物抑制病毒复制后将残余的病毒清除。由此可见，病毒性疾病的免疫治疗同样也是抗病毒治疗的重要手段。目前，免疫疗法可分为非特异性免疫治疗及特异性免疫治疗，后者又可分为被动特异性免疫治疗及主动特异性免疫治疗两种。非特异性免疫治疗主要是增强机体的非特异性细胞免疫和体液免疫，包括采用胸腺素（thymosin）、IL-12、IL-2、猪苓多糖、聚肌胞、左旋咪唑及自身 LAK 细胞回输疗法等。被动特异性免疫治疗，主要包括免疫核糖核酸（iRNA）、病原特异性转移因子和特异性 T 细胞疗法等。主动特异性免疫治疗主要指将病原体的抗原成分或相应结构（疫苗）接种于机体，以激发、增强和调控机体抗病原体的特异性免疫应答，达到治疗的目的。因其接种对象为已发生持续感染的患者，可发挥治疗作用，故称为治疗性疫苗，通过单独或与抗病毒药物联合使用，有可能最终达到清除机体内病原微生物感染的目的。以下分别介绍免疫调节或治疗剂、治疗性疫苗、免疫细胞的修饰与回输三种类型。

（一）免疫调节或治疗剂

免疫调节或治疗剂包括细胞因子、Toll 样受体配体、抗体、抗原肽及其他免疫治疗剂等，其中使用最广的是细胞因子疗法。用于抗病毒的细胞因子主要有 IFN、TNF、IL-2、IL-8、IL-10、IL-12 等。各类细胞因子可单独使用也可联合使用。由于细胞因子自身具有生理活性，也会产生相应的不良反应，其程度因个体差异而不同。

干扰素（IFN）由所有脊椎动物产生，是细胞因子家族成员，可抑制病毒复制。在病毒感染或其他因素诱导下，IFN 在几个小时内便可产生，是身体病毒感染的第一防御反应之一。IFN 是最早被认识的细胞因子。IFN 调节体液免疫和细胞免疫功能，具有广阔的细胞生长调节能力。

正常细胞通常不合成 IFN，除非有诱导因素。病毒感染是一种强有力的诱导因素；RNA 病毒的诱导能力比 DNA 病毒强。不同类别的 IFN 由不同类型的细胞产生，IFN-α 和 IFN-β 由许多类型的细胞合成，而 IFN-γ 主要由淋巴细胞产生，尤其是 T 细胞和 NK 细胞。IFN 为连接先天免疫与获得性免疫的重要细胞因子，主要有Ⅰ型干扰素（IFN-α/β）及Ⅱ型干扰素（IFN-γ）。IFN-α 的抗病毒机制主要是通过激活 JAK-STAT 信号通路，促使抗病毒基因的转录及信号通路的活化。干扰素作为广谱抗病毒药已广泛用于 HCV 及 HBV 的治疗。对 HCV 的治疗显示 IFN 的疗效与病毒的基因型有很大的关系：对基因 1 型 HCV 的疗效达 42% ～ 46%，对基因 2 型及 3 型的疗效达 76% ～ 80%。宿主的因素在 IFN 的疗效中同样非常重要，对同时接受治疗的应答和无应答患者的肝穿刺标本研究显示，宿主某些基因的基础表达水平与IFN疗效高度相关。为了延长IFN的半衰期，新一代临床使用的 IFN 进行了聚乙二醇修饰，修饰后的 IFN 可延长其作用时间，同时可提高肝内的局部药物浓度，提高 IFN 的治疗效果。临床上有研究者联合使用Ⅰ型和Ⅱ型干扰素治疗 HCV 无应答的患者，取得了良好的效果。不过，干扰素能引起许多不良反应，多为全身性和血液系统不良反应。

Toll 样受体是机体识别外源或异已的模式识别受体，通过识别微生物的某些组分如核酸、脂类的特异模式（如 LPS、CpG）而启动信号转导，诱导 IFN 及 NF-κB 的激活，进一步启动获得性免疫，为宿主抵御病原微生物的第一道防线。利用 TLR 的配体在体内激活 TLR 信号通路，可能通过调节机体免疫状态，达到清除病毒的目的。已有报道在 HCV 持续感染的患者中利用 TLR7 的配体达到抑制病毒的效果，体内 TLR7 的激活可能通过诱导Ⅰ型 IFN、促炎因子及共刺激分子的上调，增强获得性免疫，产生增强的抗病毒免疫状态从而达到抑制病毒的效果。

抗病毒血清和丙种球蛋白是传统的免疫调节治疗方法，但是其来源有限、效能不高。近年来，利用细胞融合技术、基因工程技术等生产的单克隆抗体为免疫调节治疗提供了新的思路。常见的抗体设计思路包括构建双特异性抗体、嵌合抗体、抗独特型抗体和双功能抗体。构建不同类型人工单克隆抗体，或封闭病毒感染所需的受体，或激活特异性的细胞，从而发挥其调节免疫杀伤病毒的作用。例如，最近发现 $CD8^+$ T 淋巴细胞表面的 PD-1 分子的表达水平决定 $CD8^+$ T 淋巴细胞的活性。$CD8^+$ T 淋巴细胞在病毒清除中发挥着决定性的作用，病毒持续性感染如 HCV、HIV 感染往往伴随着 $CD8^+$ T 淋巴细胞的耗竭。而 PD-1 的高表达导致病毒的持续感染。在小鼠模型中用 PD-1 的抗体封闭 PD-1 能恢复 $CD8^+$ T 淋巴细胞的功能，设计针对 PD-1 的特异性抗体将为持续性病毒感染的治疗提供新的方向。

（二）治疗性疫苗（therapeutic vaccine）

治疗性疫苗是指在已感染病原微生物或患某些疾病的机体中，通过诱导机体产生特异性免疫应答，以达到治疗或防止疾病恶化的一种免疫治疗制品。其历史最早可追溯到巴斯德（Pasteur）于 1885 年发明的狂犬病疫苗。他用狂犬病疫苗接种于已被狂犬咬伤但尚未发病的患者体内，以防止发生致死性的狂犬病。其主要机制可能为通过反复多次注射狂犬病疫苗而诱导出的特异性机体免疫应答可有效地阻止病毒进入中枢神经系统，最终达到治疗效果。对母亲为乙型肝炎病毒携带者所分娩出的婴儿注射乙肝疫苗，实际上也可作为广义的治疗性疫苗来认识。治疗性疫苗的研制与应用在病毒方面已开展了对 HIV、HSV、HBV 感染等的研制，包括 DNA 疫苗、病毒载体疫苗、乙肝表面抗原 - 抗体复合型治疗疫苗及治疗性合成肽等。已有的临床研究结果显示，部分治疗性疫苗具有治疗作用。例如，法国学者对 18 名艾滋病患者进行了疫苗临床试验，结果显示，在试验开始后的 4 个月里，所有患者体内约 80% 的艾滋病病毒被杀灭，免疫细胞大量增加。1 年后有 8 名患者血液中的艾滋病病毒减少了 90% 以上，其中 4 人每毫升血液中的病毒含量不超过 1 000 个单位。尽管如此，研究还发现研制的疫苗存在反跳等缺点，因为 1 年后另外 10 名患者的艾滋病病毒数量又逐渐增多。对治疗性疫苗效果的确认还有待进行更大范围的人体试验，以获得更确切的数据。

（三）免疫细胞的修饰与回输

获得性免疫在机体抵抗病毒感染的过程中起十分重要的作用。而获得性免疫是依赖于免疫细胞正常功能的发挥所实现的；另一方面过强的细胞免疫反应将损伤机体组织，机体存在负调机制控制免疫反应。参与抗病毒感染及调节的免疫细胞包括特异性杀伤性 T 细胞、抗原提呈细胞、调节性 T 细胞等。在慢性病毒感染过程中常存在免疫细胞功能的异常，如抗原提呈细胞功能下降、调节性 T 细胞数目增多和功能亢进等。所以对自体免疫细胞进行体外修饰与回输是抗病毒免疫治疗的新途径。例如，调节性 T 细胞 T_{reg} 是一类表面标记为 $CD4^+$ $CD25^+$ 的 T 细胞亚群。其中，诱导性 T_{reg} 如 T_R1（Th3），可能通过封闭 $CD4^+$ T 细胞的共刺激分子形成；自然性 T_{reg} 与 T 细胞一样在胸腺中发育成熟。T_{reg} 细胞可能通过抑制 $CD8^+$ T 细胞的活性导致病毒的持续性感染，体外 CD25 抗体删除 T_{reg} 细胞可恢复 $CD8^+$ T 细胞的活性，这可能为治疗 HBV 及 HCV 持续性感染的一种方式。临床上使用自体淋巴细胞与 IL-2 共培养后进行回输，可使 HBeAg/HBV-DNA 转阴率达到 75%。我国学者使用 HBsAg 冲击树突状细胞治疗慢性 HBV 感染者也取得了一定疗效。

三、基因治疗

基因治疗（gene therapy）就是以各种基因转移手段将野生型或正常的基因导入人体细胞，通过基因在细胞内表达所产生的转录或翻译产物发挥其治疗作用。它从分子生物学方法入手，根据病毒基因序列和功能，寻求既能干扰病毒复制与表达，又对正常细胞代谢无影响的策略，具有选择性好、用量少、高效无毒等特点。已有的治疗策略包括反义核酸技术（反义寡聚核苷酸、反义 RNA、核酶）、RNA 干扰技术、免疫基因技术、负显性抑制剂、细胞自杀基因、诱饵 RNA 等。例如，以双链 RNA 介导的靶基因 mRNA 的降解为主要原理的 siRNA 技术。siRNA 在低等生物中可作为一种先天免疫的机制，在果蝇的抗病毒感染中发挥作用。利用针对病毒基因的 siRNA 在细胞模型中已可非常有效地抑制多种病毒的复制。针对病毒不同基因型间保守序列还能克服基因型不同带来的 IFN 抗性之类的问题。在小鼠模型中 siRNA 与脂质混合后能有效地被上皮细胞摄取从而有效地阻止性途径传播的 HSV-2 的感染，其有效期达 9 天。基因治疗为有限的病毒治疗技术提供了新的手段，从而给诸如 HIV 感染在内的病毒性疾病的治疗提供了新的希望。

（李擎天）

第 26 章 呼吸道病毒

呼吸道病毒是指一大类能侵犯呼吸道引起呼吸道局部病变或仅以呼吸道为侵入门户，主要引起呼吸道外组织器官病变的病毒（表 26-1）。呼吸道病毒包括正黏病毒科（*Orthomyxoviridae*）中的流感病毒；副黏病毒科（*Paramyxoviridae*）中的副流感病毒、呼吸道合胞病毒、麻疹病毒、腮腺炎病毒及其他病毒科中的一些病毒，如腺病毒、风疹病毒、鼻病毒、冠状病毒和呼肠病毒等。据统计，90% 以上的急性呼吸道感染由病毒引起。

表 26-1　呼吸道病毒及其引起的主要疾病

科	种	引起的主要疾病
RNA 病毒		
正黏病毒科	甲、乙、丙型流感病毒	流感
副黏病毒科	副流感病毒 1 ～ 5 型	普通感冒、支气管炎等
	麻疹病毒	麻疹
	腮腺炎病毒	流行性腮腺炎
	呼吸道合胞病毒	婴儿支气管炎、支气管肺炎
	间质性肺炎病毒	间质性肺炎
披膜病毒科	风疹病毒	风疹、先天性风疹综合征
小 RNA 病毒科	鼻病毒	急性上呼吸道感染、普通感冒
	柯萨奇病毒	疱疹性咽峡炎、胸痛
冠状病毒科	冠状病毒	普通感冒及上呼吸道感染
	SARS 冠状病毒	严重急性呼吸综合征（SARS）
DNA 病毒		
疱疹病毒科	单纯疱疹病毒 I 型	龈口炎
	水痘 - 带状疱疹病毒	水痘、咽炎
	EB 病毒	
腺病毒科	腺病毒	咽炎、肺炎

第一节　正黏病毒

正黏病毒是指某些具有包膜、分节段 RNA，并对人或部分动物红细胞表面的黏蛋白有亲和性的病毒。正、副黏病毒的差别在于其核酸是否分节段，分节段者为正黏病毒，不分节段者为副黏病毒。正黏病毒科中的流行性感冒病毒（influenza virus，简称流感病毒）是引起呼吸道感染的重要病原体。

流行性感冒病毒有甲（A）、乙（B）、丙（C）、丁（D）四型，引起人和动物（猪、马、海洋哺乳动物和禽类等）流行性感冒（简称流感）。其中于 1933 年首次分离出的甲型流感病毒最为重要，是流行最为频繁和引起真正全球人类流感流行的重要病原体。其中最著名的是发生于 1918 ～ 1919 年的流感世界大流行，只有大洋洲未被波及，世界人口（当时 20 亿）的 50% 被感染，估计死亡人数超过 2 000 万。

一、生物学性状

（一）形态与结构

流感病毒呈球形或丝状，球形直径 80 ～ 120nm（图 26-1）。

流感病毒的核衣壳呈螺旋对称，有包膜，属单链分节段的RNA病毒（图26-2）。

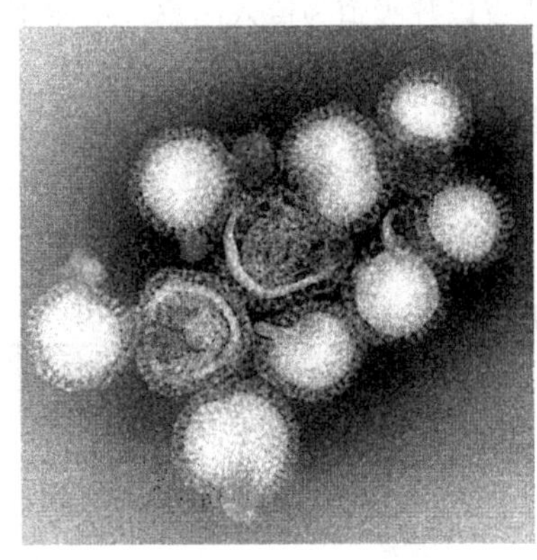

图 26-1　甲型流行性感冒病毒 H3N2（× 315 000）

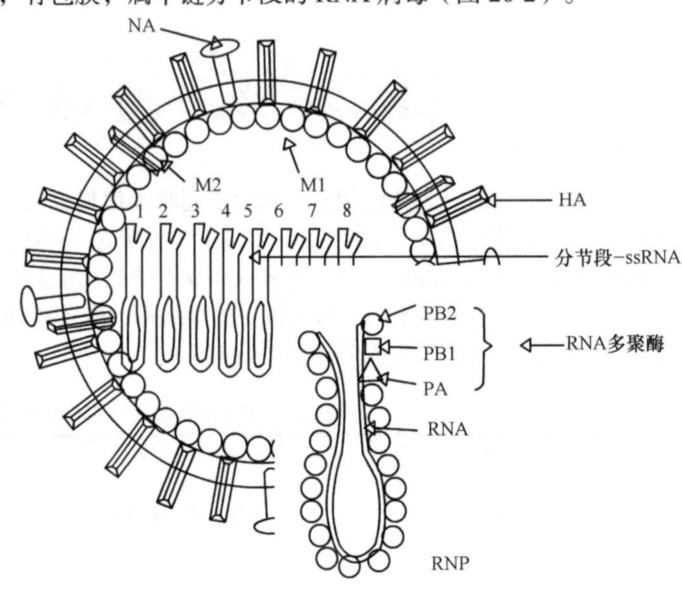

图 26-2　甲型流感病毒结构示意图

1. 核心　病毒核酸为分节段的单链负股RNA，甲型、乙型流感病毒分8个节段，丙型分7个节段。甲型、乙型流感病毒1～6节段编码单个蛋白，分别为PB2、PB1、PA、HA、NP和NA；第7和第8个节段都编码2个蛋白，分别为M1、M2和NS1、NS2（表26-2）。这一特点使病毒在复制中易发生基因重配，导致新病毒株的出现。流感病毒基因组总长度为13 600个核苷酸，各片段长度范围在890～2 340个核苷酸。与每个RNA节段结合的是核蛋白（nucleoprotein，NP）和组成RNA聚合酶蛋白的3个亚基即PA、PB1和PB2。RNA节段、NP和RNA聚合酶共同形成核糖核蛋白（ribonucleoprotein，RNP），即核衣壳，呈螺旋对称排列。病毒核蛋白抗原性稳定，具有型特异性。

表 26-2　流感病毒基因片段及所编码蛋白

基因节段*	编码蛋白	蛋白功能
1	PB2	RNA多聚酶亚单位
2	PB1	RNA多聚酶亚单位
3	PA	RNA多聚酶亚单位
4	HA	血凝素，为病毒黏附蛋白、融合蛋白，是中和抗体的靶位
5	NP	核蛋白，为病毒衣壳
6	NA	神经氨酸酶，水解唾液酸并促进病毒释放
7#	M1	基质蛋白，为结构蛋白，与核衣壳和包膜作用促进装配
	M2	膜蛋白，有质子通道功能，是金刚烷胺的靶位，促进脱壳和HA的产生
8#	NS1	非结构蛋白，抑制细胞mRNA的翻译
	NS2	非结构蛋白，功能不详

* 按基因片段的大小降序排列；# 编码两种mRNA。

2. 包膜　流感病毒的核衣壳和包膜之间为基质蛋白M1，它的存在增加了包膜的硬度和厚度，并可促进病毒装配。包膜为来自宿主细胞的脂质双层膜，M2为嵌于包膜中的膜蛋白，有质子通道功能，促进脱衣壳发生。M1和M2蛋白抗原性稳定，亦具有型特异性。甲型和乙型流感病毒包膜上镶嵌有两种由病毒基因编码的糖蛋白刺突：血凝素（hemagglutinin，HA）和神经氨酸酶

（neuraminidase，NA），两者数量之比约为 5 ∶ 1。它们是划分流感病毒亚型的依据，抗原性极易变异。

（1）HA：与病毒吸附和穿入宿主细胞有关。呈柱状，为三聚体，每个单体的原始肽链 HA0 必须经细胞蛋白酶裂解活化，形成二硫键连接的 HA1 和 HA2 两个亚单位，从而暴露出疏水的 HA2 融合多肽，病毒才具有感染性。HA1 可与上皮细胞表面寡聚糖末端的唾液酸受体结合而起到病毒对细胞的吸附作用；HA2 疏水端具有膜融合活性，因而病毒经 HA1 吸附被吞饮后，HA2 可促进病毒包膜与内吞囊泡膜的融合，进而释放核衣壳。HA 能与人、鸡、豚鼠等多种红细胞表面 *N*- 乙酰神经氨酸（唾液酸）受体结合引起红细胞凝集（简称血凝）。HA 具有免疫原性，为保护性抗原，其诱导的相应抗体称血凝抑制抗体，能抑制血凝现象和中和病毒感染性，为保护性抗体。

（2）NA：由四个亚单位组成的四聚体，呈蘑菇状，头部含有酶活性中心。酶活性作用于宿主细胞表面糖蛋白末端神经氨酸与相邻糖基的联结链，使其断裂，破坏细胞膜上病毒特异性受体，使病毒从感染细胞膜上解离，有利于成熟病毒的释放和集聚病毒的扩散。NA 具有抗原性，其相应抗体能抑制酶的水解作用，但不能中和病毒的感染性。

（二）病毒的复制

病毒经 HA 首先吸附到上皮细胞表面寡聚糖末端的唾液酸受体上，细胞通过吞饮使病毒进入内吞囊泡，内吞囊泡中的 pH 下降使 M2 离子通道打开，氢离子内流使病毒内 pH 下降，导致 M1 与 NP1 的结合打开，促病毒脱壳，结合负链 RNA 的衣壳蛋白 NP 和 RNA 多聚酶共同移行至细胞核。与大多数其他 RNA 病毒不同，流感病毒基因组的转录和复制均在核内完成。在病毒聚合酶作用下，转录 mRNA。流感病毒 mRNA 转录的特点是需要宿主 mRNA 5′ 端甲基化的帽（m7GpppXm）作为引物才能转录。mRNA 进入胞质，翻译成病毒蛋白质。其中 HA、NA 在内质网和高尔基体被糖基化，最后被运送到细胞膜表面。随后，在核内每个基因节段复制出正链 RNA，以此为模板，再复制出子代负链 RNA，与 RNA 聚合酶和 NP 结合，装配成 RNP，进入胞质，经内衬有 M1 蛋白、表面嵌有 HA、NA 和 M2 蛋白的细胞膜部位出芽释放（图 26-3）。一个复制周期约 8 小时。

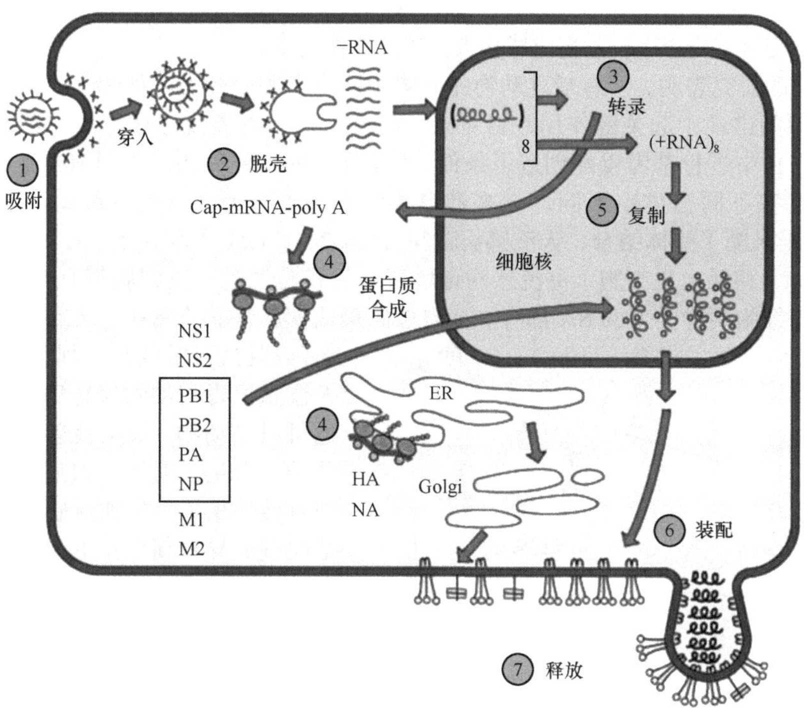

图 26-3　甲型流感病毒的复制

（三）分型、命名与变异

根据 NP、M1 和 M2 蛋白抗原性的不同可将流感病毒分为甲、乙、丙、丁四型；甲型又可根据 HA 和 NA 抗原性的不同，再区分为若干亚型，目前从禽类已鉴定出至少 18 个 HA 亚型（H1 ～ H18），11 个 NA 亚型（N1 ～ N11）。近一个世纪，在人类间流行的主要有 H1、H2、H3 和 N1、N2 几个亚型，但已有报道 H5N1、H9N2、H7N9 等禽流感病毒可感染人。乙型、丙型、丁型流感病毒至今尚未发现亚型。流感病毒 HA 和 NA 易发生变异，HA 变得更快。流感病毒抗原变异有两种形式：①抗原漂移（antigenic drift），为基因突变，其变异幅度小，HA、NA 氨基酸的变异率小于 1%，属量变，由点突变所造成，并与人群免疫力选择性有关，每 2 ～ 5 年出现一个新的变异株（亚型内变异），引起 A 型和 B 型流感周期性的局部中、小型流行；②抗原转换（antigenic shift），为基因重配，变异幅度大，HA 氨基酸的变异率为 20% ～ 50%，属质变，导致新亚型的出现。由于人群完全失去免疫力，每次新亚型出现都曾引起世界性的流感暴发流行，随后该亚型进入抗原漂移阶段，直至新亚型出现才终止流行。

近一个世纪，甲型流感病毒已经历过数次重大变异（表 26-3）。

表 26-3　甲型流感病毒抗原转换引起的世界性流行

流行年	亚型类别	代表株*
1918	H1N1	A/PR/8/34（H1N1）
1947	HIN1	A/FM/1/47（HIN1）
1957	H2N2	A/Singapore/1/57（H2N2）
1968	H3N2	A/HongKong/1/68（H3N2）
1977	H1N1	A/USSR/90/77（H1N1）
2009	H1N1	A/California/04/2009（H1N1）

* 病毒分离株命名法：型别 / 宿主（人则省略）/ 分离地点 / 病毒株序号 / 分离年代（HA 与 NA 亚型）。

1977 年，H1N1 又重新出现，感染者无一不是 30 岁以下的青年人，表明过去的感染具有保护作用。与以前新亚型的出现不一样，这次 H1N1 没有完全取代 H3N2，而是与其共同流行，加之 B 型，三型交替流行至今。乙型流感病毒无抗原转换的变异。

种系变异的研究表明，所有哺乳动物的流感病毒均来源于禽类（如鸭）。而猪和某些哺乳动物在新亚型的出现中起关键作用，猪对人、哺乳动物和禽类流感病毒均敏感，这给各种流感病毒亚型在猪中进行基因重配创造了条件。HA 受体的研究表明，不同 HA 亚型唾液酸受体的氨基酸残基在不同宿主中不同。大多数禽类、马流感病毒 HA 与 SA-α-2，3-Gal（唾液酸 -α-2，3- 半乳糖）受体结合，人流感病毒与 SA-α-2，6-Gal 受体结合。人气管上皮细胞带有 SA-α-2，6-Gal，鸭肠上皮细胞（禽流感病毒增殖处）和马气管上皮细胞带有 SA-α-2，3-Gal，而猪气管上皮细胞两种类型的 SA 都有。猪自然感染或实验性感染禽类、人类甲型、丙型流感病毒都已得到证明。因此抗原转换可以是人流感病毒与动物流感病毒的基因重配；也可以是动物、禽类流感病毒之间的基因重配，产生了对人的致病性，由动物、禽类直接传给人。每次流感病毒亚型之间的基因重配导致新亚型的出现，并引发了流感的世界性大流行。禽类被认为是流感病毒的储存库，虽然禽流感一般不能在人类间直接传播，但感染的鸡经鸭可传播给猪，在猪中进行病毒重配则可传播给人，再引起人类间流行（图 26-4）。

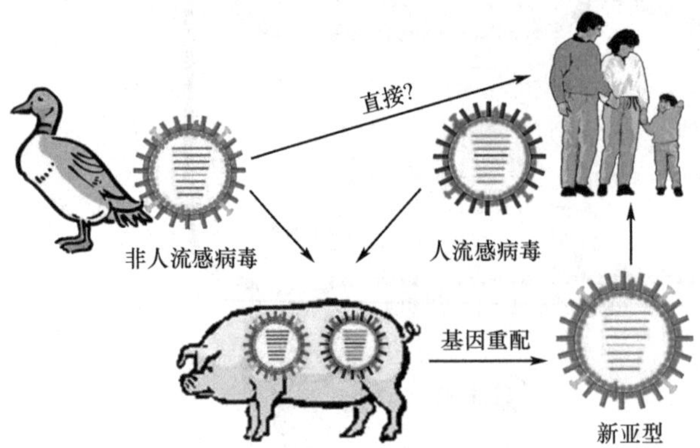

图 26-4　甲型流感病毒抗原转换的机制

（四）培养特性

流感病毒可在鸡胚和培养细胞中增殖。初次分离接种于羊膜腔阳性率较高，传代适应后可移种于尿囊腔。细胞培养一般可用原代猴肾细胞（PMK）或犬肾传代细胞（MDCK）。病毒在鸡胚和细胞中均不引起明显的病变，需用红细胞凝集试验或红细胞吸附试验及免疫学方法证实病毒的存在。

（五）抵抗力

不耐热，56℃ 30 分钟被灭活，0 ～ 4℃能存活数周，-70℃以下可长期保存；对干燥、紫外线、乙醚、甲醛、乳酸等敏感。

二、致　病　性

传染源是患者和隐性感染者。儿童为最易感人群。病毒主要经飞沫、气溶胶在人与人之间直接传播，也可通过手和物体接触间接传播。在我国，冬季为流行期。传染性强，最严重者可致病毒性肺炎，但 50% 的人感染后无症状。

病毒起初引起上呼吸道局部感染，在呼吸道上皮细胞内增殖，引起黏液分泌细胞、纤毛细胞和其他上皮细胞产生空泡变性、纤毛丧失最终坏死脱落，导致呼吸道黏膜屏障功能丧失。病毒的 NA 可水解保护性黏液层中黏蛋白的唾液酸残基，从而降低黏度，使细胞表面受体暴露，有利于病毒扩散至下呼吸道。因此，严重者扩散至下呼吸道可引起病毒性肺炎。病毒感染主要局限于呼吸道是因为能水解血凝素的蛋白酶分布于该部位。尽管病毒感染有全身症状，但是病毒仅在局部增殖，一般不入血。全身症状与病毒感染刺激机体产生的干扰素和免疫细胞释放的细胞因子有关（图 26-5）。

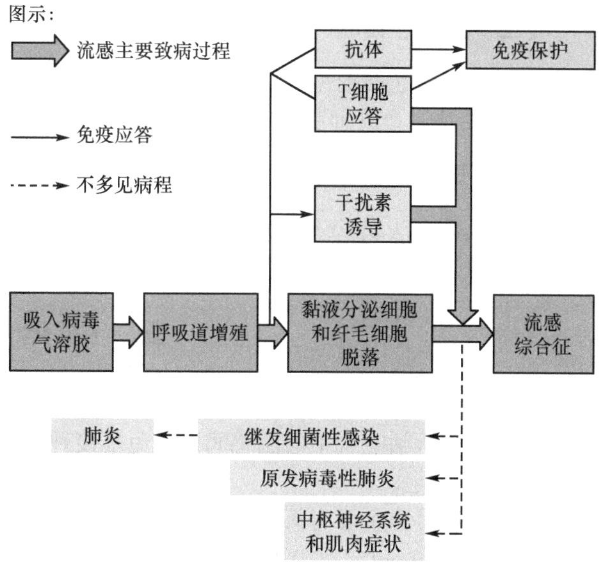

图 26-5　流感病毒的致病机制

潜伏期 1 ～ 4 天，突然发病，有畏寒、发热、头疼、肌痛、厌食、乏力、鼻塞、流涕、咽痛和咳嗽等症状。体温可高达 38 ～ 40℃，持续 1 ～ 5 天，平均 3 天。小儿体温比成人高，可发生抽搐或谵妄；呕吐、腹痛、腹泻较常见。年老体弱、免疫功能低下、心肺功能不全者和婴幼儿在感染后 5 ～ 10 天，易继发细菌性感染，特别是肺炎，常危及生命。常见的细菌是肺炎链球菌、金黄色葡萄球菌和流感嗜血杆菌等。流感的死亡病例通常低于 1%，其中超过 90% 的死亡病例发生在 65 岁以上患者。

三、免　疫　性

流感病毒感染可引起针对 HA、NA、NP、PB2 和 M1 的病毒特异性体液免疫和细胞免疫。抗 -HA 为中和抗体，包括 IgG、IgM 和 SIgA，在抗感染中起主要作用。其中，局部中和抗体 SIgA 和血清中和抗体在预防感染和阻止疾病发生中有重要作用。血清抗 -HA 中和抗体可持续几十年，对同型病毒有牢固免疫力；对型内变异株的交叉免疫可持续 4 ～ 7 年，但亚型间无交叉免疫。抗 -NA 抗体与降低疾病的严重程度和减少病毒的传播有关，因此也有一定保护性。而抗其他病毒蛋白的抗体没有保护性。细胞免疫应答主要是细胞毒性 T 细胞裂解感染细胞。特异性的 T 细胞可产生广泛的亚型间交叉免疫，决定病毒的清除和疾病的恢复。因此，记忆 T 细胞有助于抵御不同亚型的感染。

四、微生物学检查法

在流感暴发流行时，根据典型症状即可作出临床诊断。实验室检查主要用于鉴别诊断和分型，特别是监测新变异株的出现、预测流行趋势和提出疫苗预防建议。检查方法包括：

（一）病毒分离与鉴定

取急性期患者咽漱液或鼻咽拭，接种于 PMK、MDCK 传代细胞或鸡胚上。7 天后用血凝试验检测细胞培养液。血凝试验阴性者，必须盲传 3 代，防止病毒初始分离时因生长缓慢而造成假阴性结果。血凝试验阳性者，再经血凝抑制试验鉴别病毒的型别和亚型。

（二）血清学诊断

血清学试验包括亚型和株特异的血凝抑制试验与中和试验，型特异的补体结合试验和抗原特异的 ELISA 法。血凝抑制试验在流感病毒血清学诊断中最为常用。

（三）快速诊断

用免疫荧光法或 ELISA 法直接从患者呼吸道分泌物、脱落细胞中检测抗原。用 RT-PCR 检测病毒核酸和进行分型测定。

五、防治原则

流行期间应尽量避免人群聚集，公共场所每 $100m^3$ 空间可用 2 ～ 4ml 乳酸加 10 倍水混匀，加热熏蒸，能灭活空气中的流感病毒。免疫接种是预防流感最有效的方法，但必须与当前流行株的型别基本相同。

目前流感疫苗主要有灭活疫苗和减毒活疫苗两种。使用较多的为鸡胚培养的三价灭活疫苗（甲型中两个亚型和一个乙型），通过肌内注射免疫。减毒活疫苗通过鼻腔喷雾法免疫。这种三价疫苗的最适生长温度是 25℃，可刺激机体产生更自然的保护作用，包括细胞免疫、抗体和局部黏膜 SIgA，但不良反应也较大。由于流感病毒具有高度变异性，流感疫苗需要每年更新。

抗流感病毒的药物有以下两类：盐酸金刚烷胺及其衍生物甲基金刚烷胺，可用于预防甲型流感，其作用机制主要是抑制 M2 离子通道，从而抑制病毒的脱衣壳。但目前分离到的流感病毒基本对这类药物耐药。另一类药物是病毒 NA 的抑制剂，代表药物有扎那米韦（zanamivir）和奥司他韦（oseltamivir），主要作用机制是通过抑制 NA 而抑制流感病毒的释放，在感染早期使用有较好效果。

第二节 副黏病毒

副黏病毒科（*Paramyxoviridae*）含有多种引起人呼吸道感染的重要病毒，包括麻疹病毒属（*Morbillivirus*）、副黏病毒属（*Paramyxovirus*）、肺病毒属（*Pneumovirus*）和亨德拉尼帕病毒属（*Henipavirus*）等。其中引起人类感染的重要病原体有麻疹病毒（麻疹病毒属）、腮腺炎病毒（副黏病毒属）、副流感病毒（副黏病毒属）和呼吸道合胞病毒（肺病毒属）及近年新发现的人偏肺病毒（肺病毒属）、尼帕病毒（亨德拉尼帕病毒属）和亨德拉病毒（亨德拉尼帕病毒属）。与正黏病毒相比，副黏病毒的基因组不分节段，包膜刺突也不同（表 26-4）。

副黏病毒核酸为一条完整的单负链 RNA，不分段，不易发生基因重组和变异，核衣壳呈螺旋对称，有包膜。病毒体含有 RNA 依赖的 RNA 聚合酶，包膜中镶嵌着刺突，包括血凝素、神经氨酸酶或引起细胞融合的融合蛋白等。

表 26-4　正黏病毒与副黏病毒的主要性状

性状	正黏病毒	副黏病毒
病毒种类	流感病毒甲、乙、丙型	麻疹病毒、腮腺炎病毒、呼吸道合胞病毒和副流感病毒
基因组	单负链 RNA，分节段	单负链 RNA，不分节段
RNA 聚合酶	+	+
衣壳	螺旋对称	螺旋对称
包膜	+	+
大小	110nm 左右	150nm 左右
刺突	HA 和 NA 表达于不同的刺突	HA 和 NA 表达于相同的刺突 *
形成巨细胞	—	+

* 不同的副黏病毒仍有差别。

一、麻疹病毒

麻疹病毒（measles virus）是麻疹的病原体。麻疹是儿童时期最为常见的急性传染病，患儿常因并发症的发生而死亡。据 WHO 估计，无疫苗时，全世界每年大约有 1.3 亿儿童患病，700 万～ 800 万儿童死亡。目前即使已有麻疹疫苗，估计全球每年仍有（100 ～ 200）万人死于麻疹病毒感染。

麻疹病毒的核衣壳和基因组 RNA 具有典型的副黏病毒特征（表 26-4）。病毒体有两种糖蛋白刺突，即血凝素 H 和融合蛋白 F（即溶血素）。血凝素可凝集猴红细胞，能与宿主细胞受体结合；融合蛋白具有溶血和使细胞发生融合形成多核巨细胞的活性。血凝素和融合蛋白是中和抗原，可诱导中和抗体的产生。

麻疹病毒只有一个血清型。但 20 世纪 80 年代以来，各国都有关于麻疹病毒抗原性变异的报道。核苷酸序列分析表明，麻疹病毒存在着抗原漂移。

（一）致病性与免疫性

人是麻疹病毒的唯一自然宿主，急性期患者为传染源，通过飞沫传播或鼻腔分泌物污染玩具、用具等感染易感人群。冬春季发病率最高。潜伏期 10 ～ 14 天，病毒先在呼吸道上皮细胞内增殖，再侵入局部淋巴结增殖，然后进入血流，出现第一次病毒血症；病毒随血流侵入全身淋巴组织和单核 - 吞噬细胞系统，在其细胞内增殖后，再次入血形成第二次病毒血症，此时眼结膜、口腔黏膜、皮肤、呼吸道、消化道、泌尿道、小血管受染产生病变，表现为细胞融合成多核巨细胞，核内和胞质内形成嗜酸性包涵体等。少数病例病毒尚可侵犯中枢神经系统。麻疹病毒受体至少有三种：CD46、CD150/SLAM 和 Nectin-4，CD46 广泛分布于各类型细胞。感染麻疹后临床表现除高热、畏光外，还有鼻炎、眼结膜炎、咳嗽三个主要前驱症状，此时患者传染性最强。发病 2 天后，口颊黏膜出现 Koplik' s spot（科氏斑），为周围绕有红晕的灰白色小点，对临床早期诊断有一定意义。随后 1 ～ 2 天，全身皮肤相继出现红色斑丘疹，先是颈部，然后为躯干，最后到四肢，出疹期病情最严重。4 天后斑丘疹消退、脱屑。麻疹一般可治愈，但患者抵抗力低下、护理不当时，死亡率较高。最严重的并发症为脑炎，发病率为 0.5% ～ 1.0%，其死亡率为 5% ～ 30%。最常见的并发症为肺炎，占麻疹死亡病例的 60%。

亚急性硬化性全脑炎（subacute sclerosing panencephalitis，SSPE）是麻疹晚期神经中枢系统并发症，发病率为（0.6 ～ 2.2）/10 万。从麻疹发展到 SSPE 平均需 7 年，患者大脑功能发生渐进性衰退，表现为反应迟钝、精神异常及运动障碍，病程 6 ～ 9 个月，最后导致昏迷死亡。SSPE

患者血液和脑脊液中有异常高水平的麻疹病毒抗体，脑中能检测到病毒衣壳和 RNA 等，但无法分离到病毒。现认为患者脑组织中的麻疹病毒为缺陷病毒，无法装配成完整病毒并释放到细胞外。

麻疹自然感染后一般免疫力牢固，抗体可持续终生，母亲抗体能保护新生儿。其中抗 H 抗体和抗 F 抗体在抵抗麻疹病毒再感染中有重要作用。麻疹的恢复主要靠细胞免疫，T 细胞缺陷者会产生麻疹持续感染，导致死亡。细胞免疫也是引起麻疹出疹、麻疹后脑炎的原因。

（二）微生物学检查法

临床诊断一般无须进行实验室检查，根据临床表现如高热、科氏斑、皮疹等可基本作出诊断。轻症和不典型病例须进行实验室检查。病毒分离可采取前驱期呼吸道标本和血液标本接种于原代人或猴肾细胞。血清学诊断应包括双份血清或检测 IgM。此外，亦可进行 RT-PCR 检测病毒核酸。

（三）防治原则

鸡胚细胞麻疹病毒减毒活疫苗是当前最有效的疫苗之一。因此，WHO 已将消灭麻疹列入继消灭脊髓灰质炎后的主要目标。我国于 1958 年首次从麻疹患者体内分离到病原体，1965 年制成减毒活疫苗，仅比世界上第一株麻疹减毒活疫苗晚 3 年。初次免疫我国定在 8 月龄，1 年后或 7 岁时进行再次免疫。自实施常规免疫接种以来，麻疹发病率大幅度下降，全国已降至 10/10 万左右，有的地区连续多年小于 1/10 万。

对接触麻疹病毒的易感者，可紧急用丙种球蛋白或胎盘球蛋白进行人工被动免疫，防止发病或减轻症状。

二、腮腺炎病毒

腮腺炎病毒（mumps virus）是流行性腮腺炎的病原体。呈世界性分布。

腮腺炎病毒的核衣壳和基因组 RNA 具有典型的副黏病毒特征（表 26-4）。病毒体有两种糖蛋白刺突，即 HN 蛋白和融合蛋白 F（即溶血素）。腮腺炎病毒的 HA 和 NA 活性集中于 HN 蛋白上；融合蛋白具有溶血和使细胞发生融合形成多核巨细胞的活性。腮腺炎病毒只有一个血清型，人是其唯一宿主。

（一）致病性与免疫性

病毒通过飞沫在人与人之间传播。学龄儿童为易感者，好发于冬春季节。潜伏期 2 ～ 3 周，病毒侵入呼吸道上皮细胞和面部局部淋巴结内增殖后，进入血流再通过血液侵入腮腺及其他器官，如睾丸、卵巢、胰腺、肾脏、中枢神经系统等。主要症状为一侧或双侧腮腺肿大，有发热、肌痛和乏力等。病程 1 ～ 2 周。30% 的人感染后无症状，青春期感染者，男性易合并睾丸炎（25%），女性易合并卵巢炎，病毒性脑炎亦常见。

病后可获得牢固的免疫力。婴儿可从母体获得被动免疫，故 6 个月内的婴儿很少感染腮腺炎病毒。

（二）微生物学检查法

典型病例无须实验室检查即可作出诊断。若需要，可取患者唾液、尿液或脑脊液进行 RT-PCR 检测病毒的核酸或进行病毒分离。腮腺炎病毒易在鸡胚羊膜腔、鸡胚细胞或猴肾细胞内增殖，形成多核巨细胞，但细胞病变不明显，常用豚鼠红细胞进行血液吸附试验证实病毒的增殖。血清学诊断可通过 ELISA 检测病毒特异性的 IgM。

（三）防治原则

及时隔离患者，防止传播。疫苗接种是唯一有效的预防措施，目前使用的为减毒活疫苗，可产生长期免疫效果。包括我国在内的许多国家已将腮腺炎病毒、麻疹病毒、风疹病毒组成了三联疫苗（MMR）进行免疫。

三、副流感病毒

副流感病毒（parainfluenza virus）可引起儿童的急性喉气管支气管炎、细支气管炎和肺炎及类似普通感冒的成人感染。有 4 个血清型。1、2、3 型副流感病毒是仅次于呼吸道合胞病毒在婴幼儿中引起严重下呼吸道感染的重要病原体，与喉气管支气管炎密切相关。4 型仅在儿童和成人中引起温和的上呼吸道感染。1 型和 3 型亦是医院内感染的重要病原体。

副流感病毒的核衣壳和基因组 RNA 具有典型的副黏病毒特征（表 26-4）。病毒体有两种糖蛋白刺突，即 HN 蛋白和融合蛋白 F。副流感病毒的 HA 和 NA 活性集中于 HN 蛋白上；融合蛋白具有使细胞发生融合形成多核巨细胞的活性。

病毒普遍存在，流行有季节性，通过飞沫或人与人接触传播。初次感染多发生在 5 岁以下，病毒在上呼吸道上皮细胞内增殖，引起病毒血症。约有 25% 的病例病毒可扩散到下呼吸道，引起细支气管炎和肺炎，2% ～ 3% 可引起严重的哮喘（急性喉气管支气管炎）。2 岁以下婴幼儿易发生下呼吸道感染，成人则以上呼吸道感染多见。保护性免疫包括细胞免疫和 SIgA，但持续时间短，再感染常见。

四、呼吸道合胞病毒

呼吸道合胞病毒（respiratory syncytial virus，RSV）是在婴幼儿中引起致死性急性呼吸道感染的最重要的病原体，典型的是细支气管炎和肺炎，但在较大儿童和成人中主要引起上呼吸道感染。

呼吸道合胞病毒的核衣壳和基因组 RNA 具有典型的副黏病毒特征（表 26-4）。病毒体只有一种糖蛋白刺突即融合蛋白 F，缺乏 HA 和 NA。融合蛋白具有使细胞发生融合形成多核巨细胞的活性。

人和黑猩猩是呼吸道合胞病毒的自然宿主。多年来，一直认为呼吸道合胞病毒只有一个血清型。现通过单克隆抗体试验已证实，呼吸道合胞病毒有两个血清型：A、B 亚型。抗 -F 抗体是中和抗体。

呼吸道合胞病毒通过手、污染物品和呼吸道传播，每年冬季均有流行，至 4 岁时，几乎每个人都受过感染。

病毒感染局限于呼吸道，不产生病毒血症。病毒侵入呼吸道上皮细胞内增殖，引起细胞融合，进而扩散至下呼吸道。病毒引起婴儿严重呼吸道感染的致病机制主要是病理免疫损伤。支气管和细支气管坏死物与黏液、纤维等集结在一起，很易阻塞婴幼儿狭窄的气道，在 2 ～ 6 个月婴儿的感染中可导致严重的细支气管炎和肺炎，造成死亡。呼吸道合胞病毒也是医院内感染的重要病原体。

呼吸道合胞病毒感染后，机体免疫力不强，自然感染不能防止再感染。母体通过胎盘传给胎儿的抗体亦不能防止婴儿被感染。实验室检测方法包括：RT-PCR 检测病毒 RNA 和 ELISA 检测分泌物中的病毒抗原。20 世纪 60 年代的疫苗试验因引发自然感染而失败，目前有多种候选疫苗处于临床试验阶段。

五、人偏肺病毒

人偏肺病毒（human metapneumovirus，hMPV）或称人间质肺病毒，由 van den Hoogen BG 等于 2001 年首次从患急性呼吸道疾病的幼儿体内分离到。现已发现其他年龄组也可感染该病毒。人偏肺病毒的感染占婴儿急性呼吸道疾病的 7% ～ 10%，导致儿童呼吸道感染的常见病因之一。

RT-PCR 法是检测肺病毒属病毒最重要的方法。这种病毒未被早发现的原因是，它在体外细胞培养时不生长。这种病毒是普遍存在的，几乎所有 5 岁儿童都经历过感染，血清试验呈阳性。

人偏肺病毒感染类似于呼吸道合胞病毒感染，可导致无症状感染、普通感冒样疾病或严重的细支气管炎和肺炎。约 15% 的儿童感冒是由人偏肺病毒导致的，其中约 1/3 的儿童感冒继发中耳炎。临床症状通常包括咳嗽、咽痛、流鼻涕和高热。约 10% 的人偏肺病毒感染患者出现哮鸣、呼吸困难、肺炎、细支气管炎和支气管炎。人偏肺病毒的诊断可用 RT-PCR 法。

六、尼帕病毒和亨德拉病毒

尼帕病毒（Nipah virus）和亨德拉病毒（Hendra virus）是两种人兽共患的副黏病毒科新成员。其感染范围很广，包括人、猪、犬、猫、马和其他哺乳动物。种系发生研究显示尼帕病毒和亨德拉病毒的亲缘关系很近，且具有高病死率的特点，这与副黏病毒科的其他病毒明显不同，因而这两种病毒被归类为副黏病毒科独立的一个新属：亨德拉尼帕病毒属。

尼帕病毒于 1999 年由 Chua 等首次从马来西亚尼帕镇脑炎患者的脑脊液中分离到。尼帕病毒的形态具有多样性，病毒体大小从 120 ～ 500nm 不等。该病毒基因组不分节段，全长为 18 246 个核苷酸，包括 6 个结构基因，编码 6 种主要结构蛋白。从基因组 3′ 端开始依次编码核蛋白（N）、磷蛋白（P）、基质蛋白（M）、融合蛋白（F）、糖蛋白（G）和大蛋白（L）。包膜上有 G 蛋白和 F 蛋白。G 蛋白与细胞表面受体结合，并且与 F 蛋白共同作用，诱导病毒包膜和细胞膜发生融合。但 G 蛋白无血凝素和神经氨酸酶活性。

目前，已明确狐蝠（如马来大狐蝠等）是尼帕病毒的自然宿主。猪通过食用被狐蝠污染的果实而感染。人类通过接触受感染猪的体液或呼吸道气溶胶而感染病毒，临床症状包括发热、头痛、心动过速、呼吸困难等，死亡率高达 40%。RT-PCR 法用以检测固定或新鲜组织、脑脊液等样本中的病毒，也有助于从细胞培养物中检测病毒。需要强调的是，尼帕病毒是世界上最危险的病毒之一，美国已将其定为与埃博拉病毒同属于生物安全级别最高的第四级，并归类为与汉坦病毒相同的生物恐怖级别（C 类），仅次于炭疽和霍乱。至今尚无有效的治疗方法。

亨德拉病毒曾被称为马麻疹病毒，因于 1994 年首次从澳大利亚亨德拉镇暴发的一种严重感染马和人的致死性呼吸道疾病中分离出而得名。亨德拉病毒的超显微结构显示，病毒体大小不均（38 ～ 600nm），表面有两个长度不一的双绒毛纤突（15nm 和 18nm）。狐蝠（如灰首狐蝠、中央狐蝠和眼镜狐蝠等）是亨德拉病毒的自然宿主。亨德拉病毒主要感染马和人，而人感染主要是接触病马的组织或体液所致，临床表现为严重的流感样症状。发病初期有显著的呼吸道症状，伴有发热和肌痛，有的出现神经症状，常表现为中度脑膜脑炎。严重的呼吸困难、高死亡率和人接触性感染是其典型特征。

常规细胞培养可用于病毒分离。免疫荧光法和 RT-PCR 等可用于检测组织中的病毒抗原或核酸。ELISA 和血清中和试验是诊断亨德拉病比较可靠的血清学方法。亨德拉病毒目前仅在澳大利亚有报道。

第三节 风疹病毒

风疹病毒（rubella virus）属披膜病毒科（*Togaviridae*），是风疹（又名德国麻疹）的病原体。1962 年由 Parkman 等利用猴肾细胞首次分离成功。病毒呈不规则球形，直径 50 ～ 65nm。核衣壳为二十面体对称，有包膜。核心为单正链 RNA。基因组全长 9.7kb，包含两个 ORF：5′ 端的 ORF 编码 4 个非结构蛋白（NS）；3′ 端的 ORF 编码一条含 1 063 个氨基酸的结构蛋白前体，经酶切加工后产生 3 个结构蛋白，即包膜糖蛋白 E1、E2 和衣壳蛋白 C。E1 蛋白具有血凝活性（HA）和溶血活性（HL）。风疹病毒不耐热，对脂溶剂敏感，紫外线可使其失活。

风疹病毒只有一个血清型，人是其唯一的自然宿主。

病毒经呼吸道传播，在局部淋巴结增殖后，经病毒血症播散全身。儿童是主要易感者，其他人群亦可感染。潜伏期 14 ～ 21 天，儿童感染症状主要表现为发热、麻疹样出疹，但较轻，伴耳后和枕下淋巴结肿大。成人感染症状较严重，除出疹外，还有关节炎和关节疼痛、血小板减少、出疹后脑炎等。病后大多预后良好。风疹病毒感染最严重的问题是能垂直传播导致胎儿先天性感染。我国约 5% 的育龄妇女在儿童期未感染过风疹病毒，但仍为易感者。孕妇在孕期 20 周内感染风疹病毒对胎儿危害最大，胎儿细胞的正常生长、有丝分裂和染色体结构可因感染而发生变化，从而导致流产或死胎。病毒还可引起胎儿发生先天性风疹综合征（congenital rubella syndrome，CRS），出生后表现为先天性心脏病、先天性耳聋、白内障等畸形及其他风疹综合征，如肺炎、肝肿大、肺炎、脑膜脑炎等。病毒感染孕妇时间越早，胎儿发生 CRS 的概率越高，如孕期 1 ～ 4 周的概率为 58%，5 ～ 8 周为 35%，9 ～ 12 周为 15%，13 ～ 16 周为 7%。

隐性感染或显性感染后机体可获得持久免疫力，孕妇血清抗体有保护胎儿免受风疹病毒感染的作用。抗 -E1 抗体为中和抗体，在抗病毒免疫中起主要作用。抗 -E2 抗体也具有中和抗体性质。

对孕妇孕早期风疹病毒的诊断，对优生优育非常重要。常用 ELISA 或血凝抑制试验检测孕妇血清中的特异性 IgM，阳性者可认为有近期感染。

接种减毒活疫苗是预防风疹的有效措施，免疫保护一般持续 7 ～ 10 年。育龄妇女和少女应接种疫苗。现已将风疹病毒与麻疹病毒、腮腺炎病毒组成三联疫苗（MMR）使用。我国研制的风疹减毒活疫苗 BRD Ⅱ免疫原性良好，现已正式投产。风疹基因工程亚单位疫苗、合成肽疫苗等新型疫苗正在研制中。

第四节　腺　病　毒

腺病毒（adenovirus）属于腺病毒科（*Adenoviridae*），其中能感染人类的为哺乳动物腺病毒属（*Mastadenovirus*）。根据病毒的血凝性和序列的相似性可将人腺病毒分为 A ～ G 7 种，至少有 57 个血清型。腺病毒能引起眼、呼吸道、胃肠道和尿道感染。少数型别可在淋巴样和腺样细胞中引起潜伏感染和在啮齿动物细胞中引起转化感染。

一、生物学特性

腺病毒为双链 DNA 无包膜病毒，直径 70 ～ 90nm。核衣壳呈二十面体立体对称（图 26-6）。衣壳由 252 个壳粒组成，其中二十面体 12 个顶角的壳粒称五邻体，五邻体上各有一条长为 10 ～ 30nm 的纤突，其末端膨大呈小球状。纤突含有病毒吸附蛋白和型特异性抗原，还具有血凝性。其余 240 个壳粒为六邻体。病毒基因组为线状双链 DNA，全长 34 ～ 48kb，编码多种结构蛋白和非结构蛋白。非结构蛋白包括六个早期功能蛋白（E1A、E1B、E2A、E2B、E3 和 E4）和两个与结构蛋白装配和 DNA 包装有关的晚期功能蛋白（52K 和Ⅵ a2）。结构蛋白包括核心蛋白和衣壳蛋白。p Ⅴ、p Ⅶ、μ 和末端蛋白 TP 为核心蛋白。衣壳由主要衣壳蛋白和小衣壳蛋白组成：六邻体（p Ⅱ）、五邻体（p Ⅲ）和纤突（p Ⅳ）构成主要衣壳蛋白；小衣壳蛋白包括 p Ⅲ a、p Ⅵ、p Ⅷ、p Ⅸ和 p Ⅹ等 8 个蛋白。

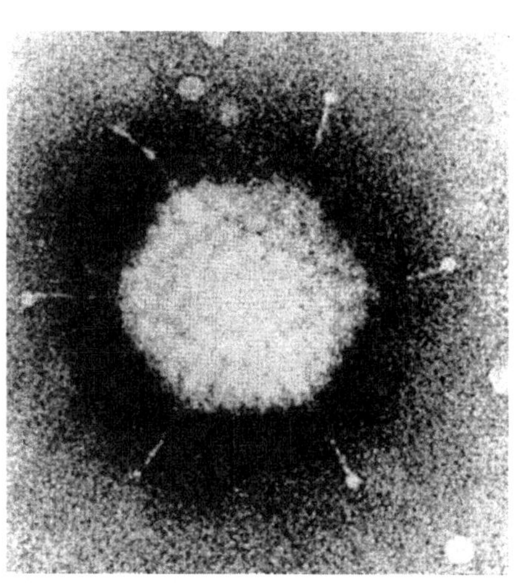

图 26-6　腺病毒电镜形态图（×285 000）

二、致病性与免疫性

腺病毒主要经粪－口途径传播，也可经飞沫和污染物感染。大多数人腺病毒经摄入后在肠道上皮细胞内增殖，通常引起亚临床感染。约 1/2 的腺病毒血清型可引起多种临床疾病。一种血清型可引起不同的临床疾病，不同血清型也可引起相同的临床表现（表 26-5）。

1. 呼吸道感染 腺病毒感染占所有呼吸道疾病的 2% ～ 5%，主要包括以下四种疾病。

（1）急性发热性咽炎：以婴儿和儿童多见，常由 1、3、5、7 型病毒引起，出现咳嗽、鼻塞、发热和咽痛等症状。

（2）咽结膜热：常由 3、7 型病毒引起，症状与急性发热性咽炎类似，但常同时伴有结膜炎。咽结膜热有暴发流行的可能，如游泳池结膜炎，预后尚好。

（3）急性呼吸道感染：主要由 4、7 型病毒引起。常在军队的新兵中流行，多由疲劳和聚集所致。主要表现为咽炎、发热、咳嗽和全身不适。

（4）肺炎：多由 3、7、14、21 型病毒引起，约占儿童肺炎的 10%。腺病毒肺炎也是军队中急性呼吸道感染的并发症。

表 26-5 人腺病毒型及其引起的疾病

引起的疾病	主要血清型别	易感人群
呼吸道疾病		
发热，上呼吸道感染	1、3、5、7、14、21	婴幼儿
咽结膜热	1、2、3、4、5、7	儿童、成人
急性呼吸道疾病	1、2、4、5、6、7、14、21	婴幼儿、军队新兵
百日咳样病征	5	婴幼儿
肺炎	3、4、7、14、21、30	婴幼儿、军队新兵、免疫功能低下人群
其他疾病		
急性出血性膀胱炎 / 肾炎	11、12	儿童、免疫功能低下人群
流行性角膜结膜炎	8、9、11、19、35、37	任何人群
胃肠炎	40、41	婴幼儿、免疫功能低下人群
肝炎	1 ～ 5、7、31	免疫功能低下人群
脑膜脑炎	2、7	儿童、免疫功能低下人群

2. 眼部感染 滤泡性结膜炎可由多种腺病毒引起，具有自限性。流行性角膜结膜炎多由 8、19、37 型病毒引起，具有高度传染性，临床表现为急性结膜炎后伴随角膜炎。

3. 胃肠道感染 40、41 型病毒引起小儿胃肠炎与腹泻，占小儿病毒性胃肠炎的 5% ～ 15%。C 种腺病毒可引起婴儿期肠套叠。

4. 其他感染 11、12 型病毒可引起儿童急性出血性膀胱炎。37 型能引起女性宫颈炎和男性尿道炎，可经性接触传播。免疫功能抑制患者可发生各种严重的机会性腺病毒感染。1 ～ 7 型病毒可引起移植患者严重肺炎甚至死亡。艾滋病患者的病毒性腹泻 1/3 由腺病毒引起，主要是 35 型。

腺病毒感染后可产生中和抗体，获得对同型病毒的持久免疫力。

三、微生物学检查法与防治原则

常用病毒分离法。取急性期患者咽拭、眼结膜分泌物，接种于原代人胚胎肾细胞后传代于 HeLa 细胞等上皮样细胞，发生细胞肿胀、变圆、聚集成葡萄串状等典型病变后再用血凝抑制试验和中和试验鉴定型别。此外，可用 ELISA 检测患者血清中的特异性抗体，亦可采用补体结合试验、血凝抑制试验与中和试验进行血清学诊断，采集患者急性期和恢复期双份血清进行检测，若恢复期血清抗体效价比急性期增长 4 倍或以上，则有诊断价值。还可用 PCR 法检测标本和体液中的病毒。目前尚无理想疫苗和有效药物。

第五节　冠状病毒

冠状病毒（coronavirus）属于冠状病毒科（*Coronaviridae*）的冠状病毒亚科。根据 2012 年国际病毒分类委员会（ICTV）的第 9 次分类报告，冠状病毒亚科分为 4 个属。

冠状病毒是有包膜的 RNA 病毒。包膜上有排列间隔较宽的突起，使整个病毒颗粒外形如日冕或冠状，故名。人冠状病毒是引起普通感冒最重要的病毒之一，占 10% ～ 15%，仅次于鼻病毒，也可引起婴儿胃肠炎。2003 年 3 月鉴定了一种新的人冠状病毒 SARS-CoV，其是引起严重急性呼吸综合征（severe acute respiratory syndrome，SARS）世界流行的病原体。

一、形态与结构

冠状病毒呈不规则球形，直径为 120 ～ 160nm，核心为单正链 RNA，不分节段，核衣壳呈螺旋对称，有包膜，包膜上有刺突（图 26-7）。基因组为线状单链 RNA，全长 27 ～ 32kb。病毒结构蛋白包括核衣壳蛋白 N、基质蛋白 M 和刺突蛋白 S。某些病毒还有具凝血和乙酰酯酶活性的糖蛋白 HE。常规细胞培养分离病毒困难，通常用人胚气管及鼻甲黏膜进行器官培养，或用人胚肾、肺或肠原代细胞进行分离。

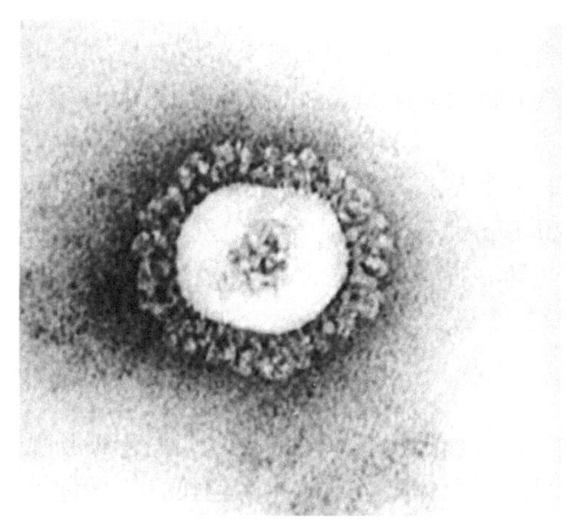

图 26-7　冠状病毒电镜形态图（×297 000）

二、致病性与免疫性

病毒易经气溶胶和飞沫传播。因为病毒增殖的最适温度为 33 ～ 35℃，所以感染一般局限在上呼吸道。潜伏期 2 ～ 5 天，多种人冠状病毒引起类似感冒的上呼吸道感染，下呼吸道感染少见，但可使原有慢性呼吸道感染如哮喘、支气管炎等加重，甚至引起肺炎。各年龄组均可发病，婴幼儿为主。冬春季可散发或暴发流行。病后免疫力不强，尽管血清抗体存在，再感染仍可发生。冠状病毒还与人类腹泻和胃肠炎有关。

而 SARS-CoV 冠状病毒可引起严重的呼吸道疾病——SARS，能导致肺炎和进行性呼吸衰竭。潜伏期一般 4 ～ 5 天，临床以发热为首发症状，体温高于 38℃，可伴有全身不适、头痛等，继而出现干咳、胸闷气短等症状。肺部 X 线片出现明显病理变化，双侧或单侧有阴影。严重者肺部病变进展很快，出现急性呼吸窘迫和进行性呼吸衰竭，死亡率约 10%。2002 年 11 月至 2003 年 6 月暴发流行的 SARS，由广东佛山市首报病例后蔓延到香港，然后在世界上许多国家形成流行态势。全世界有 32 个国家和地区出现疫情，发病人数达 8465 人，死亡 919 人，平均死亡率为 11%；我国内地发病人数为 5327 人，死亡 349 人，死亡率约 7%。病毒感染后，机体可产生特异性抗体，有保护作用。

三、微生物学检查法

除了 SARS-CoV 冠状病毒外，其他冠状病毒一般不进行实验室诊断。常规细胞培养分离人冠状病毒困难。但 SARS-CoV 可用 Vero 细胞进行分离鉴定，为防止感染，此实验必须在 BSL-3 实验室进行。可用 RT-PCR 快速诊断 SARS-CoV 核酸。免疫荧光法、ELISA 可用于检测患者血清中的病毒抗体。

四、防治原则

预防和控制 SARS-CoV 冠状病毒的措施在于对患者和疑似病例进行及时严格的隔离和治疗，避免与外界人员和医务工作者直接接触，从而防止 SARS 在人群中传播。目前尚无疫苗和特异性药物用于防治 SARS-CoV 冠状病毒。

第六节 鼻 病 毒

鼻病毒（rhinovirus）是小 RNA 病毒科（*Picornaviridae*）成员之一，球形，直径 28 ～ 30nm，为单正股 RNA 病毒，核衣壳呈二十面体立体对称，无包膜。至少有 100 个血清型。能在人二倍体成纤维细胞中生长，最适温度为 33℃。对酸敏感，pH3.0 迅速失活，该特征能与肠道病毒相区别。对干燥和去污剂不敏感。

鼻病毒是普通感冒和上呼吸道感染最重要的病原体，引起至少 50% 的上呼吸道感染，具有自限性，并不会引起严重疾病。婴幼儿和有慢性呼吸道疾病的患者感染后，常导致支气管炎和支气管肺炎。手是最主要的传播媒介，其次为通过飞沫传播。病毒经鼻、口、眼进入体内，主要在鼻咽腔中复制。与肠道病毒不同，鼻病毒不能在胃肠道增殖。早秋和晚春为发病季节。潜伏期 1 ～ 2 天，临床症状有打喷嚏、咳嗽、流鼻涕、鼻塞、咽痛、头痛和全身不适。感染后可产生局部 SIgA，对同型病毒有免疫力。由于病毒型别多和存在抗原漂移现象，鼻病毒的免疫时间非常短暂，再感染极为常见。

第七节 呼肠孤病毒

呼肠孤病毒（reovirus）归属于呼肠孤病毒科，为双链 RNA，分 10 个片段，双层蛋白质衣壳，呈二十面体立体对称，无包膜。病毒直径 60 ～ 80nm，有 3 个血清型。呼肠孤病毒对动物有广泛的致病性。

呼肠孤病毒可感染人类呼吸道或肠道，出现鼻炎、喉炎、咳嗽及胃肠道症状等。病毒也可通过淋巴细胞扩散到中枢神经系统或心肌细胞，造成相应组织的损伤。也有报道称，新生儿感染呼肠孤病毒可导致胆道闭锁与中枢神经系统损伤。

（黄孝天）

第 27 章　胃肠道感染病毒

胃肠道感染病毒（gastrointestinal infection virus）是指一大类通过胃肠道感染与传播的病毒，主要包括肠道病毒（enterovirus）、轮状病毒（rotavirus）、杯状病毒（calicivirus）、肠道腺病毒（enteric adenovirus）和星状病毒（astrovirus）等。其中肠道病毒主要引起脊髓灰质炎和心肌炎等肠道外感染性疾病；而其他病毒主要引起病毒性胃肠炎（viral gastroenteritis）等肠道内感染性疾病，表现为腹泻、呕吐等症状，又称为急性胃肠炎病毒（acute gastrointestinal virus）。胃肠道感染病毒的主要种类及其所致疾病如表 27-1。

表 27-1　主要胃肠道感染病毒及其所致疾病

病毒科	核酸类型	主要种类	所致疾病
小 RNA 病毒科	线形、单正链 RNA	脊髓灰质炎病毒	脊髓灰质炎
		柯萨奇病毒 A 组	类脊髓灰质炎、脑膜炎、疱疹性咽峡炎、手足口病等
		柯萨奇病毒 B 组	脑膜炎、心肌炎和心包炎、流行性胸痛等
		埃可病毒	脑膜炎、普通感冒、出疹性发热等
		肠道病毒 68 型	小儿肺炎、支气管炎
		肠道病毒 70 型	急性出血性结膜炎等
		肠道病毒 71 型	手足口病、脑膜炎等
呼肠孤病毒科	分节段、线形、双链 RNA	轮状病毒	婴幼儿腹泻、成人腹泻
杯状病毒科	线形、单正链 RNA	诺如病毒	腹泻
星状病毒科	线形、单正链 RNA	星形病毒	腹泻
腺病毒科	线形、双链 DNA	腺病毒 40、41 型	腹泻

第一节　肠道病毒

肠道病毒（enterovirus）属于小 RNA 病毒科肠道病毒属（*Enterovirus*）。能引起人类致病的肠道病毒有多种，包括脊髓灰质炎病毒和人肠道病毒 A、B、C、D。根据交叉中和试验，至少可分为 90 个血清型。与其同科并引起人类致病的病毒还有鼻病毒及甲型肝炎病毒。人类肠道病毒的传统分类主要包括：

（1）脊髓灰质炎病毒（poliovirus），有 1、2、3 三型。

（2）柯萨奇病毒（coxsackievirus），分 A、B 两组，A 组包括 1 ～ 24 型（无 18 和 23 型），B 组包括 1 ～ 6 型。

（3）人肠道致细胞病变孤儿病毒（enteric cytopathogenic human orphan virus，ECHO），简称埃可病毒，包括 1 ～ 33 型（无 8、10、22、23、28 和 34 型）。

（4）新型肠道病毒，为 1969 年后陆续分离到的病毒，包括 68 ～ 116 型（无 72 型）。

一、生物学性状

（一）脊髓灰质炎病毒

1. 形态与结构　脊髓灰质炎病毒为直径 28nm 的球形颗粒，核衣壳呈二十面体立体对称，无包膜。病毒衣壳由 60 个相同的亚基组成，排列为 12 个五聚体，每个亚基由 VP1、VP2、VP3 和 VP4 四种蛋白组成。

2. 基因组特征　基因组为单正链 RNA，长约 7.4kb，两端为保守的非编码区，与其他肠道病毒的同源性非常显著，中间为连续开放读码框架。此外，5′端共价结合一小分子蛋白质 Vpg（约 7 kDa），与病毒 RNA 合成和基因组装配有关；3′端带有 polyA 尾（约 50 核苷酸），加强了病毒的感染性。病毒 RNA 可直接作为 mRNA，翻译出一个大分子前体蛋白，经酶切裂解后产生病毒结构蛋白 VP1 ～ VP4 和各种功能蛋白。VP1、VP2 和 VP3 均暴露在病毒衣壳的表面，带有中和抗原位点，VP1 还与病毒吸附有关；VP4 位于衣壳内部，一旦病毒 VP1 与受体结合后，VP4 即被释出，衣壳松动解体，病毒基因组脱壳穿入。功能蛋白至少包括依赖 RNA 的 RNA 聚合酶和两种蛋白酶。

3. 病毒的复制 病毒与宿主细胞受体的特异性相互作用决定了感染的组织趋向性。病毒表面的 VP1 蛋白上形成的峡谷（canyon）样结构是与细胞受体结合的位点。病毒感染时，首先与细胞表面特异性受体结合，完成吸附过程，然后导致病毒空间构型改变，丢失 VP4，最终脱去衣壳，基因组 RNA 进入胞质。病毒 RNA 为感染性核酸，进入细胞后，可直接起 mRNA 作用，转译出一个约 2200 个氨基酸的大分子多聚蛋白（polyprotein），经酶切后形成病毒结构蛋白 VP1 ～ VP4 和功能蛋白。病毒基因组的复制在细胞质中完成，以病毒 RNA 为模板转录成互补 RNA（负链），再以负链 RNA 为模板转录出多个子代病毒 RNA。部分子代病毒 RNA 作为模板翻译出大量子代病毒蛋白。子代病毒的成熟要经过多次衣壳蛋白的裂解，首先是衣壳前体蛋白 P1 裂解形成 VP0、VP1 和 VP3 蛋白，当这些蛋白分子浓度足够时就组装成五聚体，包裹正链 RNA 形成“前病毒体”（provirions）。前病毒体是没有传染性的，直到 VP0 蛋白分裂成 VP4、VP2 蛋白，子代病毒才成熟。成熟的病毒颗粒经裂解宿主细胞而释放。

4. 抵抗力 病毒对理化因素的抵抗力较强，在污水和粪便中可存活数月；在胃肠道能耐受胃酸、蛋白酶和胆汁的作用；在 pH3 ～ 9 时稳定；对热、去污剂均有一定抵抗性。病毒在室温下可存活数日，但在 50℃可迅速被破坏，1mol/L $MgCl_2$ 或其他二价阳离子，能显著提高病毒对热的抵抗力。纯化的病毒可被 0.1ppm 的氯离子灭活，而消毒含有病毒的粪便悬浮液及其他有机物质存在时需要更高浓度的氯。脊髓灰质炎病毒对醚和脱氧胆酸钠能耐受。

肠道病毒在环境中广泛存在，但是通常对水质监测时只以细菌数为指标，并不能充分反映是否有潜在的病毒性感染疾病的传播。

（二）柯萨奇病毒、埃可病毒

柯萨奇病毒、埃可病毒的形态、结构和基因组及理化性状等与脊髓灰质炎病毒相似，但在致细胞病变及对乳鼠或猴的致病性方面有差别（表 27-2）。柯萨奇病毒 A 组感染乳鼠产生广泛性骨骼肌炎，引起弛缓性麻痹，而柯萨奇病毒 B 组感染乳鼠产生局灶性肌炎，引起痉挛性麻痹，并常伴有心肌炎、脑炎和棕色脂肪坏死等。

表 27-2 肠道病毒的致细胞病变及其对动物的致病性特点

	脊髓灰质炎病毒（1 ～ 3 型）	柯萨奇病毒 A 组（1 ～ 24 型）*	柯萨奇病毒 B 组（1 ～ 6 型）	埃可病毒（1 ～ 23 型）
致细胞病变	+	-	+	+
对乳鼠致病性	-	+	+	-
对猴致病性	+	-	-	-

* 柯萨奇病毒 A 组中 A7、A9、A16 和 A24 有致细胞病变作用，A7 和 A14 对猴有致病性。

（三）新型肠道病毒

新型肠道病毒是指 1969 年以来分离并鉴定的肠道病毒，主要包括新型肠道病毒 68、69、70、71 型。这些病毒具有与其他肠道病毒相似的形态、结构与理化特性，并可在猴肾细胞中增殖。

二、致 病 性

肠道病毒在肠道中增殖，但通常不引起肠道疾病。90% 以上的肠道病毒感染为隐性感染或只出现轻微的上呼吸道感染和流感样症状。不同肠道病毒可引起相同的临床症状，同一种病毒可引起几种不同的临床疾病（表 27-3）。夏秋季是肠道病毒的主要流行期，主要通过粪 - 口途径传播，也可通过呼吸道传播，病毒在人体内均可引起两次病毒血症，但不同病毒侵染的靶组织不同，引起不同的临床症状（图 27-1）。几乎所有的肠道病毒都与无菌性脑膜炎（aseptic meningitis）、脑炎和轻瘫有关。

大多数肠道病毒具有杀细胞效应，直接对靶细胞产生溶解性杀伤。各年龄组均可感染肠道病毒。

表 27-3　肠道病毒型别及其引起的常见疾病

常见疾病	脊髓灰质炎病毒	柯萨奇病毒		埃可病毒	新型肠道病毒
		A 组	B 组		
神经系统					
无菌性脑膜炎	1～3	大多数	1～6	大多数	71
麻痹症	1～3	7、9	2～5	2、4、6、9、11、30	70、71
脑炎		2、5～7、9	1～5	2、6、9、19	70、71
皮肤和黏膜					
疱疹性咽峡炎		2～6、8、10			71
手足口病		5、10、16			71
皮疹		大多数	5	2、4、6、9、11、16、18	
心脏和肌肉					
胸痛			1～5	1、6、9	
心肌炎、心包炎			1～5	1、6、9、19	
眼					
急性出血性结膜炎		24			70
呼吸道					
感冒		21、24	1、3～5	4、9、11、20、25	
肺炎			4、5		68
婴儿肺炎		9、16			
肺水肿					71
胃肠道					
腹泻		18、20～22、24		大多数	
肝炎		4、9	5	4、9	
其他					
不明发热	1～3		1～6		
婴儿全身感染			1～5		
糖尿病			3、4		
病毒感染后疲劳综合征			B 组		

（一）脊髓灰质炎病毒

传染源是患者和无症状带毒者，其中 85% 由 Ⅰ 型脊髓灰质炎病毒引起。病毒传播主要通过粪 - 口途径，潜伏期一般为 1～2 周，侵犯脊髓前角运动神经细胞，导致弛缓性肢体麻痹，多见于儿童，故亦称小儿麻痹症。

病毒以上呼吸道、咽喉和肠道为侵入门户，先在局部黏膜和咽、扁桃体等淋巴组织和肠道集合淋巴结中初步增殖，然后释放入血，形成第一次病毒血症，扩散至带有受体的靶组织。脊髓灰质炎病毒的识别受体为免疫球蛋白超家族的细胞黏附分子，只有很少的组织表达这种受体，如脊髓前角细胞、背根神经节细胞、运动神经元、骨骼肌细胞和淋巴细胞等，因而限制了它的感染范围。病毒在靶组织中再次增殖后，引起第二次病毒血症和临床症状。

脊髓灰质炎病毒对靶细胞的损伤是直接裂解细胞，因此损伤运动神经元细胞而导致肌肉瘫痪。机体免疫力的强弱显著影响其结局。至少 90% 的感染者表现为隐性感染；约 5% 产生顿挫感染，患者只出现发热、头痛、乏力、咽痛和呕吐等非特异性症状，并迅速恢复；有 1% ～ 2% 的患者，病毒侵入中枢神经系统和脑膜，产生非麻痹型脊髓灰质炎或无菌性脑膜炎，患者除有上述非特异性症状外，还有颈背强直、肌痉挛等症状；只有 0.1% ～ 2.0% 的患者产生最严重的症状，包括暂时性肢体麻痹、永久性弛缓性肢体麻痹，极少数患者发展为延髓麻痹，最终导致呼吸、心脏衰竭而死亡。

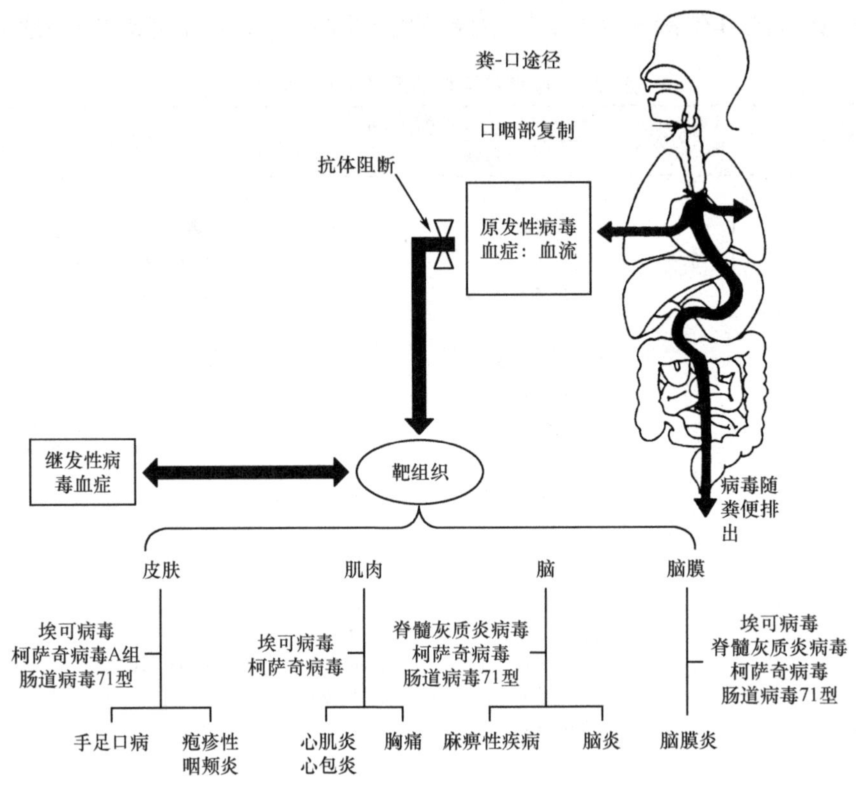

图 27-1　肠道病毒的致病机制

麻痹型脊髓灰质炎特征为非对称性弛缓性肢体麻痹，伴感觉完全丧失。轻者可能只累及数组肌肉，重者可四肢完全麻痹。暂时性肢体麻痹可少至只有几天，大多在 6 个月至 2 年内能恢复。脊髓灰质炎流行期间，扁桃体摘除、拔牙等手术或其他疫苗接种可增加麻痹病例的发生。

由于有效的疫苗预防，脊髓灰质炎病毒野毒株的感染已显著减少，甚至罕见，但曾有由于减毒疫苗的毒力回复引起的疫苗相关麻痹型脊髓灰质炎病例的出现，应引起足够的重视，疫苗相关麻痹型脊髓灰质炎可由 2 型和 3 型引起。

（二）柯萨奇病毒、埃可病毒

病毒识别受体在组织和细胞中分布广泛，包括中枢神经系统、心、肺、胰、黏膜、皮肤和其他系统，因而引起的疾病谱复杂，如散发性类脊髓灰质炎麻痹症、暴发性脑膜炎、脑炎、发热、皮疹和轻型上呼吸道感染。

疱疹性咽峡炎（herpangina）主要由柯萨奇病毒 A 组某些血清型引起，典型的症状是在软腭、悬雍垂周围出现水疱性溃疡损伤。柯萨奇病毒 A16 可引起手足口病，其特点为手、足和口舌部位水疱性损伤。

流行性胸痛（pleurodynia）常由柯萨奇病毒 B 组引起，症状为突发性发热和单侧胸痛。

心肌炎（myocarditis）和心包炎（pericarditis）主要由柯萨奇病毒 B 组引起。在婴儿可引起暴发流行，死亡率高。散发流行于成人和儿童。

（三）新型肠道病毒

新型肠道病毒 68 型分离自呼吸道感染的患儿，与儿童支气管炎和肺炎有关，新型肠道病毒 69 型分离自健康儿童的直肠标本，致病性不明。

新型肠道病毒 70 型直接感染眼结膜，是人类急性出血性结膜炎（acute hemorrhagic conjunctivitis）的病原体。该病俗称“红眼病”，以点状或片状的突发性结膜下出血为特征，主要通过接触传播，传染性强，成人患者多见。潜伏期为 1 ～ 2 天，临床病程 1 ～ 2 周，以干扰素滴眼等对症治疗为主。

新型肠道病毒 71 型是引起人类中枢神经系统感染的重要病原体，呈世界性流行，主要引起脑炎、脑膜炎及类脊髓灰质炎等多种疾病，严重感染可引起死亡。目前，EV71 病毒是手足口病尤其是重症病例的主要病原体，该病的主要表现为患者手足皮肤和口腔黏膜出现水疱性损伤。

三、免　疫　性

肠道病毒感染后，机体可获得长期而牢固的型特异性免疫。在保护性免疫中抗体具有重要作用。SIgA 可阻止病毒在咽喉部、肠道内的吸附和初步增殖。血清中和抗体 IgM、IgG 可阻止病毒向靶组织扩散和随后引起疾病。中和抗体在病毒感染后 2 ～ 6 周达高峰，并能持续多年，甚至终身。抗体在疾病早期的形成证实了病毒在入侵神经系统前已在体内增殖。由于在大脑和脊髓的病毒不会受到血液中高滴度抗体的影响，只有当抗体出现先于神经系统发病，免疫保护才有意义。脊髓灰质炎病毒 VP1 蛋白表面含有多种病毒中和表位，每个表位都能诱导产生病毒的中和抗体。母亲血液中 IgG 抗体可经胎盘传给胎儿，故出生 6 个月内的婴儿较少发病。

四、微生物学检查法

1. 病毒分离与鉴定　除柯萨奇病毒 A 组少数型别必须在乳鼠中增殖外，其他肠道病毒能在猴肾原代和传代细胞、某些人源性传代细胞中生长，并产生细胞病变。可用中和试验进一步鉴定其型别。标本包括血液、咽拭子和粪便等。但脑脊液不能用于分离脊髓灰质炎病毒。

2. 血清学试验　用发病早期和恢复期双份血清进行中和试验，若血清抗体有 4 倍或以上增长，则有诊断意义。亦可检测其 IgM。但由于柯萨奇病毒和埃可病毒型别多，此法不适用。

此外，用 RT-PCR 法可检测病毒基因组的存在而进行快速诊断。同时可根据毒株核苷酸组成或序列的差异，或酶切位点的不同来区别疫苗株与野毒株。

五、防治原则

脊髓灰质炎疫苗有两种：灭活脊髓灰质炎疫苗（inactivated polio vaccine，IPV，Salk 疫苗）和口服脊髓灰质炎减毒活疫苗（live attenuated oral polio vaccine，OPV，Sabin 疫苗）。自 IPV 和 OPV 分别于 20 世纪 50 年代中期和 60 年代初期问世并广泛应用以来，脊髓灰质炎发病率急剧下降，绝大多数发达国家已消灭了脊髓灰质炎野毒株，但在非洲、中东和亚洲发展中国家仍有野毒株的存在，在 2014 年，只有阿富汗、尼日利亚和巴基斯坦三个国家仍然是小儿麻痹症的流行地。2015 年 9 月，WHO 宣布在全球范围内已经消灭了脊髓灰质炎病毒血清型 2 型。2019 年 10 月，WHO 宣布在全球范围内脊髓灰质炎病毒血清型 3 型也被消灭了。

IPV 因不能产生肠道免疫，接种剂量大，使用不方便，免疫接种面必须广泛等缺点使其在世界范围内很快被 OPV 所代替。事实上 20 世纪 80 年代后期，最初的灭活疫苗已改进为抗原性较好的增效 IPV，接种三价疫苗后，抗三个型别抗体的产生率为 99% ～ 100%，也能诱导低水平的黏膜免疫。芬兰、法国、荷兰、挪威、瑞典使用 IPV 后已控制并消灭了脊髓灰质炎，证明了 IPV 的效果。

OPV 口服免疫类似自然感染，既可诱生血清抗体，预防麻痹型脊髓灰质炎的产生，又可刺激肠道局部产生 SIgA，阻止野毒株在肠道的增殖和人群中的流行。此外，口服疫苗后 OPV 在咽部存留 1 ～ 2 周，从粪便中排出可达几周，因而疫苗病毒的传播使接触者形成间接免疫。我国自 1986 年实行卫生部颁布的 2 月龄开始连服三次 OPV，每次间隔 1 个月，4 岁时加强一次的免疫程序，可保持持久的免疫力。1998 年后我国未再发现野毒株，2000 年 10 月 WHO 宣布我国为亚太地区消灭脊髓灰质炎的第二批国家之一。但近些年国际上发生了多起脊灰疫苗衍生病毒（VDPV）的循环病例，而与我国接壤的印度、巴基斯坦、阿富汗等国家仍存在脊灰野病毒的流行，2010 年塔吉克斯坦更是发生了输入性脊灰野病毒引起的暴发流行，这些均对我国维持无脊灰状态带来严峻挑战。

OPV 热稳定性差，保存、运输、使用要求高，有毒力回复的可能，1979 年以来，美国所发生的麻痹型脊髓灰质炎都与疫苗株有关，因而亦称之为疫苗相关麻痹型脊髓灰质炎（VAPP）。目前，VAPP 在国内外时有发生（1/400 万）。因此，新的免疫程序建议最初两次免疫使用 IPV 以排除 VAPP 发生的危险。为保证接种的安全性和有效性，配合 2 型脊髓灰质炎病毒的灭绝，2016 年 5 月开始，我国实行了新的脊髓灰质炎免疫策略，停用三价 OPV，在 2 月龄时注射一剂二价 IPV，在 3 月龄、4 月龄及 4 岁时各口服一剂二价 OPV。

人工被动免疫可用于对流行期间与患者有过亲密接触的易感者的紧急预防，注射丙种球蛋白，可避免发病或减轻症状。

我国于 2016 年研发出 EV71 型手足口病疫苗，并可选择接种。

第二节　急性胃肠炎病毒

胃肠炎是人类最常见的一种疾病，除细菌、寄生虫等病原体外，大多数胃肠炎系由病毒引起（表 27-4）。这些病毒分别属于四个不同的病毒科：呼肠孤病毒科（*Reoviridae*）的轮状病毒（*rotavirus*），杯状病毒科（*Caliciviridae*）的人类杯状病毒（human calicivirus，HuCV），腺病毒科（*Adenoviridae*）的肠道腺病毒 40、41、42 型和星状病毒科（*Astroviridae*）的星状病毒（*astrovirus*）。它们所致的胃肠炎临床表现相似，主要为腹泻与呕吐，但流行方式却明显分为两种：5 岁以内的小儿腹泻和与年龄无关的暴发流行。

表 27-4　人类急性胃肠炎病毒分类及其引起的疾病

病毒	大小（nm）	引起的疾病	是否需要住院
轮状病毒			
A 种	60 ～ 80	流行性婴幼儿严重腹泻（全球范围），最主要的病因	是
B 种	60 ～ 80	儿童和成人腹泻（仅中国）	否
C 种	60 ～ 80	散发儿童腹泻	否
肠道腺病毒	70 ～ 90	流行性婴幼儿严重腹泻（全球范围），第二位的病因	是
杯状病毒	27 ～ 40	散发婴幼儿和儿童腹泻	否
星状病毒	28 ～ 30	散发婴幼儿和儿童腹泻	否

一、轮状病毒

轮状病毒（rotavirus）是由澳大利亚学者 Bishop 等在 1973 年首次在急性非细菌性胃肠炎儿童的十二指肠黏膜超薄切片中发现。A 种轮状病毒是引起婴幼儿腹泻的重要病原体，B 种轮状病毒是在 1983 年由我国学者发现，主要引起成人腹泻。

（一）生物学性状

1. 形态　球形，直径 60 ～ 80nm，二十面体立体对称，双层衣壳，无包膜，负染后在电镜下观察，病毒外形呈车轮状，故名（图 27-2）。具有双层衣壳的病毒体才具有感染性。

2. 基因组及其编码的蛋白质　分节段、双链 RNA 病毒。基因组全长约 18 550 bp，由 11 个基因片段组成。每个片段含一个开放读码框架，分别编码 6 个结构蛋白（VP1、VP2、VP3、VP4、VP6、VP7）和 6 个非结构蛋白（NSP1 ～ NSP6）。VP6 位于内衣壳，具有群特异性抗原决定簇; VP4 和 VP7 位于外衣壳，决定病毒血清型，VP7 为糖蛋白，是中和抗原，VP4 为病毒的血凝素，亦为重要的中和抗原。VP1 ～ VP3 位于核心，分别为病毒聚合酶、转录酶和帽相关蛋白。

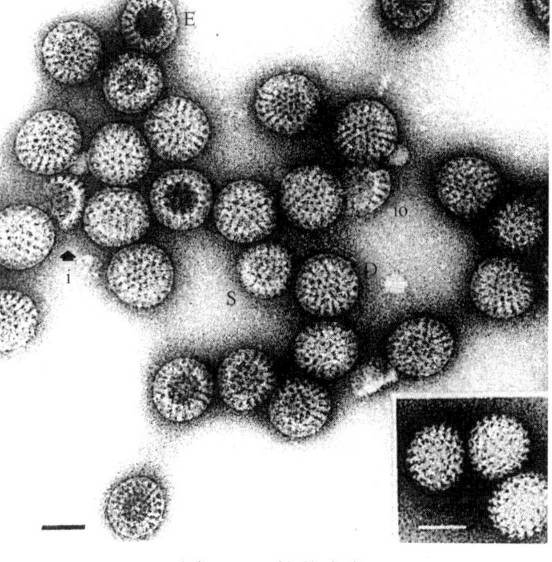

图 27-2　轮状病毒

D. 双层衣壳病毒颗粒；S. 单层衣壳病毒颗粒；E. 空衣壳；i. 内层衣壳片段；io. 包含内外衣壳的片段

右下角：经过十二烷基硫酸钠处理后的单层衣壳病毒颗粒（单位长度：50nm）

非结构蛋白为酶或调节蛋白，在病毒复制中起主要作用。

3. 分型　根据内衣壳 VP6 的抗原性，轮状病毒可分为 A、B、C、D、E、F、G 7 个种。A 种轮状病毒根据 VP6 又分为 4 个亚种（Ⅰ、Ⅱ、Ⅰ + Ⅱ、非Ⅰ非Ⅱ）。另外 A 种根据表面中和抗原 VP7 和 VP4 分 14 个 G 血清型（VP7 为糖蛋白）和 15 个 P 血清型（VP4 为蛋白）。

4. 抵抗力　在粪便中存活数天到数周。耐乙醚、酸、碱和反复冻融，pH 适应范围广（pH3.5 ～ 10）。在室温下相对稳定，55℃ 30 分钟可被灭活。

（二）致病性和免疫性

1. 致病性　轮状病毒呈世界性分布，A ～ C 种轮状病毒能引起人类和动物腹泻，D ～ G 种轮状病毒只引起动物腹泻。A 种轮状病毒最为常见，主要流行的血清型为 G1P8、G2P4、G3P8 和 G4P8，是引起 6 个月至 2 岁婴幼儿严重胃肠炎的主要病原体，占病毒性胃肠炎的 80% 以上，是导致婴幼儿死亡的主要原因之一。年长儿童和成人常呈无症状感染。

传染源是患者和无症状带毒者，患者每克粪便中排出的病毒体可达 10^{10} 个，病毒主要经粪 - 口途径传播，还可通过呼吸道传播。温带地区晚秋和冬季是疾病发生的主要季节，在我国常称为“秋季腹泻”，但热带地区的季节性不明显。

病毒侵入人体后，在胃肠道先被部分消化，失去外衣壳，裂解 VP4，产生感染性亚病毒颗粒（infectious subviral particle，ISVP）后在小肠黏膜绒毛细胞内增殖。病毒 NSP4 为主要致病因子，发挥毒素样功能，能够增加 Ca^{2+} 内流进入肠上皮细胞，增加细胞内 Ca^{2+} 浓度，引起水和电解质的分泌增加，并且会影响细胞的水钠重吸收。但 NSP4 如何影响细胞内 Cl^- 的分泌，机制还并不明确。

潜伏期为 1 ～ 3 天，突然发病，典型的症状包括水样腹泻、发热、腹痛、呕吐，可导致脱水，非血性水样腹泻每日可达 5 ～ 10 次以上。一般为自限性，症状轻微的患者 3 ～ 8 天后可完全恢复。然而，腹泻开始后病毒在粪便中的排出可能会持续长达 50 天。重者可出现脱水和酸中毒，若不及时治疗，可导致婴儿死亡。轮状病毒可在免疫缺陷儿童中导致严重和长期的疾病。

B 种病毒可在年长儿童和成人中产生暴发流行，但至今仅在我国有过报道。1982 ～ 1983 年，该种病毒在我国东北、西北矿区青壮年工人中引发了大规模霍乱样腹泻流行，患者达数十万人。

C 种病毒对人的致病性类似于 A 种，但发病率很低。

2. 免疫性 感染后机体可产生型特异性抗体 IgM、IgG 和 SIgA，对同型病毒有保护作用。其中肠道 SIgA 最为重要。抗体对异型病毒只有部分保护作用，由于婴幼儿免疫系统发育尚不完善，SIgA 含量低，故病愈后仍可重复感染。细胞免疫亦有交叉保护作用。

（三）微生物学检查法

尽管大多数病毒性胃肠炎的诊断无须借助实验室，但实验室诊断有助于轮状病毒确诊和分型。

1. 检测病毒或病毒抗原 由于在腹泻高峰时，患者粪便中存在大量病毒颗粒，运用电镜、ELISA 或乳胶凝集试验很容易检出病毒或其抗原。轮状病毒有特殊形态结构，应用电镜直接检查，其诊断率达 90% ～ 95%。放射免疫技术或间接 ELISA 法检测轮状病毒，既可定量亦能进行 G、P 分型。

2. 分子生物学检测技术 使用聚丙烯酰胺凝胶电泳法。轮状病毒基因组节段在聚丙烯酰胺凝胶电泳中由于迁移率的不同而形成特征性的电泳图谱，不同的轮状病毒，电泳图谱不同。据此可对轮状病毒进行快速诊断。根据 A、B、C 三种轮状病毒 11 个基因片段特殊分布图形进行分析判断，在临床诊断和流行病学调查中有重要意义。

使用 RT-PCR 法检测病毒核酸，灵敏度高，还可进行 G、P 血清型和基因型的鉴定。

3. 细胞培养 轮状病毒可在原代猴肾细胞、传代 MA104 猴肾上皮细胞中增殖，胰酶预处理病毒可加强其对细胞的感染性，但因病毒培养困难，程序较复杂，非临床诊断常用方法。

（四）防治原则

主要是控制传染源，切断传播途径，严格消毒可能污染的物品。另外，洗手也很重要。治疗主要是及时输液，纠正电解质失衡等支持疗法，以减少婴儿的死亡率。

2006 年，人 - 牛重配株五价疫苗（Rotateq，G1 ～ 4，P8）与人源单价减毒活疫苗（Rotarix，G1P1A8）研制成功。两种疫苗对各种程度的轮状病毒胃肠炎保护效力均在 70%，且对重症胃肠炎的保护效力均超过 90%。我国研制的单价羊株轮状病毒活疫苗于 2000 年获得国家药品监督管理局的批准上市。第二代动物源与人源重组的两种疫苗正在临床试验中。虽然疫苗接种被报道有增加肠套叠的风险，但均衡疫苗免疫获益与肠套叠的风险，国际上仍推荐婴幼儿普遍接种疫苗预防轮状病毒感染。

二、肠道腺病毒

肠道腺病毒（enteric adenovirus，EAd）40 型和 41 型已证实是引起婴儿病毒性腹泻的第二位病原体。根据 DNA 同源性和血凝性，它们归属于人类腺病毒 F 种，其形态结构、基因组成、复制特点、致病和免疫与其他腺病毒基本一致，但不易在通常用于分离腺病毒的细胞中增殖，后用腺病毒 5 型 DNA 转染的人胚肾细胞、能持续表达 E1A 和 E1B 的 Graham 细胞才分离成功。我国学者应用 A549 细胞分离 40 型亦获得成功。世界各地均有小儿腺病毒胃肠炎的报告，主要经粪 - 口传播，易侵犯 5 岁以下小儿，引起腹泻，很少有发热或呼吸道症状。四季均可发病，以夏季多见。

三、杯状病毒

杯状病毒是一种具有典型杯状形态的圆形、无包膜的 RNA 病毒。杯状病毒科包括 5 个属，其中诺如病毒（Norovirus，NV）属的诺如病毒是其原型代表株；札如病毒（Sapovirus，SV）属中，在日本发现的札幌样病毒（Sapporo-like virus，SLV）是其原型代表株，两者合称为人类杯状病毒。这两个属的人类病毒不能体外培养。

诺如病毒最早是从 1968 年在美国诺瓦克市暴发的一次急性腹泻的患者粪便中分离出的病原

体。此后，世界各地陆续自胃肠炎患者粪便中分离出多种形态与之相似但抗原性略异的病毒样颗粒，均以发现地点命名，如：Hawaii virus（HV）、Snow Mountain virus（SMV）、Mexico Virus（MxV）、Southampton virus（SOV）等，先是称为小圆结构病毒（small round structural virus，SRSV），后称为诺瓦克样病毒（Norwalk-like virus，NLV），直至 2002 年 8 月第八届国际病毒命名委员会批准其名称为诺如病毒。

杯状病毒科的特点是外形为球形，直径为 27 ～ 40nm，无包膜，表面粗糙，呈二十面体对称。基因组为单正链 RNA，7.3 ～ 7.7kb，有三个开放读码框架。只有一种衣壳蛋白。

诺如病毒是世界上引起非细菌性胃肠炎暴发流行最重要的病原体，血清学研究也证实这一点。流行季节为冬季，可累及任何年龄组，学校、家庭、医院、度假村等集体机构均可发生流行。在美国成人无菌性急性胃肠炎的暴发中有 42% 由该类病毒引起，患者、隐性感染者、健康带毒者为传染源。粪 - 口为主要传播途径，其次为呼吸道。诺如病毒的传染性强，表现为低剂量传染，10 个病毒颗粒即可致病。病毒在外界环境中相对稳定，污染的水源和食物，尤其是海产品是引起流行的重要原因。

诺如病毒感染引起小肠绒毛轻度萎缩和黏膜上皮细胞的破坏，感染后引起的胃肠炎有 24 ～ 48 小时的潜伏期。起病迅速，临床病程短暂，持续 12 ～ 60 小时，症状包括腹泻、恶心、呕吐、低热、腹部绞痛、头痛和全身不适，诺如病毒感染比札幌样病毒感染更容易出现呕吐症状。疾病呈自限性，很少需要住院治疗，无死亡发生。脱水是年幼者和老年人最常见的并发症。病毒排出可能持续长达 1 个月，没有后遗症的报道，感染后可产生相应抗体。诺如病毒血清流行病学调研表明 5 岁以下抗体阳性率为 20%，18 ～ 35 岁为 45%，45 ～ 65 岁为 55% ～ 60%，亦有高达 89.7 % 的报道。但在发展中国家，到 5 岁时抗体检出率几乎达到 100%。抗体保护作用不明确。免疫电镜可用于从粪便中浓缩和鉴定病毒。放射免疫技术和 ELISA 可用于检测诺如病毒抗体，但检测其他杯状病毒抗体尚有困难。RT-PCR 技术广泛用于检测人类杯状病毒。

四、星状病毒

星状病毒科（*Astroviridae*）包括人、哺乳动物和鸟类星状病毒，分为两个属，所有人星状病毒都属于星状病毒属，至少发现了 8 种人星状病毒的血清型。人星状病毒于 1975 年从腹泻婴儿粪便中分离得到，球形，直径 28 ～ 30nm，无包膜，电镜下表面结构呈星形，有 5 ～ 6 个角。核酸为单正链 RNA，6.4 ～ 7.0kb，两端为非编码区，中间有三个重叠的开放读码框架。在胰酶存在下星状病毒可在某些培养细胞（如大肠癌细胞）中生长并产生 CPE。

该病毒呈世界性分布，经粪 - 口传播。粪便中可能存在极大量的病毒，通过摄入被污染的食物或水，人和人的接触，或接触被污染的物品表面等方式传播。易感者为 5 岁以下婴幼儿，其中 5% ～ 20% 为隐性感染，也可感染老年患者和免疫力低下者，病毒可长期从免疫力低下者体内排出。

病毒侵犯十二指肠黏膜细胞，并在其中大量增殖，造成细胞死亡，释放病毒于肠腔中。在急性期，每克粪中病毒可达 10^{10} 个，是医院内感染的主要病原体。潜伏期 3 ～ 4 天，症状包括发热、头痛、恶心、腹泻，可持续 2 ～ 3 天，甚至更长。星状病毒感染不常进行实验室检查，但可通过电子显微镜、抗原或 RT-PCR 等方法检测。感染后可产生抗体，3 ～ 4 岁的儿童抗体阳性率为 64%，5 ～ 10 岁者可达 87%，抗体有保护作用，免疫力较牢固。

（沈　利）

第 28 章　肝炎病毒

肝炎病毒（hepatitis virus）是引起病毒性肝炎的一组病原体，有明显的嗜肝特性。病毒性肝炎是严重危害人类健康的重大公共卫生问题，据 WHO 统计，目前全球约有 2.5 亿人受到病毒性肝炎影响，每年有 140 万人死于各种病毒性肝炎；在我国，病毒性肝炎发病数位居法定管理传染病年发病例数的第二位（仅次于手足口病），仅慢性乙型肝炎病毒感染者就达 1 亿左右。因此，全面了解肝炎病毒的生物学特性及致病特点，采取以切断传播途径为主的综合防治措施，做好易感人群的保护，可有助于控制或减少疾病的发生和进展。

目前公认的人类肝炎病毒主要有五种，甲型肝炎病毒（hepatitis A virus，HAV）、乙型肝炎病毒（HBV）、丙型肝炎病毒（HCV）、丁型肝炎病毒（HDV）和戊型肝炎病毒（HEV）。其中 HAV 与 HEV 主要由消化道传播，只引起急性肝炎，不转为慢性肝炎或慢性携带者；HBV 与 HCV 均由输血、血制品或注射器污染而传播，除引起急性肝炎外，可致慢性肝炎，并与肝硬化及肝癌相关；HDV 为一种依赖 HBV 辅助方能复制的缺陷病毒，其传播途径与 HBV 相同。近年来还发现一些可能与人类肝炎相关的病毒如庚型肝炎病毒（HGV）和 TT 型肝炎病毒（TTV）等。此外，还有一些病毒如巨细胞病毒、EB 病毒、黄热病病毒、单纯疱疹病毒、风疹病毒等也可引起肝炎，但肝炎只是其全身器官损害中的肝脏表现，而非以肝脏为主的特异性损害，故不列入肝炎病毒范畴。

第一节　甲型肝炎病毒

甲型肝炎病毒是甲型肝炎的病原体，1973 年 Feinstone 采用免疫电镜技术在肝炎急性期患者粪便中发现该病毒。HAV 属小 RNA 病毒科，曾被命名为肠道病毒 72 型，因其基因序列及理化特性与肠道病毒差异较大，现被分类为新的病毒属——肝病毒属（*Hepatovirus*）。

一、生物学性状

（一）形态与结构

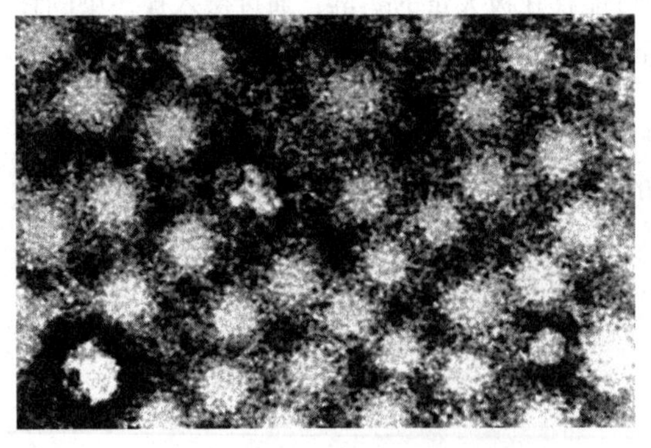

图 28-1　甲型肝炎病毒（×222 000）

HAV 形态、大小与肠道病毒相似，病毒颗粒无包膜，直径约为 27nm，呈球形，二十面体立体对称（图 28-1）。HAV 对理化因素有较强的抵抗力，比肠道病毒更耐热耐酸，60℃ 1 小时不被灭活，pH1.0 室温环境中 2 小时仍保持感染性，对紫外线、甲醛和含氯消毒剂敏感。

（二）基因组特征

HAV 的基因组为线性单正链 RNA，长约 7500 个核苷酸。HAV 仅有一个开放读码框（open reading frame，ORF），分为 P1、P2 和 P3 三个功能区。P1 区编码的多肽经病毒蛋白酶裂解后，形成 VP1、VP2、VP3 及 VP4，组成衣壳蛋白包围并保护核酸。衣壳蛋白具有抗原性，可诱导产生中和抗体。P2 区编码基因转录及调控蛋白。

P3 区编码病毒蛋白酶（3C）和 RNA 聚合酶（3D）（图 28-2）。HAV 至少存在 7 个基因型，大多数 HAV 毒株为Ⅰ型，我国分离的毒株多为Ⅰ A 亚型。HAV 只有一个血清型，且与其他肝炎病毒无交叉反应。

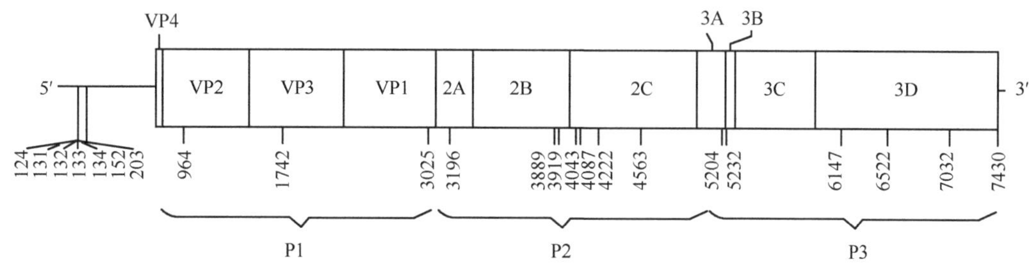

图 28-2 甲型肝炎病毒基因组结构示意图

（三）感染模型与细胞培养

HAV 可感染黑猩猩、狨猴、猕猴，经口或静脉注射可使上述动物发生肝炎。在潜伏期和急性期早期，HAV 可随粪便排出，恢复期血清中能检出 HAV 的相应抗体。动物模型主要用于研究 HAV 致病、免疫机制及对减毒活疫苗的毒力和免疫效果考核。

HAV 可在原代狨猴肝细胞、传代恒河猴胚肾细胞、非洲绿猴胚肾细胞、人胚肺二倍体细胞及肝癌细胞株等多种细胞中增殖。HAV 在培养细胞中增殖非常缓慢，不引起细胞病变，自标本中分离 HAV 常须数周甚至数月，并很难获得大量病毒。应用免疫荧光染色法，可检出细胞培养中的 HAV；亦可将培养细胞裂解后，用放射免疫法检测 HAV。

二、致病性与免疫性

（一）传染源与传播途径

HAV 的传染源为患者和隐性感染者，主要通过粪 - 口途径传播。病毒随患者粪便排出体外，通过污染水源、食物、海产品（毛蚶等）、食具等传播而造成散发性流行或大流行。较少见的传播方式为通过男男同性性传播或病毒血症期时经血传播。由于 HAV 比肠道病毒更耐热、耐一般消毒剂，故可在污染的废水、海水及食品中存活数月或更久。1988 年上海曾发生因食用 HAV 污染的毛蚶而暴发甲型肝炎流行，患者多达 30 余万人，危害十分严重。甲型肝炎的潜伏期为 15 ～ 50 天，病毒常在患者氨基转移酶升高前 5 ～ 6 天就存在于患者的血液和粪便中。发病 2 周后随着肠道中抗 -HAV IgA 及血清中抗 -HAV IgM/IgG 的产生，粪便中不再排出具有感染性的病毒。儿童感染 HAV 后多为隐性感染，不出现明显的症状和体征，但粪便中有病毒排出，因此隐性感染者是重要的传染源。成人感染则往往表现为显性感染，症状较明显。

（二）致病机制与免疫

HAV 经口通过胃肠道侵入人体，最终侵犯靶器官肝脏，其主要复制场所为肝细胞，但决定这种组织嗜性的因素尚不明确。目前认为，HAV 在肝细胞中增殖缓慢，其引起肝细胞损伤的机制主要与免疫病理反应有关。

在甲型肝炎的显性感染或隐性感染中，机体都可产生抗 -HAV 的 IgM 和 IgG 抗体。前者在急性期和恢复早期出现；后者在恢复后期出现，并可维持多年，对病毒的再感染有免疫力（图 28-3）。甲型肝炎的预后较好，一般为急性、自限性疾病，一般不发展为慢性肝炎。

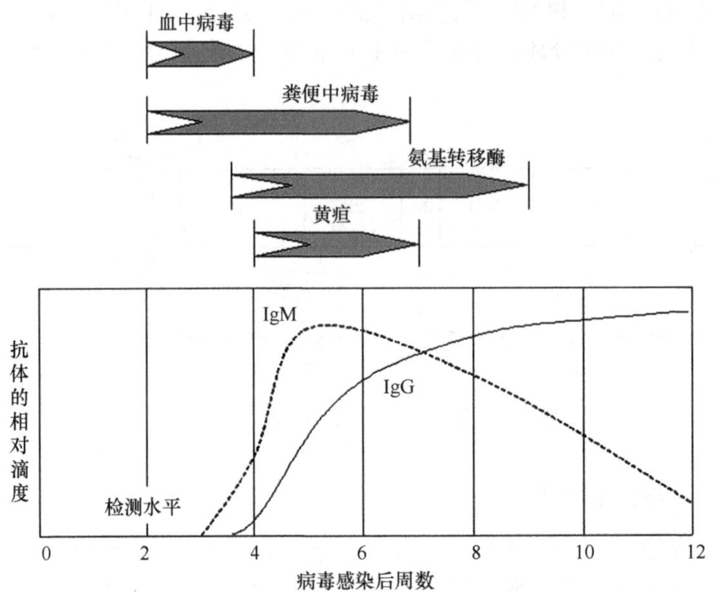

图 28-3　甲型肝炎的临床表现与血清学反应

三、微生物学检查法

甲型肝炎患者一般不进行病原学分离检查，微生物学检查以测定病毒抗体为主。也可检测HAV抗原，或用核酸杂交法、PCR法检测HAV RNA，但不常用。感染早期可检测患者血清中抗-HAV IgM（RIA或ELISA法），它出现早，消失快，是HAV新近感染的重要指标。了解既往感染史或进行流行病学调查、检测群体中抗-HAV阳性率，分析人群的免疫力，则须检测抗-HAV IgG。对于接种甲型肝炎疫苗者，在注射前后及随访过程中须检测中和型抗-HAV。

四、防治原则

HAV主要通过粪便污染饮食和水源经口传染。加强卫生宣教工作和饮食业卫生管理，管理好粪便，保护水源，是预防甲型肝炎的主要环节。患者的排泄物、食具、物品和床单衣物等，要认真消毒处理。丙种球蛋白注射对甲型肝炎有被动免疫预防作用。在潜伏期，肌内注射丙种球蛋白，能预防或减轻临床症状。甲型肝炎疫苗可有效预防甲型肝炎，分为减毒活疫苗和灭活疫苗两大类，灭活疫苗稳定性相对较好，不良反应较少，是WHO推荐使用的疫苗，但价格较减毒活疫苗高。减毒活疫苗为我国特有，同样安全有效。我国已于2008年将甲型肝炎疫苗接种纳入国家常规计划免疫。

甲型肝炎感染多呈自限性，无须特殊治疗，主要采取对症治疗、保证营养，一般不需要住院及严格卧床。

第二节　乙型肝炎病毒

乙型肝炎病毒（hepatitis B virus，HBV）的发现源于1963年Blumberg在研究人类血清蛋白的多态性时，观察到澳大利亚土著人血清中有一种未知抗原，称之为澳洲抗原（Australia antigen）。四年后，该抗原被发现与非甲型肝炎相关，称为肝炎相关抗原（hepatitis associated antigen，HAA）；1970年，Dane在非甲型肝炎患者血清中发现了包覆有该抗原的乙型肝炎病毒颗粒（Dane particle）的存在，从而HBV被确认；1976年，Blumberg因乙肝表面抗原（HBsAg）的发现被授予了诺贝尔生理学或医学奖。HBV属于嗜肝DNA病毒科（*Hepadnaviridae*），以血源性传播为主，其感染除可引起急、慢性肝炎外，还与肝硬化及肝细胞癌的发生相关。HBV在世界范围内传播，目前全球有慢性HBV感染者约2.5亿人，每年约有68万人死于HBV感染所致的肝衰竭、肝硬化和肝细胞癌。我国是HBV感染的中高流行区，2006年全国乙型肝炎血清流行病学调查表明，我国1～59岁一般人群HBsAg携带率为7.18%。我国现有慢性HBV感染者约1亿人。目前，尽管已有用于预防HBV感染的乙型肝炎疫苗，但疫苗的普及接种及现有乙型肝炎患者及病毒携带者的防治仍面临着很大的问题。

一、生物学性状

（一）形态与结构

在电镜下观察，HBV感染者的血清中有三种形态的病毒相关颗粒，即大球形颗粒、小球形颗粒和管形颗粒。

1. 大球形颗粒 亦称为Dane颗粒，是具有感染性的完整成熟的HBV，呈球形，直径为42nm，由衣壳和包膜组成（图28-4，图28-5）。包膜由脂质双层和病毒编码的表面抗原（HBsAg）组成。表面抗原包括3种包膜蛋白（大、中、小包膜蛋白）。用去垢剂去除病毒的包膜，可暴露一电子密度较大的核心结构，即核衣壳。核衣壳呈二十面体立体对称，其表面为病毒的衣壳，由HBV核心蛋白或称为核心抗原（hepatitis B core antigen，HBcAg）组成。Dane颗粒的核心内部含有病毒DNA和DNA聚合酶（polymerase）。

2. 小球形颗粒 直径为22nm，成分为HBsAg，是由HBV在肝细胞内复制时产生的过剩HBsAg装配而成。不含病毒核酸DNA及DNA聚合酶，无感染性，大量存在于血液中。

3. 管形颗粒 成分与小球形颗粒相同，长100～700nm，直径22nm，亦存在于血液中。这种颗粒是由小球形颗粒“串联”而成，无感染性。

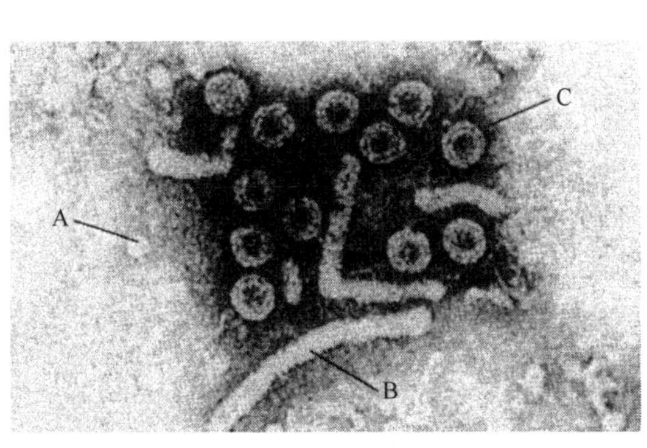

图28-4 乙型肝炎病毒

A. 小球形颗粒（直径20～22nm）；B. 管形颗粒；C. Dane颗粒（直径42nm）

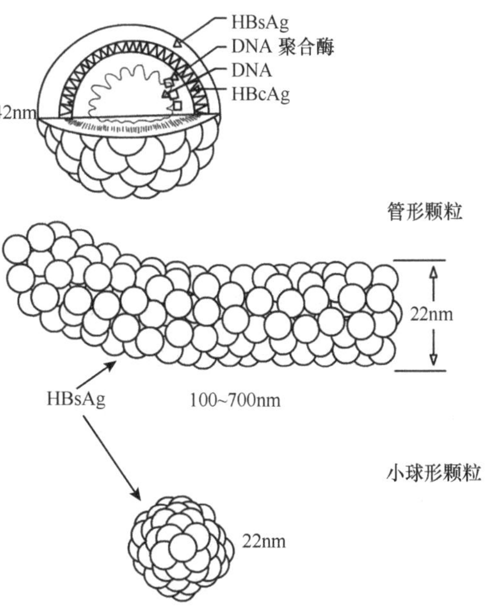

图28-5 乙型肝炎病毒模式图

（二）基因组特征

HBV DNA 的结构特殊，为环状、部分双链 DNA（图 28-6），由长链和短链组成。长链为负链，具有固定的长度，约为 3 200 个核苷酸；短链为正链，长度可变，为长链的 50% ～ 99%。两链 DNA 的 5′ 端有长达 250 ～ 300 个互补的碱基，称为黏性末端。黏性末端两侧各有一个由 11 个核苷酸构成的顺向重复序列（direct repeat sequence，DR），其中 DR1 在负链 5′ 端，DR2 在正链 5′ 端。DR 区是病毒 DNA 成环与复制的关键序列。

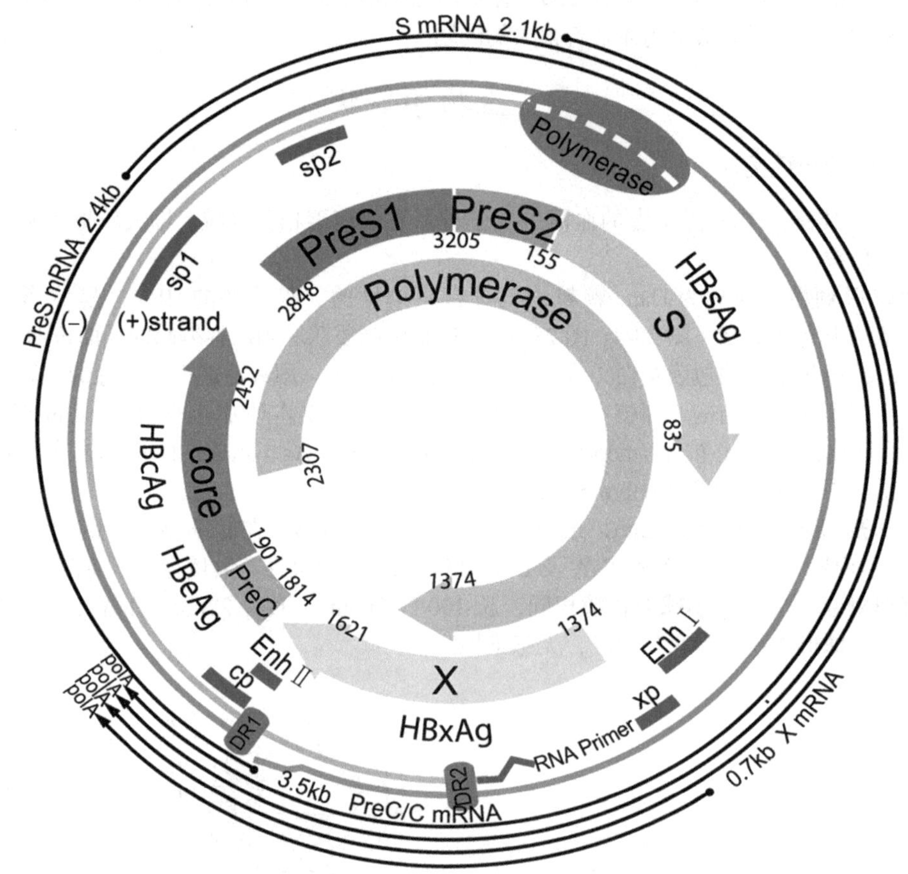

图 28-6　乙型肝炎病毒基因结构模式图

HBV 基因组包括四个 ORF，分别为 S 区、C 区、P 区和 X 区，各基因编码区连接紧密，部分区域叠盖。① S 区，包括 PreS1、PreS2 和 S 基因，三者有各自的起始密码子（AUG），但共用一个终止密码子，分别编码表面抗原中的大包膜蛋白（LHBs：preS1+ preS2+S）、中包膜蛋白（MHBs：preS2+S）和小包膜蛋白（SHBs：S）。病毒的包膜蛋白（HBsAg）主要是 SHBs。② C 区，包括 PreC 和 C 基因，二者有各自的 AUG，也共用一个终止密码子，自第一个 AUG 开始编码乙肝病毒 e 抗原前体，自第二个 AUG 开始编码核心抗原（HBcAg）。HBcAg 是病毒的结构蛋白，构成病毒的核衣壳。③ P 区，基因最长，编码含 832 ～ 845 个氨基酸的 P 蛋白。P 蛋白是一个含有多个功能区的碱性蛋白，具有 DNA 聚合酶（逆转录酶）的活性。P 蛋白在 HBV 复制时被包裹入核衣壳中，参与 HBV 复制的逆转录过程。④ X 区是 4 个 ORF 中最小的一个，编码 X 蛋白（HBxAg）。X 蛋白具有转录调控功能，能增强 HBV 基因的复制和表达，也可反式激活肝细胞内的某些癌基因，与肝癌的发生发展有关。

根据基因组核苷酸序列（≥ 8%）的差异性，HBV 可分为 A ～ H 8 个基因型。亚洲的主要流行株是 B 型和 C 型，而美国和西欧则主要是 A 型。我国的主要流行株也是 B 型和 C 型，西藏及新疆地区可见D型流行株。成人感染C型流行株更易慢性化，而感染B型更易诱发暴发型肝炎。干扰素对B型乙肝的疗效明显优于C型。

（三）病毒的复制

HBV的复制机制尚未完全清楚，其主要过程如下（图28-7）：

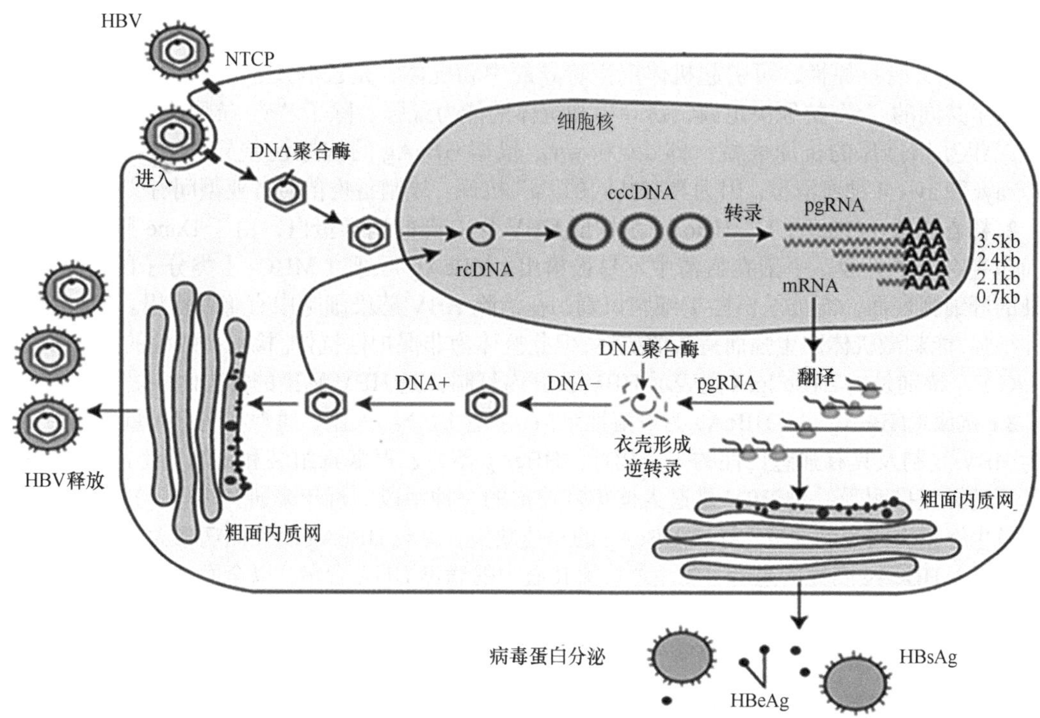

图28-7　HBV复制周期示意图

（1）HBV吸附并进入肝细胞后，脱去衣壳。目前认为，肝细胞膜表面的钠离子-牛磺胆酸共转运多肽（NTCP）是介导HBV进入宿主细胞的功能性受体，与HBV特异性感染肝细胞有关。NTCP可以和HBV病毒蛋白LHBs的preS1氨基端序列结合，帮助病毒核衣壳进入肝细胞内。核衣壳在细胞质中脱去衣壳并释放HBV DNA(relaxed circular DNA，rcDNA)，HBV DNA进入肝细胞核内。

（2）进入细胞核内的HBV DNA可能通过细胞的DNA修复机制形成完整的环状双链DNA，即共价闭合环状双链DNA（covalently closed circular double-stranded DNA，cccDNA）。

（3）在细胞RNA聚合酶作用下，以cccDNA负链为模板进行转录，形成3.5kb、2.4kb、2.1kb和0.7kb四组不同长度的mRNA。mRNA进入胞质内翻译蛋白质，其中3.5 kb mRNA翻译合成HBcAg、HBeAg前体蛋白和P蛋白；2.4kb mRNA翻译合成LHBs；2.1kb mRNA翻译合成MHBs和SHBs；0.7kb mRNA翻译合成X蛋白；3.5kb mRNA还作为病毒逆转录合成HBV DNA的模板，被称为前基因组RNA（pregenomic RNA，PgRNA）。

（4）病毒的pgRNA、DNA聚合酶和一些宿主辅助因子被核心蛋白包裹组装成病毒核心颗粒（core particle）。

（5）在病毒DNA聚合酶的逆转录酶活性作用下，以pgRNA为模板，逆转录出全长的HBV DNA负链。在负链DNA合成过程中，pgRNA在DNA聚合酶的水解酶活性作用下降解。

（6）病毒以新合成的负链DNA为模板，在DNA聚合酶的依赖DNA的DNA聚合酶活性作用下复制互补的正链DNA。

（7）复制中的正链DNA（长短不等）与完整的负链DNA包装于内衣壳中，核衣壳在内质网、高尔基体获包膜及表面抗原，装配成子代完整病毒颗粒，释放至肝细胞外。

（四）抗原组成

1. 表面抗原（HBsAg） HBsAg 是 HBV 包膜的主要组成部分，是 HBV 感染的主要标志。由于 HBV 存在着大量的不包括病毒核酸的空颗粒，因此 HBsAg 并不能反映病毒的复制程度及传染性强弱、预后等问题。近年来研究发现，血液循环中存在的大量 HBsAg 颗粒，能够调节机体的免疫功能，可能与 HBV 感染的慢性化相关。

HBsAg 具有抗原性，可引起机体产生特异的中和抗体，是乙肝疫苗的最主要成分。HBsAg 含有一个共同的“a”抗原决定簇，诱导中和抗体的能力最强。除了“a”抗原决定簇外，HBsAg 还有二组互相排斥的抗原表位，即 d/y 和 w/r。根据 HBsAg 的抗原性差异，HBV 可分为 adr、adw、ayr 和 ayw 4 种血清型。因为具有共同的“a”抗原，故制备疫苗时各亚型间有交叉保护作用。

2. 核心抗原（HBcAg） HBcAg 是构成 HBV 核衣壳的病毒蛋白，由于 Dane 颗粒的核衣壳外面包裹有病毒外膜，一般在血清中不易被检出。HBcAg 可通过 MHC- Ⅰ类分子的提呈表达于感染的肝细胞表面，能被杀伤性 T 细胞识别，在清除 HBV 感染细胞中有重要作用。HBcAg 的抗原性很强，能刺激机体产生强而持久的抗体，但此抗体为非保护性抗体。检出高效价的抗 -HBc（IgM 和 IgG），特别是抗 -HBc IgM 则表示 HBV 在肝内复制，是 HBV 感染的标志之一。

3.e 抗原（HBeAg） HBeAg 为可溶性蛋白，产生后分泌入血，通常在病毒大量复制时产生，故为 HBV 复制及具有强感染性的一个指标。HBeAg 不是乙肝病毒组装和复制所必需的，目前推测其可诱导免疫耐受，是 HBV 逃避人体免疫攻击的一种手段。近年来研究表明，HBeAg 编码基因可发生终止密码子的突变，导致 HBeAg 的表达缺失，出现 HBeAg 阴性而病毒大量增殖的情况。因此，对于 HBeAg 阴性的患者，要注意检测其血中的病毒 DNA 含量，以全面了解病情判断预后。HBeAg 可刺激机体产生抗体，抗 -HBe 能与受染肝细胞表面的 HBeAg 结合，通过补体介导破坏受染的肝细胞，对清除 HBV 感染有一定的作用。

（五）动物模型与细胞培养

目前尚未建立起在生物学分类上与人类相近、感染率高、维持时间长、经济适用的 HBV 感染动物模型。灵长类动物，特别是黑猩猩，是对人乙肝病毒（HHBV）敏感性最高的动物，故常用来进行 HBV 的致病机制研究、疫苗效价及安全性评价。但黑猩猩的来源短缺，难以广泛应用。目前常用的是小鼠 HBV 感染模型，包括通过显微注射构建的 HBV 转基因小鼠模型，通过尾静脉注射构建的急性 HBV 感染小鼠模型和人肝嵌合鼠模型，它们能应用于抗病毒药物的筛选或免疫应答机制的研究，但又都存在一定的局限性，不能完全模拟 HBV 的病理过程。此外，还有禽类（鸭）嗜肝 DNA 病毒模型和土拨鼠 DNA 病毒模型及树鼩模型等。

HBV 严格的宿主特异性和组织特异性也限制了体外细胞模型的建立。目前，用于体外研究 HBV 的细胞主要是人原代肝细胞和肝癌细胞系来源的细胞。人原代肝细胞能支持 HBV 的自然感染和复制，但是其来源有限且不能长时间培养，而肝癌细胞系不能完全支持 HBV 的自然感染。

（六）抵抗力

HBV 对外界环境的抵抗力较强，对低温、干燥、紫外线均有耐受性。不能被 70% 乙醇灭活，因此这一常用的消毒方法并不能用于 HBV 的消毒。高压灭菌法、100℃加热 10 分钟和环氧乙烷等均可灭活 HBV，0.5% 过氧乙酸、5% 次氯酸钠亦可用于消毒。

二、致病性与免疫性

（一）传染源

HBV 的主要传染源是乙型肝炎患者或无症状 HBsAg 携带者。乙型肝炎的潜伏期较长

（30～160天），且不论在潜伏期、急性期或慢性活动初期，患者血清都有传染性。HBsAg携带者因无症状，不易被察觉，其作为传染源的危害性比患者更甚。

（二）传播途径

HBV主要是经血或注射途径传播。凡含有HBV的血液或体液（唾液、乳汁、羊水、精液和阴道分泌物等）直接进入或通过破损的皮肤、黏膜进入体内皆可造成传播。此外，母婴途径和性途径也可传播HBV。

1. 血液、血制品等传播 HBV在血流中大量存在，而人又对之极易感，故只需极少量污染血进入人体即可导致感染。输血、注射、外科或牙科手术、针刺、共用剃刀或牙刷、皮肤黏膜的微小损伤均可传播。唾液中检出的HBV DNA，被认为来自血液，通过牙龈浆液而进入口腔，其含量仅为血清的百分之一至万分之一。医院内污染的器械（如牙科、妇产科器械）亦可致医院内传播。

2. 母婴传播 主要是围产期感染，即HBV感染的妊娠妇女在分娩时产道母血中的HBV通过微小伤口感染新生儿。该类型的传播在我国发生率较高。影响母婴传播的因素包括母亲高病毒载量（$>10^7$IU/ml）和（或）HBeAg阳性。及时对HBsAg阳性母亲所生新生儿进行乙型肝炎免疫球蛋白和乙型肝炎疫苗的主动-被动联合免疫，可明显降低新生儿感染率。

3. 性传播 在精液和阴道分泌物中也可存在HBV，与HBV阳性者发生无防护的性接触，特别是有多个性伴侣者，其感染HBV的危险性增高。

4. 生活密切接触传播 HBV感染具有一定的家庭聚集性。HBV感染可通过日常密切接触传播给家庭成员。共用牙刷和剃须刀等均可能引起HBV感染。但日常学习、工作或生活接触，如握手、拥抱、同住一宿舍、同一餐厅用餐和共用厕所等无血液暴露的接触，一般不会传染HBV。

（三）致病性与免疫机制

乙型肝炎的临床表现呈多样性，可由无症状携带病毒至急性肝炎、慢性肝炎、重症肝炎等。一般认为，HBV不直接杀伤肝细胞，机体的免疫应答及其与病毒相互作用引起的免疫病理损伤是造成肝脏损害的主要因素。

1. 非特异性免疫应答 HBV急性感染早期并不诱生干扰素及激活干扰素刺激基因的表达。慢性HBV感染者的非特异性免疫应答受到损伤，常表现为髓样树突状细胞（mDc）、浆样树突状细胞（pDC）在外周血中水平低，机体直接清除病毒和诱导HBV特异性T细胞功能的能力下降，不利于病毒的清除。

2. 特异性免疫应答 特异性免疫应答在HBV的清除中发挥主要作用。HBV在肝细胞内增殖可使细胞膜表面存在HBsAg、HBeAg或HBcAg，当病毒抗原致敏的T细胞识别出肝细胞表面的HBV特异性抗原后，即可通过其杀伤机制（颗粒酶和穿孔素）和非杀伤性机制（γ干扰素和肿瘤坏死因子）清除被HBV感染的细胞。这种由CTL介导的效应有双重性，既清除病毒也造成肝细胞的损伤。细胞免疫应答的强弱与疾病的轻重及转归有密切关系：当患者体内存在大量高强度和多特异性HBV特异性CTL时，CTL会对细胞膜表面带有病毒抗原的肝细胞发挥杀伤效应以清除病毒，临床上表现为急性感染。当机体的免疫细胞亢进，CTL应答过度，释放出大量的细胞因子造成大量的肝细胞死亡致肝功能衰竭，可表现为重症肝炎。相反，如果这些HBV特异性T细胞发生功能性损伤而使其增殖能力显著降低，则HBV不能被清除，临床上表现为慢性感染。

病毒可通过产生多种类型的变异而不同程度地逃避宿主的免疫压力，其中最主要的变异有S基因的a表位变异和C基因的Pre C变异。S基因的a表位变异主要为第587位核苷酸由G变为A，从而使HBsAg的第145位氨基酸由精氨酸变为甘氨酸，造成HBsAg的免疫检测出现假阴性结果。该变异不影响HBV结合肝细胞及在肝内复制，但可使病毒逃脱抗-HBs的中和作用。另一个重要的变异是C基因中Pre C区终止密码子的变异，即第1896位核苷酸由G变成A，导致Pre C第28位密码子由TGG变成终止子TAG而不能合成HBeAg，使病毒逃避HBeAg引发的免疫反应。此外，HBV的CTL表位上几个关键氨基酸位点（如HLA锚定位点，TCR识别位点）也会发生变异，使其不能被 CTL 识别，进而逃避宿主的 CTL 攻击。

（四）HBV 与原发性肝细胞癌

HBV 感染与原发性肝细胞癌（HCC）的发生密切相关。流行病学调查表明，HBV 感染者发生 HCC 的危险性比未感染者高 25 ～ 100 倍。目前认为，HBV 致癌的主要机制是慢性 HBV 感染引起肝组织发生持续的炎症反应，造成肝组织反复损伤、肝细胞再生和肝细胞基因突变的不断积累，最终导致肝细胞恶性转化。此外，HBV 病毒蛋白 HBx、突变 HBsAg 也具有直接致癌作用。近年研究发现，HBV DNA 可整合到细胞基因组内，导致整合位点周围的细胞基因发生突变和功能异常，这也被认为是 HBV 致癌的重要机制。

三、微生物学检查法

目前通常采用血清学方法检测患者血清中的 HBV 抗原及抗体，对 HBV 感染进行实验室诊断。近年来，临床上也常采用荧光定量 PCR 技术对乙型肝炎进行辅助诊断和疗效监测。

（一）乙型肝炎抗原、抗体检测

目前主要用血清学方法检测 HBsAg、抗 -HBs、HBeAg、抗 -HBe 及抗 -HBc（俗称“两对半”），以 RIA 和 ELISA 最为敏感。HBcAg 仅存在于病毒颗粒内部及肝细胞内，在血清中难以检出，故不作为常规检测项目。HBsAg 的检测较为重要，可发现无症状携带者，是献血员筛选的必检指标。

HBV 抗原、抗体的血清学标志与临床关系较为复杂，必须对几项指标同时分析，方能有助于临床判断（表 28-1，图 28-8）。

表 28-1　HBV 抗原、抗体检测结果的临床分析

HBsAg	HBeAg	抗 -HBs	抗 -HBe	抗 -HBc	结果分析
+	－	－	－	－	无症状携带者
+	+	－	－	－	急性乙型肝炎，或无症状携带者
+	+	－	－	+	急性或慢性乙型肝炎（传染性强，“大三阳”）
+	－	－	+	+	急性感染趋向恢复或慢性肝炎缓解中（“小三阳”）
－	－	+	+	+	既往感染恢复期
－	－	+	+	－	既往感染恢复期
－	－	－	－	+	既往感染或“窗口期”
－	－	+	－	－	既往感染或接种过疫苗

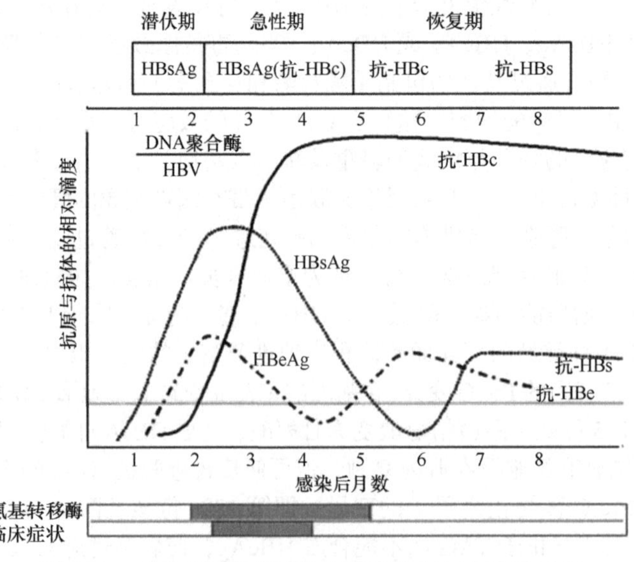

图 28-8　急性乙型肝炎感染的临床表现与血清学反应

1. HBsAg 是最早出现的血清学指标，阳性见于急性乙型肝炎、慢性乙型肝炎及病毒携带者。急性乙型肝炎恢复后，HBsAg 一般在 1 ～ 4 个月内消失，若持续 6 个月以上则被认为转为慢性乙型肝炎。HBsAg 持续阳性但无临床症状者为 HBV 携带者。HBsAg 携带者的血清 ALT 水平均在正常范围内，其中非活动性 HBsAg 携带者的肝组织病理学检查可发现轻微病变，但无临床症状。HBV 携带者可长期呈 HBsAg 阳性，部分可发展为肝硬化和（或）肝癌。HBsAg 是病毒感染后产生最多的病毒抗原，对其检测能很敏感地发现乙肝病毒的感染，因此是献血筛查的必检指标，可有效地预防 HBV 通过输血传播。由于目前的一些免疫学检测试剂会对 S 基因变异株的 HBsAg 产生漏检，因此，对高度疑似的患者应进行 HBV DNA 检测。

2. 抗 -HBs（HBsAb） HBsAb 是中和抗体，对 HAV 的再感染具有保护作用。HBsAb 阳性提示患者已处于恢复期或痊愈，抗 -HBs 效价高者预后更好。HBsAb 阳性亦是 HBsAg 疫苗免疫成功的标志。

3. HBeAg HBeAg 阳性表示 HBV 在肝脏内活跃复制，提示病情严重及传染性强。如 HBeAg 转为阴性，表示病毒复制受到抑制。该指标与 HBV DNA 有很好的相关性。在 PreC 和（或）C 基因基本核心区启动子变异的病例中，HBeAg 的表达低下或不表达致检测呈阴性，此时定量检测 HBV DNA 对病情的判断有很大的帮助。

4. 抗 -HBe（HBeAb） HBeAb 阳性表示机体已获得一定的免疫力，病毒的活跃复制受到抑制，传染性下降，但并不表示病毒一定被清除。在部分慢性感染者中，该指标会与 HBeAg 交替出现阳性。

5. HBcAg 该抗原被 HBsAg 包裹于 HBV 的内部，需通过特殊处理将表面 HBsAg 去除后方可被检测到，因此该指标不作常规检测。

6. 抗 -HBc（HBcAb） HBcAg 抗原性较强，HBV 感染早期即可刺激机体产生抗 -HBc，其中抗 -HBc IgM 提示近期病毒存在活跃复制。此外，急性感染恢复期及慢性持续性感染机体会持久产生抗 -HBc IgG。

（二）血清 HBV DNA 检测

血清 HBV DNA 阳性是 HBV 在体内复制和血清具有传染性的直接标志。临床上已采用 PCR 技术检测患者血清中的 HBV DNA，用于辅助诊断，并采用荧光定量 PCR 技术定量检测患者血清中的 HBV DNA 的量，用于临床诊断和药物疗效监测。

四、防治原则

采取切断传播途径为主的综合性措施可以减少 HBV 水平传播的风险。严格筛选献血员，防止血液传播；普及一次性注射器具（包括针灸的针具）；严格消毒患者的血液、分泌物和排泄物，接触的用品及注射器和针头等；注意个人公共卫生及性卫生；对 HBsAg 阳性孕妇应尽量减少新生儿暴露于母血的机会。除应用以上“切断传播途径”的方法，还可采取如下特异性预防措施。

（一）主动免疫

接种乙型肝炎疫苗是预防 HBV 感染最有效的方法。乙型肝炎疫苗全程需接种 3 针，在 0、1、6 个月各接种一针。乙型肝炎疫苗的接种对象主要是新生儿（在出生 24 小时内），其次为婴幼儿、15 岁以下未免疫人群和高危人群。对于免疫功能低下或无应答者，应增加疫苗的接种剂量（如 60μg）和针次。第一代疫苗为乙肝 HBsAg 血源疫苗，是从无症状携带者血清中提纯的 HBsAg，经甲醛灭活制成，由于来源及安全问题目前已不使用。第二代为编码 HBsAg 的基因工程疫苗，其优点是可以大量制备且排除了血源疫苗中可能存在的未知病毒感染。

接种乙型肝炎疫苗后有抗体应答者的保护效果一般至少可持续 12 年，因此，一般人群不需要进行抗 -HBs 监测或加强免疫。但对高危人群可进行抗 -HBs 监测，如抗 -HBs ＜ 10mIU/ml，可给予加强免疫。

（二）被动免疫

含高效价抗 -HBs 的人血清免疫球蛋白（HBIG）可用于被动免疫预防。主要用于以下情况：①被 HBV 感染者的血液污染伤口者；②母亲为 HBsAg 阳性的新生儿；③误用 HBsAg 阳性的血液或血制品者。

目前认为，对 HBsAg 阳性母亲的新生儿，应在出生后 24 小时内尽早注射 HBIG，剂量应 ≥ 100IU，同时在不同部位接种 10 μg 重组酵母乙型肝炎疫苗，在 1 个月和 6 个月时分别接种第 2 和第 3 针乙型肝炎疫苗，可显著提高阻断母婴传播的效果。

慢性乙型肝炎治疗的总体目标是最大限度地长期抑制 HBV，减轻肝细胞炎症坏死及肝纤维化，延缓和减少肝脏失代偿、肝硬化、HCC 及其并发症的发生，从而改善生活质量和延长存活时间。慢性乙型肝炎的治疗主要包括抗病毒、免疫调节、抗炎和抗氧化、抗纤维化和对症治疗，其中规范的抗病毒治疗是关键。临床用药包括核苷（酸）类似物（包括拉米夫定、阿德福韦酯、恩替卡韦、替比夫定和国内暂未上市的替诺福韦酯），普通干扰素 α 及聚乙二醇干扰素 α 等，但均难以完全清除 HBV，实现临床治愈。此外，使用核苷（酸）类似物所引起的耐药问题严重影响临床治疗效果，应引起重视。目前国内外研究者正在进行多中心实验以优化临床治疗方案，并研制新型的免疫治疗（如治疗性疫苗）或抗病毒制剂，以进一步有效控制慢性乙型肝炎。

第三节　丙型肝炎病毒

丙型肝炎病毒（HCV）过去被称为肠道外传播的非甲非乙型肝炎病毒，于 1989 年被克隆出基因组序列并正式命名，1991 年被归为黄病毒科（Flaviviridae）。根据 WHO 最近的估计，全球 HCV 慢性感染者约为 7000 万。HCV 感染易慢性化，部分慢性感染者会发展为肝硬化和肝癌。

一、生物学性状

（一）形态与结构

HCV 是一类具有包膜的 RNA 病毒。在浓缩的感染者血清及体外细胞培养中均观察到形态基本相似的 HCV 病毒样颗粒，颗粒大致呈球形，表面有突起，直径 55 ～ 65 nm。

（二）基因组特征

HCV 基因组为线性单正链 RNA，长约 9.6kb，由 5′ 非编码区、编码区和 3′ 非编码区组成。5′ 非编码区和编码区起始的部分区域含有内在核糖体进入位点（internal ribosome entry site，IRES）序列，以帽结构非依赖（cap-independent）的方式介导病毒多聚蛋白前体的翻译；3′ 非编码区为 HCV 复制起始位点所在，在病毒复制和翻译调控中发挥重要作用；病毒基因组仅有一个开放读码框架，编码大小为 3010 ～ 3033 个氨基酸的多聚蛋白前体。该蛋白前体在宿主信号肽酶及病毒蛋白酶作用下，切割产生病毒的 10 个结构与非结构蛋白。结构蛋白包括：核心蛋白（core）、包膜蛋白 -1（E1）、包膜蛋白 -2（E2），构成 HCV 的衣壳及包膜。包膜蛋白 E1 和 E2 具有高度变异性，与病毒的免疫逃逸相关。非结构蛋白包括 P7、NS2、NS3、NS4A、NS4B、NS5A 和 NS5B，在病毒蛋白的成熟和基因复制中起关键作用。其中 P7 具有离子通道活性，参与病毒颗粒的包装和释放；非结构蛋白 NS2 为半胱氨酸蛋白酶，其与 NS3 共同负责催化 NS2-3 之间的切割；NS3 具有丝氨酸蛋白酶和解旋酶活性，负责 HCV 多聚蛋白前体上 NS3 之后的多个位点切割；NS4A 为 NS3 丝氨酸蛋白酶的辅酶；NS4B 为膜蛋白，参与病毒复制复合体的形成；NS5A 参与病毒复制、包装及释放等多个环节的调控；NS5B 为病毒的 RNA 依赖的 RNA 聚合酶，是病毒 RNA 复制的关键酶（图 28-9）。

HCV基因组高度变异，依据基因序列的差异，可将HCV毒株分为7个基因型，每个基因型包含若干个基因亚型（以小写字母表示）。其中常见的型别为1a、1b、2a、2b、3a、4a和6a型。中国大陆以1b、2a和2b型为主。

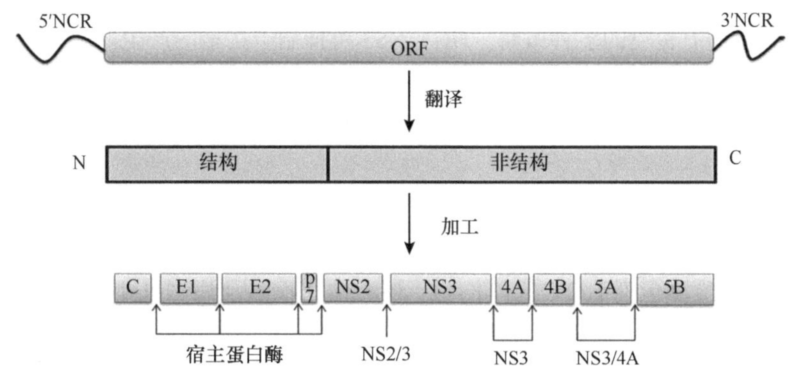

图28-9 HCV病毒基因组结构示意图

C. 核心蛋白；E. 包膜蛋白；NS. 非结构蛋白

（三）病毒复制

一般认为HCV的复制机制与其他黄热病毒属成员及正链RNA病毒相似，即病毒通过结合细胞表面受体分子CD81、清道夫受体BI（SR-BI）和闭合蛋白（occludin）等，进入肝细胞并脱衣壳，以病毒基因组作为mRNA翻译产生病毒结构与非结构蛋白，非结构蛋白在内质网膜上形成复制复合体，合成与原编码链互补的全基因负链RNA，并以此负链RNA为模板复制病毒正链RNA，用来继续翻译蛋白或包装形成新的病毒颗粒，最终释放到细胞外。

（四）动物模型与细胞培养

黑猩猩是早期HCV研究唯一的动物模型。近年来又发展出人源化肝脏的免疫缺陷小鼠及表达人HCV受体的转基因小鼠等小动物模型用于HCV研究。

血清来源的HCV可感染原代肝细胞，但无法长期传代。自1999年HCV 1b型亚基因型复制子模型建立以来，多种基因型的复制子系统已广泛地应用于HCV复制机制的研究中，并在抗病毒药物研发中发挥重要作用。2005年，以HCV 2a型JFH1病毒株为基础建立了细胞培养感染系统（HCVcc模型），有力地推动了对HCV包括早期病毒进入及晚期病毒包装和释放在内的整个生活周期各环节的研究。

二、致病性与免疫性

（一）致病性

HCV的传染源包括慢性丙型肝炎患者和无症状HCV感染者。HCV主要经输血或血制品传播，也可经性接触和母婴垂直传播。同性恋者、静脉药瘾者及接受血液透析的患者为HCV感染高危人群。

HCV感染易形成持续感染。约15%的HCV感染在无治疗情况下可在6个月内自发清除，而55%～85%的感染会发生慢性化。HCV感染引起的急性或慢性丙型肝炎表现为黄疸、血清ALT升高等。多数患者不出现症状或症状轻微，发病时已呈慢性过程。慢性丙型肝炎患者20年内发生肝癌的风险是15%～30%。

目前认为HCV的致病机制与病毒的直接致病作用和宿主的免疫病理损伤相关。HCV在肝细胞内复制，导致细胞结构功能改变，或病毒干扰肝细胞蛋白代谢和正常功能，引起细胞病变、坏死或凋亡。研究发现，免疫因素也是 HCV 感染时肝细胞损伤致病的重要机制，如 CTL 攻击病毒感染的细胞所致的肝细胞损伤在慢性 HCV 感染中起重要作用。

（二）免疫性

HCV 具备拮抗固有免疫的多种策略。HCV NS3 可抑制干扰素的产生。HCV 感染患者体内先后出现 IgM 和 IgG 型抗体，一般在感染后 8 ～ 12 周才能被检测到。由于 HCV 复制酶缺乏纠错能力，使 HCV 基因组易变异而导致其抗原性改变，同一个体内会出现大量准种，从而逃逸体液免疫和细胞免疫。

三、微生物学检查

目前临床 HCV 检测包括 HCV 抗体检测、核心抗原检测及病毒 RNA 的定性和定量检测。HCV 抗体检测是诊断 HCV 感染最常用的实验室方法，用于筛选献血员、诊断丙型肝炎及评价治疗效果。一般采用基因重组克隆表达的 HCV 蛋白或合成多肽（如 core、NS3 等）作为抗原，通过 ELISA 法、放射免疫法检测 HCV 抗体。若 HCV 抗体阳性则可提示 HCV 感染或既往感染。急、慢性 HCV 感染检测的金标准为 HCV RNA 检测。通过 RT-PCR 技术可检出患者血清中极微量的 HCV RNA；而定量 PCR 技术则可获得标本中的病毒 RNA 拷贝数，可用于监测评估疗效。

四、防治原则

严格筛选献血员和加强血制品管理，切断传播途径尤其是控制输血传播是目前丙型肝炎最主要的预防措施。我国已规定，抗 -HCV 检测是筛选献血员和血制品的必需步骤。

HCV 的高度变异性及包膜蛋白免疫性不强等因素给疫苗研究带来很多困难，目前尚无有效的 HCV 疫苗，而特异性免疫球蛋白用作被动免疫也无明显效果。

近年来丙型肝炎的治疗取得了明显进步，长效干扰素联合利巴韦林治疗可使多数丙型肝炎患者获得持久性病毒学应答，实现临床治愈。丙型肝炎治疗效果与 HCV 基因型有关，上述治疗方案对 HCV 2 型和 3 型患者疗效较好，治愈率可达 80%，而 HCV 1 型患者的治愈率仅有 40% ～ 50%。近年来，多种新抗 HCV 药物研发成功，如蛋白酶抑制剂 NSSA 抑制剂，多聚酶 NSSB 抑制剂的临床应用大大提高了慢性丙型肝炎的抗病毒治疗效果。因此，对于丙型肝炎，应做到早发现、早诊断和早治疗。

第四节　丁型肝炎病毒

1977 年，Rizzetto 用免疫荧光法检测严重乙型肝炎患者的肝组织切片时，发现肝细胞内除 HBcAg 外，还有一种新抗原，当时称为 δ 抗原或 δ 因子。此后通过黑猩猩等实验证实这是一种不能独立复制的缺陷病毒，必须在 HBV 等嗜肝 DNA 病毒辅助下才能复制，现已正式命名为丁型肝炎病毒（HDV），归类于 δ 病毒属（*Deltavirus*）。

一、生物学性状

HDV 呈球形，直径为 36nm，基因组为一单链环状 RNA，长度仅 1.7kb。HDV RNA 只编码一种蛋白即 HDV 抗原（HDAg），编码该抗原的 RNA 链为基因组的互补链，故 HDV 是负链 RNA 病毒。

HDV 颗粒的包膜由 HBV 表面抗原（HBsAg）构成，颗粒内含 HDV RNA 及与之结合的 HDAg

（图 28-10）。HDV 基因组（负链）及复制后与其互补的正链均具有核酶的功能，可以自身切割。HBsAg 构成的包膜可防止 HDV RNA 被水解，在 HDV 致病中发挥重要作用，但它并非为 HDV 的基因产物，而是由同时感染的 HBV 所提供。HDAg 分子量约为 68kDa，由 p24 和 p28 两个多肽组成。p24 亦称为小 δ 抗原（24kDa），为病毒复制起始所需；p27 称为大 δ 抗原（27kDa），抑制病毒复制，为病毒组装所必需。HDV 与乙型肝炎病毒的传播方式相似，主要经血传播。黑猩猩及土拨鼠可作为 HDV 研究的实验模型动物。

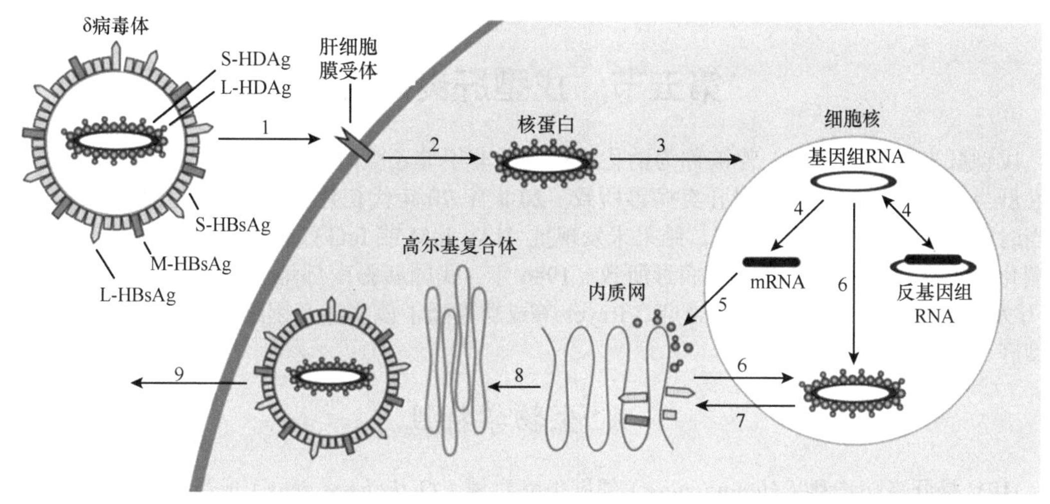

图 28-10 HDV 复制过程

1. 病毒吸附；2. 核衣壳进入肝细胞；3. 脱衣壳、基因组 RNA 入核；4. 形成反义基因组 RNA 和 mRNA；5. 翻译形成 HDAg；6. HDAg 入核促进形成新的核衣壳；7. 核衣壳出核；8. 病毒颗粒包装和再加工；9. 病毒释放

与 HBV 一样，HDV 也是通过其包膜表面的大表面抗原 N 端结构域与肝细胞表面的 NTCP 受体结合，介导病毒进入肝细胞。进入肝细胞后，病毒脱去衣壳并且在 HDAg 信号作用下进入细胞核。由于 HDV 的核衣壳里并没有 RNA 聚合酶，所以在肝细胞核内，病毒基因组 RNA 利用细胞的 RNA 聚合酶转录形成线状的反义基因组 RNA（antigenomic RNA），经自身核酶活性切割，并利用细胞 RNA 连接酶环化，以环状反义基因组 RNA 为模板产生新的子代环状基因组 RNA，也可以转录形成病毒的 mRNA，mRNA 出核在细胞质的内质网上翻译形成新的 HDAg。HDAg 进入细胞核，与核内环状基因组 RNA 共同形成 HDV 的核衣壳。核衣壳出核后，在内质网内与 HBV 包装蛋白组装形成新的病毒颗粒，经高尔基体的再加工后，成熟病毒释放出来，用于感染新的细胞（图 28-10）。

二、致病性与免疫性

流行病学调查表明，HDV 感染呈世界性分布，全球 3.5 亿 HBV 携带者中有 1500 万感染 HDV，我国以四川等西南地区较多见。由于 HDV 是缺陷病毒，故 HDV 只能感染 HBV 阳性者，其感染形式有两种：HDV 与 HBV 同时感染称为共同感染（coinfection）；发生在先感染 HBV 基础上的感染称为重叠感染（superinfection）。共同感染常表现为中、重度重症肝炎或急性重型肝炎，常可恢复。重叠感染常导致 HBV 感染者的症状加重与病情恶化，患肝硬化和肝癌的风险明显高于单独 HBV 慢性感染者。

三、微生物学检查法与防治原则

在 HDV 感染早期，HDAg 主要存在于肝细胞核内，随后出现 HDAg 抗原血症。HDAg 刺激

机体产生特异性抗 -HDV，HDV 感染后 2 周产生抗 -HDV IgM，1 个月达到高峰，随之迅速下降。抗 -HDV IgG 产生较迟，在恢复期出现。血清抗 -HDV IgM 型抗体可作为早期诊断的可靠依据，也可通过检测病毒 RNA 辅助诊断。

迄今，对 HDV 感染尚无特效治疗药物，切断 HDV 的传播途径也是预防 HDV 感染的主要措施之一，如尽量避免反复输血或使用血制品，戒除药瘾，严格注射器、针头与针灸针的消毒，认真做好患者的早期诊断与隔离、患者排泄物与用品的消毒等。此外，防止医源性传播对本病的预防也甚重要。接种 HBV 疫苗也可预防 HDV 感染。

第五节　戊型肝炎病毒

戊型肝炎病毒（HEV）曾被称为消化道传播的非甲非乙型肝炎病毒。1955 年印度暴发流行急性肝炎，当时误认为是甲型肝炎病毒所致。20 世纪 70 年代初建立了 HAV 的检测方法，重新对当时肝炎患者的血清进行检测，结果未发现抗 -HAV IgM 或 IgG 效价升高，因此确定该次流行为消化道传播的非甲非乙型肝炎病毒所致。1986 年，我国新疆南部地区发生戊型肝炎流行，约 12 万人发病，700 余人死亡。1989 年，Reyes 等成功克隆了该病毒基因组 cDNA，并正式命名为戊型肝炎病毒。

一、生物学特性

HEV 是肝炎病毒科（*Hepeviridae*）邻肝炎病毒属（*Orthohepevirus*）成员。病毒体呈球状，无包膜，平均直径为 27 ～ 34nm，表面有锯齿状缺刻和突起，形似杯状。HEV 基因组为单正链 RNA，全长约 7.5kb，共有 3 个 ORF。其中，ORF1 最长，约 5kb，编码病毒的非结构蛋白，如依赖 RNA 的 RNA 聚合酶和 RNA 解链酶等；ORF2 长约 2kb，编码病毒的衣壳蛋白，参与病毒与细胞的黏附并介导病毒进入细胞，ORF2 编码的病毒蛋白可诱导产生中和抗体；ORF3 只有 300 多个核苷酸，与 ORF1 和 ORF2 部分重叠。

HEV 对高盐、氯化铯、氯仿等敏感；在 −70 ～ 8℃中易裂解，但在液氮中保存稳定。HEV 能感染人及食蟹猴原代肝细胞，在 Huh7 等肝来源细胞系中也能进行复制，但总体来说体外复制效率较低。多种灵长类动物（如恒河猴、食蟹猴、非洲绿猴、绢毛猴及黑猩猩等）可感染 HEV。

根据 HEV 核苷酸序列的差异，目前将 HEV 分为 4 个基因型。基因型Ⅰ和Ⅱ仅感染人类，基因型Ⅲ和Ⅳ除感染人类以外，还可感染猪、马、鹿和兔等不同动物。我国主要流行 HEV 基因Ⅰ和Ⅳ型，基因Ⅲ型在我国也有报道。

二、致　病　性

HEV 主要经粪 - 口途径传播，潜伏期为 10 ～ 60 天，平均为 40 天。经胃肠道进入血液，在肝内复制，经肝细胞释放到血液和胆汁中，然后经粪便排出体外。人感染后可表现为临床型和亚临床型（成人中多见临床型），病毒随粪便排出，污染水源、食物和周围环境而发生传播。1986 年我国新疆南部戊型肝炎的暴发流行系污染水源传播所致。潜伏期末和急性期初的患者粪便排毒量最大，传染性最强，是本病的主要传染源。

HEV 通过对肝细胞的直接损伤和免疫病理作用，引起肝细胞的炎症或坏死。临床上表现为急性戊型肝炎（包括急性黄疸型和无黄疸型）、重症肝炎及胆汁淤滞性肝炎。多数患者于发病后 6 周即好转并痊愈，不发展为慢性肝炎。孕妇感染 HEV 后病情常较重，尤以怀孕 6 ～ 9 个月者最为严重，常发生流产或死胎，病死率达 10% ～ 20%。

三、微生物学检查法

目前，临床诊断常用的方法是检查血清中的抗 -HEV IgM 或 IgG。例如，抗 -HEV IgM 阳性，可作为急性 HEV 感染的诊断指标，血清中存在抗 -HEV IgG，则不能排除是既往感染，因为抗 -HEV IgG 在血中持续存在的时间可达数月至数年。

除了上述公认的五种肝炎病毒外，近年来还发现一些可能与人类肝炎相关的病毒，称为非甲 - 戊型（non-A-E）肝炎病毒，如庚型肝炎病毒（HGV）和 TT 型肝炎病毒（transfusion transmitted virus，TTV）。HGV 是 1995 年美国科学家发现的一种怀疑与输血后肝炎相关的病毒，也称 GBV-C。HGV 与 HCV 同属黄病毒家族成员，基因组结构也相似，为单正链 RNA 病毒。HGV 主要经输血或血制品途径传播，也可经母 - 婴垂直传播、静脉注射毒品和性途径等传播，常与其他经血传播的病毒 HBV、HCV 或 HIV 等合并感染，献血员中的检出率高达 4.8%。尽管 GBV-C/HGV 感染可致肝炎发生，但对于其致病机制尚不清楚，特别是对 GBV-C/HGV 是否具有肝细胞嗜性存在争议。TTV 是 1997 年日本科学家从一例输血后非甲 - 庚型肝炎患者血清中获得的一类新的 DNA 病毒，以患者名字命名为 TT 型肝炎病毒（TTV），同时又与输血传播的病毒（transfusion transmitted virus，TTV）的称谓相巧合，也是一种被怀疑引起输血传播相关肝炎的新型病毒。TTV 为无包膜的单负链环状 DNA 病毒，病毒体呈球形，归属于圆环病毒科（Circoviridae）、指环病毒属（*Anellovirus*）。目前研究表明，TTV 可能分布极广泛，生物学行为很可能类似 HBV，既可以引发急性重型肝炎、急性肝炎、慢性肝炎，还可以造成慢性携带。而且，TTV 的传播不仅限于输血和血液制品的使用，日常生活接触极有可能是 TTV 传播的重要途径，是造成人群高比例携带的原因。目前，对 TTV 的嗜肝性与致病性等正在研究之中。

（陈香梅）

第 29 章　逆转录病毒

逆转录病毒科（*Retroviridae*）是一组含有逆转录酶（reverse transcriptase，RT）的 RNA 病毒，包括 α 逆转录病毒属（*Alpharetrovirus*）、β 逆转录病毒属（*Betaretrovirus*）、γ 逆转录病毒属（*Gammaretrovirus*）、δ 逆转录病毒属（*Deltaretrovirus*）、ε 逆转录病毒属（*Epsilonretrovirus*）、慢病毒属（*Lentivirus*）等 11 个属，其中对人致病的主要有慢病毒属中的人类免疫缺陷病毒（human immunodeficiency virus，HIV）和 δ 逆转录病毒属中的人类嗜 T 细胞病毒（human T-lymphotropic virus，HTLV）。此外，人及多种动物组织中可以检出逆转录病毒的基因序列，整合于细胞染色体上，称为内源性逆转录病毒（endogenous retrovirus）。它们与疾病的关系尚不清楚。

逆转录病毒具有以下共同特性：①病毒呈球形，直径 80 ～ 110nm，有包膜，表面有刺突；②病毒基因组为两条相同 +ssRNA，在 5′ 端通过部分碱基互补配对形成二聚体，其组成相似，均含有序列及功能相似的 *gag*、*pol* 和 *env* 等结构基因及多个调节基因；③病毒核心有逆转录酶（RNA 依赖的 DNA 聚合酶）、整合酶及蛋白酶；④病毒复制时，其特点为逆转录及整合，即以病毒 RNA 为模板，在逆转录酶的作用下首先合成 DNA，DNA 进入细胞核作为前病毒整合于宿主细胞的染色体上。

第一节　人类免疫缺陷病毒

人类免疫缺陷病毒是获得性免疫缺陷综合征（acquired immunodeficiency syndrome，AIDS）即艾滋病的病原体。AIDS 于 1981 年被首次报道，1983 年分离并鉴定出 HIV-1。HIV 包括 HIV-1 和 HIV-2 两型，两型病毒的核苷酸序列相差超过 50%。通常所指的艾滋病病毒即 HIV-1，HIV-2 只在西非呈地区性流行。一旦感染 HIV，将终身携带病毒，如不经治疗，绝大多数人在 10 年内会发生免疫缺陷所致的致死性机会感染。艾滋病是 21 世纪全球最重要的公共卫生问题之一。高效抗逆转录病毒治疗方法的开创，是 HIV 治疗领域的最主要成就之一。

一、生物学性状

（一）形态与结构

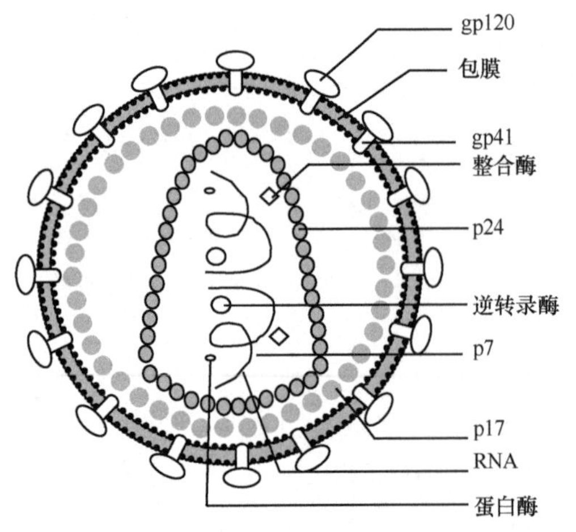

图 29-1　HIV 病毒颗粒模式图（Carroll *et al*，2013）

HIV 具有典型的慢病毒属的特征（图 29-1）：①病毒体呈球形，直径 80 ～ 100nm；②电镜下病毒内部有一致密的圆锥状核心，病毒核心含病毒 RNA、逆转录酶、整合酶和蛋白酶；③核心颗粒外面为病毒的核衣壳，由内膜蛋白（p17）和衣壳蛋白（p24）组成；④最外层为病毒包膜和病毒糖蛋白刺突，由外膜蛋白 gp120 和穿膜蛋白 gp41 构成。

（二）基因组特征及基因产物功能

HIV 基因组全长 9 ～ 10 kb，含有 *gag*、*pol*、*env* 三个结构基因及 *tat*、*rev*、*nef*、*vif*、*vpr*、*vpu* 6 个调节基因。HIV-2 没有 *vpu* 基因，代之以 *vpx* 基因。在病毒基因组的 5′ 端和 3′ 端为长末端重复序列（long terminal repeat，LTR）（图 29-2）。

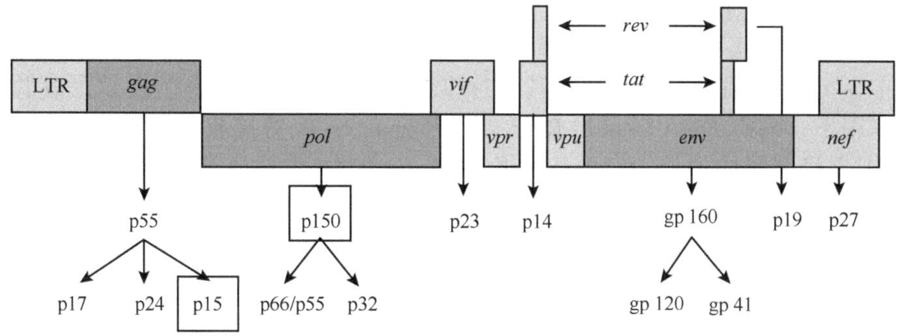

图 29-2　HIV 的基因组结构

1. 结构基因　*gag* 基因编码 55 kDa 的前体蛋白 P55，其在 HIV 蛋白酶作用下进一步裂解形成与 RNA 结合的核蛋白 p9、p7、衣壳蛋白 p24 和基质蛋白 p17。*pol* 基因编码逆转录酶 p51/p66、蛋白酶、整合酶和 RNA 酶 H，与病毒复制相关。*env* 基因编码包膜糖蛋白 gp160，其在细胞蛋白酶作用下裂解为 gp120 和 gp41。其中，外膜蛋白 gp120 负责病毒与受体和辅助受体结合，决定病毒对靶细胞的亲嗜性，穿膜蛋白 gp41 借助融合肽介导病毒包膜与宿主胞膜融合，辅助病毒进入靶细胞。包膜糖蛋白含有大量中和抗体的抗原决定簇。

2. 调节基因　HIV 共有 6 个调节基因，其中，*tat*、*rev* 和 *nef* 3 个基因的产物对 HIV 基因表达的正、负调节具有重要意义。*tat* 基因产物是 RNA 结合蛋白，其与 LTR 结合后能促进病毒所有基因转录，并能增强病毒 mRNA 的翻译，是一种反式激活的转录因子；*rev* 基因编码产物也是 RNA 结合蛋白，可携带转录的病毒 RNA 出核，能增加 *gag*、*pol* 和 *env* 编码的结构蛋白的合成；*nef* 基因编码负调节蛋白，下调细胞 MHC1 型分子的表达。此外还有 *vif*、*vpu*、*vpr* 3 个调节基因，其中，*vif* 基因产物能增强病毒体感染性，而 *vpu* 及 *vpr* 两基因产物能增强病毒的复制。基因组两端的 LTR 包含启动子、增强子、TATA 序列和多个与病毒及细胞调节蛋白反应的区域，它们对病毒基因组转录调控起关键作用。

（三）病毒的复制

1. HIV 的受体　CD4 分子是 HIV 的受体，此外，HIV 进入靶细胞还需要辅助受体。趋化受体 CXCR4 和 CCR5 是 HIV 的两个主要辅助受体，主要表达在淋巴细胞、巨噬细胞、胸腺细胞以及神经元和结肠及宫颈细胞表面。以 CCR5 为辅助受体的 HIV 是 R5（嗜巨噬细胞，M-tropic）毒株，以 CXCR4 为辅助受体的 HIV 是 X4（嗜 T 细胞，T-tropic）毒株，同时利用两种趋化受体的是 R5X4（双嗜性，dual-tropic）毒株。在体内，感染早期多为 R5 毒株，而晚期和 AIDS 期则多为 X4 毒株，造成大量 $CD4^+$ T 细胞被破坏。某些 CCR5 基因缺失的个体对 HIV 不易感，如 CDR5-Δ32 突变个体；而 CCR5 基因启动子区突变的个体感染后进展较慢。最近研究发现，树突状细胞（DC）特异性植物凝集素 DC-SIGN（DC-specific intercellular-adhesion-molecule-3 grabbing nonintegrin）可与 HIV 结合但不介导病毒侵入靶细胞，有助于将 HIV 从 DC 转运至淋巴器官，从而增强 HIV 感染 T 细胞。

2. 病毒复制过程　①病毒进入靶细胞。包膜糖蛋白 gp120 与靶细胞膜上 CD4 受体及 CCR5（或 CXCR4）结合，发生构象变化，穿膜蛋白 gp41 的融合肽插入靶细胞膜，gp41 发生变构，介导病毒包膜与细胞膜发生融合，核衣壳进入细胞质内脱壳，释放出病毒 RNA 进行复制。②逆转录。在病毒自身逆转录酶的作用下，以病毒 RNA 为模板，经逆转录形成互补的负链 DNA，构成 RNA：DNA 中间体，中间体中的 RNA 被病毒 RNase H 水解，负链 DNA 作为模板复制出双链 DNA。③整合。双链 DNA 进入细胞核，在病毒整合酶作用下，病毒基因组整合于细胞染色体 DNA 中，整合的双链病毒 DNA 称为前病毒（provirus）。前病毒以非活化形式可长期潜伏于宿主细胞中，随细胞分裂进入子代细胞。因此，HIV 基因组有两种存在形式：单链 RNA 或双链 DNA。④转录和翻译。当各种因素刺激前病毒活化而进行自身转录时，病毒的 LTR 有启动和增强转录的作用，其上有多种细胞转录因子结合位点。在宿主细胞 RNA 聚合酶Ⅱ作用下，病毒 DNA 转录出 RNA，一部分 RNA 经剪接或不经剪接成为 mRNA，另一部分 RNA 不经剪接成为子代病毒基因组 RNA。mRNA 先翻译成大分子多肽，在病毒蛋白酶的作用下，多肽被裂解并适当折叠成各种结构蛋白和调节蛋白。⑤病毒子代 RNA 与结构蛋白装配成核衣壳，并从宿主细胞膜获得包膜组成完整的子代病毒。最后以出芽方式释放到细胞外（图 29-3）。

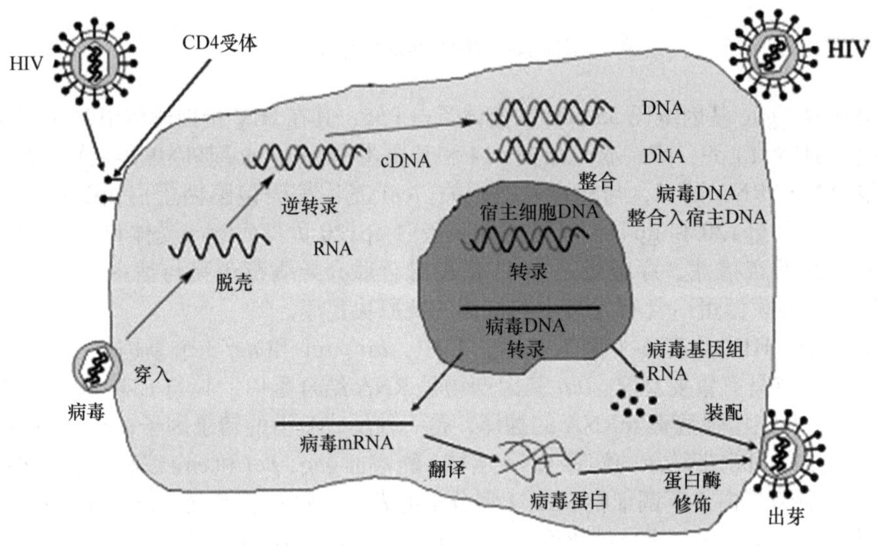

图 29-3　HIV 侵入靶细胞及复制过程示意图

（四）病毒变异和分型

HIV 基因组易发生变异，以结构基因 *env* 和调节基因 *nef* 变异性最大。因其高度变异性，从同一个体可以分离到基因组不完全相同的 HIV 毒株。根据 *env* 基因序列的差异将全球流行的 HIV-1 分为 M、O 和 N 三组，其中，M 组又分 A～K、CRF 等十余个亚型和重组型；HIV-2 分为 A～E 五个亚型。各亚型内病毒也有高度异质性，不同地区、不同流行时间及不同传播途径亚型分布不同。我国流行的亚型主要是 B、B′、B/C 重组型和 A/E 重组型。

高频复制、逆转录酶较高的错配率且缺乏校正功能导致了 HIV 的高度变异。基因序列的变异导致编码氨基酸及相应抗原性的改变，因而导致 HIV 的免疫逃逸。同时，因包膜糖蛋白是最主要的中和抗原，其高度变异使疫苗研制面临很大困难。

（五）培养特性

HIV 仅感染表面有 CD4 分子的细胞。实验室常用人 T 淋巴细胞经有丝分裂原（如 PHA）刺激后与感染者 T 淋巴细胞共培养分离病毒。

目前还缺乏能如实反映人类 AIDS 的动物模型。某些猴免疫缺陷病毒（simian immunodeficiency virus，SIV）毒株感染恒河猴（rhesus macaque）后，发生高水平病毒复制及类艾滋病样症状，用于进行 HIV 相关研究。

（六）抵抗力

HIV 对理化因素的抵抗力较弱，10% 家用漂白剂、75% 乙醇、35% 异丙醇、1% NP40、0.5% 多聚甲醛、0.3% 过氧化氢或 0.5% 甲酚皂室温处理 10 分钟能完全灭活病毒。强酸和强碱（pH 1 和 pH 13）均能使病毒失活。血中病毒在未经稀释的漂白剂中处理 30 秒能被灭活。液体和 10% 血清中的 HIV 经 56℃ 10 分钟能被有效灭活，但干燥的含蛋白质材料对病毒有保护作用。冻干血制品则须在 68℃加热 72 小时以确保其中的病毒被彻底灭活。

二、致病性与免疫性

（一）传染源与传播途径

艾滋病的传染源是 HIV 感染者和艾滋病患者。从其血液、精液、阴道分泌物、乳汁、脑脊髓液、骨髓及中枢神经组织等标本中均可分离到病毒，其中血液和精液中的病毒含量最高。主要传播方式有如下三种。

1. 性传播　即通过同性或异性间的性行为传播。由于炎症促进 HIV 跨黏膜屏障转移，因此，其他性传播疾病如梅毒和淋病等可增加性传播 HIV 的风险。滥交的同性恋活动已被确认是获得感染的重要危险因素。性传播已经成为我国大部分地区 HIV 传播的主要方式。

2. 血液传播　HIV 可通过输血或血制品、器官或骨髓移植、人工授精、静脉吸毒者共用 HIV 污染的注射器及针头等方式传播。为确保血液供应的安全，必须严格检测供者血液和血制品。

3. 母婴传播　包括经胎盘、产道或经母乳喂养等方式传播。在未经治疗的妇女，母婴传播比例为 13% ～ 40%，孕产妇血中的高病毒载量是传播的危险因素。

（二）所致疾病及临床表现

1. 疾病过程及临床表现　HIV 侵入人体后，能选择性地侵犯表达 CD4 分子的细胞，引起以 $CD4^+$ 细胞缺损和功能障碍为中心的严重免疫缺陷。未经治疗的典型 HIV 感染通常经过原发感染、病毒在体内播散、无症状潜伏期、病毒持续增殖、临床综合征及死亡等阶段，大约持续 10 年，一般在发生典型临床症状后 2 年内死亡（图 29-4）。

（1）原发感染期（primary infection）：此期一般持续 8 ～ 12 周。原发感染后，病毒在 $CD4^+$T 淋巴细胞和单核 - 巨噬细胞群中大量增殖，由原发感染部位向机体播散，并驻留于淋巴器官。此期，感染者外周血 $CD4^+$ T 淋巴细胞数快速下降，血中有大量病毒。50% ～ 75% 的患者会在感染后 3 ～ 6 周发生急性单核细胞增多症样表现，出现发热、咽炎、淋巴结肿大、皮肤斑丘疹和黏膜溃疡等。特异性免疫会在感染后 1 周至 3 个月间出现，导致病毒载量下降，$CD4^+$ T 淋巴细胞数回升。然而，免疫反应并不能完全清除病毒，感染的淋巴细胞会在淋巴器官内持续存在。

（2）临床潜伏期（clinical latency）：急性期后血浆病毒载量高低因人而异，与感染者发生 AIDS 的早晚相关。潜伏期短者数月，长者超过 10 年，平均 6 ～ 8 年。感染者一般无临床症状，少数有无痛性淋巴结肿大。在此期间，HIV 以前病毒形式整合于细胞染色体上，同时，持续高水平复制，病毒复制周期平均为 2.6 天。$CD4^+$ T 淋巴细胞更新速率也较高，产病毒的 $CD4^+$ T 淋巴细胞半衰期大约为 1.6 天。由于病毒高度活跃复制及逆转录酶的高错误率，此期会产生大量突变病毒。免疫系统不能完全清除病毒，病毒持续存在，$CD4^+$ T 淋巴细胞数进行性减少。在未经治疗的情况下，有大约 5% 的感染者维持 $CD4^+$ T 淋巴细胞数稳定 5 年以上，称为“长期不进展者”（long term non-progressor，LTNP）；有极少数感染者维持血浆病毒载量很低，称为“精英控制者”（elite controller）。

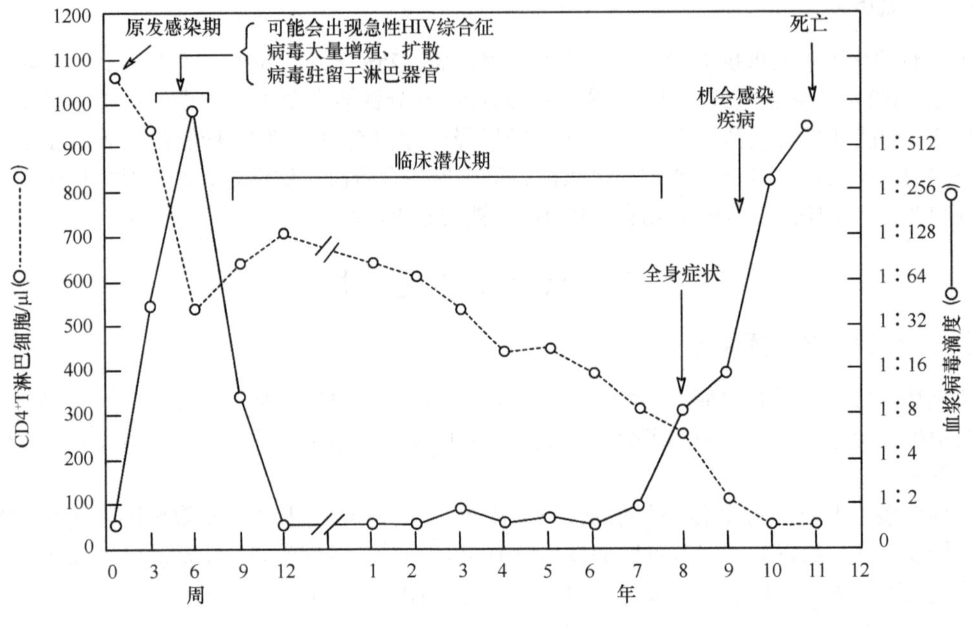

图 29-4 未经治疗的 HIV 感染典型过程

（3）AIDS 期：由于病毒持续复制，$CD4^+$ T 淋巴细胞数进行性减少，免疫功能进行性衰竭，当血中 $CD4^+$ T 淋巴细胞数< 200 个 /μl 时，感染者出现严重的免疫抑制、各种严重而少见的机会感染和少见肿瘤，即进入 AIDS 期。此期血浆中有高水平的病毒，且晚期病毒较早期病毒毒力和细胞病变作用更强。此时血液中嗜 T 细胞病毒株占优势。

1）机会感染：此期感染者免疫功能严重低下，易发生各类严重机会感染，机会感染的病原体包括一些在正常机体中不引起严重疾病的病原体。常见机会感染的病原体包括：① 原虫，如刚地弓形虫、隐孢子虫等；②真菌，如白念珠菌、耶氏肺孢菌；③细菌，如鸟 - 胞内分枝杆菌复合群等；④病毒，如巨细胞病毒、人类疱疹病毒 -8 型、EB 病毒等。

2）恶性肿瘤：AIDS 相关的恶性肿瘤包括 Kaposi 肉瘤（Kaposi’s sarcoma）、非霍奇金淋巴瘤、肛门癌、宫颈癌及霍奇金淋巴瘤（Hodgkin’s lymphoma）等。其中，Kaposi 肉瘤与 HHV-8 感染相关；肛门癌及宫颈癌与 HPV 感染相关。

3）神经系统异常：40% ～ 90% 的患者会出现不同程度的中枢神经系统疾病，包括 HIV 脑病、外周神经病变、AIDS 痴呆综合征等。AIDS 痴呆综合征出现于 25% ～ 65% 的患者，严重痴呆者通常于 6 个月内死亡。

2. HIV 损伤免疫系统的机制 HIV 侵害的靶细胞主要是 $CD4^+$ 细胞。病毒进入机体后，在巨噬细胞或 $CD4^+$T 淋巴细胞等靶细胞内复制，由于病毒包膜糖蛋白的高度变异性，一般在 HIV 感染早期，体内嗜巨噬细胞病毒占优势，随着感染进展，嗜 T 细胞病毒逐渐增多，最后以嗜 T 细胞病毒为主，结果大量 $CD4^+$ T 辅助细胞（Th）受病毒感染而破坏，造成由 $CD4^+$ T 淋巴细胞减少所致的免疫功能低下及免疫调节功能紊乱。

（1）HIV 损伤 $CD4^+$ T 淋巴细胞的机制：尚不完全清楚。可能的机制包括：①特异性细胞毒性 T 细胞（CTL）通过识别感染细胞膜上的 HIV 抗原发挥细胞毒作用，或 HIV 特异性抗体结合细胞膜上 HIV 抗原通过抗体依赖细胞介导的细胞毒作用（ADCC）破坏感染细胞；②感染细胞借助胞膜上表达的病毒包膜糖蛋白与正常 $CD4^+$T 淋巴细胞融合，形成多核巨细胞，最终死亡；③病毒增殖时产生大量病毒 DNA，干扰细胞的正常生物合成；④病毒增殖后期，因从胞膜出芽释放导致胞膜通透性增加而损伤靶细胞；⑤诱导细胞凋亡；⑥病毒包膜糖蛋白 gp41 与细胞膜 MHC- Ⅱ类分子有相同抗原，诱导自身免疫造成免疫病理损害。

由于 $CD4^+$T 淋巴细胞参与机体内多种反应，包括活化巨噬细胞，诱导细胞毒性 T 细胞、NK 细胞及 B 淋巴细胞发挥功能，诱导分泌促进淋巴细胞及造血细胞生长和分化的细胞因子等，因此，$CD4^+$T 淋巴细胞的损伤会导致免疫功能全面受损。

大量 $CD4^+$ T 淋巴细胞死亡的同时，有少量感染的 T 淋巴细胞转变为静止状态的记忆 T 淋巴细胞。这些细胞内的病毒基因不表达或只有极微量表达，呈长期稳定的潜伏状态，逃避抗病毒药物的作用；且细胞自身衰减缓慢，可长期存在，因而成为病毒库（virus reservoir）。因此，HIV 一旦感染，难以从体内彻底清除。

（2）对单核 - 巨噬细胞的影响：单核 - 巨噬细胞表达 CD4 分子和趋化受体 CCR5，是感染早期 HIV 侵袭的细胞。受感染细胞功能受损但可长期存活，并可持续性释放病毒，因此，也是病毒的潜伏库。HIV 能感染多种组织内的巨噬细胞，感染细胞抗原提呈及趋化功能均受损，最终吞噬及杀伤能力下降。感染的单核细胞进入脑组织释放对神经元有毒性的细胞因子和趋化因子，导致脑组织炎性细胞浸润，是 AIDS 神经系统损伤的基础。而肺泡巨噬细胞的受累则是 AIDS 肺炎的基础。

（3）对中枢神经系统的影响：感染后期神经系统异常表现较多见，40% ～ 90% 的患者会出现不同程度的神经系统疾病，包括 HIV 脑病、外周神经病变、AIDS 痴呆综合征等。脑内最易感的细胞为单核 - 巨噬细胞。病毒可能通过感染的单核细胞进入脑内或释放细胞因子导致神经系统损害。HIV 非常少见于神经元、少突胶质细胞和星型细胞中。

此外，在病程早期，由于 B 淋巴细胞的多克隆激活，血清免疫球蛋白的水平往往增高；但随着疾病的进展，B 淋巴细胞的功能亦受到影响，对抗原的抗体应答能力下降。

（三）免疫性

迄今为止，对 HIV 感染介导的免疫应答机制仍不完全清楚。

HIV 感染后，机体可产生抗 HIV 多种蛋白的抗体，其中，针对病毒包膜的一些抗体是中和抗体，具有保护作用，能在急性感染期降低血清中的病毒量，但不能完全清除体内病毒。中和抗体滴度通常较低。多数抗包膜抗体为非中和抗体。由于包膜糖蛋白高度糖基化，糖侧链能够阻碍中和抗体与包膜抗原结合；同时，由于病毒包膜抗原高度变异，变异的病毒不能被已经存在的中和抗体所识别，由此产生了 HIV 的“中和逃逸”。HIV 感染也刺激机体产生细胞免疫应答。CTL 反应针对 *env*、*gag*、*pol* 和 *nef* 等基因的产物，几乎所有感染者都产生包膜特异性 CTL 反应，但随着感染进展 CTL 反应下降。CTL 对杀伤 HIV 感染的细胞和阻止病毒经细胞接触扩散有重要作用，但不能彻底清除体内潜伏的感染细胞。NK 细胞、抗体依赖性细胞介导的细胞毒作用等也发挥清除感染细胞的作用。

尽管机体产生对 HIV 的细胞和体液免疫应答，但 HIV 仍不断在体内活跃复制，构成持续感染状态。

三、微生物学检查法

HIV 感染的实验室诊断方法有两大类：一类是测定抗体，是目前最常应用的方法；另一类是测定病毒及其组分。目前，临床上诊断感染采用抗体检测，包括初筛和确证实验。另外，血浆病毒载量测定和 $CD4^+$T 淋巴细胞计数也是 HIV 感染后病情进展、预后评估及抗病毒治疗效果评价的主要依据。

（一）检测抗体

一般 HIV 感染后血清抗体出现阳性的平均时间为 3 ～ 4 周，大多数人可在感染后 6 ～ 12 周内检测到抗体。常用 ELISA 法进行初筛试验，阳性者须进行重复试验，重复试验阳性者须进行确证试验以排除假阳性。确证试验常用特异性强的蛋白印迹试验（Western blot）。此法可检出针对 HIV 不同结构蛋白的抗体。一般检测到两种 HIV 抗原的抗体（如 p24 和包膜糖蛋白 gp120 或 gp41 抗体）方可肯定诊断。

现已研发出多种基于免疫斑点试验（immunospot assay）、金免疫实验等方法的抗体检测试剂盒，用于快速现场检测。

（二）检测病毒及其组分

1. 病毒分离及鉴定 需 4 ～ 6 周。因费时且昂贵、分离成功困难，故不用于 HIV 感染的临床诊断。取新鲜分离的正常人 T 淋巴细胞，用有丝分裂原（PHA）刺激并培养 3 ～ 4 天后，接种患者的血液单核细胞、骨髓细胞、血浆或脑脊液等标本。培养过程中需定期换液和补加经 PHA 处理的新鲜正常人 T 淋巴细胞。也可用传代 T 细胞株进行病毒分离。培养 2 ～ 4 周后，如出现不同程度 CPE，尤其是见到多核巨细胞，则说明有病毒增殖。无论是否出现 CPE，都需要再用免疫学方法检测 HIV p24 抗原，或用生化反应检测培养液中逆转录酶的活性进行鉴定，也可用电镜检测 HIV 颗粒进行鉴定。

2. 测定病毒抗原 常用 ELISA 法检测 HIV 的衣壳蛋白 p24。这种抗原通常出现于急性感染期，早于抗体出现，因此，在 ELISA 法检测抗体呈阴性的窗口期，可通过测定 p24 抗原诊断。但 p24 在潜伏期中常为阴性；待感染进展或艾滋病症状出现时，p24 抗原含量又可重新上升。

3. 测定病毒核酸 用 PCR 法检测 HIV 的前病毒 DNA，可确定细胞中 HIV 潜伏感染情况；也可用 RT-PCR 法检测标本中的病毒 RNA。用实时荧光定量 RT-PCR 等技术测定每毫升血浆或血清中 HIV RNA 的拷贝数（copy/ml），代表病毒载量（viral load），反映疾病进展速率和预后，比 $CD4^{+}$T 淋巴细胞计数更能有效反映抗病毒治疗效果。对于 HIV-1 感染母亲所生的小于 18 个月的婴儿，由于有来自母体的抗体，常采用检测血浆 HIV-1 RNA 或外周血细胞中的 DNA 进行诊断。

四、防治原则

（一）综合措施

由于尚没有疫苗能够有效预防 HIV，药物也不能彻底清除病毒，因此避免高危行为是唯一能够减少和消除 HIV 感染的途径。由于感染者长期携带病毒，包括处于临床潜伏期的感染者亦可能将病毒传播给他人，因此，感染后应定期跟踪检查。根据 HIV 的传播方式，有效切断传播途径的方法包括：①阻断性传播，不进行高危性行为；②阻断和预防血液传播，严格筛查血液、血浆、身体器官、其他组织或精子捐赠者，规范管理一次性针头及注射器，严格规范医疗介入消毒措施，避免共用牙刷、剃须刀等；③阻断母婴传播，通过母婴阻断干预措施实现，包括妊娠妇女及时进行检查和抗病毒治疗、选择性剖宫产及 HIV 阳性的母亲进行婴儿人工喂养等。

（二）抗病毒治疗

抗逆转录病毒治疗（anti-retroviral therapy，ART）是目前广泛应用的有效方法。目前，临床上用于治疗艾滋病的药物有以下几类：①核苷类逆转录酶抑制剂，包括齐多夫定（AZT）、双脱氧胸苷（ddC）、双脱氧肌苷（ddI）和拉米夫定（3TC）；②非核苷类逆转录酶抑制剂，如 delavirdine 和 nevirapine；③蛋白酶抑制剂，如 saquinavir、ritonavir、indinavir 和 nelfinavir，这类药物抑制 HIV 蛋白酶，使病毒多肽不能被裂解而影响病毒的成熟与装配；④整合酶抑制剂，能干扰病毒整合；⑤融合抑制剂（如 T-20）和病毒侵入抑制剂，此类药物能抑制病毒进入靶细胞。1996 年，将逆转录酶抑制剂与蛋白酶抑制剂组合成二联或三联疗法的高效抗逆转录病毒治疗（highly active anti-retroviral therapy，HAART）（又称鸡尾酒疗法）开始被采用。HAART 能有效抑制病毒复制，使血中病毒水平快速下降至难以检出的水平；也能降低淋巴器官中的病毒含量，使机体针对机会致病病原体的免疫反应得以恢复，并且延长患者的存活期。然而，HAART 并不能将患者体内的HIV彻底清除，一旦中断治疗或治疗失效，潜伏的病毒又会大量增殖起来。而且，由于病毒高度变异导致耐药毒株的出现并传播，会影响治疗效果。

HAART的成功使艾滋病成为可治疗的慢性疾病，随着免疫功能的恢复，可以长期抑制病毒复制。然而，由于治疗必须持续终身且存在耐药性问题，药物昂贵，有较大不良反应，相当多的患者难以耐受长期治疗，世界上多数患者尚不能接受规范治疗。

（三）局部杀微生物剂

由于性传播为HIV感染的主要途径，因此世界各国正在努力研制和开发安全有效的外用（如女性阴道用）杀微生物剂，防止艾滋病病毒的性传播。但迄今为止，还没有经临床测试安全且可有效杀灭HIV的杀微生物剂。

（四）HIV疫苗

预防性疫苗是最有前景的控制HIV感染的策略，同时人们也在研究治疗性疫苗，以增强感染者抗HIV特异性免疫并延缓艾滋病进程。疫苗研究取得了相当大的进展，但迄今还没有理想的抗HIV疫苗上市。HIV疫苗研究面临着诸多困难：①HIV减毒活疫苗或灭活疫苗因安全性问题受到怀疑；②HIV基因快速变异及由此导致的病毒抗原性变异产生新的突变毒株特别是中和抵抗毒株，使中和抗体失效；③HIV持续潜伏感染，而且，并非所有被感染细胞均表达病毒抗原；④对与HIV免疫保护相关的体液和细胞免疫机制缺乏了解；⑤缺乏合适的动物模型评价疫苗效果。

第二节　人类嗜T细胞病毒

人类嗜T细胞病毒（HTLV）Ⅰ型和Ⅱ型是20世纪80年代初期分别从T淋巴细胞白血病和毛细胞白血病患者的外周血淋巴细胞培养中分离出的人类逆转录病毒，分类上属于RNA肿瘤病毒属，两者基因组同源性近50%。

一、生物学性状

HTLV在电镜下呈圆形，大小约100 nm。病毒包膜表面的刺突嵌有病毒特异的糖蛋白（gp46），能与细胞表面的CD4受体结合，与病毒感染及侵入靶细胞有关。内层衣壳含P24、P19和P15三种结构蛋白。中心含病毒RNA及逆转录酶。病毒基因组两端均为LTR，中间从5′端至3′端依次为*gag*、*pol*、*pro*、*env*四个结构基因和*tax*、*rex*两个调节基因。HTLV结构基因的功能与HIV的基本一致。*tax*基因编码的蛋白是一种反式激活因子，除可激活LTR、增加病毒基因的转录外，尚能激活细胞的IL-2基因和IL-2受体基因，使它们异常表达而促进细胞大量增长。*rex*基因编码的两种蛋白对病毒的结构蛋白和调节蛋白的表达有调节作用。

二、致　病　性

HTLV的感染主要通过输血、注射、性接触等方式水平传播；也可通过胎盘、产道和哺乳等途径垂直传播。HTLV-Ⅰ和HTLV-Ⅱ仅感染$CD4^+$T淋巴细胞并在其中生长。

HTLV-Ⅰ型引起成人T淋巴细胞白血病（adult T-cell leukemia，ATL）。HTLV感染潜伏期长，多无临床症状，约有1/20的感染者发生急性和慢性成人T淋巴细胞白血病。ATL多为40岁以上的成人发病。急性ATL主要症状为白细胞增多，淋巴结及肝脾肿大，并可出现皮肤红斑、皮疹等皮肤及神经系统损伤症状，而且血中乳酸脱氢酶、钙离子、胆红素水平升高，预后不良。慢性ATL除白细胞数增多和皮肤症状外，仅少数病例有淋巴结、肝脾肿大症状，但血钙、血胆红素水平不高。此外，临床还分隐匿型和淋巴瘤型。HTLV-Ⅰ型除能引起ATL外，尚可引起HTLV-Ⅰ

型相关脊髓病（HTLV- Ⅰ associated myelopathy，HAM）及热带痉挛性下肢轻瘫（tropical spastic paraparesis，TSP），两者总称 HAM/TSP。HAM 以女性居多，主要症状为慢性进行性步行障碍与排尿困难，有时伴有感觉障碍。

HTLV- Ⅱ型能引起毛细胞白血病和慢性 $CD4^+T$ 淋巴细胞淋巴瘤。

关于 HTLV- Ⅰ和 HTLV- Ⅱ引起细胞恶变的机制还未完全清楚。这两种病毒与 Rous 鸡肉瘤病毒等急性 RNA 肿瘤病毒不同，它们的基因组均不含有已知的病毒癌基因 *v-onc* 或原癌基因 *c-onc*；两种病毒的基因组插入细胞基因组后，并不能激活邻近的 *c-onc*。目前认为，两种病毒所致的 T 淋巴细胞白血病，可能是一个多阶段的演变过程。病毒侵入 $CD4^+T$ 淋巴细胞后，其基因组经逆转录并以前病毒形式整合于细胞 DNA 中。在病毒复制过程中，通过 *tax* 基因产物的反式激活作用，$CD4^+$ T 淋巴细胞的 IL-2 基因及 IL-2 受体基因异常表达，使感染病毒的 $CD4^+T$ 淋巴细胞大量增长，但并不引起细胞破坏。由于 HTLV 前病毒 DNA 在 T 淋巴细胞染色体上的整合位点无特定限制，它们可整合于不同染色体上，使细胞转化成不同的克隆。当这些细胞继续增殖时，某一克隆中个别细胞的染色体如果发生突变，可能演变成白血病细胞，随后形成 T 淋巴细胞白血病的细胞克隆。HTLV 感染的 T 淋巴细胞除发生细胞增生、转化及癌变外，其正常免疫功能亦受影响，主要引起免疫缺陷和多克隆性 B 淋巴细胞激活。

由 HTLV- Ⅰ引起的成人 T 淋巴细胞白血病在日本西南部、加勒比海地区、南美洲东北部和非洲一些地区呈地方性流行。最近我国亦发现福建省的沿海县市有少数成人 T 淋巴细胞白血病病例。当地人群血清 HTLV- Ⅰ抗体阳性率约为 2%，表明福建省东部沿海县市是我国 HTLV- Ⅰ流行区。

三、微生物学检查法与防治原则

检查 HTLV- Ⅰ或 HTLV- Ⅱ感染所用的病毒分离和抗体测定方法与检查 HIV 的相似。应用免疫印迹法检测抗体可区别 HTLV- Ⅰ、HTLV- Ⅱ和 HIV 三种病毒的抗体。目前尚没有研制出有效的 HTLV 疫苗。抗病毒药中，只有 AZT 有一定治疗效果。

（凌　虹）

第 30 章 疱疹病毒

疱疹病毒（herpesviruses）是一群中等大小的双链 DNA 病毒，有 100 个以上成员，根据其理化性质分为 α、β、γ 三个亚科。α 疱疹病毒（如单纯疱疹病毒、水痘 - 带状疱疹病毒）增殖速度快，能引起细胞病变；β 疱疹病毒（如巨细胞病毒），生长周期长，感染细胞形成巨细胞；γ 疱疹病毒（如 EB 病毒），感染的靶细胞是淋巴样细胞，可引起淋巴增生。疱疹病毒感染的宿主范围广泛，可感染人类和其他脊椎动物。引起人类疾病的疱疹病毒见表 30-1。疱疹病毒主要侵犯外胚层来源的组织，包括皮肤、黏膜和神经组织。感染部位和引起的疾病多种多样，严重威胁人类健康。

表 30-1　人类疱疹病毒的种类及其所致的主要疾病

正式命名	常用名	潜伏部位	所致疾病
人类疱疹病毒 1 型（HHV-1）	单纯疱疹病毒 1 型（HSV-1）	三叉神经节、颈上神经节	唇疱疹、口龈炎、角结膜炎、脑炎等
人类疱疹病毒 2 型（HHV-2）	单纯疱疹病毒 2 型（HSV-2）	腰骶神经节	生殖器疱疹、新生儿疱疹、宫颈癌
人类疱疹病毒 3 型（HHV-3）	水痘 - 带状疱疹病毒（VZV）	脊髓后根及感觉神经节	水痘、带状疱疹、肺炎、脑炎
人类疱疹病毒 4 型（HHV-4）	EB 病毒（EBV）	淋巴组织	传染性单核细胞增多症、Burkitt 淋巴瘤、鼻咽癌
人类疱疹病毒 5 型（HHV-5）	巨细胞病毒（CMV）	腺体、肾、白细胞	传染性单核细胞增多症、肝炎、肺炎及先天性畸形
人类疱疹病毒 6 型（HHV-6）	人类疱疹病毒 6 型	同 CMV	婴儿玫瑰疹、间质性肺炎等
人类疱疹病毒 7 型（HHV-7）	人类疱疹病毒 7 型	同 CMV	未确定
人类疱疹病毒 8 型（HHV-8）	人类疱疹病毒 8 型	同 EBV	Kaposi 肉瘤
猕猴疱疹病毒 1	猿猴 B 病毒	同 HSV	脊髓炎、出血性脑炎

疱疹病毒的共同特点如下：

1. 病毒体　为直径 150 ～ 200nm 的球形，核衣壳是由 162 个壳微粒组成的二十面体立体对称结构（图 30-1）。基因组由线性双链 DNA 组成。病毒体中含有 35 种以上的蛋白质。核壳周围有一层由病毒结构蛋白无定形聚集而成的内膜（tegument）。最外层为包膜，其表面含有病毒的糖蛋白和 Fc 受体，详见图 30-2。

2. 复制　病毒通过包膜糖蛋白与易感细胞表面受体结合，病毒包膜与细胞膜融合，核衣壳穿越胞质进入核孔，在核内进行 DNA 复制及衣壳装配。新合成的病毒 DNA 分子进入衣壳，核衣壳再经细胞内质网腔运至细胞表面获得细胞膜而释放。

除 EBV、HHV-6、HHV-7 嗜淋巴细胞外，人疱疹病毒均能感染人二倍体成纤维细胞，在核内复制，并出现包涵体及多核巨细胞等细胞病变。病毒可通过细胞间桥感染邻近细胞，进行蔓延。

3. 感染特点　病毒感染宿主细胞，可引起多种感染类型。

（1）显性感染（apparent infection）：原发感染疱疹病毒，少数人可因病毒大量增殖导致细胞破坏，出现临床症状。

（2）潜伏感染（latent infection）：病毒感染机体细胞后可建立潜伏感染状态，感染细胞内能检测到病毒的基因组，但检测不到病毒的颗粒。当机体受到外界不利因素的影响时，病毒可从

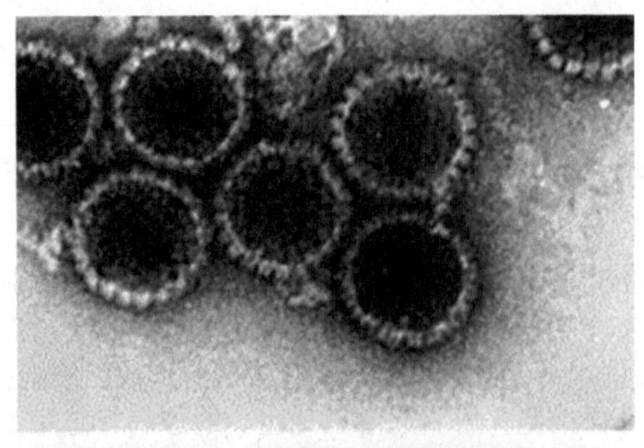

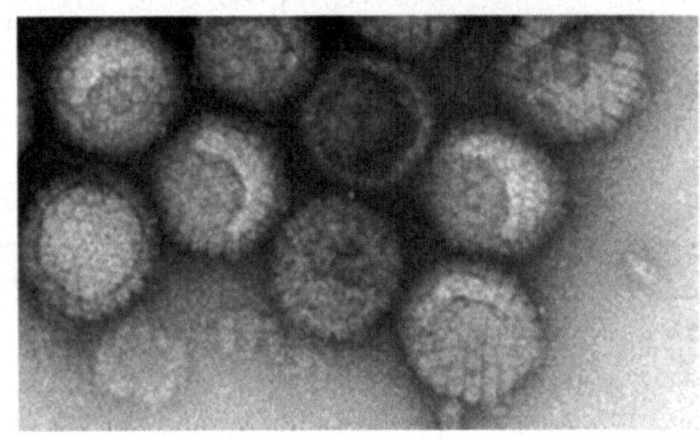

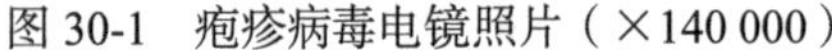

图 30-1　疱疹病毒电镜照片（×140 000）

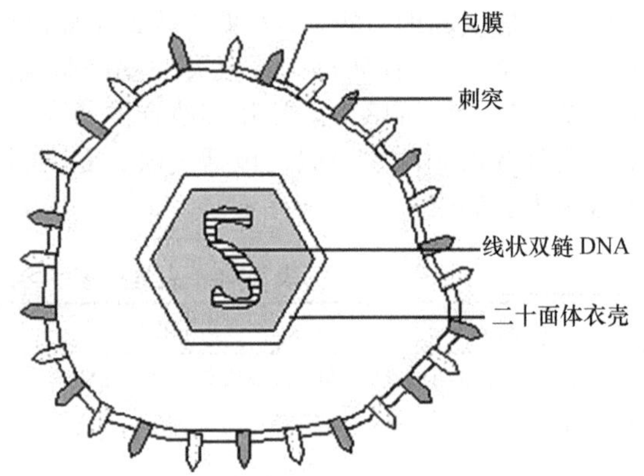

图 30-2　疱疹病毒结构图

潜伏状态被再激活（reactivation），表现为无症状地排出病毒。若被激活的病毒大量复制则使机体产生明显的临床症状，呈疾病状态，称其为复发（recurrence）。

（3）先天感染（congenital infection）：病毒经胎盘感染胎儿，可引起先天畸形，如巨细胞病毒。

（4）整合感染（integrated infection）：病毒部分基因组可与宿主细胞 DNA 整合，导致细胞转化。此类型与某些疱疹病毒致癌机制有关，如 EBV 等。

第一节　单纯疱疹病毒

一、生物学性状

单纯疱疹病毒（herpes simplex virus，HSV）具有典型疱疹病毒的形态特征。有包膜的病毒直径为 150 ～ 200nm。包膜表面含 gB、gC、gD、gE、gG、gH、gI、gJ、gL 等十余种糖蛋白。其中 gB、gD、gH ～ gL 与病毒吸附 / 穿入细胞有关，gD 诱导产生中和抗体的能力最强，可用于疫苗研制。

HSV 基因组为一线性 DNA 分子，由共价连接的长片段（L）和短片段（S）组成。基因组中有 72 个基因，共编码 70 多种各异的蛋白质，其中除 24 种蛋白质的特性还不清楚外，有 18 种编码蛋白质组成病毒 DNA 结合蛋白及各种酶类，参与病毒 DNA 合成、包装及核苷酸的代谢等。

HSV 可在多种细胞中生长，常用的细胞系有 BHK 细胞、Vero 细胞、HEp-2 细胞等。对病毒的初次分离，原代乳兔肾细胞、人胚肺细胞较敏感。HSV 感染动物范围广泛，多种动物脑内接种可引起疱疹性脑炎，小鼠足垫接种可引起中枢神经系统致死性感染，家兔角膜接种引起疱疹性角膜炎，豚鼠阴道内接种可引起宫颈炎和宫颈癌。接种于鸡胚绒毛尿囊膜上，形成增殖性白色斑块。

根据生物化学、生物学、流行病学等可将 HSV 分为两个血清型，即 HSV-1 和 HSV-2，二者基因组相似，核苷酸序列有 50% 的同源性，型间有共同抗原，也有特异性抗原，可用型特异性单克隆抗体作 ELISA、DNA 限制性酶切图谱分析及 DNA 杂交试验等方法来区分型别。

二、致病性与免疫性

人群中 HSV 感染非常普遍，患者和健康带毒者是传染源，主要通过直接密切接触和性接触传播，也可经呼吸道传播。HSV 经口腔、呼吸道、生殖道黏膜和破损皮肤等多种途径侵入机体，常见的临床表现是黏膜或皮肤局部集聚的疱疹，偶尔也可发生严重甚至致死的全身性疾病。典型的组织病理学变化是受感染细胞呈气球样变、核内包涵体和多核巨细胞的形成等。

（一）原发感染

约 90% 的初次感染者无临床症状，多为隐性感染。HSV-1 原发感染常发生于 1 ～ 15 岁，常见的有龈口炎，系在口颊黏膜和齿龈处发生成群疱疹，破裂后，覆盖一层坏死组织。此外，可引起唇疱疹、湿疹样疱疹、疱疹性角膜炎、疱疹性脑炎等。HSV-2 的原发感染主要引起生殖器疱疹，男性表现为阴茎的水疱性溃疡损伤，女性为宫颈、外阴、阴道的水疱性溃疡损伤，比较严重，局部剧痛，可伴有发热、全身不适及淋巴结炎。

（二）潜伏与再发感染

HSV 原发感染产生免疫力后，将大部分病毒清除，部分病毒可沿神经髓鞘到达三叉神经节（HSV-1）、颈上神经节（HSV-1）和骶神经节（HSV-2）细胞中或周围星形神经胶质细胞内，以潜伏状态持续存在，与机体处于相对平衡状态，不引起临床症状。当机体发热、受寒、受日晒、处于月经期、情绪紧张、使用垂体或肾上腺皮质激素及遭受某些细菌或病毒感染时，潜伏的病毒被激活增殖，沿神经纤维轴索下行至感觉神经末梢，至附近表皮细胞内继续增殖，引起复发性局部疱疹。其特点是每次复发病变往往发生于同一部位。最常见的是在唇鼻间皮肤与黏膜交界处出现成群的小疱疹。疱疹性角膜炎、疱疹性宫颈炎等亦可反复发作。

（三）先天性及新生儿感染

HSV 通过胎盘感染，影响胚胎细胞有丝分裂，易导致流产、造成胎儿畸形、智力低下等先天性疾病。40% ～ 60% 的新生儿在通过 HSV-2 感染的孕妇产道时可被感染，出现高热、呼吸困难和中枢神经系统病变。其中 60% ～ 70% 的受染新生儿可因此而死亡，幸存者中出现后遗症的概率可达 95%。早期抗感染治疗可减少死亡率，剖宫产是避免生殖道感染的有效方法。

（四）致癌关系

一些调查研究表明 HSV-1 和 HSV-2 可能分别与唇癌、外阴癌及宫颈癌有关，特别是 HSV-2 作为宫颈癌的病因，曾受到人们重视，但近年来研究表明，人乳头瘤病毒与宫颈癌有更直接的关系，因此宫颈癌的成因也许是复杂的。

HSV 原发感染后 1 周左右血中可出现中和抗体，3 ～ 4 周达高峰，可持续多年。中和抗体在细胞外灭活病毒，对阻止病毒经血流播散和限制病程有一定作用，但不能消灭潜伏感染的病毒和阻止复发。机体抗 HSV 感染的免疫中，细胞免疫起更重要的作用，NK 细胞可特异性杀死 HSV 感染细胞；在抗体参与下，介导 ADCC 效应亦可将 HSV 感染细胞裂解；细胞毒性 T 细胞和各种细胞因子（如干扰素等），在抗 HSV 感染中也有重要意义。

三、微生物学检查法

（一）病毒分离和鉴定

采取患者唾液、脊髓液及口腔、宫颈、阴道分泌液，或角膜结膜刮取物等接种于易感细胞中培养 1～2 天，出现细胞肿胀、变圆、相互融合等病变，可作初步诊断。然后用免疫荧光法（IFA）、酶免疫试验（EIA）进行鉴定，确诊 HSV 感染。必要时可用 DNA 限制性内切酶图谱、特异性引物或探针、PCR 产物测序进行分型。

（二）抗原抗体检测

采集患者标本，用 IFA、EIA 等方法直接检测细胞内或分泌液中的抗原，可快速诊断 HSV 感染。用补体结合试验、ELISA 检测患者血清中的抗体，亦可提示 HSV 感染，但不能与复发感染区别。因人群中 HSV 感染率高，广泛存在潜伏感染，血清抗体水平较高，复发感染时很难观察到抗体效价上升。检测脊髓液中的抗体，对神经系统 HSV 感染的诊断有重要意义。

（三）DNA 检测

取病变组织或细胞，提取病毒 DNA，用 DNA 分子杂交法和 PCR 法检测 HSV 的 gB 糖蛋白基因来判断是否为 HSV 感染，这种方法已用于疑为 HSV 脑炎患者的诊断。

四、防治原则

由于 HSV 有致癌可能性，减毒活疫苗和死疫苗不宜用于人体。现研究中的各种疫苗如包膜蛋白（提纯的 gG、gD）亚单位疫苗，gB、gD 基因重组痘苗病毒疫苗和多肽疫苗，在动物实验中显示出良好效果。孕妇产道 HSV-2 感染，分娩后可给新生儿注射丙种球蛋白作紧急预防。

碘苷（IDU）、阿糖胞苷（Ara-C）、阿糖腺苷（Ara-A）、溴乙烯尿苷（BVDU）等治疗疱疹性角膜炎有效，与干扰素合用可提高效力。国内用 HSV gC、gD 单克隆抗体制成滴眼液，用于治疗疱疹性角膜炎，取得显著疗效。阿昔洛韦（ACV）是对疱疹病毒选择性很强的药物。ACV 必须经 HSV 的胸苷激酶（TK）磷酸化为 ACV-MP，再经细胞酶作用为 ACV-TP。ACV-TP 对 dGTP 有极强的竞争性，可抑制病毒 DNA 合成。ACV 主要用于治疗生殖器疱疹感染，使局部排毒时间缩短，提早局部愈合。此外 ACV 还对唇疱疹、疱疹性脑炎、新生儿疱疹、疱疹性角膜炎等，均有疗效。

第二节 水痘 - 带状疱疹病毒

水痘 - 带状疱疹病毒（varicella-zoster virus，VZV）可由同一种病毒引起两种不同的病症。在儿童初次感染时引起水痘，而潜伏于体内的病毒受到某些刺激后复发引起带状疱疹，多见于成年人和老年人。

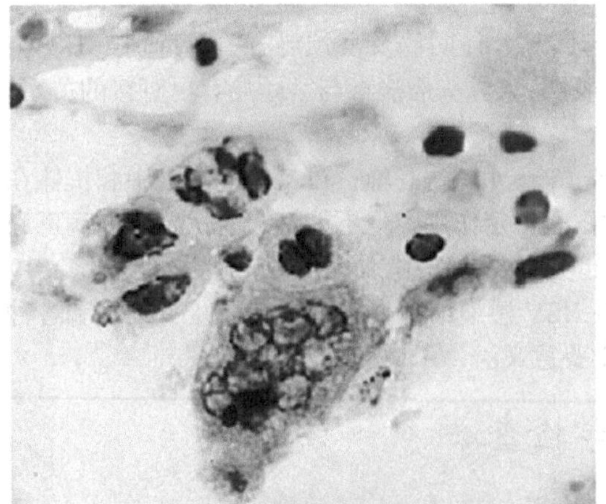

图 30-3 水痘 - 带状疱疹病毒引起的多核巨细胞（×480）

一、生物学性状

本病毒基本性状与 HSV 相似，只有一个血清型。一般动物和鸡胚对 VZV 不敏感。该病毒可在人成纤维细胞或猴的多种细胞中增殖，并缓慢产生细胞病变，形成多核巨细胞（图 30-3）。在受感染细胞核内可见嗜酸性包涵体。

二、致病性与免疫性

（一）水痘

水痘是具有高度传染性的儿童常见病，好发于 2～6 岁，主要传染源是患者，病毒经呼吸道、口、咽、结膜、皮肤等处侵入人体。病毒先在局部淋巴结增殖，进入血液散布到各个脏器继续大量增殖。经2～3周潜伏期后，全身皮肤广泛出现丘疹、水疱疹和脓疱疹，皮疹主要是向心性分布，以躯干较多。皮疹内含大量病毒，感染的棘细胞(prickle cell)生成嗜酸性核内包涵体和多核巨细胞。水痘消失后不遗留瘢痕，病情一般较轻，但偶有并发间质性肺炎和感染后脑炎（0.1%）。细胞免疫缺陷、白血病、肾病或使用皮质激素、抗代谢药物的儿童，病情较严重。成人水痘症状较严重，常并发肺炎，病死率较高。如孕妇患水痘除病情严重外，还可导致胎儿畸形、流产或死亡。

（二）带状疱疹

带状疱疹是中老年人或免疫缺陷和免疫抑制患者常见的一种疾病，是由潜伏在体内的VZV被激活所致。由于儿童时期患水痘后痊愈，病毒潜伏在脊髓后根神经节或脑神经的感觉神经节中，当机体受到某些刺激，如发热、受冷、机械压迫、使用免疫抑制剂、X线照射、白血病及肿瘤等，细胞免疫功能损害或低下时，导致潜伏病毒激活，病毒沿感觉神经轴索下行到达该神经所支配的皮肤细胞内增殖，在皮肤上沿着感觉神经的通路出现串联的水疱疹，形似带状，故名（图30-4）。多发生于腰腹和面部。1～4周内局部痛觉非常敏感，有剧痛。并发症有脑脊髓炎和眼结膜炎等。

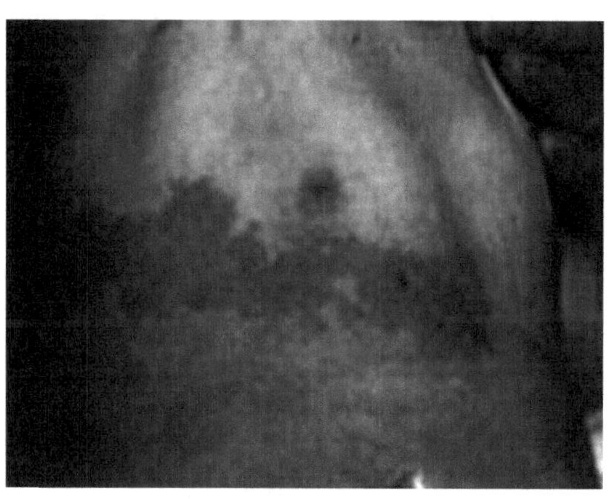

图30-4 带状疱疹

（三）免疫性

患水痘后机体产生特异性体液免疫和细胞免疫，终身不再感染。但不能清除长期潜伏于神经节中的病毒，故不能阻止病毒被激活而发生带状疱疹。

三、微生物学检查法

水痘-带状疱疹的临床症状典型，一般不须作微生物学诊断。必要时可刮取疱疹基底部细胞涂片染色检查嗜酸性核内包涵体和多核巨细胞，亦可用膜抗原单克隆抗体进行免疫荧光或免疫酶染色检查细胞内抗原。或应用PCR扩增脑脊液中的VZV DNA。

四、防治原则

水痘病毒减毒活疫苗对预防水痘感染和传播有良好效果，经免疫的幼儿产生的体液免疫和细胞免疫可维持数年，保护率较高。应用含特异抗体的水痘-带状疱疹免疫球蛋白（varicella-zoster immunoglobulin，VZIG），也有预防效果。阿昔洛韦、阿糖腺苷和高剂量干扰素可限制免疫功能低下的患者病情发展及缓解局部症状。

第三节 巨细胞病毒

巨细胞病毒（cytomegalovirus，CMV）曾称细胞包涵体病毒，由于感染的细胞肿大，并具有巨大的核内包涵体，故名。

一、生物学性状

CMV具有典型的疱疹病毒形态，其DNA结构也与HSV相似，但病毒感染的宿主范围和细胞范围均狭窄，对宿主或培养细胞有高度的种特异性。人巨细胞病毒（HCMV）只能感染人，体外培养只能在人成纤维细胞中增殖，且增殖缓慢，复制周期长，初次分离培养需 30 ～ 40 天才出现细胞病变，其特点是细胞肿大、变圆、核变大，核内出现周围绕有一轮“晕”的大型嗜酸性包涵体。

二、致病性与免疫性

CMV 在人群中的感染非常广泛，我国成人感染率达 95% 以上，通常呈隐性感染，多数感染者无临床症状，但在一定条件下侵袭多个器官和系统可产生严重疾病。病毒可侵入肺、肝、肾、唾液腺、乳腺及其他腺体，以及多核白细胞和淋巴细胞，可长期或间断地自唾液、乳汁、汗液、血液、尿液、精液、子宫分泌物等多处排出病毒。通常经口腔、生殖道、胎盘、输血或器官移植等多途径传播。

（一）先天性感染

妊娠母体 CMV 感染可通过胎盘侵袭胎儿引起先天性感染，少数造成早产、流产、死胎或出生后死亡。孕妇原发感染常引起胎儿和新生儿严重疾病，如巨细胞包涵体病（cytomegalic inclusion disease）。患儿可发生黄疸、肝脾肿大、血小板减少性紫癜及溶血性贫血。存活儿童常遗留永久性智力低下、神经肌肉运动障碍、耳聋和脉络膜视网膜炎等严重并发症。

（二）儿童及成人感染

通过哺乳、接吻、性接触、输血等感染，通常为亚临床型，有的也能导致传染性单核细胞增多症。由于妊娠、接受免疫抑制治疗、器官移植、肿瘤等因素激活潜伏在单核细胞、淋巴细胞中的病毒，引起传染性单核细胞增多症、肝炎、间质性肺炎、视网膜炎、脑炎等。

（三）细胞转化与致癌潜能

经紫外线灭活的 CMV 可转化啮齿类动物胚胎成纤维细胞。在某些肿瘤如宫颈癌、结肠癌、前列腺癌、Kaposi 肉瘤中 CMV DNA 检出率高，CMV 抗体滴度亦高于正常，在上述肿瘤建立的细胞株中还发现病毒颗粒，提示 CMV 与其他疱疹病毒一样，具有潜在致癌的可能性。

人体受 CMV 感染后，都能产生特异性的 IgM、IgG、IgA 类抗体，但并不能有效地防御 CMV 的感染。机体的细胞免疫功能对 CMV 感染的发生和发展起重要作用，细胞免疫缺陷者，可导致严重的和长期的 CMV 感染，并使机体的细胞免疫进一步受到抑制，如杀伤性 T 细胞活力下降、NK 细胞功能减低等。

三、微生物学检查法

（一）细胞学检查

将唾液、尿液、子宫颈分泌液等标本离心沉淀，将脱落细胞用吉姆萨染色镜检，检查巨大细胞及核内和胞质内嗜酸性包涵体，可作初步诊断。

（二）病毒分离

分离培养可将标本接种于人胚肺成纤维细胞中，由于 CMV 生长周期长，细胞病变出现慢，为了快速诊断，可将培养 24 小时的感染细胞固定，用 DNA 探针进行原位杂交，检测 CMV DNA。

（三）血清学检查

用 EIA 检测 IgM 抗体和 IgG 抗体，适用于早期感染和流行病学调查。IgG 抗体可终身持续存在，

IgM 抗体与急性感染有关。

（四）抗原检测

不论是初次感染还是复发感染，当发生病毒血症时，可用葡聚糖液提取外周血单核细胞，制成涂片，加入CMV单克隆抗体，采用免疫酶或荧光染色法，检测细胞内CMV晚期磷蛋白抗原（late phosphoprotein antigen）pp65，可进行快速诊断。

（五）DNA 检测

近年，应用免疫印迹法和分子杂交技术直接从尿液及各种分泌物中检测 CMV 抗原和 DNA，既迅速又敏感、准确。

四、防治原则

丙氧鸟苷（ganciclovir，GCV）有防止 CMV 扩散的作用。如与高滴度抗 CMV 免疫球蛋白合用，可降低骨髓移植的 CMV 肺炎发病率及死亡率，如果是耐丙氧鸟苷的 CMV 感染可选用磷甲酸钠（foscarnet）。

第四节 EB 病毒

EB 病毒（Epstein-Barr virus，EBV）是 Epstein 和 Barr 于 1964 年在研究非洲儿童恶性淋巴瘤（Burkitt lymphoma）的病因时，从瘤细胞培养基中发现的一种新病毒。电镜下其形态结构与疱疹病毒相似，但抗原性却不相同。EBV 属人类疱疹病毒 4 型，在自然界广泛分布，人群普遍易感。

一、生物学性状

EBV的形态与其他疱疹病毒相似，圆形、直径180nm，基本结构含核样物、衣壳和包膜三部分。核样物为直径 45nm 的致密物，主要含双链线性 DNA，基因组长 172kb，编码约 80 种蛋白质。衣壳为二十面体立体对称，由 162 个壳微粒组成。包膜由感染细胞的核膜组成，其上有病毒编码的膜糖蛋白，有识别淋巴细胞膜上的 EB 病毒受体及与细胞融合等功能。EBV 是嗜 B 淋巴细胞的病毒，只有 B 淋巴细胞才是 EBV 的靶细胞。用 EBV 感染人的 B 淋巴细胞时，能建立传代细胞系。一般用人脐带血淋巴细胞或外周血分离的淋巴细胞培养 EBV。

（一）EBV 的抗原系统

根据病毒生活周期时相所表达的产物，将 EBV 抗原分为 3 类。

1. 潜伏期抗原（latent phase antigen） 包括 EBV 核抗原和潜伏感染膜蛋白。

2. 早期抗原（early antigen，EA） 是非结构蛋白，其表达表示病毒复制的开始，是感染细胞进入溶解性周期的标志。

3. 晚期抗原（late antigen，LA） 病毒的衣壳抗原（viral capsid antigen，VCA）和病毒的膜抗原（membrane antigen，MA），是在病毒增殖后期合成的结构蛋白，与病毒 DNA 组成 EBV 的核衣壳，最后在核膜出芽获得包膜装配成完整的病毒体。MA 是中和抗原，能诱导生成中和抗体。

（二）EBV 与宿主细胞的相互关系

过去认为只有 B 淋巴细胞表面有 EBV 受体，但最近发现在腮腺管、咽部及宫颈外的某些细胞上也有 EBV 受体。EBV 在 B 淋巴细胞中可引起两种形式的感染：

1. 增殖性感染 EBV 感染 B 淋巴细胞后，首先合成 EA 等病毒早期基因产物，接着是 DNA 复制、VCA 和 MA 合成，最后组合成完整的病毒颗粒而释放。此时细胞也随之发生溶解或死亡。

2. 非增殖性感染

（1）潜伏感染：EBV 感染 B 淋巴细胞后，多数细胞中的病毒基因组处于潜伏状态，此时细胞只合成核抗原 EBNA 和潜伏期膜蛋白 LMP。带有 EBV 基因组的 B 淋巴细胞，可获得在组织培养中维持长期生长和增生的能力，这一过程称为“转化”或永生化。在一定条件或某些诱导因子的作用下，潜伏感染细胞中的 EBV 基因组被激活而表达，转为增殖性感染。EBV 引起的细胞转化和多种疾病，与病毒的“感染—潜伏—激活”机制有密切关系。

（2）恶性转化：受 EBV 感染和转化的 B 淋巴细胞，在不断分裂与增殖过程中，受到某些辅助因子的促发，个别细胞可发生染色体易位等异常变化，最后导致这些细胞转化为恶性肿瘤细胞。

二、致病性与免疫性

EBV 在人群中的感染非常普遍，根据血清学调查，我国 3 ～ 5 岁儿童 EBV VCA-IgG 抗体阳性率达 90% 以上，幼儿感染后多数无明显症状，或引起轻症咽炎和上呼吸道感染。青年期发生原发感染，约有 50% 出现传染性单核细胞增多症。病毒主要通过唾液传播，也可经输血传染。EBV 在口咽部上皮细胞内增殖，然后感染 B 淋巴细胞，这些细胞大量进入血液循环而造成全身性感染。并可长期潜伏在人体淋巴组织中，当机体免疫功能低下时，潜伏的 EBV 活化形成复发感染。由 EBV 感染引起或与 EBV 感染有关的疾病主要有四种：

（一）传染性单核细胞增多症

传染性单核细胞增多症（infectious mononucleosis）是一种急性淋巴组织增生性疾病。多见于青春期初次感染 EBV 后发病。临床表现多样，但有三个典型症状：发热、咽炎和颈淋巴结肿大。随着疾病的发展，病毒可播散至其他淋巴结，导致肝脾肿大、肝功能异常、外周血单核细胞增多，并出现异型淋巴细胞。偶可累及中枢神经系统（如脑炎）。此外，在某些先天性免疫缺陷的患儿中可呈现致死性传染性单核细胞增多症。

（二）非洲儿童恶性淋巴瘤

非洲儿童恶性淋巴瘤（Burkitt lymphoma）多见于 5 ～ 12 岁儿童，发生于中非、新几内亚和美洲温热带地区，呈地方性流行。好发部位为颜面、腭部。所有患者血清中含 EBV 抗体，其中 80% 以上滴度高于正常人。在肿瘤组织中发现 EBV 基因组，故认为 EBV 与此病关系密切。

（三）鼻咽癌

鼻咽癌（nasopharyngeal carcinoma，NPC）是与 EBV 密切相关的一种常见上皮细胞恶性肿瘤。中老年人多见。国内外研究表明，EBV 与 NPC 密切相关表现在：世界各地的 NPC 活检组织中均可检出病毒的基因组 DNA 和核抗原 EBNA；患者血清中有高效价的 EBV 特异性 VCA-IgA 或 EA-IgA，这类抗体往往出现在临床肿瘤表现前。

（四）淋巴增生性疾病

免疫缺陷患者易发生 EBV 感染诱发的淋巴增生性疾病（lymphoproliferative disease），并可致死。艾滋病患者易发生 EBV 相关疾病，如弥漫性多克隆淋巴瘤（diffuse polyclonal lymphoma）、淋巴细胞间质性肺炎及舌多毛性黏膜白斑病。

人体感染 EBV 后能诱生抗 EBNA 抗体、抗 EA 抗体、抗 VCA 抗体及抗 MA 抗体。已证明抗 MA 抗体能中和 EBV。上述体液免疫系统能阻止外源性病毒感染，却不能消灭病毒的潜伏感染。一般认为细胞免疫（如 T 淋巴细胞的细胞毒反应）对病毒活化的“监视”和清除转化的 B 淋巴细胞起关键作用。原发感染后，机体产生的特异性抗体和免疫细胞，虽能防止外源性再感染，但不能完全清除潜伏在细胞中的病毒。在体内潜伏或呈低度增殖的病毒与宿主保持相对平衡状态，这种持续感染状态可保持终生。

三、微生物学检查法

EBV 分离培养困难，一般用血清学方法辅助诊断。有条件实验室可用核酸杂交和 PCR 等方法检测细胞内 EBV 基因组及其表达产物。

（一）EBV 特异性抗体的检测

用免疫酶染色法或免疫荧光技术检出血清中的 EBV IgM 抗体，可诊断为 EBV 近期感染。抗体滴度≥1 ∶ 5～1 ∶ 10 或滴度持续上升者，对鼻咽癌有辅助诊断意义。

（二）异嗜性抗体凝集试验

异嗜性抗体凝集试验主要用于传染性单核细胞增多症的辅助诊断，患者于发病早期血清中可出现 IgM 型抗体，能凝集绵羊红细胞，抗体效价超过 1 ∶ 80 有诊断意义。但要结合其他临床表现和实验室检查结果进行综合分析。

（三）特异性抗原及 EBV 核酸检测

应用间接免疫荧光法检测细胞中的病毒核抗原 EBNA。应用核酸杂交和 PCR 检测病变组织中的 EBV DNA，灵敏性和特异性均高。

四、防治原则

目前尚无有效的治疗方法，尚未研制出有效的预防 EBV 感染的疫苗。

（王 玲）

第 31 章 黄病毒与出血热病毒

第一节 黄 病 毒

黄病毒科（*Flaviviridae*）的黄病毒属（*Flavivirus*）是一大群通过吸血的节肢动物（蚊、蜱等）传播，具有包膜的单正链 RNA 病毒。在我国，主要的黄病毒属成员有流行性乙型脑炎病毒、登革病毒、森林脑炎病毒。黄病毒科按其传播方式被归为虫媒病毒（arbovirus），即通过吸血节肢动物叮咬易感的脊椎动物而传播的病毒。黄病毒属在病毒形态结构、传播媒介及所致疾病等方面与披膜病毒科中的甲病毒属相似，但基因组结构及复制方式不同。甲病毒属主要分布在美洲和非洲。近年发现在我国新疆、云南、贵州等地区亦有甲病毒属（辛德毕斯病毒、基孔肯雅病毒、东方马脑炎病毒）感染病例的发生（表 31-1）。

表 31-1 归类于甲病毒属和黄病毒属的病毒

病 毒	传播媒介	储存宿主	主要地理分布	疾病
甲病毒属（*Alphavirus*）				
东方马脑炎病毒	蚊	马、鸟类	美洲	脑炎
委内瑞拉脑炎病毒	蚊	马、驴	美洲	脑炎
辛德毕斯病毒	蚊	鸟类	非洲、澳大利亚、亚洲	轻度不适
基孔肯雅病毒	蚊	人、猴	非洲、亚洲	发热、关节炎
黄病毒属（*Flavivirus*）				
流行性乙型脑炎病毒	蚊	家畜、家禽	东南亚	脑炎
森林脑炎病毒	蜱	啮齿类动物	俄罗斯、中国	脑炎
圣路易脑炎病毒	蚊	鸟类	美国	脑炎
登革病毒	蚊	猴	东南亚、南美	发热或出血热
黄热病病毒	蚊	猴	美洲、非洲	肝炎、出血
西尼罗病毒	蚊	鸟类	非洲、中东、印度	发热、脑炎

一、流行性乙型脑炎病毒

流行性乙型脑炎病毒（epidemic type B encephalitis virus）简称乙脑病毒，该病毒经蚊虫叮咬传播，引起流行性乙型脑炎（简称乙脑），是严重危害人类健康的传染病。1935 年首先在日本乙脑患者脑组织中分离获得，因此又称日本脑炎病毒（Japanese encephalitis virus，JEV）。1940 年我国从脑炎死亡患者的脑组织中首次分离出乙脑病毒。

（一）生物学特征

1. 形态结构 乙脑病毒属于黄病毒科的黄病毒属。病毒颗粒呈球形，直径为 30 ～ 40 nm，内有衣壳（C）蛋白与核酸构成的核心，二十面体立体对称，外有包膜，表面上有包膜（E）糖蛋白刺突，包膜内有膜蛋白（M）。

病毒核心含单股正链 RNA，基因组全长 10 976 bp，只有一个开放读码。基因顺序为：5′cap-NCR-C-PrM-E-NS1-NS2a-NS2b-NS3- NS4a-NS4b-NS5-3′NCR（cap：帽状结构；NCR：非编码区；C：衣壳蛋白；PrM：前膜蛋白；E：包膜糖蛋白；NS：非结构蛋白）。

5 ′端的帽状结构（m^7GpppAmp）具有保护病毒 RNA 5 ′端免受核酸酶或磷酸酶降解的作用，

并对翻译起始有促进作用。C 蛋白与 M 蛋白在病毒的包装和成熟过程中起重要作用。E 蛋白决定病毒的细胞嗜性与毒力，参与病毒的复制。NSl 存在于感染细胞表面，并可分泌到细胞外，能诱导机体产生细胞免疫和体液免疫反应，但是产生的抗体没有中和作用。NS2 可能与膜功能有关。NS3 是一种多功能蛋白，具有蛋白酶、RNA 三磷酸酶和 RNA 解旋酶的功能，对病毒 RNA 复制有十分重要的作用。NS4 蛋白可能与膜结构有关。NS5 蛋白具有 RNA 聚合酶和甲基转移酶活性，参与病毒的复制过程。

2. 培养特征　最敏感的动物是乳鼠。乳鼠脑内接种病毒后，经 3 ～ 5 天潜伏期，出现耸毛、神经系统兴奋性增高及肢体痉挛等症状，1 周左右转入麻痹期而死亡。受感染的鼠脑组织含有大量病毒。病毒接种在鸡胚卵黄囊，常于 48 小时后增殖达高峰。可在幼仓鼠肾细胞（BHK-21）、白纹伊蚊细胞（C6/36）及非洲绿猴肾细胞（Vero）等细胞中增殖，并引起细胞病变。

3. 免疫原性　抗原性稳定，且只有一个血清型。E 蛋白含有中和抗原表位和型特异性表位，并具有血凝活性，能凝集雏鸡、鸽、鹅和绵羊的红细胞，可刺激机体产生中和抗体和血凝抑制抗体。用单克隆抗体做交叉血凝抑制试验证实，E 蛋白与黄病毒属其他成员如西尼罗病毒（West Nile virus）、圣路易脑炎病毒（St. Louis encephalitis virus）有交叉抗原性。

4. 抵抗力　乙脑病毒对酸和乙醚、氯仿等脂溶剂敏感，不耐热，56℃ 30 分钟或 100℃ 2 分钟均可灭活。

（二）流行病学特征

1. 传染源与宿主　主要传染源是家畜和禽类，包括带病毒的猪、牛、羊、马、犬、鸡、鸭、鹅及蝙蝠等。动物受感染后，虽不出现明显的症状，但携带病毒，可出现病毒血症，成为传染源。在我国，幼猪是最重要的传染源和中间宿主。

2. 传播媒介　在我国，三带喙库蚊是主要传播媒介。蚊虫叮咬带毒的动物，吸血后，病毒在中肠上皮细胞中增殖，然后进入血腔并移行至唾液腺，再通过叮咬易感动物而传播。蚊子可带病毒越冬，并经卵传代，因此蚊子既是传播媒介，又是储存宿主。我国南方乙脑的流行高峰在 6 ～ 7 月，华北和东北地区则为 8 ～ 9 月，都与各地蚊子密度的高峰相一致。

3. 易感人群　人群对乙脑病毒普遍易感，多为隐性感染。感染后，可产生牢固免疫力。

（三）致病性与免疫性

当带毒蚊子叮咬人时，病毒随蚊子唾液进入人体。先在毛细血管内皮细胞及局部淋巴结等处的细胞中增殖，随后少量病毒进入血流成为短暂的第一次病毒血症，此时无症状或症状极其轻微。病毒随血流播散到肝、脾的单核 / 巨噬细胞中继续大量增殖，经 10 天左右潜伏期，再次入血，引起第二次病毒血症，出现发热、寒战及全身不适等症状。绝大多数感染者病情不再继续发展，成为顿挫感染，数日后自愈。在极少数情况下，病毒可穿过血脑屏障侵入脑组织，损伤脑实质引起脑炎，并可波及脑膜，表现为高热、剧烈头痛、频繁呕吐、惊厥或昏迷等严重的中枢神经系统症状，死亡率高达 10% 左右。5% ～ 20% 的患者恢复后仍可留下痴呆、偏瘫、失语、智力减退等后遗症。

机体对乙脑病毒的免疫以体液免疫为主，但完整的血脑屏障和细胞免疫也起重要作用。感染后 1 周左右即产生特异性 IgM 中和抗体，感染后 2 周，IgM 抗体达高峰，并出现特异性 IgG 中和抗体及血凝抑制抗体。IgG 抗体可维持数年之久。乙脑病后免疫力稳定而持久，隐性感染同样可获得免疫力。

（四）微生物学检查法

1. 病毒的分离培养

（1）细胞培养：将发病初期患者血液、脑脊液和尸检脑组织接种 C6/36、BHK-21、Vero 等细胞，观察细胞病变，用鹅血红细胞吸附试验或乙脑病毒单克隆抗体免疫荧光检测进行病毒鉴定。

（2）动物接种：乳鼠脑内接种，但敏感性低于细胞培养法。

2. 免疫学检查

（1）病毒抗原检测：免疫荧光和 ELISA 均可用于发病初期患者血液及脑脊液中乙脑病毒抗原的检测，阳性结果有早期诊断意义。

（2）抗体的检测：乙脑特异性 IgM 型抗体一般于感染后第 5 天出现，2 周后达高峰，维持 1 年以上，乙脑病毒感染者 IgM 阳性率高达 90%，采用 ELISA（IgM 抗体捕获）法检测患者血清或脑脊液中特异性 IgM 抗体可作为早期诊断指标。ELISA 法检测乙脑病毒特异性 IgG 抗体，通常需检测急性期和恢复期双份血清，当恢复期的血清抗体效价大于急性期 4 倍或 4 倍以上时，有诊断意义。

3. 病毒核酸的检查 RT-PCR 技术检测乙脑病毒特异性核酸片段是一种特异而敏感的诊断方法，可用于乙脑的早期快速诊断。

（五）防治原则

1. 控制传染源，切断传播途径 搞好环境卫生，防蚊、灭蚊是预防本病的有效措施。此外，猪是乙脑病毒的主要传染源和中间宿主，因此必须做好猪的管理，有条件时可给幼猪接种疫苗，可降低乙脑的发病率。

2. 保护易感人群 对易感人群接种灭活疫苗或减毒活疫苗。我国研制的减毒活疫苗免疫效果好、不良反应少，已列入儿童计划免疫中。

二、登革病毒

登革病毒（dengue virus）是引起登革热（dengue fever，DF）、登革出血热（dengue hemorrhagic fever，DHF）/ 登革休克综合征（dengue shock syndrome，DSS）的病原体。登革病毒感染广泛分布于热带、亚热带地区。我国广东、广西、海南、福建及台湾等地区均有此病发生。

（一）生物学特性

登革病毒在分类学上属于黄病毒属，其形态结构与乙脑病毒相似，病毒颗粒呈球形，直径约 50 nm，核心为单正链 RNA，核衣壳为二十面体立体对称，外层为镶嵌包膜糖蛋白 E 刺突的双层脂质包膜。

根据病毒包膜 E 蛋白的抗原性不同，分为 1 ～ 4 个血清型。各型病毒之间抗原性有交叉。E 蛋白是病毒主要的包膜糖蛋白，能与易感细胞表面的特异性受体结合，与病毒的吸附、穿入和细胞融合有关。E 蛋白的抗原决定簇可以诱导宿主产生保护性的中和抗体和血凝抑制抗体。非结构蛋白 NS1 具有免疫原性，可以诱导小鼠产生针对同型病毒的保护性免疫。

该病毒可在多种哺乳动物和昆虫来源的细胞中生长，但根据病毒型别、细胞种类及传代次数的不同，可引起不同程度的细胞病变作用。乳鼠对登革病毒最敏感，脑内接种 1 周后可发病死亡。

（二）致病性与免疫性

在自然界，登革病毒储存于灵长类动物和人体内，通过埃及伊蚊和白纹伊蚊等传播，引起灵长类动物—蚊—人的循环传播途径。登革热广泛流行于热带和亚热带有蚊虫媒介存在的地区，有时也可在温带地区流行。主要流行于东南亚、太平洋岛屿、中南美洲和非洲等地 100 多个国家和地区，东南亚地区是全球最重要的登革病毒疫源地。我国南方地区在 20 世纪二三十年代就曾经发生过登革热的流行，此后数十年未有疫情发生。1978 年，在广东省佛山市又发生登革热疫情，并先后在海南、福建、台湾、浙江等地暴发流行。近年来，登革病毒感染的病例呈上升趋势，2014 年，广东省就报道近 4 万例感染。

登革病毒的传染源是登革热患者和隐性感染者，丛林灵长类动物、蝙蝠、鸟类等是其自然宿主。登革病毒在丛林和人群中存在两个循环。动物感染后不出现明显的症状和体征，但有病毒血症，蚊通过叮咬带毒动物而形成自然界中的原始循环，人类若进入自然疫源地，则可被带毒的蚊叮咬而感染，感染者在发病前 24 小时到发病后 5 天内出现病毒血症，在此期间通过蚊虫叮咬而传播，形成"人—蚊—人"循环。

病毒感染人体后，先在毛细血管内皮细胞及单核 - 巨噬细胞系统中增殖，经血流扩散，引起两种不同临床类型的疾病，即登革热和登革出血热。登革热为自限性疾病，病情较轻，主要表现为发热、头痛、全身肌肉和关节酸痛、淋巴结肿大及皮疹等症状；登革出血热 / 登革休克综合征多发生于再次感染异型登革病毒的患者或母亲为抗登革病毒抗体阳性的婴儿，发病初期有典型登革热的症状，随后病情迅速发展，表现为皮肤大片紫癜及瘀斑、消化道出血等，可进一步发展为出血性休克，死亡率高。

可能的发病机制是抗体依赖的增强（antibody dependent enhancement，ADE）作用：单核 / 巨噬细胞为登革病毒的靶细胞，初次感染登革病毒后机体可同时产生中和与非中和 IgG 抗体，当再次感染异型登革病毒时，病毒与非中和抗体形成免疫复合物，并通过结合 IgG 的 Fc 受体（FcR）而更多地进入单核 / 巨噬细胞增殖。这些感染的细胞可以携带病毒播散，引起全身性的感染。其次，病毒感染可诱导单核细胞或活化的 T 细胞释放 IL-2、TNF 及 IFN-γ 等炎性细胞因子，使毛细血管通透性增加，血浆渗出，引起出血和休克等严重症状。此外，大量登革病毒抗原与抗体在血循环中所形成的免疫复合物，可激活补体系统而引起血管通透性增高，与出血和休克的发生亦有关系。

（三）微生物学检查法

1. 病毒分离培养　患者发病前第 1 天至发病后 5 天出现病毒血症，病毒滴度亦较高，故可采取患者早期血清接种白纹伊蚊 C6/36 株细胞以分离病毒，然后经型特异性中和试验或血凝抑制试验加以鉴定。

2. 血清学检测　采取患者早期与恢复期血清测定血凝抑制抗体（HI）或补体结合抗体（CF），如恢复期单份标本补体结合抗体效价达到 1 ∶ 32 以上有诊断意义；双份血清效价提升 4 倍以上，则有诊断意义。近年应用抗体捕捉 ELISA 及免疫层析法检测登革病毒感染者血清的特异性 IgM 抗体，比 IgG 抗体更早出现，发病第 5 天抗体阳性率为 80%，至第 6 ～ 10 天达 99%，是目前最常用的早期快速诊断技术。此外，ELISA 检测患者血清中的 NS1 也可用于早期快速诊断。

3. 病毒核酸的检测　应用 RT-PCR 技术检测登革病毒核酸，可用于快速诊断及病毒分型。

（四）防治原则

防蚊、灭蚊是预防登革病毒感染的重要手段。最近首个登革病毒疫苗 Dengvaxia 已在几个国家注册，该疫苗为四价减毒活疫苗，供流行区的 9 ～ 45 岁居民使用。目前尚无特效药物治疗登革病毒感染，以对症治疗为主。

三、森林脑炎病毒

森林脑炎病毒（forest encephalitis virus）由蜱传播，在春、夏季节流行于俄罗斯及我国东北森林地带，故又称俄罗斯春夏脑炎病毒（Russian spring-summer encephalitis virus）。该病毒引起的森林脑炎为自然疫源性疾病。

该病毒的生物学性状与乙脑病毒近似，分类学上属于黄病毒属。动物感染范围较广，小鼠的敏感性最高，多种途径均能感染。脑内接种能使豚鼠或地鼠发生脑炎，此特点可与乙脑病毒鉴别。该病毒在原代鸡胚细胞和 BHK-21 传代细胞培养中生长并引起病变。不同来源的毒株，其毒力差异较大，但抗原性较一致。森林脑炎患者的血清与乙型脑炎和圣路易脑炎患者血清在血凝抑制试验中有交叉反应。

蝙蝠及其他野生哺乳动物及鸟类是主要传染源。病毒在蜱体内增殖，并可经卵传代，也可带病毒越冬。因此，蜱既是传播媒介，又是储存宿主。在自然界，病毒由蜱传染森林中的动物和鸟类，在动物间循环。易感人群进入林区被带毒蜱叮咬而感染。此病毒亦可通过胃肠道传播，感染病毒的山羊通过乳汁排出病毒，摄入病毒污染的生羊乳可引起感染。实验室工作人员和与感染动物密切接触者也可经吸入受染病毒的气溶胶，引起感染。人感染后经 7 ～ 14 天潜伏期突然发病，出现高热、头痛、昏睡、肌肉萎缩麻痹等症状，病死率约 30%。病后免疫力持久。

预防此病，首先是加强防蜱、灭蜱。其次，可给有关人员接种灭活疫苗，效果良好。

四、西尼罗病毒

西尼罗病毒（West Nile virus，WNV），在分类学上属于黄病毒属，广泛分布于非洲、中东、东南亚、欧洲及澳大利亚。受感染鸟类为主要传染源。库蚊是主要的传播媒介。蚊子吸血受感染后，病毒在唾液腺及神经细胞中大量增殖，1 周左右即具传染性，并可终身带毒。人群普遍易感，儿童发病者居多。与受感染动物的血液、组织接触也有可能发生感染。偶有通过器官移植、输血和哺乳发生感染的病例。至今未有人和人日常接触引发感染的报道。病毒感染的潜伏期一般为 3 ～ 12 天。约 80% 为隐性感染，病毒感染引起西尼罗热及西尼罗脑炎两种临床表现。西尼罗热患者以急性发热、头疼、肌肉疼痛、乏力、出皮疹及淋巴结肿大等为主要特征，持续 3 ～ 6 天，预后良好。西尼罗脑炎起病急骤，体温 39℃以上，头晕、头痛剧烈、恶心、呕吐、嗜睡、伴有颈项强直及深浅反射异常等神经系统症状，重者可出现惊厥、昏迷及呼吸衰竭，死亡率较高。目前尚无疫苗和特效治疗药物。

第二节　出血热病毒

病毒性出血热（viral hemorrhagic fever，VHF）是一类由病毒引起的，以发热和出血为主要症状的疾病。引起出血热的病原体称为出血热病毒（hemorrhagic fever virus），分属于 7 个病毒科的 8 个病毒属（表 31-2），均为自然疫源性疾病。在我国主要有汉坦病毒、克里米亚 - 刚果出血热病毒及登革病毒等。近年在非洲由马堡病毒（Marburg virus）、埃博拉病毒（Ebola virus）引起的出血热，发病急、病情重且死亡率高，已引起世界各国的关注。

表 31-2　人类出血热病毒分类

病毒类属	病毒	媒介	疾病	分布
汉坦病毒科	汉坦病毒	啮齿动物	肾综合征出血热	亚洲、欧洲、美洲、非洲
			汉坦病毒肺综合征	美洲、欧洲
内罗病毒科	克里米亚 - 刚果出血热病毒	蜱	克里米亚 - 刚果出血热	非洲、中亚、中国新疆
白细病毒科	Rift 山谷热病毒	蚊	Rift 山谷热	非洲
黄病毒科	登革病毒	蚊	登革出血热	东南亚、南美
	黄热病病毒	蚊	黄热病	美洲、非洲
	Kyasanur 森林热病毒	蜱	Kyasanur 森林热	印度
	Omsk 出血热病毒	蜱	Omsk 出血热	西伯利亚
披膜病毒科	Chikungunya 病毒	蚊	Chikungunya 热	非洲、东南亚
沙粒病毒科	Lassa 病毒	啮齿动物	Lassa 热	西非
	Junin 病毒	啮齿动物	阿根廷出血热	南美
	Machupo 病毒	啮齿动物	玻利维亚出血热	南美
丝状病毒科	马堡病毒	未确定	马堡出血热	非洲、欧洲
	埃博拉病毒	接触	埃博拉出血热	非洲

一、汉坦病毒

汉坦病毒（Hantavirus）是流行性出血热的病原体，属布尼亚病毒目（Bunyavirales）、汉坦病毒科（*Hantaviridae*）的正汉坦病毒属（*Orthohantavirus*）。根据其抗原性及基因结构特征的不同，可分 40 多个型别（表 31-3）。其中汉滩病毒、多布拉伐 - 贝尔格莱德病毒、汉城病毒和普马拉病毒为肾综合征出血热（hemorrhagic fever with renal syndrome，HFRS）的病原体，辛诺柏病毒等病毒为汉坦病毒肺综合征（hantavirus pulmonary syndrome，HPS）的病原体。汉坦病毒最早于 1978 年从韩国汉滩河附近流行性出血热疫区捕获的黑线姬鼠肺组织中分离出。为区别属及型的名称，在中译名上分别称为"汉坦病毒"与"汉滩病毒"。

表 31-3 部分与人类致病相关的汉坦病毒型别

病毒型	原始宿主	人类疾病	主要地理分布
汉滩病毒（Hantaan virus）	黑线姬鼠	HFRS（重）	亚洲东部、欧洲东部
多布拉伐 - 贝尔格莱德病毒（Dobrava-Belgrade virus）	黄颈姬鼠	HFRS（重）	欧洲东部（巴尔干半岛）
汉城病毒（Seoul virus）	褐家鼠	HFRS（中）	亚洲东部、世界各地海港
普马拉病毒（Puumala virus）	棕背鼠	HFRS（轻）	欧洲北部、东部
辛诺柏病毒（Sin Nombre virus）	鹿鼠	HPS	美国、加拿大
黑港渠病毒［Black Creek Canal（BCC）virus］	棉鼠	HPS	北美
El Moro Canyon（ELMC）virus	巢鼠	HPS	美国、墨西哥
长沼病毒［Bayou（BAY）virus］	米鼠	HPS	北美

（一）生物学特性

1. 形态结构 病毒颗粒呈圆形、椭圆形或多形态性，平均直径约 120nm。核酸为单负链 RNA，分为 L、M、S 三个基因节段，L 节段编码病毒的 RNA 聚合酶，与复制转录有关；M 节段编码包膜糖蛋白 Gn 和 Gc；S 节段编码核衣壳蛋白（NP）（图 31-1）。

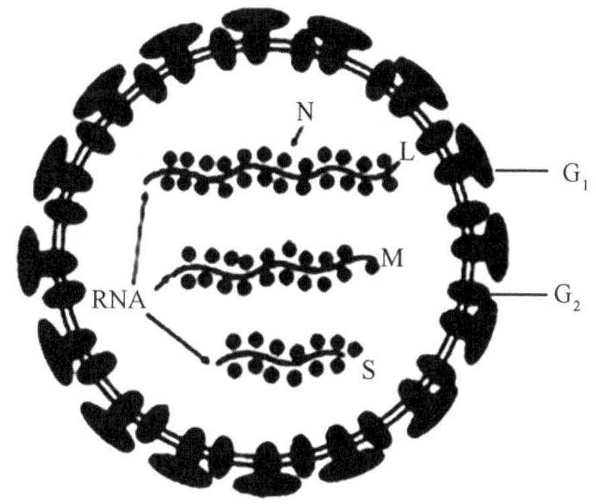

图 31-1 汉坦病毒的结构模式图

2. 培养特性 汉坦病毒可在金黄地鼠肾细胞（GHKC）、长爪沙鼠肾细胞（MGKC）及非洲绿猴肾细胞（Vero E6）等多种细胞中增殖。病毒增殖缓慢，一般不引起明显的细胞病变，常用免疫荧光法测定感染细胞质内存在的病毒抗原作为病毒增殖的指标。

易感动物有多种，如黑线姬鼠、小白鼠、大白鼠和长爪沙鼠等。感染动物无明显症状，接种后 10 天左右可在鼠肺、肾、肝等脏器发现大量的病毒。

3. 抗原分型 汉坦病毒的抗原性特异，与其他出血热病毒无抗原交叉。不同地区及不同动物宿主分离的汉坦病毒的基因核苷酸序列和抗原性有差异，据此可将汉坦病毒分为不同的型别。

4. 抵抗力 病毒对脂溶剂敏感，对酸（pH ＜ 5.0）、热的抵抗力弱，60℃ 30 分钟即被灭活。

（二）流行病学特征

1. 传染源与储存宿主 传染源与宿主动物主要为啮齿类动物，不同型别病毒的天然宿主不同，分布地区也不同。

2. 传播途径 可能的途径有 5 种，包括呼吸道、消化道、伤口、胎盘和虫螨的传播。即携带病毒的动物通过唾液、尿及粪便等排出病毒污染环境，人或动物通过呼吸道、消化道摄取或直接接触感染动物而受感染；感染病毒的孕妇有可能经胎盘将病毒传给胎儿；病毒还可经螨类吸血传播，但此种方式还有待证实。

3. 易感人群 人类普遍易感，但多呈隐性感染，仅少数人发病。新进入疫区的人易患病。

4. 流行特征 流行有明显的地区性和季节性，与鼠类的分布和活动有关，我国发病高峰多在 11 ～ 12 月。

（三）致病性与免疫性

汉坦病毒对毛细血管内皮细胞及免疫细胞有较强的亲嗜性和侵袭力。汉滩病毒、汉城病毒、普马拉病毒和多布拉伐 - 贝尔格莱德病毒引起以发热、出血、肾脏损害和免疫功能紊乱为突出表现的 HFRS。辛诺柏病毒和黑港渠病毒则引起以双侧肺弥漫性浸润、间质水肿并迅速发展为呼吸窘迫、衰竭为特征的 HPS，病死率较高。由于我国仅报道有 HFRS 病例，尚未有 HPS 病例报道，因此下面主要介绍 HFRS。

病毒侵入人体约经 2 周潜伏期后，急性起病，典型临床症状为高热、出血和肾损害。发病初期患者眼结膜、咽部、软腭等处充血，软腭、腋下、前胸等处有出血点，常伴有三痛（头痛、眼眶痛、腰痛）和三红（面、颈、上胸部潮红）。几天后病情加重，表现为多脏器出血及肾衰竭。典型的临床经过分为五期：发热期、低血压（休克）期、少尿期、多尿期及恢复期。

本病的发病机制尚未完全清楚，可能的机制包括：首先，病毒的直接作用，即该病毒可感染人体的多种细胞，但血管内皮细胞是其主要的靶细胞，病毒在细胞质内增殖，引起血管内皮细胞损伤、血管通透性增高；其次，免疫病理反应的参与，即在发病早期，体内出现大量的循环免疫复合物沉积于血管、肾小球基底膜及肾小管等处，激活补体，导致肾脏的免疫病理损伤，亦是造成出血的原因之一。此外，Ⅰ型超敏反应和细胞免疫反应也参与病毒的致病过程。

HFRS 患者感染后抗体出现早，病后第 2 天即可检出血清中 IgM 抗体，7 ～ 10 天达高峰；IgG 抗体在病后第 4 天出现，10 ～ 14 天达高峰，可持续多年。故病后可获持久免疫力，罕见二次发病。研究表明，中和抗体对机体起主要的免疫保护作用，细胞免疫也起到重要作用。

（四）微生物学检查法

1. 病毒分离 取患者急性期血液、尸检病死者脏器和感染动物的肺、肾等组织，接种于 Vero E6 细胞，培养 7 ～ 14 天后，用免疫荧光法检测细胞内病毒特异性抗原，作为病毒增殖的指标，细胞质内出现黄绿色荧光颗粒为阳性。也可接种小白鼠乳鼠，逐日观察发病或死亡，并用免疫荧光法或 ELISA 法检测动物脑、肺组织是否有病毒抗原。如以上检测为阴性结果，需连续盲传三代为阴性时，方能确定。

2. 血清学诊断 将感染病毒的鼠肺抗原或细胞培养抗原涂片，进行间接免疫荧光染色法检测患者血清中的病毒特异性 IgM 或 IgG 抗体。单份血清 IgM 抗体阳性或双份血清 IgG 抗体效价呈 4 倍或以上增高者，有诊断意义。应用抗体捕获 ELISA 法检测特异性 IgM，其敏感性与特异性均高，适用于早期诊断。

3. 病毒核酸检查 用同位素、生物素等标记的病毒基因 S 或 M 节段为特异性探针，与待检标本进行核酸杂交试验，或者用 RT-PCR 法检测病毒 RNA 进行汉坦病毒感染的辅助诊断。

（五）防治原则

1. 控制传染源 积极采取有效措施防鼠、灭鼠，并注意处理鼠的排泄物，加强实验动物的管理。注意个人防护，避免与啮齿类动物密切接触，并防止经呼吸道或消化道摄入啮齿类动物的排泄物、污染物等而被感染。

2. 预防接种 我国主要使用灭活病毒疫苗进行预防接种。

3. 治疗 一般采用卧床休息及以“液体疗法”为主的综合对症治疗措施。病程早期使用利巴韦林有一定治疗效果。国内研制的鼠源单抗“注射用抗肾综合征出血热病毒单克隆抗体”已于 2014 年获批上市，其疗效确切，优于常规治疗药物。

二、克里米亚 - 刚果出血热病毒

此病毒是 1945 年首次在克里米亚半岛人体内分离得到，1956 年又从刚果儿童体内分离到病毒，故称为克里米亚 - 刚果出血热病毒（Crimean-Congo hemorrhagic fever virus，CCHFV）。我国在 1966 年从新疆塔里木盆地出血热患者的血液，尸体的肝、脾、肾，以及在疫区捕获的硬蜱中分离到，被称为新疆出血热病毒（Xinjiang hemorrhagic fever virus，XHFV）。因此，新疆出血热病毒是 CCHFV 在新疆地区的流行。

病毒颗粒呈圆形或椭圆形，直径为 90 ～ 120 nm，病毒结构、培养特性和抵抗力与汉坦病毒相似，但抗原性、传播方式、致病性却不相同。

克里米亚 - 刚果出血热是一种自然疫源性疾病，主要发生于有硬蜱活动的荒漠牧场。野生动物（啮齿类动物）和家畜（羊、牛、马、骆驼、狐狸和塔里木兔等）是主要的储存宿主和传染源。亚洲璃眼蜱（*Hyalomma asiaticum*）是传播媒介，因病毒在蜱体内增殖经卵传代而成为储存宿主。

本病发生有明显的季节性，由于蜱在每年的 4 ～ 5 月份大量增殖，此时也是人群发病的高峰期。人体感染途径主要有虫媒传播，人体被带毒硬蜱叮咬而感染；动物源性传播，与感染的动物、其代谢产物或分泌物接触而感染；人与人传播，与感染者的血液、代谢产物、分泌物及气溶胶接触而感染。病毒侵入人体，可在血管内皮细胞增殖，通过病毒血症向全身播散。毛细血管的损伤引起血浆和红细胞渗出，出现发热、全身疼痛、皮肤黏膜出血点、便血、血尿和低血压休克等临床表现。病死率为 10% ～ 40%。病后可获得持久免疫力。

目前尚无任何用于人类或动物的疫苗。防治措施主要包括防蜱咬和灭蜱，严格隔离患者，并对患者血液、分泌物、排出物等进行消毒处理，避免直接接触患者的血液等而被感染。治疗一般以支持疗法为主。利巴韦林的应用有一定疗效。

三、埃博拉病毒

埃博拉病毒（Ebola virus）是埃博拉出血热的病原体，属于丝状病毒科（*Filoviridae*）的埃博拉病毒属（*Ebolavirus*）。病毒颗粒具有多形性，呈管状、丝状或索状等，直径为 80nm，长度约 1400nm；病毒核酸为单负链 RNA，核衣壳螺旋对称，外被包膜，包膜表面有 7 nm 长的刺突。

埃博拉病毒在猴群中传播，通过猴传播给人，并在人群间传播和流行。病毒通过皮肤黏膜侵入宿主，主要在肝内增殖，也可在血管内皮细胞、单核 / 巨噬细胞及肾上腺皮质细胞等增殖，导致血管内皮细胞损伤，组织细胞溶解、器官坏死和严重的病毒血症。病毒感染经过 2 ～ 21 天的潜伏期后，突然发病；早期出现流感样非特异症状（如发热、肌肉疼痛等），发病后 5 ～ 7 天出现严重的出血，伴有剧烈腹泻、呕吐和皮肤瘀斑；发病后 7 ～ 16 天出现因休克、多器官功能障碍而死亡，病死率为 25% ～ 90%，平均病死率约为 50%。2014 年西非爆发的疫情是史上最大、最复杂的埃博拉出血热疫情。

该病毒是高度危险的病原体，必须在严格安全防护的生物安全实验室内进行病毒的分离与鉴定。目前在非洲疫区主要通过检测病毒的特异性 IgM 和 IgG 抗体及检查病毒抗原或核酸等进行诊断。

目前尚无上市的疫苗和特异治疗药物。重要的防治措施是加强对感染者的隔离及对实验室和医护人员的防护，避免接触感染者的血液、分泌物等以减少被感染的机会。截至 2015 年底，已经有数种疫苗在非灵长类动物中证明了对埃博拉病毒有很好的防护效果，目前正在进行临床试验。

（张芳琳）

第 32 章　人乳头瘤病毒

人乳头瘤病毒（human papillomavirus，HPV）归乳头状瘤病毒科（*Papovaviridae*）。主要引起人类皮肤黏膜的增生性病变，引发多种良性乳头状瘤或疣，如皮肤、黏膜的寻常疣、扁平疣和尖锐湿疣等，某些型别的 HPV 感染还具潜在的致癌性，如高危型 HPV（16 型、18 型等）与子宫颈癌等恶性肿瘤的发生密切相关。

一、生物学特性

（一）形态与结构

HPV 呈球形，直径为 52 ～ 55nm，二十面立体对称，无包膜（图 32-1）。病毒基因组为双链环状 DNA，长约 8kb。按功能可分为早期区（E 区）、晚期区（L 区）和长控制区（long control region，LCR）或上游调节区（URR）三个区域。E 区含有 7 ～ 8 个早期基因（*E1* ～ *E8*），编码早期蛋白（E1 ～ E8），其中 E1、E2 与病毒复制、转录调控有关，而 E5、E6 和 E7 与感染细胞的转化及肿瘤的形成密切相关。L 区含有 *L1* 和 *L2* 两个基因，分别编码主要衣壳蛋白 L1 和次要衣壳蛋白 L2。用基因工程技术表达的 L1（或 L1+L2）蛋白可在真核细胞中自动组装成病毒样颗粒（virus-like particle，VLP），VLP 不含病毒核酸，其空间构象及免疫原性与天然 HPV 颗粒相似，可诱发机体产生抗 HPV 免疫应答。LCR 是位于 E 区与 L 区上游的调节区域，主要负责转录和复制的调控。病毒所有基因由正链 DNA 编码（图 32-1）。

（二）分型

根据病毒核酸序列不同，已发现有 100 多个不同的 HPV 基因型。HPV 各型之间有共同抗原，即属特异性抗原，存在于 L1 蛋白。L2 蛋白为型特异性抗原，各型间不发生交叉反应。HPV 的不同型别与体内特定感染部位和病变有关，有人根据致病特征将 HPV 分为高危型与低危型两种类型。

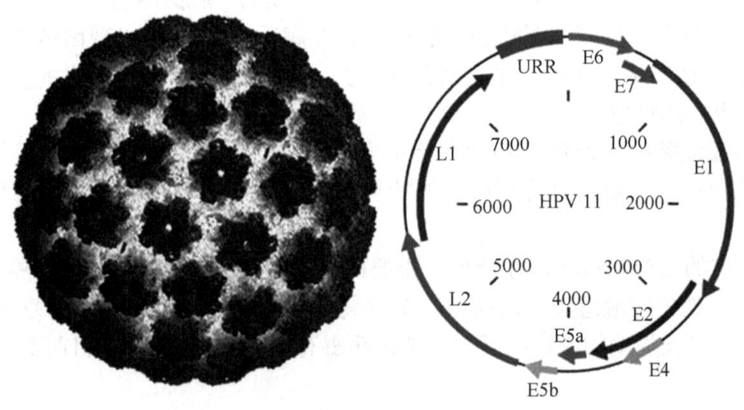

图 32-1　人乳头瘤病毒及基因组模式图

A. 人乳头瘤病毒模式图；B. HPV 11 基因组

（三）组织亲嗜性

HPV 对人皮肤和黏膜上皮细胞有高度的亲嗜性。研究发现，HPV 的复制增殖与上皮细胞的分化阶段相关。上皮细胞分化过程分为基底细胞层→棘细胞层→颗粒细胞层→角质层。病毒通过受损伤的皮肤或黏膜到达基底细胞层。在基底层细胞仅有低拷贝的病毒核酸。当基底层细胞分化时，特殊的核因子在不同分化的细胞中表达，将促进各种不同的病毒蛋白翻译。早期蛋白在棘层细胞开始表达。晚期蛋白如衣壳蛋白的表达及病毒的成熟装配则局限在上皮细胞的最上层，因此成熟的病毒体仅在终末分化的上皮细胞中产生，并随角质层细胞脱落而播散。病毒 DNA 复制能诱导上皮增殖，伴有棘层增生和某种程度的表皮角化。上皮的增殖形成乳头状瘤，也称为疣（图 32-2）。

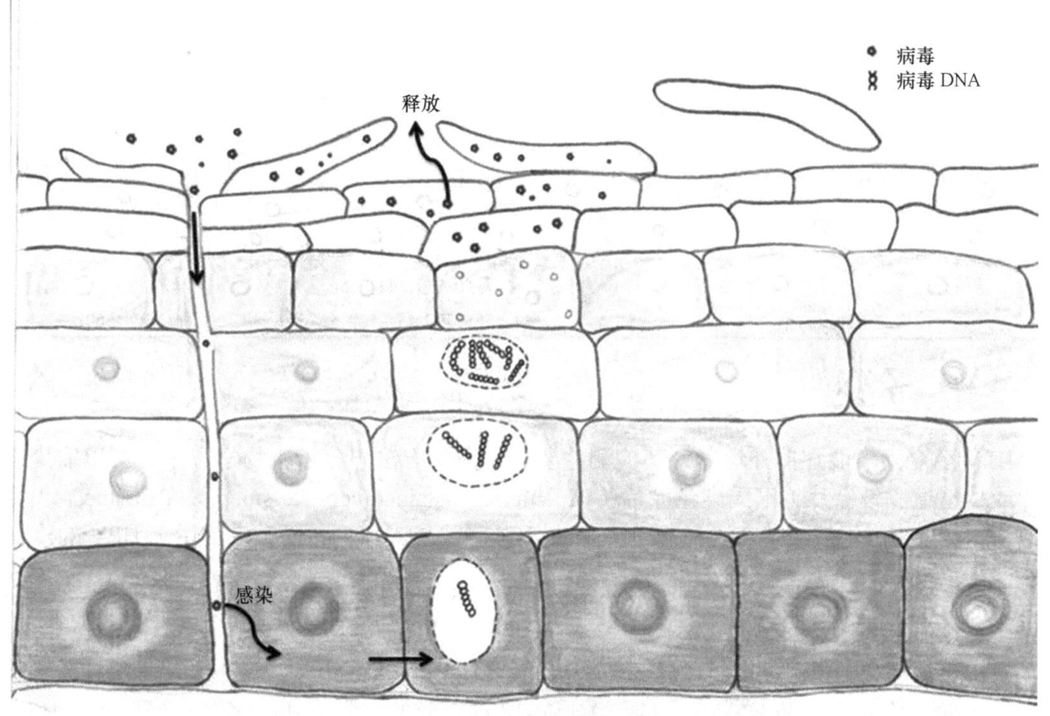

图 32-2 人乳头瘤病毒感染皮肤后疣形成模式图

二、致病性与免疫性

HPV 的传播主要是通过直接接触感染者的病损部位或间接接触被病毒污染的物品。受紫外线照射或其他理化因素造成的皮肤、黏膜损伤均可为 HPV 感染创造条件。HPV 经性传播引起生殖器感染非常常见。新生儿可在通过产道时受感染。病毒感染仅停留于局部皮肤和黏膜中，不产生病毒血症。

不同型的 HPV 侵犯的部位和所致疾病不尽相同（表 32-1）。皮肤疣主要包括扁平疣（flat warts）、跖疣（plantar warts）和寻常疣（common warts）。在儿童与青少年中较常见，可自限，但易复发。黏膜感染 HPV 引起的疾病包括喉乳头瘤、口腔乳头瘤、尖锐湿疣及宫颈癌等。跖疣和寻常疣主要由 HPV-1、-2 和 -4 型引起；喉乳头瘤是喉部最常见的良性上皮细胞瘤，常由 HPV-6 和 11 型引起。尖锐湿疣主要由 HPV-6、11 型引起。HPV 经性传播可引起生殖道疣，感染后往往无症状或有轻微瘙痒。性接触传播后几周至几个月后可出现平坦、凸起或者菜花样形状的生殖道疣。女性生殖道感染高危型 HPV（HPV-16 和 HPV-18 型）约有 10% 概率引起宫颈上皮的不典型增生和宫颈癌。

研究发现几乎所有宫颈癌组织都含有整合到染色体中的 HPV DNA，其中 70% 来源于 HPV-16 和 HPV-18。现已证实 HPV-16 和 HPV-18 中的 *E5*、*E6* 和 *E7* 基因为致癌基因。其中 E5 蛋白可增强表皮生长因子受体活性而促进细胞增生，E6和E7蛋白可以分别抑制细胞p53蛋白和p105（视网膜母细胞瘤基因产物），抑制了上述两种抑癌基因产物可促使细胞从正常向恶性转变。

HPV抗原接触免疫系统机会较少，感染后难以形成有效的抗病毒免疫，易形成持续性感染。非特异性细胞免疫异常者，如免疫抑制、免疫缺陷及皮肤超敏反应低下者，青年扁平疣者患病率高。

表 32-1 HPV 型别与人类疾病的关系

相关疾病	HPV 型别	
	常见型别	少见型别
皮肤		
跖疣	1	2，4
寻常疣	2，4	1，7，26，29
扁平疣	3，10	27，28，41
疣状表皮增生异常	5，8，17，20，36	9，12，14，15，19，21-25，38，46
黏膜		
喉乳头瘤、口腔乳头瘤	6，11	2，16
尖锐湿疣	6，11	1，2，10，16，30，44，45
宫颈上皮内瘤与宫颈癌	16，18	31，33，35，39，45，51，52，56，58，59，66，68，69，73，82

三、微生物学检查法

HPV至今尚不能在体外培养，其检测主要是形态学方法和分子生物学方法。可以取疣组织切片或生殖道黏液涂片，巴氏染色涂片（Papanicolaou-stained cervical smears，Pap smears）检测空泡细胞。近来，用核酸杂交法和PCR法检测HPV的DNA序列，已被广泛用于HPV的检测。

四、防治原则

对于寻常疣和尖锐湿疣可通过局部药物治疗，或者以冷冻、电灼、激光及手术等疗法去除。2006年，第一个用以预防HPV-6、-11、-16和-18型引起的宫颈癌和生殖器官癌的4价HPV重组疫苗（GARDASIL）获得美国食品及药品管理局（FDA）的上市批准，使HPV感染的预防工作有了重大突破。此后，9价HPV重组疫苗亦获批上市。

（何　平）

第 33 章 狂犬病毒

狂犬病（rabies）又称恐水症，是一种人兽共患的烈性传染病，流行于世界 80 多个国家和地区。狂犬病毒（rabies virus）是一种嗜神经性病毒，几乎所有的温血动物对狂犬病毒都很敏感，主要在野生动物（如狼、狐狸、臭鼬、浣熊、蝙蝠等）及家畜（如犬、猫等）中传播。人主要是被病兽或带毒动物咬伤而受感染。一旦发病，可导致严重的中枢神经系统损害，病死率近 100%，至今无有效治疗方法。据 WHO 报告，全球每年死于狂犬病的患者有 3 万～ 7 万人。

一、生物学特性

（一）形态与结构

狂犬病毒归弹状病毒科（*Rhabdoviridae*）狂犬病毒属（*Lyssavirus*）。病毒外形呈子弹状，大小约 75nm×180nm。病毒颗粒主要由核衣壳与包膜两部分组成，中心为螺旋形对称的核衣壳，由单负链 RNA 与核蛋白（NP）、RNA 聚合酶（L 蛋白）及非结构蛋白（NS 蛋白）等共同组成；外面为脂质包膜，其表面嵌有糖蛋白（G 蛋白）刺突；在包膜与核衣壳之间还存在一层由基质蛋白（M）组成的内膜（图 33-1）。

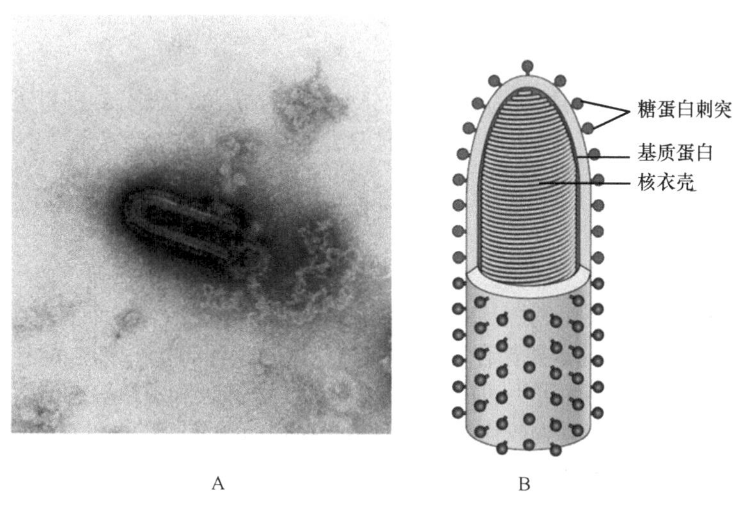

图 33-1 狂犬病毒电镜观察与结构模式图

A. 电镜图；B. 结构模式图

（二）基因组特征

狂犬病毒基因组为单股线状、不分节段的负链 RNA，基因组长约 12kb，含有 5 个开放读码框（ORF），从 3′ 端到 5′ 端依次编码 N、NS、M、G 和 L 共 5 种结构蛋白。核蛋白 NP 是病毒中最稳定的蛋白质，且能高效表达。在病毒复制过程中与基因组 RNA 紧密结合成核糖核蛋白（ribonucleoprotein，RNP）。N 蛋白抗原性强，是诱导机体细胞免疫的主要成分，但不能刺激机体产生中和抗体；具有属抗原特异性，不同毒株间 N 蛋白的抗原性相同，可用抗 N 蛋白单抗进行狂犬病毒分子流行病学研究。NS 蛋白又称 P 蛋白，为一种磷酸化蛋白，与 L 蛋白相互作用构成完整的转录酶活性，在病毒转录和复制中起主要作用。M 蛋白是狂犬病病毒最小的结构蛋白，在病毒核衣壳和包膜之间起连接作用。L 蛋白分子量最大，是一种 RNA 聚合酶，对病毒基因组的转录和复制起重要作用。G 蛋白是一种糖蛋白，构成包膜表面的刺突，是病毒的主要表面抗原，能刺激机体产生中和抗体、血凝抑制抗体和细胞免疫应答，并且是狂犬病毒与细胞受体结合的蛋白质，因此是病毒的主要保护性抗原，与病毒的致病性及免疫性密切相关。

（三）培养特性

病毒能在多种细胞包括原代细胞、传代细胞和二倍体细胞株中增殖，如鸡胚、地鼠肾细胞、人二倍体成纤维细胞等。病毒在非洲绿猴肾细胞（Vero 细胞）中生长良好，用于灭活狂犬病毒疫苗的生产。在易感动物或人的中枢神经细胞，主要是大脑海马旁回的锥体细胞中增殖时，可以在细胞质内形成一个或多个、圆形或椭圆形、直径为 20 ～ 30nm 的嗜酸性包涵体，称内基小体（Negri body）。通过检查动物或人脑组织标本中的内基小体，可以辅助诊断狂犬病。

（四）遗传变异性

狂犬病毒易发生毒力变异。从自然感染的动物体内分离到的狂犬病毒称为野毒株（wild strain）或街毒株（street strain），这种毒株的特点是接种动物发病所需的潜伏期长，毒力强，脑外途径接种后易侵入脑组织和唾液腺内；将野毒株在家兔脑内连续传代后，病毒对家兔致病的潜伏期可以随传代次数的增加而逐渐缩短；传代至 50 代左右时，潜伏期可由原来的 4 周左右缩短为 4 ～ 6 天；但继续进行传代，潜伏期不再缩短。这种毒力变异的病毒株称为固定毒株（fixed strain），其对人或犬的致病性明显减弱，从脑外途径对犬进行接种时，不能侵入脑神经组织引起狂犬病，巴斯德首先创用固定毒株制成减毒活疫苗，预防狂犬病。

（五）抵抗力

对热、紫外线、日光、干燥的抵抗力弱。加温 56℃ 1 小时或 100℃ 2 分钟即可灭活，也易被强酸、强碱、甲醛、碘、乙酸、乙醚、肥皂水及去垢剂灭活；但在 −70℃或冷冻干燥条件下能存活数年。

二、致病性与免疫性

狂犬病毒能感染多种动物，如犬、猫、牛、羊、猪等家畜及狼、狐狸、鹿、臭鼬、野鼠、松鼠等野生动物；拉丁美洲的吸血蝙蝠及欧美的食虫蝙蝠等还可携带病毒而不表现症状，因此，此种蝙蝠可能是病毒在自然界的重要储存宿主。在发展中国家，80% ～ 90% 的狂犬病是由病犬传播的。发达国家的狂犬病主要由野生动物（如臭鼬、浣熊、狐狸和蝙蝠等）传播。

人患狂犬病主要是被患病动物咬伤或伤口沾染含病毒的唾液所致。亦有报道因黏膜接触含病毒的唾液或气溶胶，移植狂犬病患者的脏器而致感染。在病犬发病前 5 天，其唾液中可含有大量病毒。人被其咬伤后，病毒通过伤口进入体内。潜伏期一般为 1 ～ 3 个月，但亦有短至 10 天或长达数年才出现症状者，咬伤部位与头部的距离越近，伤口越深，伤口内感染的病毒量越多，患者年龄越小，则潜伏期越短。进入体内的病毒在肌纤维细胞中增殖，释放子代病毒进而通过突触前膜侵入周围神经，沿神经轴索上行至脊髓背根神经节后大量增殖，然后侵入中枢神经系统，在神经细胞内增殖并引起中枢神经系统损伤，出现以神经症状为主的临床表现。最后病毒沿传出神经扩散至唾液腺、泪腺、视网膜、角膜、鼻黏膜、舌味蕾、皮脂腺、毛囊、心肌、骨骼肌、肺、肝和肾上腺等组织。当病毒侵犯迷走神经核、舌咽神经核和舌下神经核时，可发生呼吸肌、吞咽肌痉挛。此时患者可出现典型的狂犬病临床症状，吞咽或饮水时喉头肌肉发生痉挛，甚至闻水声或其他轻微刺激均可引起痉挛发作，故又称恐水病（hydrophobia）。首先，当病毒侵犯迷走神经节、交感神经节和心脏神经节时，可引起心血管功能紊乱和猝死。其次，当交感神经受刺激时可出现唾液和汗腺分泌增多。这种兴奋期典型症状经 3 ～ 5 天后，患者转入麻痹期，最后因昏迷、呼吸及循环衰竭而死亡。病死率几乎达 100%。

机体感染狂犬病毒后可诱导产生中和抗体和特异性 $CD4^+$ 辅助性 T 细胞和 $CD8^+$ 细胞毒性 T 细胞。中和抗体有中和游离状态的病毒、阻断病毒进入神经细胞内的作用。接种疫苗所获得的防止发病效果可能与此有关。但抗体对已进入神经细胞内的病毒难以发挥作用。

三、微生物学检查法

根据典型的临床症状和动物咬伤史通常可以诊断狂犬病。但对于发病早期，或动物咬伤史不明确的可疑患者，需要进行微生物学检查。对狂犬病的微生物学检查方法主要包括检测病毒抗原、抗体、病毒 RNA 及病毒分离培养。

人被犬或其他动物咬伤后，检查动物是否患有狂犬病，对采取防治措施极为重要。一般不宜将动物立即杀死，应将其捕获隔离观察。若经 7 ～ 10 天不发病，一般可认为该动物不患有狂犬病或咬人时唾液中尚无狂犬病毒。若观察期间动物发病，即将其杀死，取脑海马回部位组织涂片，用免疫荧光抗体法检查病毒抗原，同时作组织切片检查内基小体。

1. 狂犬病毒抗原检测方法 取患者脑脊液、脑组织、唾液、后颈部含毛囊皮肤组织或角膜印片等，检查病毒抗原。该方法快速且敏感。

2. 病毒 RNA 检测方法 用 RT-PCR 方法检测标本中病毒 RNA，此法敏感、快速且特异。

3. 抗体检测方法 可用 ELISA 方法检测血清和脑脊液抗体，但往往要到疾病晚期才会检测到相应抗体。

4. 病毒分离培养 可通过细胞接种和小鼠接种分离培养狂犬病毒。但需要时间长，操作复杂，不作为常规诊断方法。

另外，狂犬病死亡患者大脑海马旁回的锥体细胞组织切片，可出现内基小体，亦可以辅助诊断狂犬病。

四、防治原则

捕杀野犬，加强家犬管理，注射犬用疫苗，是预防狂犬病的主要措施。人被动物咬伤后，应采取下列预防措施：

（一）伤口处理

立即用清水、肥皂水或 0.1% 苯扎溴铵反复冲洗伤口，再用 75% 乙醇或碘酒涂擦消毒。

（二）被动免疫

用高效价抗狂犬病毒血清于伤口周围与底部行浸润注射及肌内注射，剂量为 20IU/kg 体重。

（三）疫苗接种

狂犬病的潜伏期一般较长，人被咬伤后如及早接种疫苗，可以预防发病。一些有接触病毒危险的人员，如兽医、动物管理员和野外工作者等，亦应用疫苗预防感染。我国目前用地鼠肾原代细胞或二倍体细胞培养制备的灭活病毒疫苗，安全有效，副作用少，于第 0、3、7、14、28 天进行肌内注射，要避免在抗血清注射区域附近接种疫苗。

（何　平）

第 34 章 痘病毒和细小病毒

第一节 痘 病 毒

痘病毒（poxvirus）是一类有包膜的大型双链 DNA 病毒，是至今为止已发现的感染人类的病毒中最大、结构最复杂的。根据宿主范围，将痘病毒科（*Poxviridae*）分成两个亚科，脊椎动物痘病毒亚科（*Chordopoxvirinae*）和昆虫痘病毒亚科（*Entomopoxvirnae*）。前者中可引起人类疾病的痘病毒主要为正痘病毒属（*Orthopoxvirus*）中的天花病毒（human viruses variola，或 small pox）和一些哺乳动物痘病毒，以及软疣痘病毒属（*Molluscipoxvirus*）中的传染性软疣病毒（Molluscum contagiosum virus，MCV）。大多数通过直接接触或吸入传播，引起皮肤痘疱样损害，相对较为温和，但少数引起严重的甚至致死性的全身感染。对人类危害最严重的是正痘病毒属的天花病毒，其引起了历史上多次全球性的天花大流行，给人类造成了严重的灾难。中国人很早就发明了预防天花的人痘接种法，后来英国医生 Edward Jenner 又将其发展为更为安全的牛痘接种预防法。借助于牛痘痘苗的免疫接种，WHO 于 1980 年正式宣布天花在世界范围内被消灭。虽然天花病毒被消灭了，但其他一些痘病毒，包括牛痘病毒（cowpox virus）、猴痘病毒（monkeypox virus）、人传染性软疣病毒等亦能引起人类疾病，有些甚至可引起天花样的疾病流行。

痘病毒呈圆角砖形或卵圆形，直径 140 ～ 260 nm，长度 220 ～ 450 nm；外层为 30 nm 的双层脂包膜，围绕匀质的核心体，其结构复杂，含有大量的多肽和酶，电镜负染观察可见其核心如哑铃形，中间凹陷，两侧各有一个侧体。病毒基因组为线形 dsDNA，编码与病毒增殖相关的酶类，在基因组的两端均有反向末端重复序列。痘病毒抗原性复杂，同一属病毒具有共同的核蛋白抗原，但属间仍存在血清学交叉反应。痘病毒可在鸡胚绒毛尿囊膜、人羊膜传代细胞、HeLa、Vero 等组织培养细胞中增殖，复制过程全部在细胞质内完成。痘病毒不耐热，加热 60℃ 10 分钟、一般消毒剂和紫外线均可使之灭活，但耐干燥和低温，在土壤、痂皮和衣被上可存活数月到 1 年半，在低温条件下可存活数年。

天花作为人类曾经的重要传染病，累计造成的死亡人数可能超过其他所有传染病之和。天花病毒只感染人类，并以飞沫形式在密切接触者之间进行传播。天花典型的症状为高热及头颈部或四肢皮肤出现水疱疹，渐发展为脓疱疹，最后干燥结痂。病死率可高达 10% ～ 30%。

痘病毒中，除天花病毒和传染性软疣病毒是人类特有的病毒外，其他感染人的痘病毒均为人兽共患病原体。猴痘病毒的自然宿主是猴和猿类，兔和小鼠为易感的实验动物，据报道美国猴痘流行的传染源来自非洲受感染的土拨鼠。

在人类，猴痘病毒主要感染未接种牛痘疫苗的儿童，主要通过直接接触感染的动物而传播。目前主要在非洲部分国家和地区流行，其天然储存宿主可能为啮齿类动物，可以感染多种灵长类和其他动物。人通过接触这些带病动物而感染，症状与天花类似。病死率为 1% ～ 10%，可通过病毒分离、PCR、电镜或免疫组织化学等方法确诊。

接种牛痘疫苗对猴痘病毒感染有预防作用。目前美国疾病控制预防中心建议接触受感染动物或患者的高危人群接种牛痘疫苗。

人类是传染性软疣病毒的唯一宿主。感染者多为儿童和免疫缺陷的人群，临床表现为小型的软疣，可自限，目前无相关的抗病毒药物。

第二节 人类细小病毒 B19

人类细小病毒 B19（human parvovirus B19，B19）是 20 世纪 70 年代中期发现的一种对人有致病性的单链 DNA 病毒，是儿童传染性红斑（erythema infectiosum，EI）的病原体，也与胎儿水肿、自然流产、死胎、多关节炎、慢性纯红细胞再障、血小板减少性紫癜、粒细胞减少症、噬血细胞综合征及川崎病等 10 余种人类疾病密切相关；归类于细小病毒科（*Parvoviridae*）。

B19 病毒呈球形，无包膜，直径 20 ～ 26 nm；衣壳二十面体立体对称，单链 DNA 长约 5.6 kb，编码两种衣壳蛋白和一种非结构蛋白。

B19 病毒对人红细胞具有高度亲嗜性。病毒受体为红细胞表面的糖脂抗原（血型 P 抗原），该抗原成分可表达于红细胞系前体细胞、成熟红细胞等。病毒主要感染骨髓中活跃分裂的晚期红系前体细胞。

B19 病毒感染呈世界范围分布，60% 以上的成人和 90% 以上的老年人可检测到 B19 病毒抗体，但感染多发生于学龄期儿童；主要通过呼吸道传播，也可通过血制品或输血传播；妊娠期妇女感染后可通过胎盘传给胎儿。30% ～ 40% 的感染者可无临床症状。

病毒经飞沫侵入上呼吸道在局部增殖后，经血循环扩散至骨髓。病毒在骨髓中的红系前体细胞中增殖，产生溶细胞感染而导致红细胞生成障碍。大量病毒侵入血流形成病毒血症，此时患者出现流感样症状，病毒随患者的呼吸道分泌物排出体外。约 1 周后随着抗体生成，病毒血症终止，但病毒与抗体在血循环中形成的免疫复合物可引起面颊及四肢皮肤的红斑性斑丘疹。成人感染可致多发性关节炎。慢性溶血性贫血患者发生 B19 病毒感染后，因红系前体细胞大量破坏和网状细胞减少而促发严重的再生障碍性贫血危象。血清抗体阴性的孕妇发生 B19 病毒感染后，病毒通过胎盘侵袭胎儿，导致严重贫血及流产。

B19 病毒不能用组织培养的方法分离鉴定，实验室诊断最敏感的方法是检测病毒 DNA，可用斑点杂交、原位杂交和 PCR 方法检测血清、血细胞、组织标本和呼吸道分泌物中的病毒 DNA；对传染性红斑和再障危象可用 ELISA 法查病毒特异性 IgM，在红疹出现 1 ～ 2 天内多数患者血清中可测出 B19 IgM 抗体。目前尚无有效的抗 B19 病毒药物，亦无预防疫苗。

（任 浩 张文军）

第 35 章 朊 粒

1982 年美国生物化学家 Stanley Prusiner 以叙利亚仓鼠为动物模型，发现羊瘙痒病（scrapie）的病原体是一种蛋白质，不含核酸，命名为 prion，译为蛋白质感染因子或朊粒，其最主要成分是一种蛋白酶抗性蛋白（proteinase resistant protein，PrP）。Prusiner 因此项发现更新了医学感染的概念，获得 1997 年的诺贝尔生理学或医学奖。

一、生物学性状

朊粒与常规病毒一样，有可滤过性、传染性、致病性、对宿主范围的特异性，但它比常规病毒要小。电镜下观察不到朊粒的结构，且不呈现免疫效应，不诱发干扰素产生，也不受干扰作用。朊粒对人类最大的威胁是可以导致人类和家畜患中枢神经系统退化性病变，最终导致死亡。因此 WHO 将朊粒引起的疾病和艾滋病并立为危害人体健康的顽疾。

人的朊粒蛋白基因定位于第 20 号染色体短臂上，基因的全长为 759 bp，包括 1 个外显子和 1 个 ORF，无内含子，编码 253 个氨基酸。在正常情况下，此基因编码产生细胞朊蛋白（cellular prion protein，PrP^{C}）。PrP^{C} 以 α 螺旋为主，对蛋白酶 K 敏感，主要表达在神经元中，具有维持系统功能的作用，没有致病性。PrP^{C} 构型发生变化时形成有致病性的朊粒，也称为羊瘙痒病朊蛋白（scrapie prion protein，PrP^{SC}）。当细胞朊蛋白的 2 个 α 螺旋转换为 4 个 β 折叠，就形成了朊粒。朊粒对蛋白酶 K 有抗性，仅存在于感染的人和动物组织中，具有致病性和传染性。PrP^{C} 和 PrP^{SC} 氨基酸序列完全一致，根本差别在于空间构象的差异。有研究表明，人 PrP 基因的第 102、178、198、200 位的点突变，与遗传性克 - 雅病的发生相关。朊粒对理化因素抵抗力很强，对紫外线照射、电离辐射、超声波及 80 ～ 100℃高温，均有相当的耐受能力。对化学试剂与生化试剂，如甲醛、羟胺、核酸酶类等表现出强抗性。

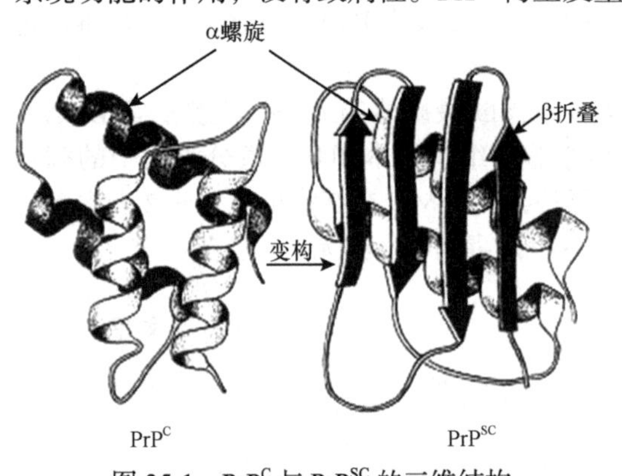

图 35-1　PrP^{C} 与 PrP^{SC} 的三维结构

二、致病性与免疫性

虽然作为传染性海绵状脑病（朊粒病）原型的绵羊瘙痒病已有 260 多年历史，但直至 1982 年 Prusiner 首次提出朊粒假说，人们才认识到它的病原物。目前，其假说中蛋白质致病部分已为大多科学家所接受，但朊粒的感染途径、增殖方式仍存在争议。

研究认为人感染朊粒病有三种可能途径：一是遗传突变，使朊粒蛋白失去细胞型而易于折叠成致病型；二是医源性感染，如角膜转移手术中的捐献者为朊粒的感染者，注射用的人生长激素和促性腺激素提取于朊粒病患者的腺垂体；三是饮食感染，如食用朊粒病患者的脑组织。

大多学者认为有一编码朊粒氨基酸序列的基因组，但此 DNA 不存在于朊粒中，而是正常哺乳动物基因组的一部分。朊粒的感染可活化或改变这一基因，使之转译出蛋白质。亦有人认为朊粒中存在某种小的核酸片段，此片段插入到寄主细胞染色体的 PrP 基因前面，作为基因表达的启动子或增强子。PrP 本身也可能结合到 DNA 控制 PrP 基因转录的区域而起到同样的作用。此外，有少数学者设想朊粒是通过与生物中心法则不同的信息流来增殖的。它可能先由 PrP 转译成 RNA

或DNA，然后再合成子代PrP。

正常动物仅有PrP^{C}，疯牛病病例则既有PrP^{C}，又含有PrP^{SC}，当动物受PrP^{SC}感染后，PrP^{SC}由淋巴细胞带入中枢神经系统，或者直接进入中枢神经系统（如脑内注射PrP^{SC}时），使得进入的PrP^{SC}影响正常组织中的PrP^{C}。PrP^{C}存在于神经元、神经胶质细胞和其他一些细胞，属于糖磷脂酰肌醇锚定蛋白，集中在膜上的脂筏中，对蛋白酶和高温敏感，可能和细胞信号转导有关。动物被感染后，发生错误折叠的PrP^{SC}蛋白堆积在脑组织中，形成不溶的淀粉样蛋白沉淀，无法被蛋白酶分解，引起神经细胞凋亡。

目前对朊粒的增殖方式有两种解释（图35-2）：一种是重折叠模型（refolding model），认为PrP^{SC}分子起分子伴侣（molecular chaperone）的作用，能与PrP^{C}分子相结合，诱使PrP^{C}转变成PrP^{SC}，从而形成了PrP^{SC}二聚体，于是一个PrP^{SC}分子就变成了两个PrP^{SC}分子，如此倍增增殖。另一种解释是晶种模型（seeding model），认为PrP^{C}分子本身有向PrP^{SC}转变的倾向（一种平衡反应），PrP^{SC}能像晶种一样，稳定PrP^{C}的构象，形成淀粉样蛋白沉淀，然后碎裂后又变成新的晶种。

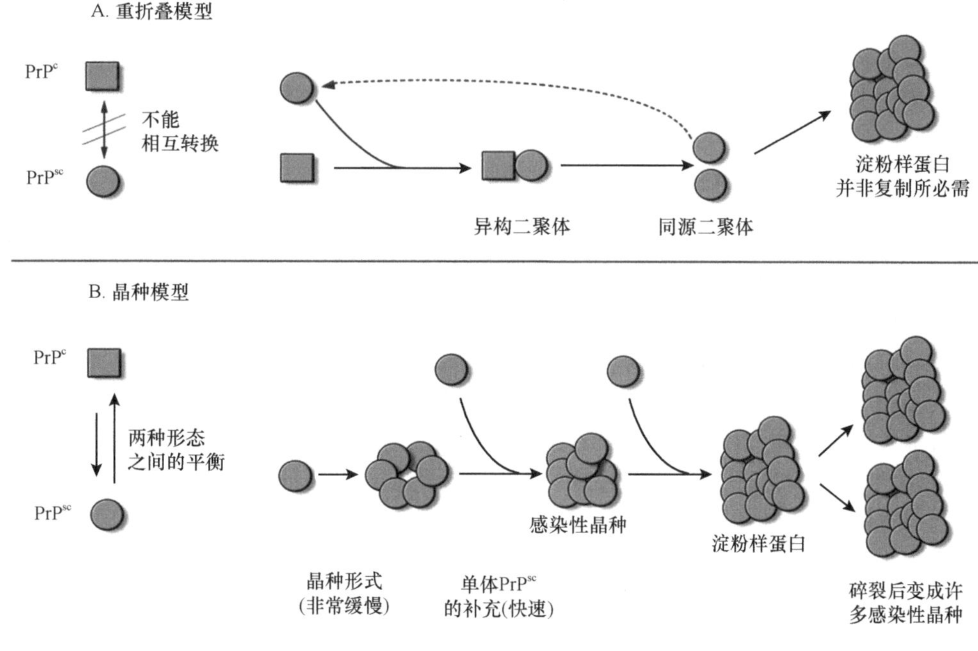

图35-2　PrP^{SC}的增殖

朊粒能引起人和动物的可转移性神经退化疾病，这些疾病的共同特征是：①潜伏期长，可达数月至数年甚至数十年；②一旦发病，呈慢性、进行性发展，以死亡告终；③病理学特征是脑组织海绵体化、空泡化、星形胶质细胞和微小胶质细胞形成及致病型蛋白积累；④患者以痴呆、共济失调、震颤等为主要临床表现。下面介绍主要的人和动物朊粒病。

（一）羊瘙痒病

羊瘙痒病（scrapie of sheep and goat）是最先被发现的传染性海绵状脑病（transmissible spongiform encephalopathy，TSE），发生于绵羊和山羊。病羊以消瘦、步态不稳、脱毛、麻痹等为临床特征；并因病羊瘙痒常在围栏上摩擦身体而得此病名。本病病死率极高，病理改变为典型的海绵状脑病病理特征。

（二）牛海绵状脑病

牛海绵状脑病俗称疯牛病（mad cow disease），1986年首先在英国报道，目前，疯牛病已蔓延到其他 12 个欧洲国家，美国、日本及加拿大等国也有个别报道。该病潜伏期一般为 4 ～ 5 年，发病初期以体重减轻、产奶量下降、体质差为主要症状；随后出现明显的运动失调、震颤等神经系统症状。因常出现感觉过敏、恐惧，甚至狂躁，故俗称为疯牛病。病理变化具有 TSE 的特征。

根据流行病学调查分析，认为本病的病原体来源于羊或牛内脏、肉、骨粉制作的饲料。1988 年 6 月，英国明文规定疯牛病为疫情报告的病种，并于同年 7 月立法禁止用反刍动物来源的蛋白质物质喂养牛等动物，并屠杀病牛和疑似病牛。自那以后，疯牛病的发病率呈逐渐降低趋势。

（三）库鲁病

库鲁病（Kuru disease）是过去发生于大洋洲巴布亚新几内亚高原 Fore 部落里土著人的一种中枢神经系统进行性、慢性、退化性疾病。研究证明此病的发生与原始愚昧的宗教祭祀仪式食尸有关，病原因子可能通过皮肤黏膜（鼻咽部、胃肠道及眼结膜）而传染。本病潜伏期一般为数年，最长可达 30 年。一旦发病，病情呈慢性、进行性，直至死亡。临床表现早期以共济失调、颤抖等神经系统症状为主，故称 Kuru（当地土语为颤抖之意）病；晚期表现为痴呆、四肢瘫痪，最后多因继发感染死亡。病损部位主要在中枢神经系统，以小脑最严重，大脑病损广泛，但较轻。病理特征与动物海绵状脑病十分相似。Gajdusek 等在 20 世纪 60 年代首次将库鲁病死者脑组织滤液感染并传代于猩猩和多种猴类而获得成功；以后其他学者又成功建立了雪貂及小鼠等动物模型，证明此病与羊瘙痒病和人克 - 雅病属同种病原因子，为朊粒及其疾病的研究奠定了坚实的科学基础。Gajdusek 因此荣获 1976 年诺贝尔生理学或医学奖。

（四）克 - 雅病

克 - 雅病（Creutzfeld-Jakob disease，CJD）又称为皮质纹状体脊髓变性病或亚急性海绵状脑病或传染性痴呆病（transmissible dementia）。本病由 Creutzfeld 和 Jakob 两位神经病理学家分别于 1920 年和 1921 年首先报道，故得名为 CJD。此病是人类最常见的海绵状脑病，呈世界性分布，好发年龄多在 50 ～ 75 岁。该病常为散发性，约占 85%，其传播途径不明；其他为家族性，约占 15%；偶为医源性传播。家族性患者具有家族性常染色体的显性遗传，已证明在遗传性患者家族中均有编码 PrP 基因的突变。医源性传播主要与外科手术特别是神经外科手术时器械消毒灭菌不彻底、角膜或硬脑膜等移植或注射从人尸体脑垂体提取制备的生长激素与促性腺激素等有关。该病潜伏期为 1.5 ～ 10 年，甚至长达 40 年以上。典型临床表现为进行性发展的痴呆、肌痉挛、小脑共济失调、运动性失语，并迅速发展为半瘫、癫痫，甚至昏迷。患者最终于一年内死于感染或中枢神经系统功能衰竭。其病理学改变与库鲁病相似。海绵状脑病的病理学特征是该病重要诊断依据之一。

（五）克 - 雅病变种

克 - 雅病变种（variant CJD，vCJD）是 1996 年 3 月 20 日由英国 CJD 监视中心首先报道的一种新发现的人类传染性海绵状脑病。首先报道的 10 个病例均发生于英国，随后在法国、德国、爱尔兰及俄罗斯等国家也有病例报道。该病多发生于 18 ～ 40 岁的年轻人，临床症状以精神异常为主，表现为焦虑、孤僻、萎靡及其他异常行为；晚期出现痴呆、锥体束与锥体外束综合征。vCJD 与典型 CJD 在易感年龄、临床症状与病程、脑电图与影像学及病理学改变等方面有区别，故将该病称为 CJD 的变种。大量研究资料证实，人的 vCJD 与疯牛病密切相关，具有高度的时空吻合性。

三、实验室检查法

目前对朊粒引起疾病的诊断主要根据流行病学、临床表现、中枢神经组织特征性病理变化和组织化学变化等进行分析，往往在患者死亡后才能得到确诊。脑组织病理检测可见海绵状病变稀疏地分布于整个大脑皮质，神经元消失，星状细胞增生，典型病变为融合性海绵状空泡，空泡周围有大量淀粉样斑块，在 H-E 染色中清晰可见。特异性检测可对扁桃体组织进行蛋白质印迹法检测耐蛋白酶 K 处理的 PrP^{SC}。近年来开发了一种新的检测朊粒感染患者的方法，即实时振荡诱导转换检测法（real-time quaking-induced conversion，RT-QuIC）。该方法根据朊粒能促使正常朊蛋白多聚化特性对患者鼻拭子或脑脊液样本进行快速诊断，其敏感性和特异性均超过 95%。

四、防治原则

朊粒感染所致疾病的主要防治措施：①消灭传染源。目前最有效的方法是焚烧病畜，其次是深埋（3m）。②切断传播途径。严密监视朊粒病的发病流行情况；禁止用任何动物脏器（尤其是脑、脊髓、视网膜等）加工成牛或其他动物的饲料；对可能污染朊粒的医用器械进行严格规范化消毒。另外朊粒病证实可经血源性传播，因此应加强对供血者筛查和血液制品管理。WHO 对朊粒感染者治疗过程中的医疗仪器设备消毒做出了严密细致的规程要求，包括高温（121℃及以上）、高压、强碱及次氯酸处理等方法。③保护易感人群。目前朊粒病的疫苗正在研究中，如朊粒病的重组蛋白亚单位疫苗、DNA 疫苗、合成肽疫苗、病毒样颗粒疫苗等已取得一定进展，疫苗研制将成为近几年朊粒研究的热点之一。

目前朊粒感染性疾病没有有效的治疗方法。蔗糖、海藻糖、二甲基亚砜、刚果红等在体内外均有抑制 PrP^{C} 转化为 PrP^{SC} 的活性，但大多难以透过血脑屏障。也有研究根据 PrP 序列人工合成一些单克隆抗体，通过体内外实验也发现有抑制 PrP^{SC} 与 PrP^{C} 结合及转变的作用。但一般半衰期较短，透过血脑屏障效率差。

（邹清华）

第三篇　医学真菌学

第 36 章　真菌学概述

真菌（fungus）是一大类细胞核高度分化，有核膜和核仁，细胞质内有完整的细胞器；不含叶绿素，不分化根、茎、叶的真核细胞型微生物。

真菌不同于细菌等原核生物，它有较完整的细胞结构：有核膜和核仁，有 DNA 和组蛋白组成的线状染色体；细胞质中有内质网、高尔基体和线粒体；细胞壁不含肽聚糖。真菌也不同于植物，它不含叶绿素，不能进行光合作用，无根、茎、叶的分化，细胞壁的主要成分为几丁质，而植物则为纤维素。真菌和动物一样是异养型生物，它们必须从外界环境中吸取有机物质才能生存。但真菌与动物获取营养物质的方式有所不同。动物一般是先摄取，再消化，称为消化型生物；而真菌却释放多种水解酶至体外，先把各种底物降解成小分子，然后再把它们吸收至体内，称为吸收型生物。

真菌是一个庞大的生物群体，自然界有 12 万余种。大多数真菌不仅对人类无害，甚至有益。它们可分解有机物，在自然界的物质循环中发挥重要作用；它们被广泛用于食品发酵、酿酒、制酱、生产抗生素和免疫抑制剂等药物。但有些真菌可感染植物和动物组织，或导致食物、药品及衣物等发生霉变。目前发现在一定条件下引起人类疾病的真菌只有数百种，常见的有 50～100 种。近年来，由于抗生素、激素、抗癌药物等的大量使用，造成机体内正常细菌群失调或免疫功能低下，真菌感染明显增多。

第一节　真菌的生物学性状

一、真菌的形态与结构

真菌可分为单细胞的酵母（yeast）和多细胞的霉菌（mold）两大类。此外真菌还包括一类宏观的实质性结构，称为蕈菌（mushroom），如木耳、蘑菇等，但由于它们与医学关系不甚密切，故不在本书中讨论。

酵母呈圆形或卵圆形。外形与细菌相似，但较大，其直径为葡萄球菌的数倍，为 5～8 μm。医学上常见的有新生隐球菌、念珠菌。霉菌由菌丝和孢子组成，故又称为丝状真菌（filamentous fungus）。有些真菌可因环境条件改变而发生丝状真菌或酵母两种形态的互变，称为二相性真菌（dimorphic fungus）。例如，马尔尼菲篮状菌（旧称马尔尼菲青霉）、组织胞浆菌、皮炎芽生菌等，它们在普通培养基上以环境温度培养时一般呈丝状真菌形态，在体内或在液体中生长时则常常呈现酵母状态。

（一）菌丝

大多数霉菌在适宜培养基上生长时能长出中空、细长的微管（横径 2～10μm），称菌丝（hypha），菌丝又能长出许多分枝，交织成团，称菌丝体（mycelium）。伸入培养基中吸取营养的部分称营养菌丝体（vegetative mycelium），突出于培养基表面生长的部分称气生菌丝体（aerial mycelium），其中产生孢子的则称为生殖菌丝体（reproductive mycelium）。气生菌丝体常带有许多孢子。

大部分菌丝间隔一定空间距离有横隔，称隔膜（septum）。隔膜中有小孔，可允许细胞质通过。

隔膜将一条菌丝分隔为数个细胞，横隔之间为一个细胞，可含一至数个核。有隔膜的菌丝称为有隔菌丝（septate hypha），如皮肤癣菌、曲霉等。有些真菌菌丝中无横隔，一条菌丝即为一个细胞，其中可含多个细胞核，无隔膜的菌丝称为无隔菌丝（nonseptate hypha），如毛霉和根霉等（图 36-1、图 36-2）。

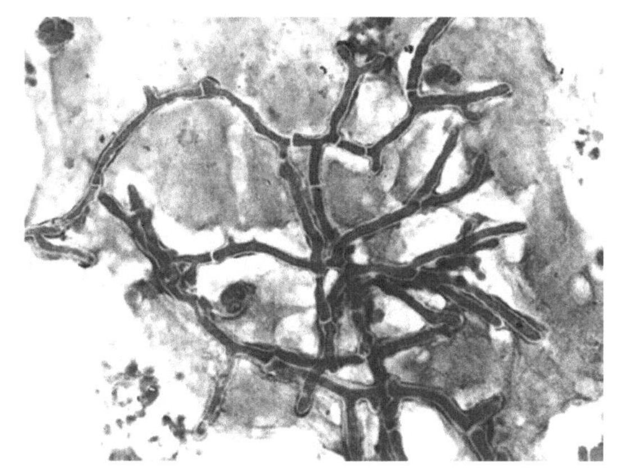

图 36-1　曲霉菌菌丝（×10）（革兰氏染色）

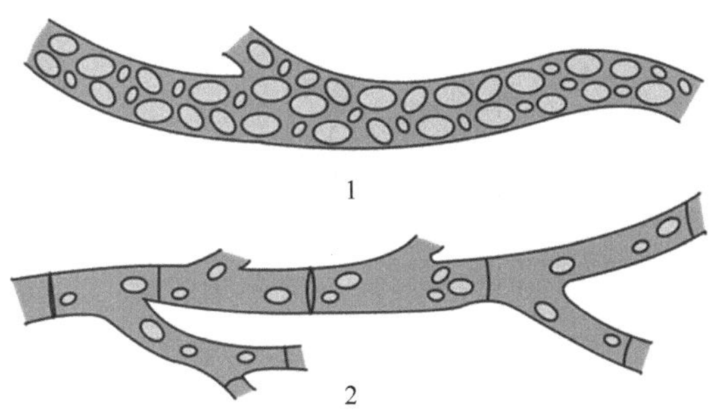

图 36-2　无隔菌丝及有隔菌丝示意图

1. 无隔菌丝；2. 有隔菌丝

不同的霉菌可有不同形态的菌丝，如球拍状、结节状、梳状、鹿角状等，菌丝的形态有助于鉴别不同种类的霉菌，如黄癣菌有鹿角状菌丝，羊毛状小孢子菌可产生球拍状菌丝。但有时不同的霉菌也能产生相同的菌丝。

（二）孢子

孢子（spore）是真菌的繁殖器官，一条菌丝上可长出多个孢子，在环境条件适宜时，孢子又可伸出芽管，发育成菌丝体。

真菌孢子可分为有性孢子和无性孢子。

有性孢子是指真菌通过同一菌体或不同菌体上两个细胞融合，并经减数分裂而形成的孢子，如接合孢子（zygospore）、子囊孢子（ascospore）和担子孢子（basidiospore）。接合孢子是一种体积较大、胞壁较厚的孢子。子囊孢子在一种称为子囊的结构内形成。担子孢子通常在一种称为孢子台的基座顶端形成。

无性孢子不发生细胞间融合，它们一般由真菌菌丝通过有丝分裂方式产生，因此在遗传形状上与其前代完全相同。真菌产生的无性孢子主要有以下几种：

1. 分生孢子（conidium）　由菌丝末端细胞分裂形成，也可在菌丝侧面出芽形成，它又可分为体积较大，由多个细胞组成的大分生孢子和体积较小，只含一个细胞的小分生孢子。

2. 孢子囊孢子（sporangiospore）　菌丝末端膨大形成孢子囊，囊内细胞经有丝分裂产生许多孢子，孢子成熟则破囊而出。

3. 芽生孢子（blastospore）　由菌丝体细胞出芽生成，常见于单细胞真菌。一般芽生孢子长到一定大小即与母体脱离，若不脱离则形成假菌丝，如念珠菌。

4. 厚膜孢子（clamydospore）　可由菌丝细胞分化形成。在不利环境下菌丝细胞内细胞质浓缩，细胞壁增厚，抵抗力增强。当环境有利时，厚膜孢子又可出芽繁殖，如念珠菌。

5. 关节孢子（arthrospore）　在陈旧的培养物中，菌丝细胞壁变厚，形成长方形的节段，呈链状排列，如球孢子菌（图 36-3）。

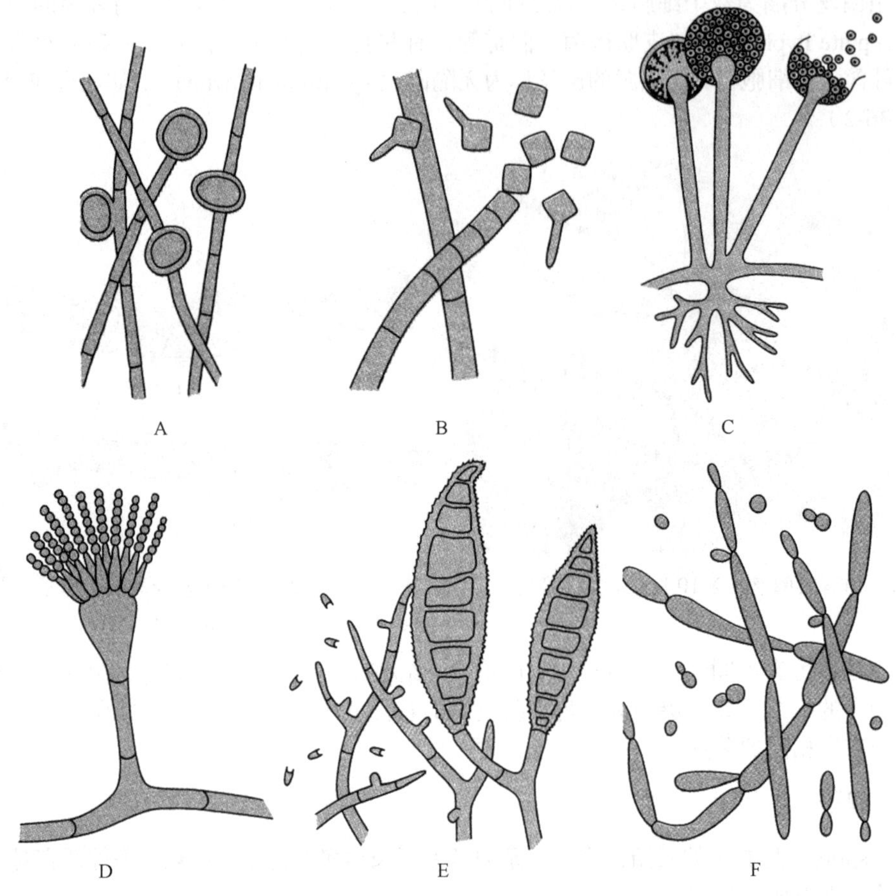

图 36-3 真菌的无性孢子

A. 厚膜孢子；B. 关节孢子；C. 孢子囊孢子（根霉）；D. 小分生孢子（曲霉）；E. 小分生孢子和大分生孢子；F. 芽生孢子

大多数真菌可通过产生有性孢子和无性孢子两种不同方式进行繁殖。例如，子囊菌（ascomycetes）既可通过有性繁殖方式产生子囊孢子，也可经出芽方式产生分生孢子；接合菌（zygomycetes）既可通过有性繁殖方式产生接合孢子，也可经无性繁殖方式产生孢子囊孢子。病原性真菌大多形成无性孢子，无性孢子的形状、颜色和排列有助于真菌的鉴别。还有些真菌至今尚未发现有性繁殖期，这类真菌称为未知菌类（Deutermycotina）或不完全真菌（imperfect fungi），如白念珠菌、粗球孢子菌等。

孢子从母体真菌释放可具有主动和被动两种方式。在风和水等外力作用下，使孢子同母体脱离的方式称为被动释放方式。菌丝的某些部位变得脆弱，内部压力却明显增加，最终导致孢子的释放，称为主动释放方式。

真菌孢子易于传播，它们对不利环境的抵抗力要强于菌丝体，因此孢子大大增强了真菌的生存能力。但真菌孢子的抵抗力又明显弱于细菌的芽胞，它们于 60 ～ 70℃短时间加热即可死亡。

真菌细胞壁和细胞膜的结构特点在医学上具有重要意义。真菌细胞壁中不含肽聚糖，其主要成分为几丁质（一种由 *N*- 乙酰葡糖胺长链组成的多糖）和葡聚糖，因此真菌对青霉素或头孢菌素不敏感，但对作用于葡聚糖的抗真菌药卡泊芬净（caspofungin）敏感。另外，真菌细胞膜中主要含麦角固醇（ergosterol），这不同于人类细胞膜中的胆固醇，因此它们对两性霉素 B 和某些唑类药物如氟康唑、酮康唑等敏感。

二、真菌的生长

真菌的营养方式主要有3种。①腐生方式：利用死的动、植物和微生物残体生存；②寄生方式：寄生在动、植物的活组织内，同时对被寄生物产生不利影响；③共生方式：寄生在动、植物的活组织内，同时对被寄生物产生有益影响。大多数真菌主要以腐生方式生长，但许多在医学上有重要意义的真菌均为寄生菌，如白念珠菌、新生隐球菌等均为人体条件致病菌。

大多数真菌是需氧菌。少数真菌可利用发酵旁路途径在低氧环境中生存，它们属兼性厌氧菌。另外在污水和污物的处理器中还发现了一些厌氧性真菌。

真菌的营养要求不高，在一般培养基上均能生长。实验室常用沙保（Sabouraud）培养基。此培养基主要含有蛋白胨、葡萄糖和琼脂。由于该培养基的pH较低（pH 5.0～6.0），并可加入氯霉素和放线菌酮，以抑制细菌生长而有利于真菌的生长。有些病原性真菌如白念珠菌、新生隐球菌等需先用血平板培养，待生长后移种至沙保培养基，并同时做玻片小培养，以观察自然状态下的形态结构。培养浅部真菌的最适温度为22～28℃，但某些深部真菌在37℃生长最好。真菌培养亦需较高的湿度与氧。

真菌的繁殖能力强，但生长速度比细菌慢，常需1～4周才能形成菌落。真菌的菌落有三种类型。

1. 酵母型菌落（yeast type colony）　多数单细胞真菌的菌落特征，类似细菌菌落，但菌落体积较大。一般为光滑、湿润、柔软、边缘整齐、不透明、乳白色的圆形菌落。

2. 类酵母型菌落（yeast-like type colony）　外观类似酵母型菌落，但有假菌丝伸入培养基中，如白念珠菌菌落（图36-4）。

3. 丝状菌落（filamentous type colony）　为多细胞真菌的菌落特征。菌落较大，由许多疏松的菌丝体构成。菌落可呈棉絮状、绒毛状或粉末状等。丝状菌落的形态、结构和颜色在鉴定真菌时有重要参考价值（图36-5）。

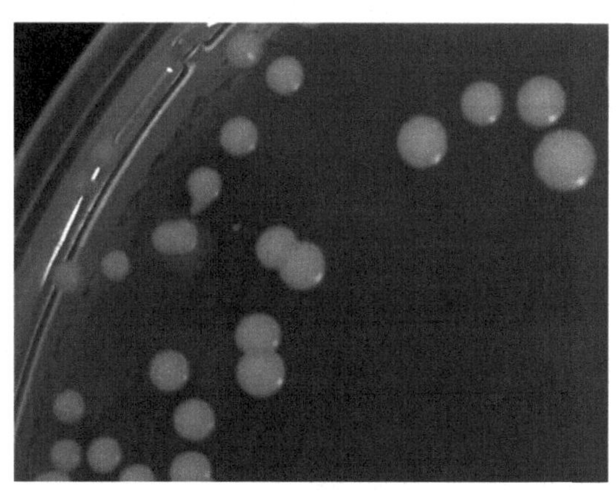

图36-4　类酵母型菌落（白念珠菌）

（张灼阳等提供）

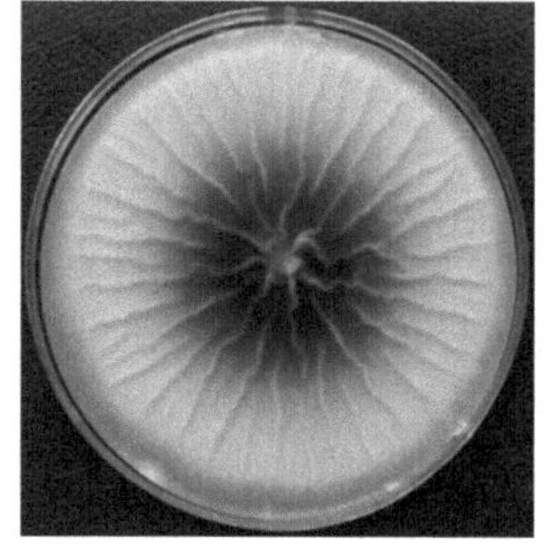

图36-5　黑曲霉菌丝状菌落

（肖家祁等提供）

三、真菌的抵抗力

真菌的菌丝不耐热，一般于60～70℃ 1小时即可被杀死。对干燥、紫外线和多种化学消毒剂耐受性较强，但对1%～3%苯酚、2.5%碘酒、2%结晶紫和10%甲醛液则较敏感。真菌对常用的抗生素如青霉素、链霉素及磺胺类药物不敏感，但制霉菌素、两性霉素B、酮康唑等对多种真菌有抑制作用。

四、真菌的分类

目前真菌界主要根据 DNA 测序技术分为 7 个门，包括子囊菌门、担子菌门、球囊菌门和 4 个分类位置未定的亚门。传统的接合菌门被分到球囊菌门和 4 个分类位置未定的亚门。毛霉亚门为毛霉目而设，虫霉亚门为虫霉目而设。

除了真正的真菌以外，真菌学家们还研究许多与人类和动物相关的真菌样微生物。如原生动物界的一些专门寄生于人类的小孢子虫、藻菌界的链壶菌属和腐霉菌属均具有真菌样形态学特征。

长期以来，真菌主要根据有性孢子及其产生的结构形式分类，DNA 快速测序技术的出现给真菌分类学带来了一场革命。DNA 测序是基于真菌的系统进化途径来识别真菌物种的方法（称为 PSR 概念），即通过对核酸特点的变化进行比较分析来定义真菌的种类。根据 PSR 结果，一个物种是指在多个基因谱系（指不同遗传位点的 DNA 序列）中具有一致性的一群微生物。过去被划分在“半知菌”的无性繁殖的真菌通过 DNA 序列分析划分到子囊菌门和担子菌门。

表 36-1 列出了对重要医学真菌分类分群的一个简化方案。

表 36-1 真菌界中重要医学真菌分类分群的简化方案

门或亚门	纲	目	具代表性的属
毛霉亚门		毛霉目	横梗霉属、根霉属
虫霉亚门		虫霉目	蛙粪霉属、耳霉属
担子菌门	银耳纲	线黑粉菌目	丝黑粉菌属、线黑粉菌属（隐球菌的有性型）
	伞菌纲	伞菌目	裂褶菌属
子囊菌门	肺孢子菌纲	肺孢子菌目	肺孢子菌属
	酵母纲	酵母目	克鲁维酵母菌属（念珠菌种的有性型）；酵母属
	散囊菌纲	爪甲团囊菌目	节皮菌属（小孢子菌属和癣菌属的有性型）；阿耶罗菌属（芽生菌和组织胞浆菌的有性型）
		散囊菌目	裸胞壳菌属、散囊菌属、新萨托菌属（曲霉菌的有性型）
	粪壳菌纲	肉座菌目	赤霉菌属、丛赤壳菌属（镰刀菌属的有性型）
		小囊菌目	假霉样真菌属（赛多孢属的有性型）

第二节 真菌的致病性

与细菌、病毒相比，真菌的致病力一般较弱，但它们也能通过多个途径、多种机制使机体患病。由致病性真菌和条件致病性真菌引起的疾病统称真菌病（mycoses）。真菌产生的一些毒素进入人体还可导致全身或某些脏器的中毒症状，有的甚至可能致癌。此外，真菌感染还可能引发各类超敏反应。

一、致病性真菌感染

致病性真菌感染主要是真菌外源性侵袭机体而致病，包括皮肤、皮下组织真菌感染和全身或深部真菌感染。浅部真菌如皮肤癣菌等有嗜角质性，能产生角蛋白酶和脂肪酶分解角蛋白和细胞脂质，并在局部大量繁殖后通过机械刺激和代谢产物的作用，引起局部炎症和病变。二相性真菌如荚膜组织胞浆菌、皮炎芽生菌等进入机体后转换成酵母型，它们在巨噬细胞中不被杀灭反而繁殖扩散，从而引起慢性组织肉芽肿和组织溃疡坏死。

二、条件致病性真菌感染

条件致病性真菌感染主要是一些内源性真菌引起的，如白念珠菌、新生隐球菌、曲霉、毛霉等。感染多发生在机体免疫力降低时，如长期应用广谱抗生素、皮质激素、放化疗患者，肿瘤、糖尿病、艾滋病、免疫缺陷患者等。例如，白念珠菌属于人体的正常细菌群，但抗生素使用不当时可大量生长引起疾病。

三、真菌中毒症

某些真菌污染作物、粮食、饲料和餐品后，可产生真菌毒素（mycotoxins），动物和人摄入后可引起急性或慢性中毒，称为真菌中毒症（mycotoxicosis）。不同真菌毒素作用的靶组织不同，如杂色曲霉毒素主要作用于肝脏，赭曲霉毒素主要作用于肾脏，展青霉毒素主要作用于神经系统。黄曲霉毒素对肝、脑、肾均有明显毒性作用。在我国真菌毒素所致人兽中毒常有发生，如霉变甘蔗中节菱孢霉菌可产生毒素 3- 硝基丙酸，食入后可引起抽搐、昏迷等神经系统病变症状；食用含有镰刀菌毒素的赤霉麦可引起肝、肾、脑中毒等。

真菌中毒和一般细菌性或病毒性感染有所不同，它是在粮食和食物中产生毒素，因而受环境条件及饮食习惯等因素的影响，发病有地区性与季节性，但没有传染性。

四、真菌毒素与肿瘤

已证实某些动物和人类肿瘤与真菌毒素有关，如已证明赭曲霉毒素（ochratoxin）可致小鼠肾癌，镰刀菌 T-2 毒素可诱发大鼠胃癌、胰腺癌、垂体和脑肿瘤，展青霉素经皮下注射可引起大鼠肉瘤等。在所有真菌毒素中对环境污染最严重，对人兽危害最大的是黄曲霉毒素（aflatoxin，AF），它主要由黄曲霉、寄生曲霉等少数曲霉产生，以污染玉米、花生、坚果等农作物及其制品为主。AF 是一类结构相似的化合物的总称，其基本结构都含有一个二呋喃环和一个氧杂萘邻酮（香豆素），其中以 AFB1 的产量和毒性为最大，动物实验已证明它是已知致癌化学物质中毒性最强的一种。AF 能诱导 *p53* 抑癌基因突变，导致 P53 蛋白缺失，使肝细胞生长失控，引发肝癌。此外它也能引起肾、胃、支气管、腺体和皮下组织的肿瘤。

五、真菌超敏反应性疾病

真菌孢子常散布于空气中，敏感患者吸入或食入时，可引起各种类型超敏反应性疾病，如荨麻疹、变态反应性皮炎、鼻炎、哮喘等。临床上常见的“癣菌疹”（dermatophytids）就是一种真菌抗原刺激机体产生的超敏反应。它们出现的部位常常并非是真菌感染部位，如足的真菌感染可引起手指瘙痒和丘疹。若取标本作微生物检查，常检测不到菌丝，但如以真菌抽提物为抗原给患者作皮肤试验则可显示阳性。

第三节　抗真菌感染免疫

机体的抗真菌感染免疫同其他抗病原微生物感染一样，也包括天然免疫和获得性免疫，两者互相补充，共同配合，缺一不可。

一、天然免疫

完整的皮肤黏膜屏障可有效阻挡真菌及其孢子的侵入。皮脂腺分泌的脂肪酸有杀真菌的作用。儿童头皮脂肪酸分泌量比成人少，故易患头癣。手足汗较多而掌跖部缺乏皮脂腺的人，易患手足癣。正常细菌群也有拮抗真菌的作用，如果滥用广谱抗生素引起菌群失调，内源性真菌就会大量生长而造成感染。

中性粒细胞具有吞噬和杀灭真菌的作用。一种促癣吞噬肽（tuftsin）可结合到中性粒细胞膜上，提高其吞噬和杀灭真菌的活性。中性粒细胞杀灭真菌的机制是吞噬过程触发呼吸爆发，形成 H_2O_2、次氯酸等，以及释放颗粒中的防御素等。中性粒细胞减少患者，易患播散性念珠菌病和侵袭性烟曲霉病。巨噬细胞在抗真菌感染中也有一定作用，但不如中性粒细胞。NK 细胞有抑制新生隐球菌和巴西副球孢子菌生长的作用。

真菌组分是补体替代途径的强激活剂，但真菌能抵抗补体攻膜复合物（membrane attack complex，MAC）的杀伤。补体活化产生的 C3a、C5a 可招引炎性细胞至感染部位。

二、获得性免疫

真菌感染可诱导机体产生特异性细胞免疫和体液免疫，其中又以细胞免疫为主。特异性抗体可阻止真菌与宿主细胞或组织的黏附，并提高吞噬细胞对真菌的吞噬率。特异性细胞免疫中 $CD4^+T$ 细胞产生并释放 IFN-γ 和 IL-2 等细胞因子，激活巨噬细胞、NK 细胞和 CTL 等，参与对真菌的杀灭。AIDS 患者、肿瘤患者和长期使用免疫抑制剂者的细胞免疫功能低下，故易受播散性真菌感染。

第四节　真菌感染的实验室诊断

与细菌的检查方法相类似，真菌感染的实验室诊断方法包括直接显微镜检查真菌形态、真菌的分离培养与鉴定、检测真菌的抗原与抗体及真菌毒素检测等。可根据不同的标本种类和检查目的采用相应的检查方法。

一、标本的采集

应在用药前采集标本，浅部感染真菌的检查可用 70% 乙醇棉球擦拭局部后取皮屑、毛发、指（趾）甲屑等标本。深部感染真菌的检查可根据病情取痰、血液、脑脊液、淋巴结穿刺液等标本，液体标本可用离心方法富集待检菌，取材时注意无菌操作，及时送检。

二、直接显微镜检查

直接显微镜检查对于真菌病的诊断较细菌更为重要。将皮屑、毛发、指（趾）甲屑等标本置载玻片上，滴加 10% KOH 溶液少许，加盖玻片后在火焰上微微加热，使被检组织溶解，角质软化，标本显得清晰透明。真菌细胞壁中含几丁质和各种复杂多糖，因而可耐受碱处理。然后在低倍或高倍镜下检查菌丝和孢子。皮肤癣检查常用湿标本，不需染色；疑似念珠菌可用革兰氏染色；隐球菌感染可墨汁负染后镜检。

三、分离培养

直接镜检不能确诊时应做真菌培养。由于真菌在不同培养条件下形成的菌落及菌体形态会有较大差别，故鉴定时应用统一的沙保培养基，并控制好其他各种实验条件。皮肤、毛发、甲屑等标本先经 70% 乙醇或 2% 苯酚浸泡 2 ～ 3 分钟以杀死杂菌，用无菌盐水洗净后接种于含放线菌酮（抑制腐生真菌生长）和氯霉素（抑制细菌生长）的沙保培养基（隐球菌对这两种药物敏感，应避免使用）。培养时放置 25 ～ 28℃温箱数日至数周，然后观察菌落特征。为观察自然状态下真菌的形态结构，必要时可做玻片小培养，即在无菌玻片上放置一小块沙保培养基，在培养基边缘接种待检真菌，盖上盖玻片后置温箱培养数日至一周，直接于镜下或用乳酚棉蓝染色后置显微镜下观察真菌的形态、结构和排列等特征。此外也可利用真菌不同生化反应特性，应用鉴别培养基鉴定不同的真菌，目前在临床上已用于念珠菌的检测。

四、真菌抗原和抗体的检测

深部真菌感染的辅助诊断。常用方法有凝集试验、沉淀试验、补体结合试验、ELISA 和放射免疫测定等。例如，可用乳胶凝集试验检测患者血清和脑脊液中荚膜多糖抗原，使用 ELISA 方法检测血清和肺泡灌洗液（BALF）中曲霉的半乳甘露聚糖抗原（GM 试验）。对于曲霉 IgG、IgM、IgE 抗体的检测，被检者血清中抗体的效价须较正常效价有明显升高才有诊断意义。

五、核酸检测

检测真菌核酸可进行快速诊断。可用 PCR 检测临床标本（血液、痰液、组织等）中的特异性真菌 DNA，也可将 PCR 与核酸多态性分析结合的方法，如 PCR 限制性酶切片段长度多态性分析（PCR-RFLP）和随机扩增多态性 DNA（RAPD 等）方法。此外还可用 DNA 探针检测与鉴定真菌核酸序列，测定 DNA 中 G%+C% 以对真菌进行分类鉴定等。

六、真菌毒素检测

检测真菌毒素有生物学毒性检查法、薄层层析法、高效液相色谱法和间接竞争 ELISA 法等。其中间接竞争 ELISA 法具有安全、快速、灵敏、经济等优点，适用于大批量标本中 AFB1 等真菌毒素的快速检测。

第五节　真菌感染的防治原则

真菌感染目前尚缺乏特异性预防方法。皮肤癣预防主要是注意清洁卫生，避免与患者及污染的物品直接接触。保持鞋袜干燥，防止真菌滋生。引起深部感染的真菌多为条件致病菌，故预防措施主要是提高机体抵抗力，应避免滥用抗生素、激素和免疫抑制剂。对肿瘤、糖尿病、先天性或继发性免疫缺陷患者、免疫抑制剂使用者和年老体弱者更应防止真菌感染。另外对医院真菌感染也应重点预防。

由于真菌是真核细胞型微生物，要找到一种对宿主细胞无毒的抗真菌药物十分不易。当前使用的抗真菌药物主要针对真菌壁、膜中的一些特殊结构，如针对细胞膜麦角固醇的药物主要有多烯类药物两性霉素 B（amphotericin B）和制霉菌素（nystatin），它们通过与麦角固醇结合干扰其代谢，增加细胞膜通透性而导致真菌死亡；唑类药物较多如酮康唑（ketoconazole）、克霉唑（clotrimazole）、咪康唑（miconazole）、氟康唑（fluconazole）、伊曲康唑（itraconazole）等，它们都作用于真菌依赖细胞色素 P450 的 14α- 固醇去甲基酶，抑制麦角固醇的生物合成；丙烯胺类药物如特比萘芬（terbinafine），它通过特异性地抑制角鲨烯环氧化酶的活性来减少麦角固醇的合成。也有的药物主要针对真菌细胞的细胞壁结构，如尼克霉素（nikkomycin），它通过竞争性抑制真菌细胞壁上的几丁质合成酶 Ⅰ、Ⅱ 的活性而破坏真菌细胞壁；又如，卡泊芬净，它对真菌 1，3-β- 葡聚糖有明显抑制作用。此外还有核苷类药物如 5- 氟胞嘧啶（5-flucytosine）等，它们可干扰真菌 DNA 和 RNA 合成。但目前的抗真菌药都有这样或那样的缺点，如抗菌谱较窄、对某些组织的渗透力较弱、副作用大等。一些新的有潜力的抗真菌药物正在研制开发中，并已有多个广谱、高效、低毒的新药进入了临床试验。此外有效的抗真菌中草药也有待于开发。

（吴文娟　郭　建）

第 37 章　主要致病性真菌

主要致病性真菌由于其侵犯的部位和临床表现不同，大致分为浅部感染真菌和深部感染真菌。浅部感染真菌根据侵犯皮肤的深浅程度和引起机体免疫应答的状况可分为皮肤癣菌和角层癣菌两类。深部感染真菌主要包括皮下组织感染真菌、地方性流行真菌和机会致病性真菌。

第一节　浅部感染真菌

浅部感染真菌一般侵犯浅层皮肤，包括角化的表皮、毛发和指（趾）甲，引起皮肤癣症，但不侵入皮下组织、内脏等深部组织，故不引起全身感染。

一、皮肤癣菌

皮肤癣菌（dermatophytes）有嗜角质蛋白的特性，由于不能在 37℃及有血清的条件下生存，其侵犯部位只限于角化的表皮、毛发和指（趾）甲，导致皮肤癣症，包括手足癣、足癣、甲癣、头癣、体癣和股癣等，特别是手足癣是人类最多见的真菌病。与角层癣菌不同的是皮肤癣菌抗原成分可诱发机体产生免疫应答，引起宿主皮肤的病理改变。皮肤癣菌主要包括毛癣菌属（*Trichophyton*）、表皮癣菌属（*Epidermophyton*）及小孢子癣菌属（*Microsporum*）三个属，共 50 余种。

（一）生物学性状

皮肤癣菌在沙保培养基上形成丝状菌落。根据菌落的形态、颜色及显微镜下观察到的菌丝和分生孢子，可对皮肤癣菌作出初步鉴定（表 37-1）。

表 37-1　皮肤癣菌的孢子、菌丝形态和侵害部位

	大分生孢子	小分生孢子	菌丝体	侵害部位		
				皮肤	指（趾）甲	毛发
毛癣菌属	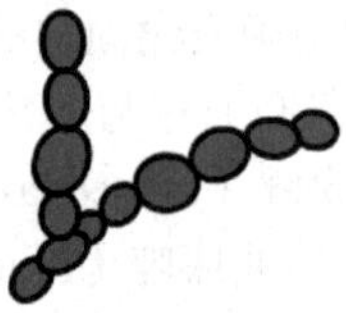	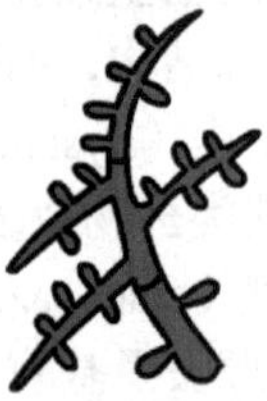	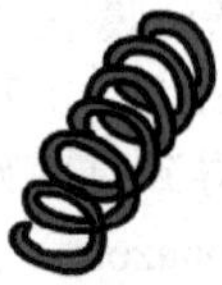	+	+	+
表皮癣菌属	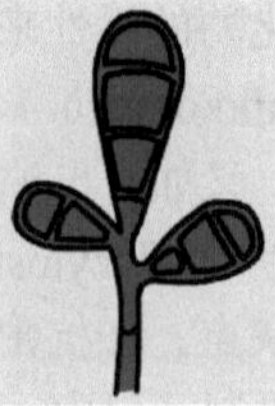		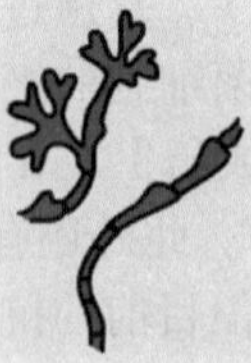	+	+	–
小孢子癣菌属	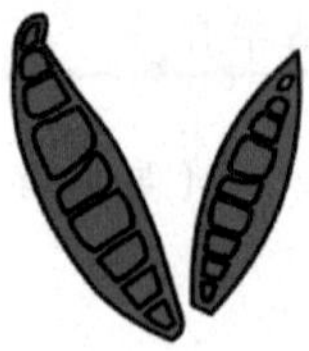	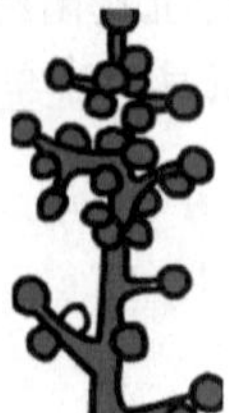	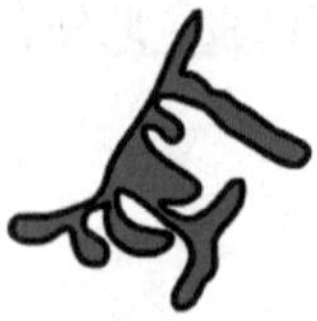	+	–	+

毛癣菌属：共有 16 余种，其中对人有致病性的有 12 种，如红色毛癣菌（*T. rubrum*）、须毛癣菌（*T. mentagrophytes*）、断发毛癣菌（*T. tonsurans*）和紫色毛癣菌（*T. violaceum*）等。毛癣菌菌落为灰白、红、橙或棕色，表面呈绒毛状、粉粒状或蜡样。镜下可见细长棒状的薄壁大分生孢子和葡萄状或梨状的小分生孢子。菌丝有螺旋状、球拍状、鹿角状和结节状。

表皮癣菌属：该属仅有絮状表皮癣菌（*E. floccosum*）1 个种，对人有致病性。该菌菌落初呈白色鹅毛状，以后转变为黄绿色粉末状。镜下可见球拍状或结节状菌丝及含 2 ～ 4 个细胞的粗棒状大分生孢子，孢子又常常 2 ～ 3 个为一组。该菌不产生小分生孢子。

小孢子癣菌属：该属真菌有 3 种，多数具有致病性。我国主要有犬小孢子菌（*M. canis*）和奥杜盎小孢子菌（*M. audouinii*）。该属的另一个种为铁锈色小孢子癣菌（*M.ferrugineum*）。

小孢子癣菌菌落为灰色、橘红色或棕黄色，由绒毛状逐渐变至粉末状。小孢子癣菌属的一个特点是常产生细胞壁带刺的大分生孢子，镜下见有厚壁梭形大分生孢子，卵圆形的小分生孢子长在菌丝的侧枝末端。菌丝有结节状、梳状和球拍状。

（二）致病性

皮肤癣菌的局部增殖及其代谢产物刺激引起的炎症反应，是导致感染部位病变的主要原因；此外皮肤癣菌产生的酶类，如脂肪酶、弹性蛋白酶和角化酶等，在发病机制中也具有重要作用。皮肤癣菌感染主要经接触患者、患畜或污染的土壤引起。温暖潮湿的环境、出汗、暴晒、皮脂腺过多分泌和遗传倾向等因素都有利于感染的发生。

三种皮肤癣菌均可侵犯皮肤，引起体癣、手足癣和股癣等；毛癣菌与表皮癣菌可侵犯指（趾）甲，引起甲癣，俗称灰指（趾）甲，使指甲失去光泽，增厚变形（图 37-1A）；毛癣菌与小孢子癣菌可侵犯毛发，引起头癣、发癣与须癣（图 37-1B）。在我国从患者分离的皮肤癣菌以红色毛癣菌为最多，其次为紫色毛癣菌、须毛癣菌和絮状表皮癣菌等，它们主要引起甲癣、手足癣和体癣。头癣是皮肤癣菌感染头部皮肤、毛发引起的疾病，包括黄癣、白癣和黑点癣等。我国头癣中以黄癣为最多，主要由许兰毛癣菌（*T. schoenleinii*）引起。

某些皮肤癣菌感染者可发生超敏反应性“皮真菌疹”。它们出现的部位常常并非真菌感染部位，如足的真菌感染可引起手指瘙痒和丘疹。若取标本作微生物检查，常检测不到菌丝，但如以真菌抽提物为抗原给患者作皮肤试验则可显示阳性。皮肤癣菌感染的某些临床特点见表 37-2。

表 37-2　皮肤癣菌感染的某些临床特点

疾病	发生部位	临床特征	常见真菌
体癣	不具毛发的表皮	圆环状病灶，中央为鳞屑，小泡状边缘并呈红色，痒	红色毛癣菌，絮状表皮癣菌
足癣	足趾间易发	急性：痒，红，小疱 慢性：痒，鳞屑，龟裂	红色毛癣菌，须毛癣菌，絮状表皮癣菌
头癣	头发（发内癣和发外癣）	圆形脱发病灶，伴有头发残根或断发，少数出现脓肿	须毛癣菌，犬小孢子菌
股癣	腹股沟易发	红色鳞斑，痒	红色毛癣菌，须毛癣菌，絮状表皮癣菌
须癣	胡须		须毛癣菌
甲癣	指（趾）甲	指（趾）甲增厚，开裂、起鳞，褪色、失去光泽，常与足癣有关	红色毛癣菌，须毛癣菌，絮状表皮癣菌
皮疹	身体任何部位，多见于手指侧、屈面或手掌	痒性疱疹，常与足癣有关	病灶中无任何真菌，可能继发细菌感染

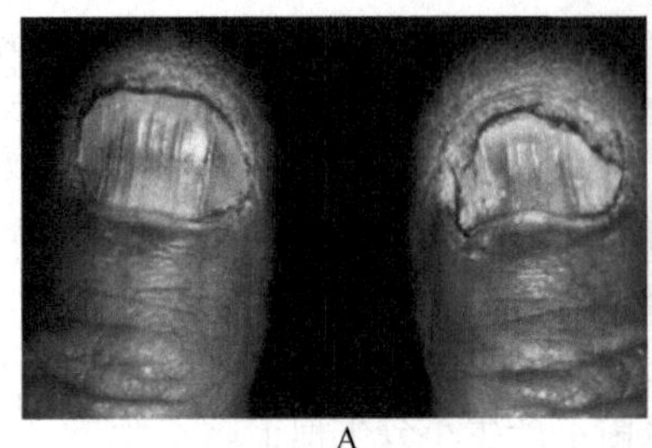
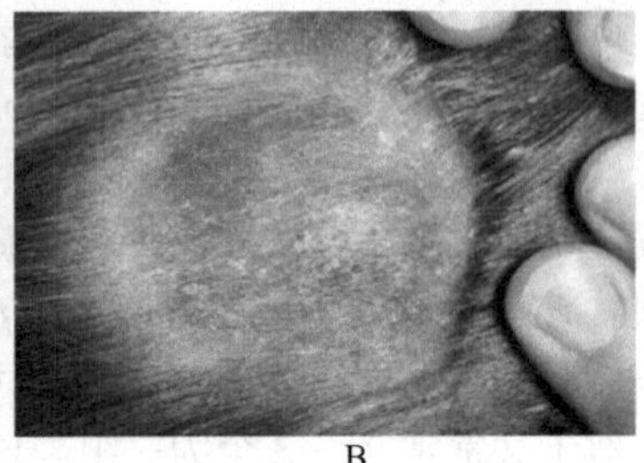

A　　　　B

图 37-1　皮肤癣菌感染引起的甲癣（A）和头癣（B）

（三）微生物学检查

取皮屑、指（趾）甲屑或病发，经 10% ～ 20% KOH 溶液消化后镜检。皮屑、甲屑中见有菌丝，病发内或外见有成串孢子，即可初步诊断有皮肤癣菌感染。再根据培养后菌落特征、菌丝和孢子的特点鉴定是何种皮肤癣菌。

（四）防治原则

预防：主要注意清洁卫生，避免与患者接触；经常保持鞋袜干燥以预防足癣。治疗：可选用灰黄霉素、咪康唑、酮康唑、伊曲康唑等。

二、角层癣菌

角层癣菌，又称表面感染真菌（superficial mycoses），主要侵犯人体皮肤浅表的角质层和毛发，引起慢性、轻微症状或无症状的感染，一般仅影响美观，而不造成宿主身体不适。由于这类真菌不侵犯组织细胞，因此不引起免疫应答。角层癣菌主要有糠秕马拉色菌（*Malassezia furfur*）、韦内斯基外瓶楠真菌（*Ecophiala werneckii*）、黑毛结节菌（*Piedraia borfae*）、白毛结节菌（*Trichosporon beigelii*）等。

糠秕马拉色菌是一种嗜脂酵母样真菌，多寄居于机体富有皮脂腺的部位，属皮肤正常细菌群。高温、潮湿、多汗、卫生条件差、长期应用皮质类固醇激素和罹患慢性消耗性疾病等时易发生糠秕马拉色菌感染。感染部位常出现圆形或不规则形斑疹，其上有时可见细小糠秕样鳞屑，由于色素变化，病变处颜色深浅不一，故称为花斑癣（tinea versicolor）；因该皮损与多汗有关，如汗渍斑点，又称汗斑（图 37-2）。微生物学检查时可刮取皮损处鳞屑经 10% KOH 溶液处理后显微镜检查，可见卵形、厚壁孢子和短粗、腊肠样菌丝。治疗可局部使用益康唑、克霉唑霜、2.5% 硫化硒或 20% ～ 40% 硫代硫酸钠涂擦，病变严重者宜口服酮康唑、氟康唑或伊曲康唑等抗真菌药物。

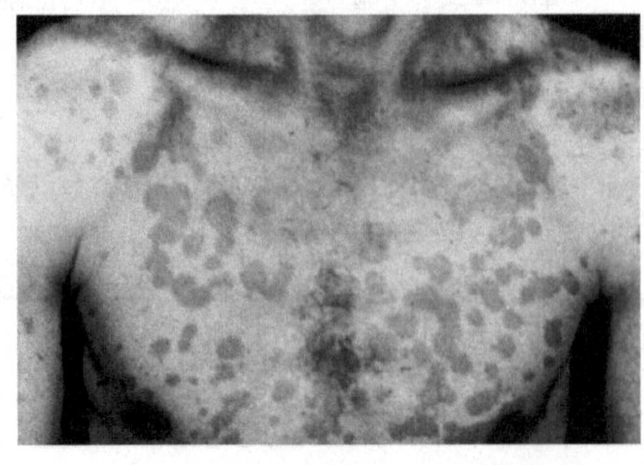

图 37-2　角层癣菌感染引起的花斑癣

黑毛结节菌、白毛结节菌主要侵犯头发，在毛干上形成坚硬的黑色或白色沙粒状结节，即黑毛结节病或白毛结节病。治疗上宜清除病发和病灶，局部使用抗真菌药物。

第二节　深部感染真菌

深部感染或系统性感染真菌是一类侵犯皮下组织等深部组织和内脏、甚至可引起全身性感染的真菌。致病性较强，可引起慢性肉芽肿样炎症、溃疡及坏死等。它们大致可分为三大类：皮下组织感染真菌、地方性流行真菌及机会致病性真菌。

一、皮下组织感染真菌

经外伤感染侵入皮下组织，一般只侵犯局部，亦可经淋巴管或血行等途径缓慢扩散至周围组织，多为腐生性真菌。主要致病性真菌有孢子丝菌和着色真菌。

（一）申克孢子丝菌复合群

申克孢子丝菌主要由 *S. schenckii sensu strictu*、*S. brasiliensis*、*S. globosa*、*S.mexicana* 和 *S.luriei* 5 个种组成了申克孢子丝菌复合群（*Sporothrix schenckii* complex），是孢子丝菌属中主要致病菌。广泛分布于土壤和植物表面，人常因被带菌的花草、荆棘等刺伤引起感染，患者以农民、园艺工和矿工居多。病菌经皮肤微小伤口侵入，沿淋巴管扩散，引起慢性肉芽肿，使淋巴管形成链状硬结，有的出现坏死和溃疡，称为孢子丝菌下疳（sporotrichotic chancre）（图 37-3）。病变多发生于四肢，但儿童多发生于面部。此菌也可经消化道或呼吸道感染，并经血行播散至其他器官，引起其他脏器或全身性感染。

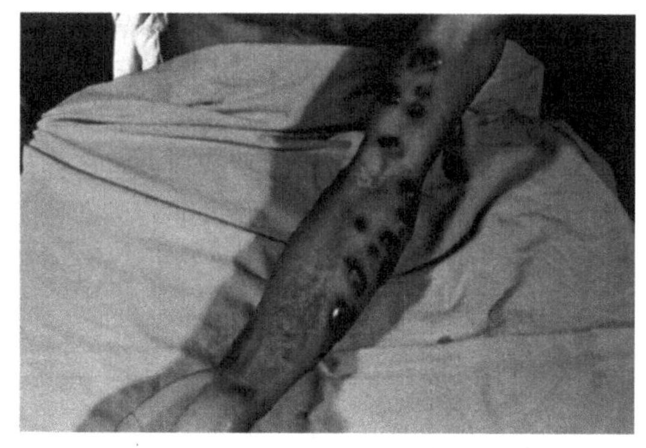

图 37-3　申克孢子丝菌感染引起的孢子丝菌病

申克孢子丝菌是一种二相性真菌，在体内为酵母相，呈卵圆形或出芽的梭形细胞，常位于中性粒细胞或单核细胞内。在含胱氨酸的血平板上经 37℃培养，也形成类酵母型菌落；于沙保培养基培养，菌落初为灰白色黏稠小点，逐渐扩大变成黑褐色皱褶薄膜菌落，镜检可见细长的分生孢子柄以直角从菌丝两侧伸出，柄端长有成簇的梨状小分生孢子。

以申克孢子丝菌制备的抗原与患者血清作凝集试验，效价在 1 ∶ 320 以上有诊断意义。用申克孢子丝菌素（sporotrichin）作皮肤试验，如 24 ～ 48 小时局部出现结节，可辅助临床诊断。

孢子丝菌病在某些患者为自限性慢性病。治疗可口服饱和碘化钾奶液或伊曲康唑；深部感染，可静脉注射两性霉素 B 治疗。

（二）着色真菌

着色真菌（Demafiaceous fungi）是一些在分类上接近、引起的疾病症状相似的真菌总称。感染发生在颜面、下肢、臀部等暴露部位，使病损皮肤变成暗红色或黑色，故称着色真菌病（chromomycosis）。代表性着色真菌包括：卡氏枝孢霉（*Cladosporium carrionii*）、裴氏着色霉（*Fonsececa pedrosoi*）、疣状瓶霉（*Phialophora verrucosa*）、紧密着色霉（*Fonsececa compacta*）和播水喙枝孢霉（*Rhinocladiella aquaspersa*）5 种。在我国南方以卡氏枝孢霉为最多见，北方以裴氏着色霉为主。着色真菌广泛存在于土壤及植物中，经下肢和脚外伤感染，一般人与人之间不直接传染。早期患处出现丘疹，继而丘疹增大形成结节，结节发展融合成疣状或菜花状（图 37-4），呈暗红色或黑色。随病情发展，原病灶结疤愈合，新病灶又在四周产生。日久瘢痕

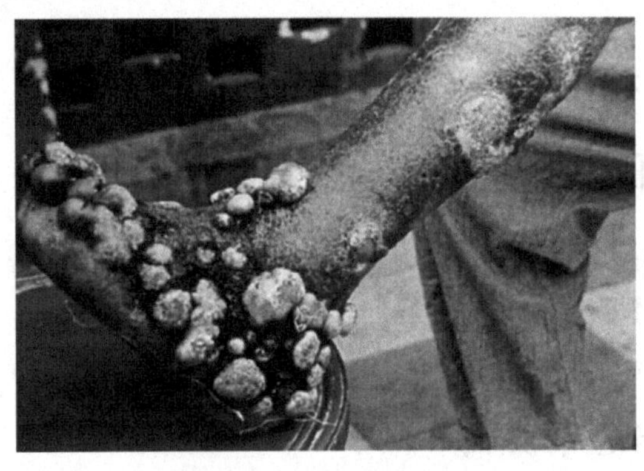

图 37-4　着色真菌感染

广泛形成，影响淋巴回流，导致肢体“象皮肿”。在免疫功能低下时，可侵犯中枢神经系统，发生脑内感染。

取患处皮屑或脓汁，用 10% ～ 20% KOH 溶液加热处理后直接显微镜检查。镜下可找到圆形、黑褐色、厚壁细胞，有时可见棕色分枝状有隔菌丝。着色真菌在沙保培养基上生长缓慢，数月后形成暗棕色或黑色菌落，镜检可见棕色有隔菌丝、棕色分生孢子。分生孢子有树枝形、剑顶形及花瓶形等三种形态，是鉴定本菌的重要依据。

较小病变皮肤可经手术切除，大面积皮损可用氟胞嘧啶或伊曲康唑治疗，但易经常复发。

二、地方性流行真菌

地方性流行真菌主要有组织胞浆菌、粗球孢子菌、皮炎芽生菌和巴西副球孢子菌。这类真菌在正常人体内不存在，侵入机体后可导致疾病发生。它们的感染受地理、气候等条件的限制而仅限于世界上某些地区，我国均少见。但由于近年来对外开放及国际交流增多，国内地方性流行真菌病发生的机会也有所增多。此类深部感染真菌有一些共同特点：①均为二相性真菌，当寄生宿主体内呈酵母型，腐生时或室温下人工培养呈丝状菌型。②均为腐生菌，主要经呼吸道途径进入机体，首先引起肺部感染。③大部分感染是无症状的或仅有轻微症状，少数情况下病原体可播散至全身多个脏器，导致肉芽肿、溃疡等破坏性病变，并可危及生命。④感染有地方性，不通过人与人直接接触传播。

（一）荚膜组织胞浆菌

荚膜组织胞浆菌（*Histoplasma capsulatum*）是引起组织胞浆菌病的病原菌。该病主要发生在美国密西西比河和俄亥俄河流域，在我国十分罕见，至今国内个案报道共 10 余例。当人们吸入该菌的孢子后，首先引起原发性肺部感染，大多数感染者不出现临床症状，只有约 5% 可发生急性肺炎。但免疫功能低下或缺损者，如 AIDS 患者，或用大量皮质激素和免疫抑制剂，或吸入大量孢子后，易形成肺部病灶，通过淋巴或血行播散到全身，发生严重扩散性组织胞浆菌病。临床组织标本通过显微镜检查，可见单核细胞或中性粒细胞中有圆形或卵圆形的酵母型细胞。该菌以出芽方式繁殖，四周有不着色的荚膜样物质，在沙保培养基上室温条件下生长缓慢，形成白色棉絮样菌落，然后菌落变成黄色至褐色。镜检可见细长有隔菌丝、小分生孢子（3 ～ 5 μm）和四周有棘突的大分生孢子（8 ～ 16 μm）。

（二）粗球孢子菌复合群（*Coccidioides immitis/posadasii* complex）

粗球孢子菌又称厌酷球孢子菌，是引起球孢子菌病的病原体，分布于较干旱的土壤中，而球孢子菌病主要流行于美国和美洲某些国家。人吸入粗球孢子菌孢子而感染，多数无症状，少数出现肺部感染症状，如发热、咳嗽和胸痛等。菌体可通过直接扩散或血流分布至全身，在身体任何器官均可能引起肉芽肿样病损，尤其是侵犯骨组织和中枢神经系统，可出现脑膜炎症状。播散性病例少见，但一旦发生常可致命。临床组织标本镜检可见较大的厚壁球孢子体（20 ～ 80 μm），内含许多内生孢子（2 ～ 6 μm），厚壁破裂则内生孢子逸出。在沙保培养基上该菌生长迅速，开始为白色菌落，很快变为棕黄色棉絮状菌落。镜下可见大量关节孢子。患者可选用两性霉素 B、酮康唑或伊曲康唑等治疗。

（三）皮炎芽生菌

皮炎芽生菌（*Blastomyces dermatitides*）是引起芽生真菌病（又称北美芽生菌病）的病原体。该病主要流行于美国、加拿大和墨西哥，其次为非洲和中东地区，我国仅有少数病例报告。该菌生长在潮湿、有机物丰富的土壤中，人主要通过呼吸道吸入其孢子而感染，但也可经皮肤进入人体。感染者大多无症状或仅有轻微呼吸道症状，严重者原发性肺部感染，如不及时治疗，可经血循环扩散至全身，在皮肤、骨等其他组织出现溃疡性肉芽肿。组织标本检查在镜下可见细胞呈酵母型，厚壁，均以出芽方式繁殖，芽颈较宽。沙保培养基培养后镜检可见有隔菌丝和位于分生孢子柄顶端的圆形或梨形小分生孢子。

（四）巴西副球孢子菌复合群（*Paracoccidioides brasiliensis/lutzil* complex）

巴西副球孢子菌是引起副球孢子菌病（又称南美芽生菌病）的病原体，该病仅在中南美洲散在流行。巴西副球孢子菌的生物学性状、感染方式与所致疾病类似于皮炎芽生菌。两者的一个重要区别是皮炎芽生菌每个细胞仅出 1 个芽，而巴西副球孢子菌每个细胞可有多个芽。

三、机会致病性真菌

机会致病性真菌（opportunistic fungi）又称条件致病性真菌，它们有的是非致病性或致病性弱的腐生菌，有的甚至是人体正常细菌群。当宿主的生理功能异常、免疫功能减退、菌群失调或自身易位寄生时，机会致病性真菌可通过外源性或内源性途径感染机体深部组织、内脏甚至全身，严重的可危及生命。近年来，由于抗生素、免疫抑制剂、抗肿瘤药物的大量临床使用及 AIDS 患者的日益增多，机会致病性真菌感染病例数也呈现上升趋势。最常见的机会致病性真菌有白念珠菌、新生隐球菌、曲霉、毛霉及耶氏肺孢子菌等。

（一）白念珠菌

白念珠菌（*Candida albicans*）亦称白假丝酵母，属于念珠菌属（Candida）。该属共有 81 种，其中对人有致病性的主要有白念珠菌、热带念珠菌（*C.tropicalis*）、近平滑念珠菌复合群（*Candida parapsilosis* complex）、克柔念珠菌（*C.krusei*，现已更名为 *Pichia kudriavzevii*）等，以白念珠菌最为常见、致病力最强，可引起皮肤、黏膜和内脏的急性或慢性炎症，即念珠菌病（Candidiasis），包括鹅口疮、阴道炎等。

1. 生物学特性　菌体圆形或卵圆形，直径 3 ～ 6 μm，革兰氏染色阳性，着色不匀。以出芽方式繁殖，称芽生孢子。芽生孢子伸长成芽管，不与母体脱离，形成假菌丝。

白念珠菌在普通琼脂、血琼脂与沙保培养基上均生长良好，需氧。室温或 37℃培养 1 ～ 3 天长出菌落，表面光滑，呈灰白色或奶油色，带有浓重的酵母气味。随培养时间稍延长，菌落增大，颜色变深并皱褶。菌落无气生菌丝，但有大量向下生长的假菌丝，呈类酵母型。用玉米培养基培养时易形成丰富的假菌丝，在假菌丝中间或顶端常有较大、壁薄的圆形或梨形细胞，可以发展成为厚膜孢子。假菌丝和厚膜孢子具有诊断价值（图 37-5）。

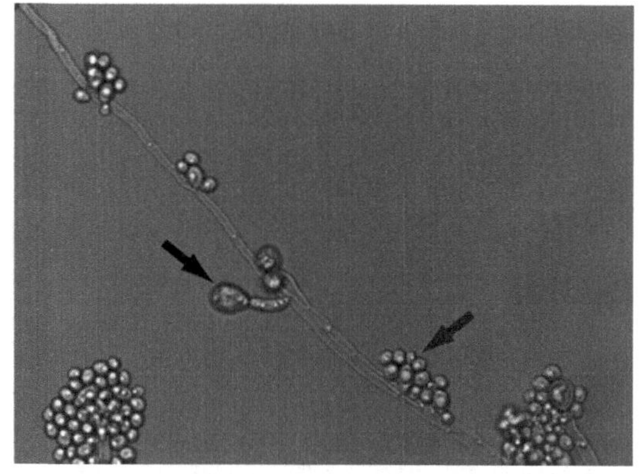

图 37-5　白念珠菌

［玉米培养基中接种的白念珠菌，可见厚膜孢子（左侧箭头所示）、芽生孢子（右侧箭头所示）、菌丝和假菌丝］

2. 致病性　白念珠菌为机会致病性真菌，通常存在于人的体表、口腔、上呼吸道、肠道及阴道黏膜。当机体出现菌群失调或抵抗力下降时，可引起各种念珠菌病。近年来由于抗菌药物、激素和免疫抑制剂在临床上的大量使用，念珠菌感染日益增多。

（1）皮肤和黏膜感染：皮肤感染好发于皮肤皱褶潮湿处，如腋窝、腹股沟、乳房下、肛门周围、会阴部及指（趾）间等，易与湿疹混淆。黏膜感染有鹅口疮（thrush）、口角糜烂、外阴与阴道炎等，其中以鹅口疮最为多见，多发生于体质虚弱的初生婴儿，特别是人工喂养者，但当口腔正常细菌群建立后就很少见到。鹅口疮的病灶与白喉相似，病灶表面为白斑，其下为坏死组织，易与白喉混淆，但鹅口疮症状较轻且多限于局部。

（2）内脏感染及中枢神经感染：机体抵抗力低下时，念珠菌可经血流扩散至各种器官，引起肺炎、支气管炎、食管炎、肠炎、膀胱炎、肾盂肾炎和心内膜炎等；也可侵犯中枢神经系统，引起脑膜炎、脑膜脑炎、脑脓肿等。

3. 微生物学检查

（1）显微镜检查：脓、痰标本可直接涂片，革兰氏染色后镜检。患处皮屑、甲屑先用 10% KOH 溶液消化后镜检。镜下见到圆形或椭圆形的菌体及芽生孢子，同时见到假菌丝，结合临床表现可确认为白念珠菌。如只见酵母不见假菌丝，则有可能是腐生性念珠菌的污染。

（2）分离培养：将标本接种于沙保培养基中，25℃培养 1 ～ 4 天，在培养基表面可见形成乳白色（偶见淡黄色）类酵母型菌落，镜检可见假菌丝及成群的椭圆形芽生孢子。

（3）鉴定：念珠菌种类较多，可根据形态和培养特征进行鉴别，也可采用以下试验进行鉴定。

1）芽管形成试验：将分离的菌种接种于 0.5 ～ 1.0 ml 正常人或羊血清中，37℃孵育 2 ～ 4 小时，镜检可见芽管及芽生孢子的形成。

2）厚膜孢子形成试验：将分离的菌种接种于玉米粉培养基上，25℃孵育 1 ～ 2 天后，镜检可见白念珠菌在菌丝顶端、侧缘或中间形成厚膜孢子。

4. 防治原则 目前尚无特异性预防白念珠菌感染的有效方法，但可通过增强机体免疫力，勿滥用抗生素、激素和免疫抑制剂，以降低机会性真菌感染的机会。鹅口疮和其他黏膜念珠菌病的治疗可局部使用抗真菌药物如制霉菌素、酮康唑和氟康唑等。深部念珠菌病的治疗可选用两性霉素 B，也可同时口服 5- 氟胞嘧啶、氟康唑或卡泊芬净等。

（二）新生隐球菌

新生隐球菌（*Cryptococcus neoformans*）曾称为溶组织酵母，属于隐球菌属（*Cryptococcus*），广泛分布于自然界，尤其在鸽粪中大量存在。新生隐球菌分为两个变种：新生隐球菌格鲁比变种（*C. neoformans* var. *grubii*，血清 A 型）和新生隐球菌新生变种（*C. neoformans* var. *neoformans*，血清 D 型）。鸽子是重要的传染源，人多因吸入被鸽粪污染的空气而感染。新生隐球菌可侵犯体内各器官，尤其是肺及中枢神经系统，引起隐球菌病（cryptococcosis），主要表现为肺和脑的亚急性或慢性感染。AIDS 患者等免疫力低下者是新生隐球菌的易感人群。

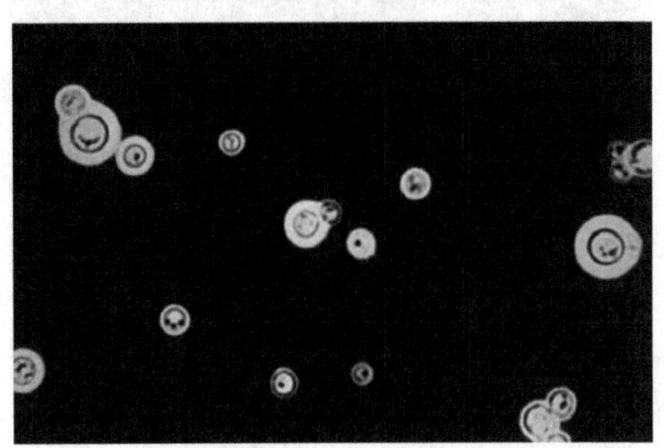

图 37-6 新生隐球菌荚膜（×1000）（印度墨汁负染）

1. 生物学形状 新生隐球菌为圆形的酵母样细胞，直径 4 ～ 12 μm，外周有一层肥厚的荚膜，一般染色法不被着色而难以发现，故称隐球菌。用印度墨汁作负染后镜检，可见在黑色的背景中有圆形、卵圆形或正在出芽的透亮菌体（图 37-6）。病变组织中初分离的隐球菌较大（5 ～ 20 μm），在沙保培养基反复传代培养后可变小（2 ～ 5 μm）。新生隐球菌以芽生方式繁殖，常呈单芽，不生成假菌丝。

新生隐球菌在沙保和血琼脂培养基上，25℃和 37℃均能生长，培养数天后即生成酵母型菌落，初为乳白色细小菌落，增大后表面黏稠、光滑，转变为橘黄色，最后成棕褐色。新生隐球菌荚膜由多糖构成，根据其抗原分为 A、B、C、D、AD 共 5 个血清型。我国临床分离的菌株主要为 A 型。

2. 致病性　新生隐球菌的荚膜多糖是其重要致病物质，有抑制吞噬、诱使免疫无应答、降低机体免疫力等作用。另外该菌可产生酚氧化酶（phenolooxidase），能将酚类化合物转变成黑色素，后者可与一些抗真菌药物结合，使它们失去杀菌作用。新生隐球菌经呼吸道进入人体，首先侵入肺部。对免疫力正常的机体，大多情况下不引起明显症状，且能自愈。在免疫功能低下的患者如 AIDS 患者，新生隐球菌在肺部大量繁殖，引起支气管肺炎，严重者呈暴发性感染并迅速死亡。部分患者发生血行播散，新生隐球菌可播散至全身各部位，特别是易侵犯中枢神经系统，引起亚急性或慢性脑膜炎。

3. 微生物学检查

（1）显微镜检查：脓、痰标本可直接涂片，脑脊液标本离心后取沉淀涂片，用墨汁作负染色。镜下检查，如见直径 4 ～ 12 μm 的圆形菌体，菌体外围有一层宽厚的荚膜，即可作出诊断。

（2）分离培养：新生隐球菌与其他非致病性隐球菌的区别是前者能在 37℃条件下生长和能产生酚氧化酶。

（3）血清学检查：间接乳胶凝集试验可用来检测患者血清或脑脊液内荚膜多糖抗原，该检测有助于疾病诊断和预后判断。如体液中抗原效价持续升高，表明体内有新生隐球菌在繁殖，预后不良。反之，抗原效价下降，预后良好。也可用荚膜多糖抗原检测患者体内抗体，但尚未用于疾病诊断。

4. 防治原则　预防上主要是控制传染源，如减少鸽子数量，避免接触鸽粪，用碱处理鸽粪等。对肺和皮肤感染的治疗，可用氟胞嘧啶、酮康唑等。治疗隐球菌性脑膜炎可选用两性霉素 B 或合用氟胞嘧啶。对于 AIDS 合并隐球菌性脑膜炎患者，当两性霉素 B 停药时，为防止疾病复发，可采用能透过血脑屏障的氟康唑。

（三）曲霉

曲霉（*Aspergillus*）在自然界分布广泛，有 250 多种，其中对人致病的仅少数，主要的有烟曲霉复合群（*Aspergillus fumigatus* complex）、黄曲霉复合群（*Aspergillus flavus* complex）和土曲霉复合群（*Aspergillus terreus* complex）等。

1. 生物学性状　曲霉的菌丝有分隔和分枝，呈多细胞性。接触培养基的菌丝部分分化出厚壁而膨大的足细胞，足细胞向上生长出直立的分生孢子梗。孢子梗膨大成半球形或椭圆形的顶囊，在顶囊上以辐射方式长出一层或两层杆状小梗，小梗顶端再形成一串分生孢子。分生孢子有黄、蓝、棕黑等不同颜色，呈球形或柱状，并形成菊花状的分生孢子头（图 37-7）。在沙保培养基上曲霉可产生絮状或绒毛状菌落，由于产生分生孢子而形成该菌固有的颜色。

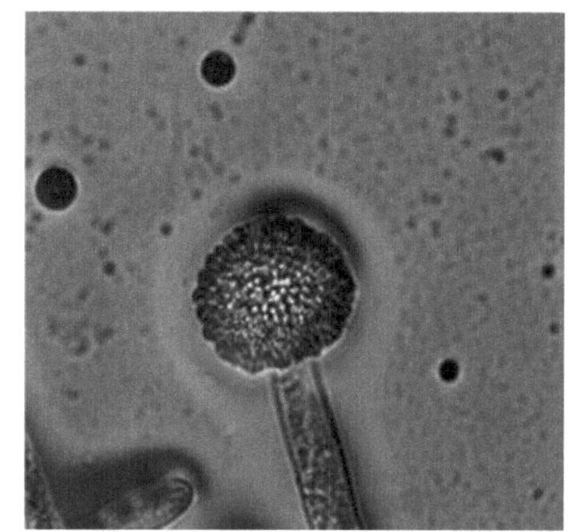

图 37-7　曲霉的分生孢子头

（肖家祁等提供）

2. 致病性　机体对曲霉有较强免疫力，通常情况下曲霉对人体无致病性，但在机体免疫力降低时，如使用免疫抑制剂、患 AIDS 等情况下，易发生曲霉感染而致病，其所致疾病称为曲霉病（aspergillosis）。曲霉菌主要经呼吸道侵入，以肺部曲霉病多见。轻者仅引起支气管哮喘，重者引起肺组织坏死，形成脓肿和空洞，也可侵入血液播散至全身各脏器。

（1）肺曲霉病：有 3 种类型。

1）真菌球型肺曲霉病：是在器官早已有空腔存在（如结核空洞、扩张的支气管等）的基础上发生，曲霉在此处生长，并形成真菌球（fungus ball），此系大量曲霉繁殖并与纤维素、黏液及炎症的细胞碎片等凝聚而成，但不侵犯组织、不播散，又称局限型肺曲霉病。

2）肺炎型曲霉病：曲霉在肺内播散，引起坏死性肺炎或咯血，并可继发播散到其他器官。常见于免疫功能低下或缺损患者。

3）过敏型支气管炎肺曲霉病：是一种由曲霉引起的超敏反应性疾病。一些过敏体质者可产生针对曲霉表面抗原的 IgE 抗体，再次接触发生Ⅰ型超敏反应而致病。

（2）全身性曲霉病：原发病灶仍在肺部，偶尔可见于消化道。曲霉侵入血液并繁殖、引起全身性感染，患者预后较差。

（3）曲霉毒素中毒与致癌：一些曲霉能产生毒素，人食用污染曲霉及其毒素的粮食和油料作物，可发生急性和慢性中毒。例如，黄曲霉产生的黄曲霉素具有很强的肝脏毒性，也有很强的致癌性，与肝癌发生有着密切关系。

3. 微生物学检查 取痰液等被检材料涂于载玻片上，在镜下可见分枝的菌丝、较粗的分生孢子头，顶端膨大形成顶囊，顶囊上有小梗，小梗上有许多小分生孢子。

4. 防治原则 肺曲霉病可使用两性霉素 B 雾化吸入治疗。真菌球型肺曲霉病可用氟尿嘧啶进行气管内注入治疗。

（四）毛霉

毛霉（*Mucor*）在自然界的分布十分广泛，常污染面包、水果等食物，使食物发生霉变。毛霉在机体免疫力极度低下时可引起机体感染致病，称为毛霉病（mucormycosis）。

1. 生物学性状 毛霉菌丝一般无隔膜，分枝呈直角。常在气生菌丝末端形成球形孢子囊，孢子囊内有大量孢子囊孢子，成熟后孢子囊孢子破囊而出（图 37-8）。毛霉在沙保培养基上生长迅速，35 ～ 37℃培养数日即可形成丝状菌落。初为白色，逐渐转变为灰黑色或黑色。

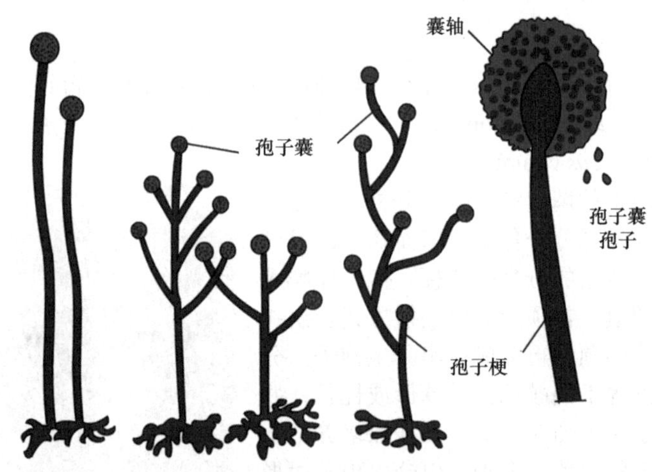

图 37-8 毛霉的孢子囊及孢子囊孢子

2. 致病性 免疫力极度低下患者，感染起始于鼻旁窦，然后累及眼眶和腭部，再扩展至脑部。有的患者可发生肺和播散性毛霉感染。此病一旦发生，病情急，进展快，死亡率很高。

3. 微生物学检查 取痰、活检或尸检标本，经 10% KOH 溶液处理后直接显微镜检查，镜下可见宽大、不规则、分枝状的无隔菌丝。经 HE 染色菌丝清晰，呈明显嗜苏木精染色。沙保培养基培养后镜检，可见无隔菌丝和孢子囊孢子。

4. 防治原则 无特效治疗方法，可早期应用两性霉素 B 治疗。

（五）肺孢子菌

肺孢子菌（*Pneumocystis*）曾称肺孢子虫，因其具有原生动物的生物史和虫体形态，抗原虫药物对其有效而抗真菌药物无效，故过去将其归属于原虫。近年发现肺孢菌的超微结构及基因和编码蛋白与真菌相似，故将其归属为真菌。常见感染人的是耶氏肺孢子菌（*P. jirovecii*）。

1. 生物学性状　单细胞型，兼具原虫及酵母菌的特点。有两种形态结构，即滋养体和孢子囊。滋养体形态不规律，直径 2 ～ 5 μm，壁薄，单核，呈二分裂繁殖。当发育至成熟的孢子囊呈球形或椭圆形，直径 6 ～ 8 μm，厚壁，内含 4 ～ 8 个囊内小体。成熟的孢子囊破裂后，释放其中的孢子（图 37-9）。

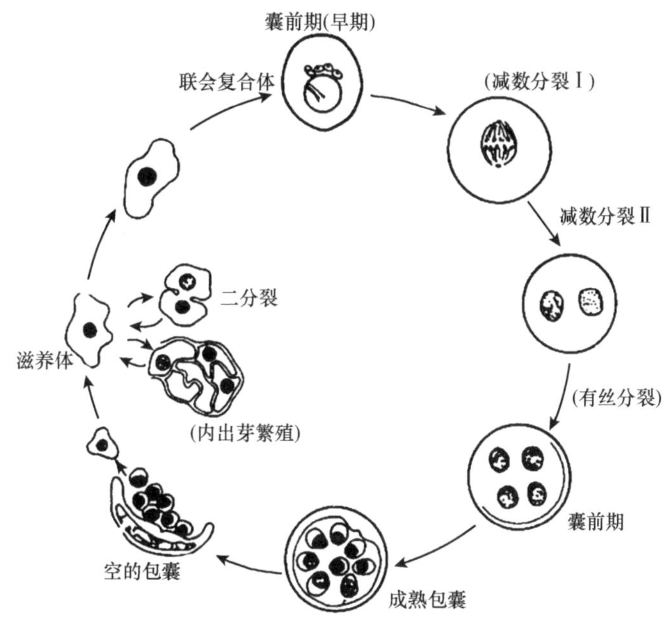

图 37-9　耶氏肺孢子菌的生活史

2. 致病性　耶氏肺孢子菌广布于自然界，经呼吸道进入肺内，多为隐性感染。当因先天免疫缺陷或因各种原因导致免疫功能低下时，在肺中处于潜伏状态或新侵入的耶氏肺孢子菌即进行大量繁殖，可引起耶氏肺孢子菌肺炎（pneumocystis jirovecii pneumonia，PCP）。目前该病已成为 AIDS 患者最常见及最严重的并发症，死亡率高达 70% ～ 100%。

3. 微生物学检查　采集痰液或支气管灌洗液，用革兰或亚甲蓝染色后镜检，如发现滋养体或孢子囊即可确诊。

4. 防治原则　无有效预防方法。及早治疗可有效地降低死亡率。耶氏肺孢子菌对多种抗真菌药物不敏感，目前治疗首选复方新诺明（TMP-SMZ），克林霉素和伯氨喹联合应用也有较好的疗效。

（吴文娟　郭　建）

索　引

D

E

F

G

H

J

K

L

M

N

P

Q

R

S

T

W

X

Y

Z

其 他